JN310102

宋以前傷寒論考

岡田研吉・牧角和宏・小高修司＝著
森立之研究会＝編

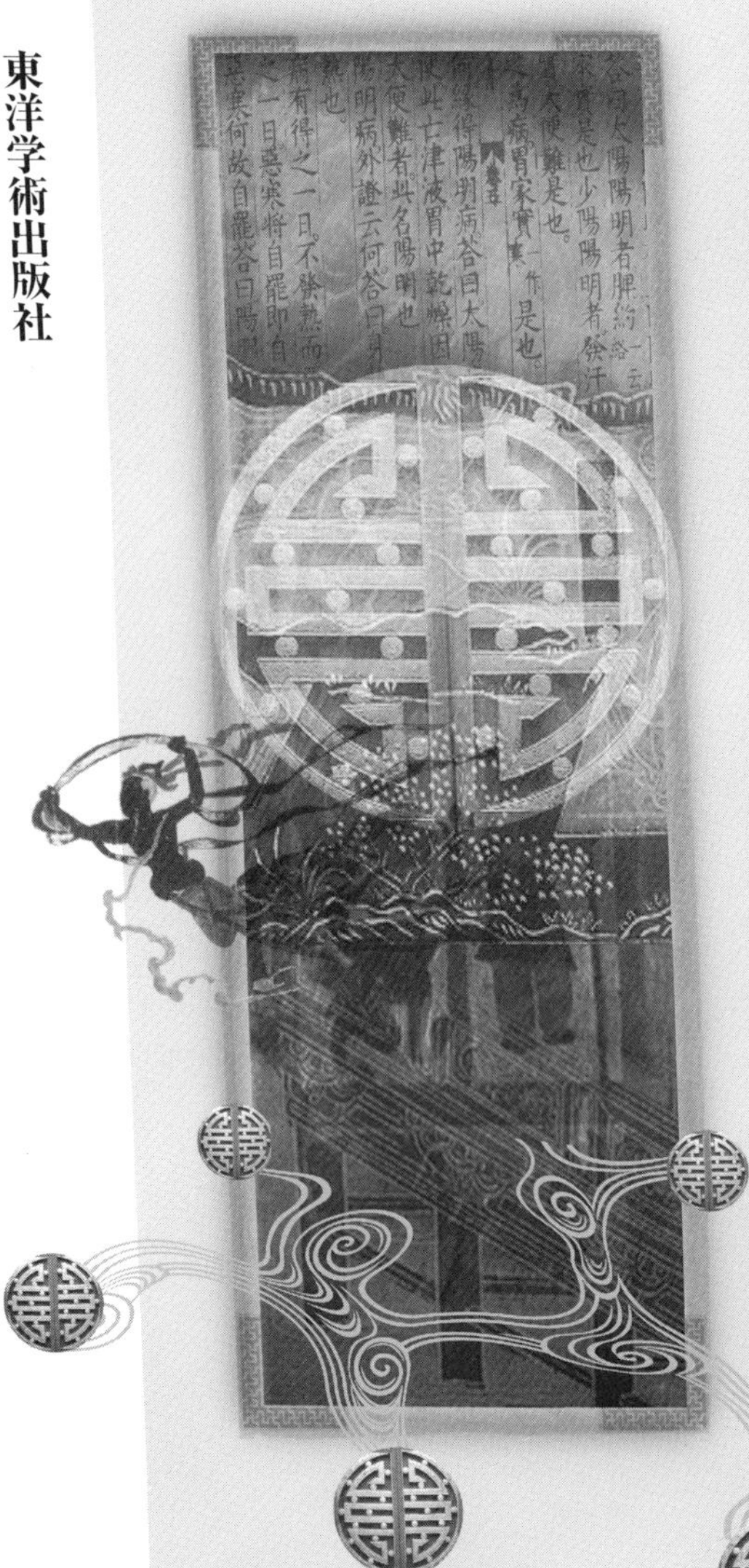

東洋学術出版社

はじめに

小高　修司

司馬遼太郎が、『葉隠』の訳注を書いた奈良本辰也と「日本人の行動の美学」というタイトルの対談を行っている。その中に「極端論でなければ旧来の思想は破れません」という発言がある。平板化し画一化した、ある意味で近代的合理主義ともいえる朱子学を打ち破ろうとしたのが『葉隠』であるし、別の言い方をすれば朱子学以前の日本人を知る手だてとなりうるのが『葉隠』であると発言している。そして『葉隠』の原点は口述者である山元常朝の「狂」にあるというのである。

岡田研吉と牧角和宏という二人の「狂」が長年にわたり集積した膨大な資料に、蟷螂の斧を以て風穴を開け、二人の考えていることの何分の一かを見通せるようにしよう、そして江湖に広く知らせようと企て、『葉隠』の筆記者であった田代陣基のような立場で、別の意味での「狂」である私が、資料の抜粋・整理を試みてきた。そしてこのたび、鼎談と各人の論文とをまとめ、本書を上梓するにいたった。

本書の意図するものは、宋以前における医学・薬学、特に『傷寒論』の真の姿はいかなるものであったかを探ることにある。それはつまり原義的意味における復古であり、目指すものは真の古方派であるともいえよう。その真意は従来の中国医学、日本漢方のあり方考え方を否定するものではなく、宋以前には一般的でありながら、歴史の中で埋没してまった医学薬学の理論を発掘することで、それらを含めたより広い理論にもとづく、今以上に臨床的な効果を出しうる医学の形成にある。

平成十二年（二〇〇〇）の春節より始まった「森立之『傷寒論攷注』を読む会」において、岩井祐泉先生による『傷寒論攷注』の講義の後に、岡田、牧角が長年に渡り収集した資料を発表し討論することが毎回行われている。その課程で徐々に現代の中医薬学の一般的な知識が、必ずしも古代（宋以前）のものとは一致しないことが明らかになってきた。特に中国医学の最も重要な古典であり、現代中医学の知識の基礎である『傷寒卒病論集』が、宋代に大幅な改訂を受けていることがさまざまな傍証を通して明らかになってきた。

一方、生薬学においても森立之により復元された『神農本草経』、さらに『名医別録』などに見られる薬効と現代中薬学の知識は必ずしも一致しておらず、その理由にはさまざまな要因が考えられ、基原植物自体が変化してきている可能性を含め検討した。その結果、古代において苦酸薬を祛風清熱疾患に多用したグループの存在が浮き彫りになり、現代につながる辛温薬を多用するグループとの抗争、そして後者の勝利が宋版『傷寒卒病論集』の改訂に大きな影響を与えたことが指摘できよう。

個々の方剤が生薬の組み合わせで成り立っている以上、その薬効に相異があれば、方剤が創案された時点と、その方意が異なってしまうことも十分考えられる。構成生薬の古典的薬効を再考して検討することによって、方剤の臨床上の適応疾患に、現在考えられている以上の効能・効果が考えられることになった。臨床応用の幅を広げるためにも、古典の理解を深めることは非常に重要である。

凡例

本書は、「森立之研究会のあゆみ」、「岡田・牧角・小高による鼎談」を前半に、三者の論文集「各論一・二・三」を後半に収載して構成されており、編集は森立之研究会による。

一．字体について

本書の本文の漢字表記においては、基本的に常用漢字・人名用漢字を採用し、それ以外の漢字についてでは正字を採用した。一部、固有名称あるいは古典条文の比較・対照において重要な文字については、必要に応じて旧字（異体字・別体字を含む）とした。

例：𦙶・胷・爇・煑・鮮・欬・嗌など

二．引用文中の細字注記の表記について

引用文中の細字注記は、文字サイズを小さくして表記すると判読が困難になるため、文字サイズは本文と同一として括弧［　］で括って表記した。

例：大便反鞕音硬下同名曰陰結→大便反鞕［音硬下同］名曰陰結

三．底本について

『宋板傷寒論』　明趙開美校刻仲景全書『翻刻宋板傷寒論』内閣文庫所蔵、影印本（燎原書店）

『傷寒論攷注』　崔仲平審訂、郭秀梅・岡田研吉・加藤久幸校点『傷寒論考注』（学苑出版社）

『金匱要略』　元鄧珍本『金匱要略』影印本（燎原書店）

『金匱玉函経』　清陳世傑本『金匱玉函経』要略影印本（燎原書店）
『太平聖恵方』　南宋紹興刊本『太平聖恵方』金沢文庫所蔵、影印本（オリエント出版社）
『脈経』　倣宋何大任本『脈経』静嘉堂文庫所蔵、影印本（オリエント出版社）
『千金要方』　『宋板備急千金要方』国立歴史民族博物館所蔵、影印本（オリエント出版社）
『千金翼方』　元大徳本『千金翼方』影印本（オリエント出版社）
『外台秘要方』　静嘉堂文庫本宋版本『外台秘要方』影印本（オリエント出版社）
『諸病源候論』　宮内庁書陵部所蔵南宋刊本『諸病源候論』影印本（オリエント出版社）

四．出典および条文番号の表記について

本書においては、引用文の冒頭に、出典名および条文番号を以下の要領で略記する。

例：林1（太陽上1）：『宋板傷寒論』一字低格下条文*（子目）1条（太陽病上篇1条）。
宋12（太陽上12）：『宋板傷寒論』12条（太陽病上篇12条）。
聖8－可77（不可水2）：『太平聖恵方』巻第八の可不可篇77条（弁不可水形証2条）。

*一字低格下条文（子目）：
巻第二太陽病上篇以降の各篇始めにある、文頭を一字下げて正文との相異を明確にした条文群を、「一字低格下条文」と呼ぶ。また、これを「子目」と呼ぶこともある。

条文番号は、牧角がインターネット上で公開している各文献の条文活字データベースで用いている番号とした。（http://members.jcom.home.ne.jp/1639705511/text/index.html）

また、条文を分割して示す場合には、文節の順に条文番号の末尾に「a、b、c……」とアルファベット

を付した。

以下に、出典・篇名の略号の詳細を列記する。

『宋板傷寒論』：宋、林（一字低格下条文〈子目〉は林、可不可篇条文は宋可）

巻第一／弁脈法：宋―弁脈　平脈法：宋―平脈

巻第二／傷寒例：宋―傷寒例　弁痓湿暍証：宋―痓湿暍　弁太陽病脈証并治上：宋―（太陽上）

巻第三／弁太陽病脈証并治中：宋―（太陽中）

巻第四／弁太陽病脈証并治下：宋―（太陽下）

巻第五／弁陽明病脈証并治：宋―（陽明）　弁少陽病脈証并治：宋―（少陽）

巻第六／弁太陰病脈証并治：宋―（太陰）　弁少陰病脈証并治：宋―（少陰）　弁厥陰病脈証并治：宋―（厥陰）

巻第七／弁霍乱病脈証并治：宋―（霍乱）　弁陰陽易差後労復病脈証并治：宋―（労復）　弁不可発汗病脈証并治：宋可―（不可汗）　弁可発汗病脈証并治：宋可―（可汗）

巻第八／弁発汗後病脈証并治：宋可―（汗後）　弁不可吐：宋可―（不可吐）　弁可吐：宋可―（可吐）

巻第九／弁不可下病脈証并治：宋可―（不可下）　弁可下病脈証并治：宋可―（可下）

巻第十／弁発汗吐下後病脈証并治：宋可―（吐下後）

『金匱要略』：金

巻上／臓腑経絡先後第一：金（臓腑）　痓湿暍第二：金（痓湿暍）　百合狐惑陰陽毒第三：金（百合）　瘧病第四：金（瘧病）　中風歴節第五：金（中風）　血痺虚労第六：金（血痺）　肺痿肺癰咳嗽上気第七：金（肺痿）　奔豚気第八：金（奔豚）　胸痺心痛短気第九：金（胸痺）　腹満寒疝宿食第十：金（腹満）

巻中／五臓風寒積聚第十一：金（五臓）　痰飲咳嗽第十二：金（痰飲）　消渇小便利淋第十三：金（消渇）　水気病第十四：金（水気）　黄疸病第十五：金（黄疸）　驚悸吐衄下血胸満瘀血第十六：金（驚悸）　嘔吐噦下利第十七：金（嘔噦）　瘡癰腸癰浸淫第十八：金（瘡癰）　趺蹷手指臂腫転筋陰狐疝蚘虫第十九：金（趺蹷）

巻下／婦人妊娠第二十：金（妊娠）　婦人産後病第二十一：金（産後）　婦人雑病第二十二：金（婦人雑）　雑療第二十三：金（雑療）　禽獣魚虫禁忌第二十四：金（禽獣）　果実菜穀禁忌第二十五：金（果実）

『金匱玉函経』：玉（可不可篇条文は玉可）

巻一／疏序　証治総例：玉—証治総例

巻二／弁痙湿暍第一：玉—痙湿暍　弁脈第二：玉—弁脈　弁太陽病形証治上第三：玉—（太陽）

巻三／弁太陽病形証治下第四：玉—（太陽）　弁陽明病形証治第五：玉—（陽明）　弁少陽病形証治第六：玉—（少陽）

巻四／弁太陰病形証治第七：玉—（太陰）　弁少陰病形証治第八：玉—（少陰）　弁厥陰病形証治第九：玉—（厥陰）

弁厥利嘔噦病形証治第十：玉—（嘔噦）　弁霍乱病形証治第十一：玉—（霍乱）　弁陰陽易差後労復病形証治第十二：玉—（労復）

巻五／弁不可発汗病形証治第十三：玉可—（不可汗）　弁可発汗病形証治第十四：玉可—（可汗）　弁不可吐病形証治第十五：玉可—（不可吐）　弁可吐病形証治第十六：玉可—（可吐）　弁不可下病形証治第十七：玉可—（不可下）

弁可下病形証治第十八：玉可—（可下）

巻六／弁発汗吐下後病形証治第十九：玉可—（吐下後）　弁可温病形証治第二十：玉可—（可温）　弁不可火病形証治第二十一：玉可—（不可火）　弁可火病形証治第二十二：玉可—（可火）　弁不可灸病形証治第二十三：玉可—（不可灸）　弁可灸病形証治第二十四：玉可—（可灸）　弁不可刺病形証治第二十五：玉可—（不下刺）　弁可刺病形証治第二十六：玉可—（可刺）　弁不可水病形証治第二十七：玉可—（不可水）　弁可水病形証治第二十八：玉可—（可水）　論熱病陰陽交併生死証第二十九：玉可—（陰陽交）

『太平聖恵方』巻第八：聖8（可不可篇条文は聖8－可）

傷寒叙論：聖8－叙　弁傷寒脈候：聖8－脈　傷寒受病日数次第病証：聖8－日　弁太陽病形証：聖8－（太陽）　弁陽明病形証：聖8－（陽明）　弁少陽病形証：聖8－（少陽）　弁太陰病形証：聖8－（太陰）　弁少陰病形証：聖8－（少陰）　弁厥陰病形証：聖8－（厥陰）　弁傷寒熱病両感証候：聖8－（両感）　弁傷寒熱病不可治形候：聖8－（不可治）

弁可発汗形証：聖8－可－（可汗）　弁不可発汗形証：聖8－可－（不可汗）　弁可吐形証：聖8－可－（可吐）　弁不可吐形証：聖8－可－（不可吐）　弁可下形証：聖8－可－（可下）　弁不可下形証：聖8－可－（不可下）　弁可灸形証：聖8－可－（可灸）　弁不可灸形証：聖8－可－（不可灸）　弁可火形証：聖8－可－（可火）　弁不可火形証：聖8－可－（不可火）　弁可水形証：聖8－可－（可水）　弁不可水形証：聖8－可－（不可水）　弁可温形証：聖8－可－（可温）

傷寒三陰三陽応用湯散諸方［五十道］：聖8－諸方

『太平聖恵方』巻第九：聖9

治傷寒一日諸方［二十四道］：聖9－1　治傷寒二日諸方［十四道］：聖9－2　治傷寒三日諸方［十一道］：聖9－3

治傷寒四日諸方［二十一道］：聖9－4　治傷寒五日諸方［十七道］：聖9－5　治傷寒六日諸方［十四道］：聖9－6

治傷寒七日諸方［五道］：聖9－7　治傷寒八日諸方［五道］：聖9－8　治傷寒九日已上諸方［七道］：聖9－9　治傷寒発汗通用経効諸方［十四道］：聖9－10

『脈経』巻第七：脈7

病不可発汗証第一：脈7－（不可汗）　病可発汗証第二：脈7－（可汗）　病発汗以後証第三：脈7－（汗後）　病不可吐証第四：脈7－（不可吐）　病可吐証第五：脈7－（可吐）　病不可下証第六：脈7－（不可下）　病可下証第七：脈7－（可下）　病発汗吐下以後証第八：脈7－（吐下後）　病可温証第九：脈7－（可温）　病不可灸証第十：脈7－（不可灸）　病可灸証第十一：脈7－（可灸）　病不可刺証第十二：脈7－（不可刺）　病可刺証第十三：脈7－（可刺）　病

不可水証第十四：脈7－(不可水)　病可水証第十五：脈7－(可水)　病不可火証第十六：脈7－(不可火)　病可火証第十七：脈7－(可火)　熱病陰陽交并少陰厥逆陰陽竭尽生死証第十八：脈7－(陰陽交)　重実重虚陰陽相附生死証第十九：脈7－(重実)　熱病生死期日証第二十：脈7－(生死)　熱病十逆死日証第二十一：脈7－(十逆)　熱病五蔵気絶死日証第二十二：脈7－(気絶)　熱病至脈死日証第二十三：脈7－(脈死)　熱病脈損死日証第二十四：脈7－(脈損)

『脈経』巻第八：脈8

平卒尸厥脈証第一：脈8－1(卒尸)　平痓湿暍脈証第二：脈8－2(痓湿暍)　平陽毒陰毒百合狐惑脈証第三：脈8－3(百合)　平霍乱転筋脈証第四：脈8－4(霍乱)　平中風歴節脈証第五：脈8－5(中風)　平痹労脈証第六：脈8－6(血痹)　平消渇小便利淋脈証第七：脈8－7(消渇)　平水気黄汗気分脈証第八：脈8－8(水気)　平黄疸寒熱瘧脈証第九：脈8－9(黄疸)　平胸痹心痛短気賁豚脈証第十：脈8－10(胸痹)　平腹満寒疝宿食脈証第十一：脈8－11(腹満)　平五蔵積聚脈証第十二：脈8－12(五蔵)　平驚悸衄吐下血胸満瘀血脈証第十三：脈8－13(驚悸)　平嘔噦下痢脈証第十四：脈8－14(嘔噦)　平肺痿肺癰咳逆上気喘飲脈証第十五：脈8－15(肺痿)　平癰腫腸癰金瘡侵淫脈証第十六：脈8－16(癰腫)

『千金要方』：千

巻第九／発汗散第四：千4(発汗散)　発汗湯第五：千5(発汗湯)　発汗丸第六：千6(発汗丸)　宜吐第七：千7(宜吐)　宜下第八：千8(宜下)　発汗吐下後第九：千9(吐下後)

『千金翼方』：翼(傷寒忌宜篇：翼宜)

巻第九傷寒上／太陽病用桂枝湯法第一：翼－(太陽桂枝)　太陽病用麻黄湯法第二：翼－(太陽麻黄)　太陽病用青竜

湯法第三：翼—（太陽青竜）　太陽病用柴胡湯法第四：翼—（太陽柴胡）　太陽病用承気湯法第五：翼—（太陽承気）
太陽病用陥胸湯法第六：翼—（太陽陥胸）　太陽病雑療法第七：翼—（太陽雑療）　陽明病状第八：翼—（陽明）　少陽病状第九：翼—（少陽）

巻第十傷寒下／太陰病状第一：翼—（太陰）　少陰病状第二：翼—（少陰）　厥陰病状第三：翼—（厥陰）　傷寒宜忌第四／忌発汗第一：翼宜—（忌汗）　宜発汗第二：翼宜—（宜汗）　忌吐第三：翼宜—（忌吐）　宜吐第四：翼宜—（宜吐）　忌下第五：翼宜—（忌下）　宜下第六：翼宜—（宜下）　宜温第七：翼宜—（宜温）　忌火第八：翼宜—（忌火）
宜火第九：翼宜—（宜火）　忌灸第十：翼宜—（忌灸）　宜灸第十一：翼宜—（宜灸）　忌刺第十二：翼宜—（忌刺）
宜刺第十三：翼宜—（宜刺）　忌水第十四：翼宜—（忌水）　宜水第十五：翼宜—（宜水）　発汗吐下後病状第五：翼宜—（吐下後）　霍乱病状第六：翼宜—（霍乱）　陰陽病已後労復第七：翼宜—（労復）　雑方附：翼宜—（雑方附）

『外台秘要方』：外

『諸病源候論』：諸

『医心方』：医

「敦煌医書」スタイン二〇二：敦S—二〇二

以上

関連医書の年表

※は現伝本が宋改を経ているもの。

春秋戦国		『黄帝内経』※
		『五十二病法』
漢	前三一～二二〇頃	『神農本草経』
	二五～二一〇頃	『難経』
	二〇六頃	張仲景『傷寒雑病論』——散逸。
	?	「張家山漢簡」「武威漢簡」「居延医薬漢簡」（出土漢簡）
三国	二五〇頃	王叔和『張仲景方論』（『傷寒論』）——散逸。
晋	二七〇頃	王叔和『脈経』※
	三四〇頃	葛洪『肘後備急方』『抱朴子』
南北朝	四六〇頃	陳延之『小品方』
梁	五〇〇頃	陶弘景『本草経集注』『名医別録』『輔行訣臓腑用薬法要』
隋	六一〇	巣元方『諸病源候論』
唐	六五二	孫思邈『備急千金要方』※（真本は散逸）
	六八二頃	孫思邈『千金翼方』※
	七五二	王燾『外台秘要方』※
	七六二前	王冰次注『正理傷寒論』

唐	唐代末	高継沖「高継沖本」——散逸。
北宋	九八四	日本・丹波康頼『医心方』
	九九二（淳化三）	王懐隠『太平聖恵方』（「淳化本」）
	一〇四〇頃	高若訥『傷寒類要』
	一〇五七	宋政府による医書校定機関設立。
	一〇五九	高保衡・林億ら『重広補注黄帝内経素問』
	一〇六一	蘇頌ら『本草図経』
		掌禹錫・林億ら『嘉祐補注神農本草経』
	一〇六五	林億ら『宋板傷寒論』（大文字本）——「宋本」と呼ばれる。
	一〇六六	林億ら『金匱要略方論』
		林億ら『金匱玉函経』
		林億ら『千金要方』・『千金翼方』
	一〇六八	林億ら『脈経』
		林億ら『素問』
	一〇六九	林億ら『針灸甲乙経』
		林億ら『外台秘要方』
	一〇八六	韓祇和『傷寒微旨論』
	一〇八八	『傷寒論』（小文字本）——「宋本」と呼ばれる。
	一一〇〇	龐安時『傷寒総病論』
	一一〇七～一一一〇	宋政府『和剤局方』
	一一〇八	朱肱『傷寒類証活人書』
	一一一一～一一一七	宋政府『聖済総録』

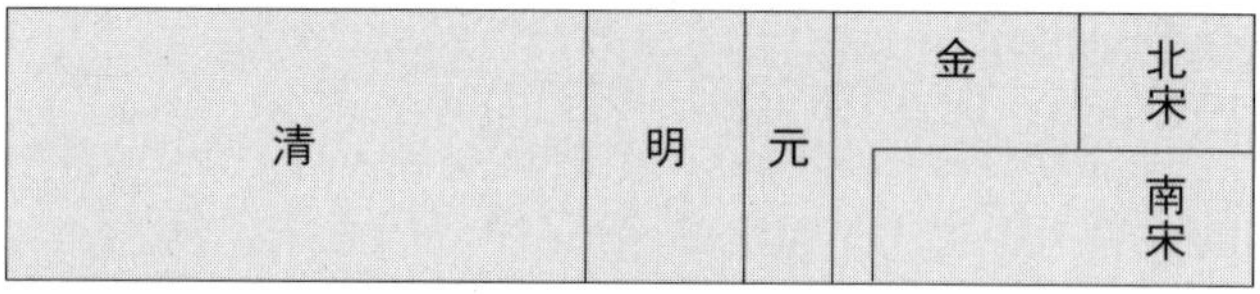

一一三四頃	許叔微『傷寒百証歌』『傷寒発微論』など
一一四四	成無己『注解傷寒論』
一一八一	郭雍『傷寒補亡論』
一四四五	朝鮮・金礼蒙ら『医方類聚』
一五九九	趙開美「仲景全書」『宋板傷寒論』『注解傷寒論』（「趙開美本」）
一八五七	日本・森立之『本草経攷注』
一八六四	日本・森立之『素問攷注』
一八六六	日本・森立之『傷寒論攷注』

目次

各論1〈岡田研吉〉 99

各論2〈牧角和宏〉　225

2. 『傷寒論』のいくつかのテキストについて……239

3．傷寒三陰三陽の病態論について……299

4. 『宋板傷寒論』の特殊性
——三陰三陽篇・可不可篇条文の比較検討——……341

各論3 〈小髙修司〉……439

3. 八味丸と六味丸の方意を歴史的に考える……488

4．桂枝と桂枝湯を考える

5．五苓散考

巻末綴じ込み付録――CD-ROM 『宋板傷寒論』条文

付録CD‐ROMには，『宋板傷寒論』の巻第一弁脈法以降，巻第十までの全条文を活字化した「ユニコードテキストのファイル」，および「活字版のファイル（PDF）」を収録した。定本には，国立公文書館内閣文庫所蔵の明・趙開美版「仲景全書」『翻刻宋板傷寒論』の影印本（燎原書店）を用いている。凡例は，それぞれの冒頭に付した。

なお，「ユニコードテキストのファイル」では，原文中の漢字のうち15個がユニコードで表示できないため，あとで利用者が個々の外字フォントに置き換えられるよう，便宜的に代りの文字列を挿入している。その対応関係を一覧にした「置換文字列の一覧表ファイル（PDF）」も，あわせてCD‐ROM中に収録した。

＊ PDFファイルを開くには，閲覧ソフト（Adobe Reader）が必要です。Adobe Systems社のサイトから，あらかじめダウンロード・インストールしたうえでご利用ください。http://www.adobe.com/jp/products/reader/

本CD-ROMに収録されているデータを，無断で複製・配布・販売することを固く禁ずる。

「ユニコードテキストのファイル」

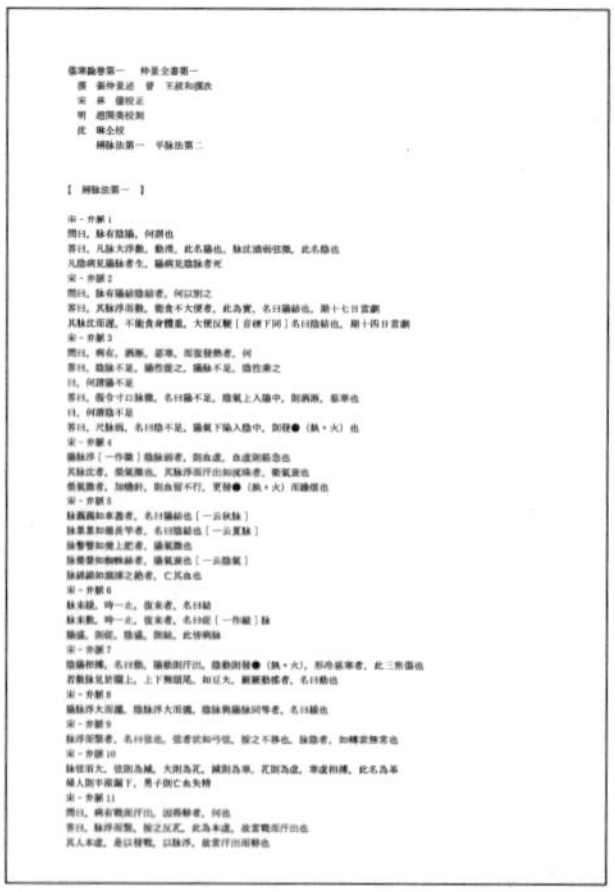

「活字版のファイル（PDF）」

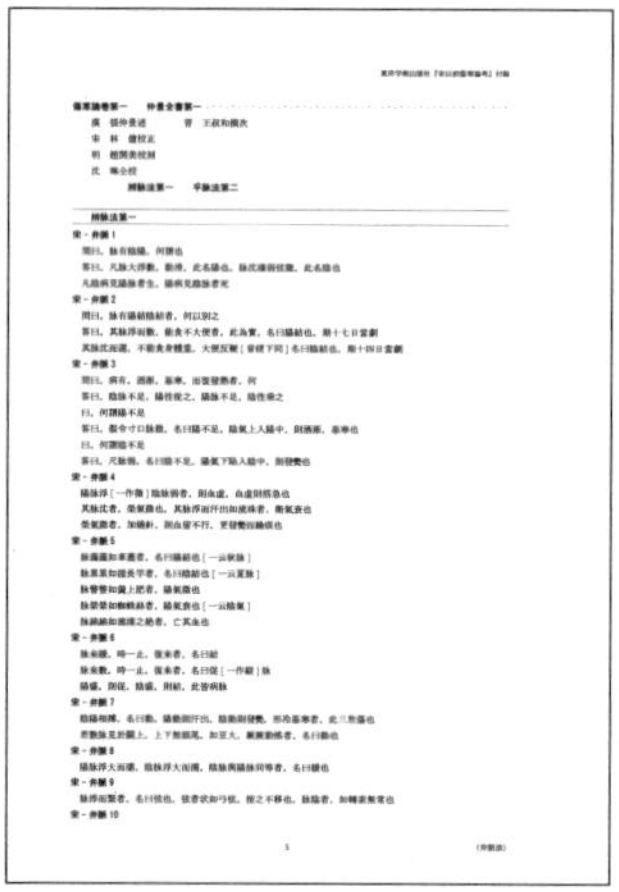

森立之研究会のあゆみ

森立之研究会のあゆみ

岩井　祐泉

森立之研究会誕生まで――岡田研吉先生と私

岡田研吉先生は平成八年（一九九六）、札幌で開かれた日本医史学会で、郭秀梅先生と連名で「『傷寒論』の［煎・熬］に対する、『方言』による解釈」という口演をした。漢代の字書である『方言』を『傷寒論』研究に用いたのには江戸考証学、なかんずく森立之の影響があったようであり、似たようなことをする人もいるのだと思ったものである。

じつは私も平成四年（一九九二）、金沢での同学会に「半井本《なからい》『医心方』の病名仮名訓」という口演で参加させていただき、森立之の考証学の師であった狩谷望之の『箋注倭名類聚抄』を引いて、病名「失音」の『医心方』古訓注「コロロク」は誤りであるなどの指摘をしていた。

その森立之（一八〇七〜八五）については、小曽戸洋『日本漢方典籍辞典』（大修館書店、一九九九）に次のような記述がある。

十五歳で家督を継ぎ、福山阿部侯の医員となったが、天保八年（一八三七）禄を失い、落魄して十二年間家族とともに相模を流浪した。弘化五年（一八四八）帰参して江戸に戻り、医学館を活動拠点として古典医書の校勘業務や、研究・執筆に従事した。維新後はすでに没した先輩や同僚の業績を引き継ぎ、考証医家の第一人者として名をなした。

平成十年（一九九八）二月には、私が所属する日本内経医学会と北里研究所東洋医学総合研究所医史学研究部によって、森立之の主著の一つである『素問攷注』の翻字校刊本が上梓された。その出版記念に、千頁近い新刊書を池袋・洞雲寺の森立之墓前に供え、ささやかな記念会を催した。その折、この『素問攷注』に序文を書いていただいた中国の銭超塵先生の主催する国際学会が九月にあるということを知らされ、早速参加することになった。

その学会というのは、李時珍生誕四百八十周年記念一九九八年国際学術研究会で、日本からは茨城大学教授・真柳誠先生、日本医史学会・岡田先生、同・郭先生、そして私の四名が参加し、記念すべき出会いとなったわけである。李時珍の学会であるから、その郷里である湖北省・蘄春県ののどかな田園風景に囲まれたところで行われた。

岡田先生の発表は「敦煌出土文献について」、また私のは「『奇経八脈考』引用文献について」というものであり、学会のあとも武漢でともに黄鶴楼を訪ね、別荘地区である東湖で遊覧船に乗り、すっかり意気投合した「四人組」であった。

帰国後、岡田先生が『東洋医学』誌に「『傷寒論』異聞」という『太平聖恵方』を使った力作論文を連載していた（一九九三〜九四）ことを知った。それから、岡田先生は私が講師をしていた内経医学会の東京・湯島聖堂での医古文講座に顔を見せるようになった。また、岡田先生が森立之『傷寒論攷注』の中国での出版を目指したパソコン入力作業を郭先生と共同で進めていることを知り、その綿密な作業ぶりに驚かされて、『傷寒論』研究と『内経』研究の変わり種同士はいっそうの親交を深めたのである。

翌・平成十一年（一九九九）には、湖北の李今庸先生が主催する「第二回国際伝統医学学術研究会」に岡田先生・郭先生ともども参加させていただくことになった。学会会場が湖北省の山岳地方にある道教聖地・武当山（映画「グリーン・デスティニー」の舞台にもなった）ということで、その前に湖南省張家界という、かつての武陵桃源、数百メートルの石柱が三千本余りそそり立つ奇岩群峰に寄り道した。ちなみに、張家界も武当山もそろってユネスコ世界遺産なのである。

桃源郷観光のあと、深夜発の夜行列車に乗り込み、約五百キロ北の湖北省襄樊経由で武当山に向かった。車中のつれづれに携帯ランプの灯の下で「雪豹ビール」の栓を抜き、話題はいつしか『傷寒論』の文体ということになった。「文体からみて明らかに注記と思われるものが経文（テキスト）に紛れ込んでいるということはよくあるんです」、そういう話をしているうちに『傷寒論攷注』を読もうよ、ただ読むだけではもったいないから、研究会を作ろうよ」ということに話が進んだ！しらじら明けの車窓から茫々たる初夏の湖北平原が見え始め、どっしりした水牛の背にぽつんと白鷺がとまっていた（古代幻想）……。

こうして森立之研究会が誕生したのであった。

『傷寒論攷注』を読む会の発足――小髙修司先生・牧角和宏先生

平成十二年（二〇〇〇）二月五日、旧暦の辰年元日（春節）、七十二候もめでたい東風解凍にあたり、森立之研究会により東京・千駄木の日本医科大学講堂で『傷寒論攷注』を読む会が発足した。発会記念ゲストに北里研究所東洋医学総合研究所医史学研究部部長の小曽戸洋先生を迎えた。小曽戸先生は二十年前の一九八〇年に、国立国会図書館に森立之自筆『傷寒論攷注』全三十五冊の複写申請をしたご本人である。なにしろ森立之は考証医学の集大成者としてその名こそ知られていたが、その著作は『本草経攷注』（一八五七年成る）や『経籍訪古志』などの例外を除いて人の目に触れることがなく、『素問攷注』（一八六四年成る）とともに『傷寒論攷注』（一八六八年成る）は小曽戸先生によって発見されたといってよい。『傷寒論攷注』を読む会の発足に当たり、まことに記念すべき講演となったわけである。

『傷寒論攷注』を読む会では、当初から岡田先生らのパソコン入力による翻字テキストを用いていたが、平成十三年（二〇〇一）十月、北京の学苑出版社からいよいよ本書が上梓されたとき、郭先生の需めにより小曽戸先生はその序文を寄せられた。

郭秀梅女史と私は八年来の学友である。一九九四年から私の勤める北里研究所東洋医学総合研究所医史学研究部の研究員として所属されているが、枳園先生（筆者注：枳園は森立之の号）に私淑し、心の師とするという点においては同門人といってよい。郭女史は日中医学交流史の研究においても卓抜した研究業績を挙げられ、本年、その業績が評価されて、順天堂大学より医学博士の称号を授与された秀才である。

（中略）

『傷寒論攷注』脱稿よりいまに至ること百三十余年、漸く翻字校刊される。しかも、中国人学者の手によって、本家本元の中国で出版されるのである。天界にあって枳園先生のお喜びはいかばかりか。それを想うと、私は目頭が熱くならずにはいられない。

小高修司先生は発足当初から本会に参加されており、東京中医研から多くの受講者を連れてこられたのみならず、毎回のように講師らに鋭い質問を浴びせてよい刺激を与えてくれる。また平成十五年（二〇〇三）、中国文学にも造詣の深い先生が論文「白居易疾病攷」を『日本医史学雑誌』に投稿されたときには、私に査読原稿が回ってきて驚いたことがある。小高先生は論考・随想などの執筆が多く、折にふれて本会の紹介を書いておられるが、以下は『伝統医学』誌第二六号（臨床情報センター、二〇〇四年）より。

岩井先生は毎回詳細な「提要」を用意され、それにもとづいて講義なさるのでわかりやすい。

また、この会は前半一時間をその都度日替わりで、いろいろな先生方が講師を務め、種々なテーマで話をしてくださる。岡田研吉氏は独特の切り口で、医学古典に関するさまざまな問題を詳細かつ大部な資料として提供され、牧角和宏氏は多年の労作である諸文献を駆使しての条文比較資料を作成し、特に「傷寒例」以降は『傷寒論攷注』の学習にも大いに裨益している。

ここで「条文比較資料」といわれているものは、二〇〇一年一月八日付けの「傷寒論弁脈法条文対照表」に始まる諸資料のことである。『傷寒論攷注』を読む会の進捗はのんびりしたもので、平成十二年（二〇〇〇）十二月十六日の第二十一回で張仲景序を読了、平成十三年（二〇〇一）一月十三日、弁脈法第一に入った。牧角和宏先生は平成三年（一九九一）に岡田先生が福岡で講演したとき以来の旧友で、『宋板傷寒論』を始め、『脈経』『金匱玉函経』『太平聖恵方』などを入力し、条文の対照による本文批判の成果を上げていた。また一九九八年に『中医臨床』（東洋学術出版社）に「『宋板傷寒論』（明・趙開美本）について」を発表し（各論2、227頁に収載）、弁脈法・平脈法・傷寒例や可不可篇が重要視されてこなかった事情を考察している。牧角先生が作った「対照表」は、『宋板傷寒論』と『千金方』『外台要方』『金匱玉函経』『太平聖恵方』、それに弁脈法では敦煌出土文書などの同一条文を一句ずつ対照させた一覧表で、たいへんありがたいものである。

それだけではなく、牧角先生は私の『傷寒論攷注』逐条解説と並行して、『傷寒論』研究の全体像を把握するような情報解説を依頼されており、真柳誠先生や東京理科大学助教授・遠藤次郎先生もそのような情報提供の講義に見えたが、牧角先生はほぼ毎月一回の割合で福岡から上京されるようになり、本会では欠かせない名講義を続行中である。

またこれより前、牧角先生は平成十一年（一九九九）、東京で開かれた日本医史学会で「宋以前の『傷寒論』について——朝鮮古医書『医方類聚』からの考察」という口演をしていた。李氏朝鮮の医学全書である『医方類聚』

三百六十五巻の母国の原本はすでに失われ、わが国の宮内庁書陵部の所蔵本よりマイクロコピーを取得するというのが、現在、本会が着手している事業の一つでもある。これが、傷寒門だけでも巻二十七から巻四十三まで十七巻にわたる分量なので、なかなかの難事業なのである。

平成十三年（二〇〇一）十月六日には平脈法第二に、平成十四年（二〇〇二）七月二十七日には傷寒例第三に入った。この年の秋、日本東洋医学会平成十四年度第一回東京都部会が行われ、シンポジウム「江戸医学館の業績」において私は「森立之の功績」を話す機会を与えられた。

平成十五年（二〇〇三）九月六日には弁痓湿暍証第四、同年十二月二十日には弁太陽病脈証并治上第五、平成十六年（二〇〇四）十二月十八日に同第十三条、平成十七年（二〇〇五）十二月三日に同第二十五条、平成十八年（二〇〇六）九月三日にようやく弁太陽病脈証并治中第六に入ったところである。

『傷寒論攷注』を読む意義

森立之は文政五年（一八二二）、十六歳で伊沢蘭軒に師事し、『傷寒論』を学び始めた。その前年、養父・恭忠が他界し、藩医の職を襲って禄高百石を賜ったばかりである。医師としての森立之の人生は『傷寒論』に始まったわけである。そして三大医学古典（『本草』・『内経』・張仲景方）に対する「攷注」の最後として元治元年（一八六四）、森立之は『傷寒論攷注』の執筆を開始した。本書も『本草経攷注』や『素問攷注』同様に医学館での講義と並行して執筆が進められていた。しかし慶応四年（一八六八）春、本書が完成する前に西軍が江戸に迫り、医学館が傷病兵の収容施設として使われるために講義のほうは二月七日を最後に休講となり、おそらく巻二十五の「少陰病」までしか行われなかったようである。巻二十六～三十四は三月二十三日までに急速に脱稿され、巻三十五は成立の日付は明らかではないが、さほどの日数は要さなかったであろう。

同年七月に医学館は閉鎖、江戸は東京と改められ、森立之は新政府の医師となることを辞退して医業を廃することとなった。まさに森立之の医学人生は『傷寒論』に始まり、『傷寒論』に終わったといえよう。巻三十末の二月十八日付の跋にいう「余が五十年来の精神の専注する所は唯だ此の三十巻中に在り。其の（張仲景の）家説秘訣の如きは其の理玄妙幽微にして蓋し其の人に非ざれば伝うる可からず。仲景以後、以心伝心の至意は久しく其の伝を失い、注家の皆文字上に就いて解説せるは、但だ是れ堂に昇って未だ室に入らざる（奥義に達していない）の徒なるのみ。今其の偏陋を看破して臨症実詣の地に帰するときは、則ち仲景の書、始めて読むべくして、始めて今日に施用す可し」と書かれている。

本書の執筆の目的が「実事求是」（事実にもとづいて正しい結論を求める）にあったことを雄弁に物語るものであろう。たとえば『素問攷注』の執筆にあたって文政年間に発見された仁和寺本『黄帝内経太素』が用いられたように、ふさわしい文献を用いる、というのもその目的のために必要な方法の一つである。『傷寒論攷注』でもやはり新発見の文献が用いられた。新発見といっても、大名家や藩医、あるいは宮廷医の蔵書で所在がわかっていたものが、ようやく閲覧筆写を許されるといった発見もあり、あるいはある日突然、古書商が持って現れるものもあった。

真本『千金方』は平安時代の姿を伝えるもので、正和四年（一三一五）に宮廷医・和気嗣成が書き写したものを、巻一のみではあるが、どうやって手に入れたものか、文政年間（一八一八〜三〇）に書商・英平吉が携えて、当時医学館の責任者であった多紀元堅のもとを訪れ、十両で売却した。巻一のみではあるが、仲景序の異本を収める貴重な文献である。安政三年（一八五六）から医学館の講師となっていた森立之が閲覧を許されたことは言うまでもない。

金沢文庫旧蔵の南宋刊本『備急千金要方』は、米沢・上杉家の蔵書であったものを幕命によって提出させ、嘉永二年（一八四九）、医学館でその翻刻を行ったものである。翻刻本の末尾には総閲・多紀元堅、校勘・福山医員・伊沢柏軒らの名と並んで、「医生・森立之」とある。帰藩が許されたのが前年の嘉永元年であったから、まだ講師にはなっていなかったが、校勘に従事していた。

北宋刊本『外台祕要方』は室町時代の入明医師・竹田昌慶が天授四年（一三七八）に帰国した際に持ち帰ったもので、子孫の紀州藩医・竹田純道所蔵であったが、嘉永二年（一八四九）、幕命により江戸に送致せしめ、嘉永六年（一八五三）、医学館にてその精写が完成したものである。総閲・校勘は『千金方』翻刻と同じで、森立之の名も校勘の下に並ぶ。これも翻刻される予定であったが、次に述べる『医心方』の校刻が優先されて先送りにされ、そのうち時勢が急変したため、結局翻刻はなされなかった。ちなみに竹田家所蔵の原本は行方不明であるという。

『医心方』は平安中期に丹波康頼によって撰せられ宮廷に献上された。丹波家に伝えられた副本はいつしか失われ、宮中に伝えられた古写本が正親町天皇のとき（一五六〇～八六）典薬頭・半井光成に下賜されて以来、それは京都・半井家に秘蔵され、代々伝えられていた。多紀氏の願い出により幕府老中・松平定信はその探索を命じたが、ようやく仁和寺蔵の残欠本（全三十巻中十六）を見出したのみで、半井家は旧蔵本を天明大火（一七八八）によって消失したと言い逃れていた。

ところが、嘉永七年（一八五四）四月、典薬頭・半井広明は老中・阿部政弘の周旋により、一転して『医心方』提出を承諾し、十月、『医心方』全巻は江戸に届けられた。安政元年と改元された十二月、医学館により精写本が作成され、同六年（一八五九）には校刻本が刊行された。その安政元年の精写本では総理には多紀元堅の名があり、また校勘には森立之と親友の渋江抽斎の名が並ぶ。しかし安政六年校刻本では多紀元堅の名も、また渋江抽斎の名も見えない。安政四年（一八五七）に多紀元堅が六十三歳で没し、また翌・安政五年に親友の渋江抽斎はアメリカ船ミシシッピ号により持ち込まれ流行したコレラのために五十四歳で没していたのである。医学館の人々が文字通り心血を注いだ『医心方』は、森立之の心強い味方であったに違いない。

医書ばかりではなく、唐以前の面影を伝える真本『玉篇』、『一切経音義』などわが国にのみ伝えられた文献や、『和名抄』『新撰字鏡』などのわが国で作られた文献などを含む豊富な文字学資料の使用も特徴的である。また、これこそ森立之の考証学者としての面目躍如たる一面でもあった。

日本の古典研究のこれから

私は針灸専門学校の教師をしているが、そこの若い学生が提出してくれたレポートをぜひ紹介したい。もう卒業しているので、差し支えないのではあるまいかと思う。

今回のレポートは、『太平聖恵方』とホメオパシーという、時間も距離も遠く離れたところでまとめられた治療法の中から、トリカブトを使用した処方を取り上げることで、トリカブトの毒としての害を最小限に抑え、薬としての益を最大限に引き出そうとする工夫の一端を感じてみようとするのが目的です。

『太平聖恵方』を選んだのは医学史の授業がきっかけです。記憶が曖昧なのですが、授業の中で次のようなお話がありました。「漢代の名医で〈医聖〉と呼ばれた張仲景の『傷寒論』はＳＡＲＳの治療でも大いに役に立ったが〈もっと古い『傷寒論』〉には、植物毒や動物毒を使った強い処方もどんどん出てきます」。

この〈もっと古い『傷寒論』〉に私は非常に興味がわきました。そこで教えていただき、『季刊内経』で発表された岩井先生の研究論文「古佚傷寒例提要」（筆者注：『季刊内経』は日本内経医学会の会報、「論文」とあるが本会で傷寒例を読んだときの「提要」の転載である）を読むと、戦乱の中で散逸し名をなくした『張仲景方』の内容が『千金方』『外台秘要』『太平聖恵方』などに流転していったとあり、なるほど、〈もっと古い『傷寒論』〉とはこれらのことを指しているのだな、と興味深く感じました。

上記のような考えをもとにすると、『太平聖恵方』巻八～十一の傷寒についての記述部分には、紀元三世紀頃に張仲景が著したとされる『張仲景方』の当時の内容により近いものが含まれていると考えられます……。

ホメオパシーにおける「アコナイト」は、……（一度調子を崩すと）急に悪くなる、乾燥していて熱い肌をしている、冷たいものを飲みたがる、などの特徴がある人で、強い恐怖やショックのあるときに悪化、夕方から深夜に悪化、冷たく乾燥した風に当たると悪化、触れられると悪化し、外気を吸い、休息をとると症状が好転するような人に用いられます。また風邪の引き始め、発熱・炎症などの初期症状にもよく用いられます。附子とアコナイトがそっくり対応しているわけではありませんが、アコナイトの適応例で下線に注目すると、陽虚・虚熱などが予想されると思いました。……また宋改前の傷寒治法では熱病の初期でも、寒邪に対し熱薬附子剤を使っていたという点がアコナイトと共通するのが興味深い点です。

添付資料1は、オリエント出版社発行の『太平聖恵方』、『福岡医師漢方研究会報』により『太平聖恵方』巻八・九・十・十一のコピーで、「附子、烏頭」の記述がある部分を付箋とマーカーで示しました。

「当時の内容により近い内容が含まれている」というのはきわめて健全な考え方である。また『福岡医師漢方研究会報』、すなわち牧角先生の作った『太平聖恵方』資料をコピーさせたのは私に違いないが、それを嬉しいことに学校図書館のオリエント出版社本と対照してくれているではないか。

牧角先生から「傷寒例を読んだときに、『宋板傷寒論』に他のテキストにおける時気病の病態解説条文が混入していることを岩井の指摘により認識し、それまで曖昧であった『宋板傷寒論』の特殊性・編纂方針を明確に理解できるようになり、研究者間の情報提供・場の共有がいかに大事かを身をもって知らされた」というメッセージをいただいた。

ホメオパシーを学んでいた若い研究者に漢方の世界に目を向けさせたもの、それはまさに「情報提供・場の共有」に他ならないであろう。

■森立之研究会『傷寒論攷注』を読む会

定例研究会

開催日：原則毎月第一・三土曜日十八時三〇分～二十一時
場　所：東京医科歯科大学講義室Ⅰ
＊開催日時・場所は変更されることがあるため、ホームページでご確認ください。

森立之研究会ホームページ

URL　http://moririsshi.net/

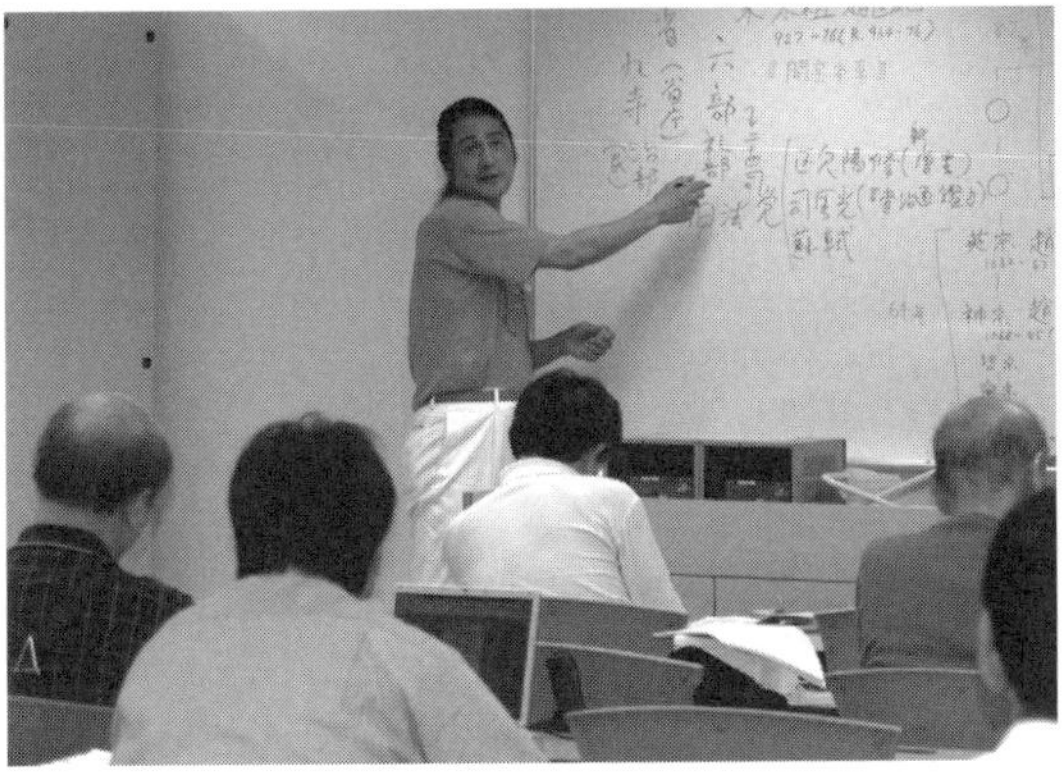

岩井祐泉先生の講義風景

鼎談

小高修司（司会）
岡田研吉
牧角和宏

漢方研究の道を歩き出したきっかけ

小高：今日は長年にわたる古典研究の成果と、それらを通じて明らかになってきた古代の『傷寒論』の成り立ちについて、話し合いたいと思います。それに先立って、先生たちがどのような経緯で漢方を始めて、『傷寒論』を研究するようになったのか、まずお聞かせください。

牧角：私は小学生の頃から自分で針や漢方の治療を受けたり、親に温熱灸を施したりと、わりと伝統的中国医学を身近に感じる環境で育ちました。はじめは親の本棚にあった大塚敬節先生のペーパーバックなどで漢方の情報を得ていました。医学部に入ってからは、昭和五十三年（一九七八）に出版された中国中医研究院編『傷寒論』（中国漢方）、藤平健先生・小倉重成先生の『漢方概論』（創元社、一九七九）や長濱善夫先生の『東洋医学概論』、当時発刊され始めていた『中医臨床』『現代東洋医学』『東洋医学』、一九八一年に発行された『中医学入門』などを読んでいました。しかし、どの本の解説を読んでも「傷寒六経」というのは理解困難なものだと感じ、どちらかというと敬遠していました。

北里研究所東洋医学総合研究所で当時、安井廣迪先生、平馬直樹先生らが中心になって開催されていた「医学生のための東洋医学セミナー」に参加した際に、外来でつかせていただいた花輪壽彦先生（現・東洋医学総合研究所所長）から「古典をちゃんと読みなさい」と言われ、また小曽戸洋先生からさまざまな古典の講義を受けたことをきっ

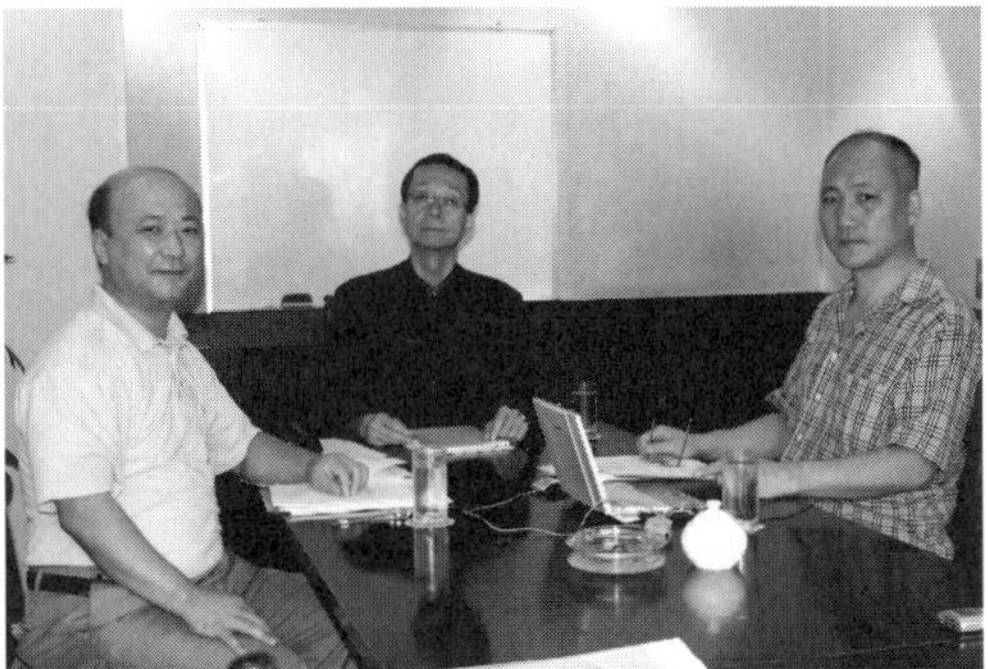

写真1．左から牧角、小高、岡田

かけに、『傷寒論』『金匱要略』などを再度手にするようになりました。

昭和五十九年（一九八四）に卒業して、研修医の頃に大塚敬節先生の『臨床応用傷寒論解説』（創元社）の第十四刷が出版され、それを読みました。その中で陽明病の条に、「〔校勘〕成本には『是』の字がない。宋本は『実』の下に『一作寒』の細註がある」という記述があって、「傷寒だから一作寒（一《ある》いは寒に作る）というのは、わかるような気がする」と感じたのですが、大塚先生のご著書にはこの点についての解説はありませんでした。当時出版されていた日本漢方・中医学双方の解説書にもそれに関する記載はなかったように思います。

この陽明病の「一作寒」には、一九八七年に発行された東洋学術出版社の『傷寒雑病論』増訂版の中で細字注記として初対面を果たしました。一九八九年に再版された龍野一雄先生の『宋板示旧傷寒論』、一九九二年の『翻刻宋板傷寒論』（堀川本の影印本）にも「一作寒」と細字注記があり、「一作寒」を記載した『傷寒論』と記載しないテキストがあって、一般的には「一作寒」は無視されているのかな、興味深い注記なのに、と思っていました。

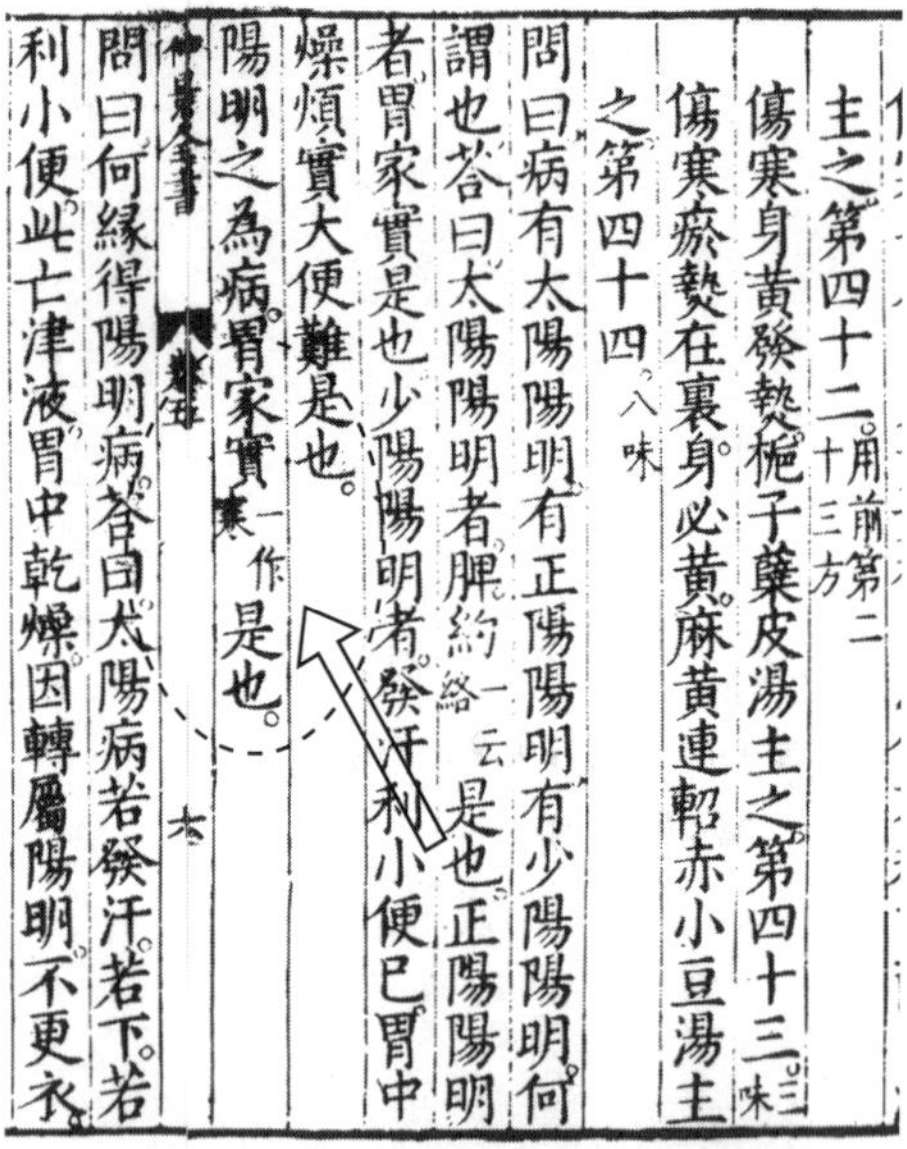
主之第四十二用前第二十三方
傷寒身黄發熱梔子蘗皮湯主之第四十三三味
傷寒瘀熱在裏身必黄麻黄連軺赤小豆湯主
之第四十四八味
問曰病有太陽陽明有正陽陽明有少陽陽明何
謂也答曰太陽陽明者脾約一云絡是也正陽陽明
者胃家實是也少陽陽明者發汗利小便已胃中
燥煩實大便難是也
陽明之為病胃家實寒一作是也
仲景全書 八
問曰何縁得陽明病答曰太陽病若發汗若下若
利小便此亡津液胃中乾燥因轉屬陽明不更衣

「弁陽明病脈証并治」細字注記「一作寒」
明趙開美本『傷寒論』影印本（燎原書店）

その当時、岡田先生は『東洋医学』や『漢方の臨床』、『中医臨床』に「陽明病、胃中寒の説」を発表し始めていらっしゃったのですが、一九九二年に岡田先生が福岡でご講演された際に、『太平聖恵方』巻八に「陽明病胃中寒」という条文があることを教えていただいたのです。さらに『太平聖恵方』巻九の一条目にある桂枝湯は、麻黄と附子入りの桂枝湯です。「これは!」と驚き、このようなテキストが埋もれているのだなぁと感激したことが、私が古典研究にのめりこんだきっかけでした。

『太平聖恵方』に記される「胃中寒」、および附子を含む「桂枝湯」

『太平聖恵方』巻八　弁陽明病形証

聖8-36(陽明—)　傷寒二日。陽明受病。陽明者胃中寒是也。宜桂枝湯

『太平聖恵方』巻九　治傷寒一日候方

聖9-—-—　夫傷寒一日。太陽受病。太陽者膀胱之経也。為三陽之首。故先受病。其脈絡於腰脊。主於頭項故得病一日。而頭項腰脊痛也

聖9-—-2　治傷寒一日。太陽受病。頭痛。項強。壮熱。悪寒。宜服桂枝湯方
桂枝[半両]附子[半両炮裂去皮]乾姜[半両炮裂剉]甘草[半両炙微赤剉]
麻黄[二両去根節]
右件薬。擣篩為散。毎服四銭。以水一中盞。入葱白二茎。煎至六分。去滓。不計時候稍熱服如人行五里。以稀葱粥投之。衣蓋取汗。如未汗一依前法再服

小高:岡田先生は、どういったきっかけで『傷寒論』のことを考えるようになったのですか?

岡田:僕は「生身の人間を相手とする医学は、統計学ではない」と感じて、一例報告を大切にする漢方の世界に入りました。漢方の道を歩き出した三十歳の頃、操体法の橋本敬三先生に「岡田君は漢方をしなさい……」と言われ、先生の紹介で東静病院で勉強する機会があり、途端に日本全国の著名な漢方医がいっきに僕の前

に現れました。最初の三年くらいは、面を食らって何がなんだかわからずに、目の前に出てきた資料をとにかく全部食べて消化していました。僕の場合、本草学、方剤学はわりとすぐに進んだものの、その次の弁証となったら、はたしてどう使ってよいのか混乱してしまったのです。西洋医学では、必要十分条件としての優先順位や適用・標準治療はすべて整理してあって、真面目にやればだいたい間違うことはありません。そのマニュアル通りやればよいといえるよいシステムができているのだけれど、漢方の世界というのはすべてが並列的で、重み付けも順序立てもないうえに、古方だ、後世方だと、それぞれに流派がある。人によって使う処方が異なっているし、言うことが違っているのに、それぞれ一定の効果をあげている。そんな状況に困惑していたときに、『傷寒論』を見てみたら、そこにはいろいろな古代の経方が、きちんと順序立てて配列されていて、弁証論治の世界への筋道が開かれていました。これはいいなと思って、最初は成無己の『注解傷寒論』を読んでいったのですが、そのうちいろいろと理解不能なところが出てきました。とうとう「やはり漢方はわからない」と思って悩んでしまい、それで中国へ勉強しに行きました。そこで偶然、『太平聖恵方』という本にめぐり合った。そのあと日本に帰ってきて、『太平聖恵方』と『宋板傷寒論』の間のわずか五十年間余りが、隋唐医学と宋医学の分水嶺を成していることについて古典の研究を始めた、というのがだいたいの経過です。

『太平聖恵方』との出合い

小高：岡田先生が中国に行ったときに、『太平聖恵方』を研究されていた先生がそばにいたのですか?

岡田：いませんでした。中国で沸々悶々としていたら、当時留学中だった真柳誠先生や兵頭明先生が「本屋めぐり」に連れて行ってくれて、北京中、あるいは天津まで行って小さい書店を訪ねました。その後も一人で受け継いでいたら、王府井の入り口にあった人民衛生出版社の本屋の片隅に、たまたま『太平聖恵方』を見つけました（写真2）。

牧角：岡田先生が見つけられた『太平聖恵方』は、中国が一九五〇年代に始めた、中医学古典の活字化出版本の中の一つです。ただし、その本は中国に残っていた書写本が底本であったため、かなり字の間違いや条文の不足がありますが。一九五八年に出た『太平聖恵方』の活字化本が、なんと二十五年後、岡田先生が行かれたときに本屋さんで手に入ったのですね。

岡田：本屋の片隅の薄暗い本棚の中で、金文字の背表紙が妖しい光を放っていました。それをパラッと見たら、「胃中寒」から始まって寒が熱化することで熱実になるという病態変化がわかり、また処方内容も条文と分離し、独立して末尾に整理されていて、大柴胡湯といっても大黄がないなど、「これはいいな」と思って勉強を始めたのです。

漢方の世界は面白いなと思って入ったのだけれど、入門した当時、東静病院には中医学の斎藤輝夫先生、『康平本傷寒論』の大友一夫先生、『注解傷寒論』の平野欽也先生らの先輩がいました。中川良隆先生は龍野漢方、中島泰三先生は一貫堂、土屋豚海先生は香月牛山と針灸、田家照生先生は『神農本経』を読んでいて、毎週水曜日の研究会は深夜まで討論が続き、掛川の金子幸夫先生や北里研究所東洋医学研究所からは安井廣迪先生も参加されていました。同僚としては、郷治光廣先生や三浦於菟先生や青木孝則先生らと仲良く騒いでいました。

当時の名古屋には高度な漢方勉強会があって、花村訓充先生に脈診を教えていただき、梅田喜久雄先生には「明星」で特別授業を受け、十二指腸潰瘍を治していただきました。太田裕康先生は

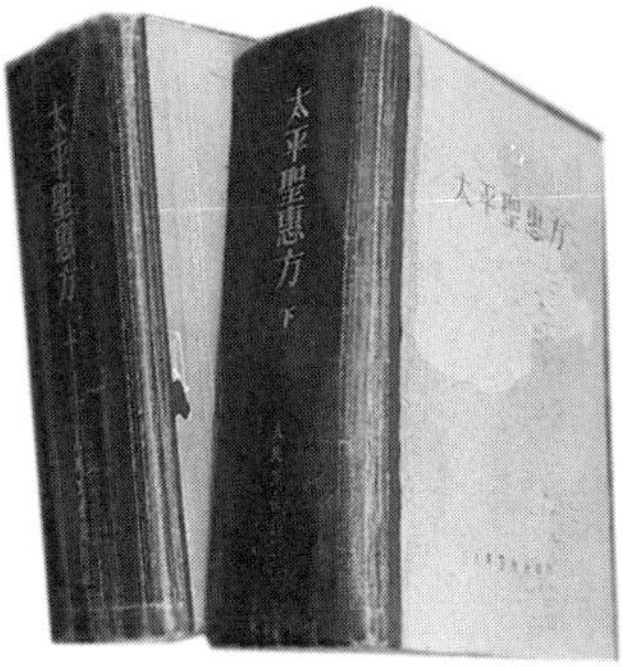
写真2．『太平聖恵方』人民衛生出版社

『傷寒論』を講義され、下関を訪ねれば、小曽戸丈夫先生は『黄帝内経太素』や古矢知白を研究していらっしゃいました。

お気楽だった私を、なんとか漢方医に育てていただいたことには、諸先輩方に心から感謝しています。私が「東静漢方」と出合わなかったら、この世界へ入れなかったわけです。そこで何とか変身して「イモムシでも空が飛べるように」と一計を案じ、『普済方』などの『傷寒論』の資料をいろいろ探していったあとに、最後に『太平聖恵方』に偶然めぐり合って、「これを軸として頑張ろう」と決めました。諸先輩方がそれぞれ気に入った『傷寒論』で論を展開していたのに習いました。

牧角：タイミングが良く、一九九一年に日本のオリエント出版社から、名古屋市蓬左文庫蔵宋版配鈔本『太平聖恵方』の影印本が出たのです。それまでは一九五八年に人民衛生出版社から出た、不完全な本しかなかったために、ほとんど埋もれていたような状態でした。もう一つは、中国の研究者、銭超塵先生が一九九三年に『傷寒論文献通考』（学苑出版社）を出版したのです（写真３）。『傷寒論文献通考』には『太平聖恵方』巻八が「淳化本傷寒論」として取り上げられています。

小高：いろいろな古典の中に、『傷寒論』の条文と類似したものが見られるということを、銭超塵先生は何をきっかけにして見つけ出したのでしょうか。

岡田：銭先生がなぜ『傷寒論』の別の版本を研究しているかというと、先生は名門の北京師範大学を卒業され、古代漢語専家の陸宗達先生の弟子で、正統的な中国文学者です。中国の王朝の交代や、書史学も含めて、複雑な伝抄経緯を熟知しています。その人が、文系の基礎の上に医学古典を研究しました。銭先生は、一つの本だけを特別な聖典とはせずに、すべての資料を価値のあるものと

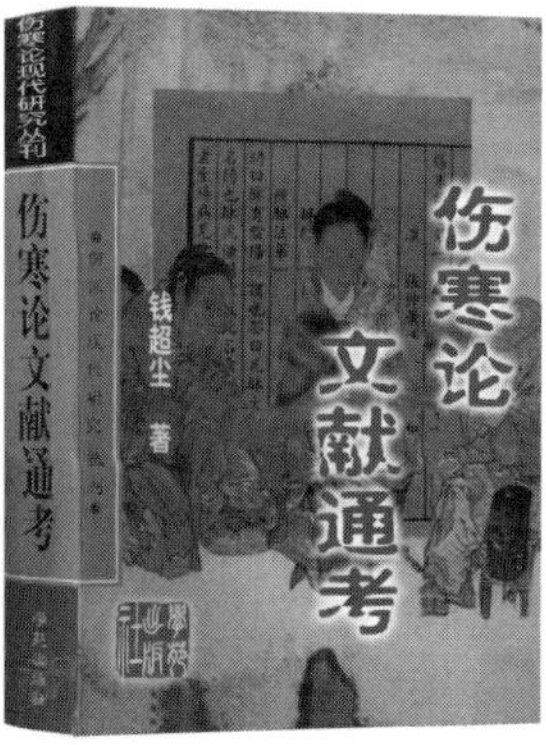

写真３．『傷寒論文献通考』

して比較検討しています。そこで医学古典について、もっと中国文学的な読み方をすべきだと思い立ち、岩井祐泉先生や牧角先生、加藤久幸先生らとともに、森立之研究会を始めました。林克教授が（財）斯文会で、『素問攷注』（森立之）を講義され、日本内経医学会が活躍しているのに習いました。

牧角：銭超塵先生は『傷寒論文献通考』の中で、『千金翼方』を「唐本傷寒論」、『太平聖恵方』の巻八を「淳化本（高継沖本）」と称し、そして敦煌文書（スタイン二〇二）を弁脈法篇の条文と近いものであるとして、三本立ての論述をしています。『太平聖恵方』だけではなく、いろいろな古代の『傷寒論』があることを紹介したのが、銭先生の仕事です。

岡田：高継沖本の故事来歴を補足すると、五代時代から名門の伝統を誇る家柄にあった高継沖は、代々所蔵されてきた貴重な文献を有していました。「高継沖本」は中原の小豪族たちが戦争で奪い合った宝物だったのですが、それを最後に大宋帝国が接収しました。『宋板傷寒論』序には、「節度使高継沖曽編録進上」と記されています。この本一つで何人もが死に、所有していた国王自身も捕虜の身となって宋の都に連れて行かれて滅ぼされ、宝物として残った本です。その後、宋の第二代の皇帝が王懐隠に命じて作らせたのが『太平聖恵方』です。

宋王朝が成立して最初の欽定本『傷寒論』は、『太平聖恵方』だった事実を、ぜひ記憶に留めて下さい。その中に収められている巻八が、「高継沖本」ともいわれています。その後第四代皇帝の時代に、宋校正医書局が設立されました。林億が、「高継沖本」に言及しているのはそのためです。

一九九四年に銭超塵先生が来日されたときに、長沢元夫先生と銭先生が京都で学術交流され、田川和光先生と僕も同席しました。そのときの通訳が、郭秀梅先生と北京中医学院を卒業したばかりの武藤勝俊先生で、司会が川島繁男先生でした。それまでは個人的に『太平聖恵方』を研究していたのですが、銭超塵先生が研究手法に自信を付けてくれました。牧角先生と僕とが、個別に『傷寒論』に対する悩みをもっていたのが、そのときに一つになりました。それぞれ個人で研究していたことが一致してくるのであれば、ひょっとしたら正しい方向性かもしれないとエンジンが始動してスタートしたのです。

その後、四年に一度の中華医古文研究学会の表彰は、私の「『太平聖恵方』および『輶軒使者絶代語釈別国方言』と『傷寒論』の研究」に対してくださいました。この場を借りてお礼を申し上げます。

小高：岡田先生が『宋板傷寒論』の存在を知ったのは、もっと後なのですね。

岡田：当時は、『注解傷寒論』と「康平本」と「康治本」の三つが主流でした。ほかに『金匱玉函経』も研究されていました。『宋板傷寒論』もありましたが、序文から後序まで全部揃っている本は、持っていなかったので『宋板傷寒論』の全貌はわからなかった。僕は『太平聖恵方』にめぐり合い、それを突破口として宋代以前の医学というものが目の前に現れてくるようになりました。さらに『医心方』なども読んでいくなかで、ようやく古典的『傷寒論』が像を結んできました。

『傷寒論』の系譜からみた「康平本」「康治本」

小高：日本で一般的によく流布している『傷寒論』に「康平本」「康治本」がありますね。それがどういう本なのかについて、ちょっと話してもらえますか?

牧角：宋以前にはいろいろな『傷寒論』のテキストがあって、それが後にどのように変わってきたかというのを、一覧に示しました（次頁）。そこで見ていただきたいのですが、『宋板傷寒論』の後ろに『注解傷寒論』が出てきていますが、さらに『注解傷寒論』の注解を省いて「成本傷寒論」という簡略本が作られています。これをさらに再編したものが「康平本」「康治本」です。

小高：「康平本」「康治本」など、日本で一般的に流布している本は、『宋板傷寒論』の孫の孫くらいのところに出てくる『注解傷寒論』の、さらに注解を除いた簡略本であって、それが一般的に読まれているというわけですね。

『傷寒論』の系譜について

傷寒論

- A　林億（北宋）らの校訂以前の傷寒論
  - ①『**小品方**』に引用された傷寒論　（現伝『金匱要略』に近い）
  - ②「**敦煌文書**」に引用された傷寒論　（『金匱玉函経』弁脈法に近い）
  - ③『**諸病源候論**』に引用された傷寒論　（『素問』熱論篇の発展形）
  - ④『**医心方**』に引用された傷寒論　（『宋板傷寒論』とは別系統の傷寒論）
  - ⑤『**太平聖恵方**』**巻八**に引用された傷寒論　（「淳化本」傷寒論）
  - ⑥『**太平聖恵方**』**巻九**から十八に引用された傷寒論　（隋唐期の傷寒論の集大成）
- B　林億らの校正医書局による校訂（新校正）を経た傷寒論
  - ①『**脈経**』に引用された傷寒論　（『宋板傷寒論』可不可篇・『金匱要略』に近い）
  - ②『**千金要方**』に引用された傷寒論　（『宋板傷寒論』傷寒例・可不可篇に近い）
  - ③『**千金翼方**』に引用された傷寒論　（『宋板傷寒論』三陰三陽篇・可不可篇に近い）
  - ④『**外台秘要方**』に引用された傷寒論　（『金匱要略』＝仲景傷寒論）
  - ⑤『**宋板傷寒論**』（「趙開美本」）（ほとんど読まれていない）
    - 『**注解傷寒論**』（『素問』による解説がなされている）
      - 「**成本傷寒論**」（『注解傷寒論』の簡略本、現行本のほとんどがこの系統）
        - 「**康平本**」・「**康治本**」
        - 中医学教科書採用『傷寒論』
  - ⑥『**金匱玉函経**』（『宋板傷寒論』の異本、証治総例・弁脈法・三陰三陽篇・可不可篇）
  - ⑦『**金匱要略**』（『傷寒雑病論』の「雑病」部分）

牧角：はい。日本でも中国でも、『注解傷寒論』の簡略本である「成本傷寒論」が読まれています。

小高：『注解傷寒論』を読んでいるわけではないのですか？

牧角：成無己の『注解傷寒論』を読んでいる人はほとんどいません。

岡田：『傷寒論』を『素問』で解釈した人が、成無己です。同様に、森立之も『素問』で『傷寒論』を解説し、逆に王冰は『正理傷寒論』で『素問』を注釈しています。唐代に存在していた『正理傷寒論』は、『素問』熱論篇系の傷寒日期形式でした。『正理……』という呼称から、仏教医学の影響も考えられます。

小高：『注解傷寒論』の、さらに注解を除いた簡略本は誰が作ったのでしょうか？

牧角：香川修庵が『小刻傷寒論』を作ったのが始めと考えられます。林億が『宋板傷寒論』の中で伝えたかった一字低格下条文を、成無己が『注解傷寒論』を作ったときに削ってしまった。そしてその後、今度は成無己が伝えたかった運気論についても、香川修庵が運気図と注解をすべて削って別の成本を作ってしまった。その成本を現在私たちが手にして、『傷寒論』を解釈している。漢方におけるこの千年の無知蒙昧を生んだ原因というのは、すべて『傷寒論』条文の削除にあったといえます。

小高：では、香川修庵のせいだったということですか？

岡田：いいえ、作った人に原因はなくて、それだけを一番だと認識し続けたのがいけないのです。それぞれ歴史的に良い仕事をしたわけですし、『太平聖恵方』も含めて各種の良本が多数存在していたわけですから。

牧角：『宋板傷寒論』はちょっと難しいからといって、成無己はそれを一生懸命わかりやすく注釈書を書いたわけです。ただ注釈書ですから、すべての文章、すべての条文に注釈を付けたわけではなくて、細字注記などは削除したわけですね。それで出来上がった成無己『注解傷寒論』を、そのまま出すと注解の文字数が多いからといって、今度はその注解を削って『傷寒論』の原文だけを抜き出し、あんちょこ本を作り出したのです。そして、最終的にそのあんちょこ本がすべての原点となってしまったのです。

古代『傷寒論』と宋代以降の『傷寒論』を見分けるポイント

小高：では、「康平本」「康治本」が「成本傷寒論」の中に含まれるということの根拠は、どこにあるのですか？

牧角：なぜそれらが「成本傷寒論」の修飾本であるかというと、その理由は考え方と文字使いにあります。まず一つ目は、「成本傷寒論」の傷寒三陰三陽の考え方が、『宋板傷寒論』で林億たちが新しく提案した、太陽病で発汗・吐・下法、陽明病で下法、陰病で温裏法という、従来にはない新しい概念にもとづいていることがあげられます（175頁表13参照）。それからもう一つは文字使いです。例として「心下痞鞕」という言葉をあげてみると、その「心下痞鞕」の「鞕」の字は、宋以前のどの版においても「心下痞堅」となっていて、「堅」なのです。これはすでに江戸時代の考証学派たちが喝破しているのですけれども、「堅」の字を「鞕」の字に代えているのは『宋板傷寒論』からであって、それ以前にはありません。そうすると「康平本」「康治本」が「心下痞鞕」を使っている本である以上、これは林億たちによる『宋板傷寒論』、成無己『注解傷寒論』以前の本ではありえないのです。

岡田：僕が『太平聖恵方』を研究した理由の一つは、『太平聖恵方』には『千金翼方』と連動して「陽明病は胃中寒」と書かれていたからでした。寒邪が順々に中に入っていって、「陽明病胃中寒」となるというのであればわかるのですが、それが『宋板傷寒論』だと第二病期で「陽明病胃家実（裏熱実証）」となっていて、裏熱実証に対する下法が用いられます。実際の臨床から考えても、外感病の初期の表証で桂枝湯、麻黄湯を使うところはいいのですが、次の陽明病でいきなり裏熱証に入ってしまうというのは、理解しにくいところです。そこで『宋板傷寒論』を遡って、古典の中に陽明病を「胃家実」と定義している条文があるか否か探したのですが、今のところ見つかっていません。ですから、「陽明病胃家実」は、『宋板傷寒論』自身を遡らない条文です。

もう一つの『太平聖恵方』の特徴は、六経病条文と傷寒日期条文が、それぞれ巻八と巻九傷寒とで、分離独立している点で、研究手法として「純系」の検証が可能です。『宋板傷寒論』六経の場合は、まず太陽病候が定義され（第1条）、ついで六経病に従属する傷寒（第3条）と中風（第2条）が定義されており、さらに六経病条文（第1・2・3条）と傷寒日期条文（第96条）とが、混在して編纂されています。その六経病自身も日期形式（第37条）を有しており、傷寒日期（第96条）との本質的な弁別が困難です。中風も、太陽病の中風（第2条）と、傷寒日期の中風（第96条）とで、二重定義されています。第4条は、傷寒日期に隷属する六経病条文で、むしろ『素問』熱論篇の書式です。

例　『宋板傷寒論』弁太陽病脈証并治上第五

1条　太陽之為病、脈浮、頭項強痛而悪寒。
2条　太陽病、発熱、汗出、悪風、脈緩者、名為中風。
3条　太陽病、或已発熱、或未発熱、必悪寒、体痛、嘔逆、脈陰陽倶緊者、名為傷寒。
4条　傷寒一日、太陽受之、脈若静者、為不伝。頗欲吐、若躁煩、脈数急者、為伝也。
37条　太陽病、十日以去、脈浮細而嗜臥者、……与小柴胡湯。脈但浮者、与麻黄湯。七。
96条　傷寒五六日、中風、往来寒熱、胸脇苦満、……小柴胡湯主之。方四十八。

一元的な解釈が不可能な原因は、「異なった病態を論じた複数の資料」を併合して再編纂した結果であると仮定して、『宋板傷寒論』六経を、六経病条文と傷寒日期条文との二篇に分離したところ、「『太平聖恵方』巻八（六経病）＋巻九（傷寒日期）」↓『宋板傷寒論』六経（六経病＋傷寒日期）」に相似した構成が明らかになりました。この混在は、すでに『脈経』（王叔和、西晋、二八〇頃）の可不可篇で見られるので、『諸病源候論』（巣元方、隋）に隷属する『太平聖恵方』の巻八、巻九傷寒（巻十五時気病、巻十七熱病）の独立篇の来源は、

『脈経』可不可篇以前である可能性が指摘されます。

そこで、『素問』熱論篇の傷寒日期型式を墨守する『太平聖恵方』が、いわゆる「古代『傷寒論』」の残映として認識され、個人的に興奮した次第です。傷寒日期と六経日期を理論的に矛盾なく併存させるために、清時代の廖平が『六経六層傷寒論』（傷寒日期×六経病日期・六×六＝三十六区分）として論じていたことは、後になってわかりました。

さらに、『宋板傷寒論』における傷寒日期条文の五六日以降には「柴胡剤」が集中して存在しており、『太平聖恵方』巻九における「五日少陰病や六日厥陰病の柴胡剤」と、見事に一致してきました。「柴胡剤」の原籍地は、傷寒三日少陽病ではなくて、傷寒六日厥陰病だったわけです。「柴胡剤の枢機論」は、厥陰病の胃の病態で論ずる必要性がありました（199頁に詳述）。

『宋板傷寒論』の成り立ちとさまざまな『傷寒論』

牧角：『千金要方』『千金翼方』『脈経』『外台秘要方』『諸病源候論』などの最善本の古典テキストは、東洋医学善本叢書としてオリエント出版社から出版されており、全部揃っています。これらの本の条文をつき合わせていけば、何か面白いことがわかるのではないかと思い、私が最初に始めたのが『太平聖恵方』の巻八と、『宋板傷寒論』と、『千金翼方』の条文を並べて比較するという、「条文対照表」の作成です。並べてみたら何のことはない、『宋板傷寒論』はこんなふうに出来たのかということがかなりわかってきました。

岡田：牧角先生の条文比較は、本当にすごい仕事です。このような重要な研究がなされていることに感謝します。

牧角：『太平聖恵方』は九八四年に王懐隠らが作った医学全書で、林億たちが公正医書局で校訂の仕事を始める五十年前には出されています。林億たちが『太平聖恵方』を見たという可能性は十分にあるのです。

『太平聖恵方』は李氏朝鮮に渡り、『医方類聚』にも収載されています。『医方類聚』は一四七七年に朝鮮で出された医学全書で、『太平聖恵方』を含めて隋唐から宋代にかけての計三十八種類の傷寒関連書が引用されています。その中の一つ、元の時代に出た『永類鈐方』という本には「陽明病胃中寒」という、隋唐代以前の病態認識にもとづいた記述が見られます。『医方類聚』に収載されるそれらの資料を見ていくと、中国ではある時期に病態認識と治療方針の一大転換が起こっており、その後元から明清代にいたって、ほとんど「陽明病は胃家実のみ、陰病には温裏法を用いる」という、いわゆる成無己『注解傷寒論』流の治療方針が主流になってきていることがわかります（47頁に詳述）。唐代に書かれた『千金翼方』には「陽明病は胃中寒」との記述があるのですが、現代中医学の開祖ともいわれている陸九芝は、「『千金翼方』には陽明病胃

治療方針の違いの比較

1. **隋唐代以前**
   基本的な治療方針：陽病→発汗法、陰病→吐・下法
   陽明病の認識：「胃中寒」　辛温発汗法を用いる
   記載されている本：『素問』熱論篇、『肘後方』、『小品方』、『諸病源候論』、『千金要方』、『太平聖恵方』巻九
2. **宋代以降**
   基本的な治療方針：太陽病→発汗法、陽明病→下法、陰病→温裏法
   陽明病の認識：「胃家実」　瀉下法を用いる
   記載されている本：『宋板傷寒論』、『注解傷寒論』、「成本傷寒論」、「康平本」、「康治本」
3. **上記の1、2両者の治療方針が併記されている本**：『千金翼方』、『太平聖恵方』巻八

中寒と書かれているが、これが本当の『傷寒論』である」と述べています。つまり、「胃中寒」の字を消して「胃家実」のみにしてしまったのは、成無己の所行であるということです。

岡田：元代から明代の『永楽大典』までは、『宋板傷寒論』の「胃家実」と『太平聖恵方』巻八の「胃中寒」とが同等に併記されているのが確認できます。その後の『普済方』にも『太平聖恵方』巻九の記述が載っています。その時代までは、どちらか一方を正しいとした差別はありませんでした。また『永楽大典医薬集』（一四〇八）は、「第二代皇帝の『太平聖恵方』は赤芍や赤茯苓を多用しているのに、なぜ第四代皇帝の（宋版）『傷寒論』は白芍や（白）茯苓だけなのか?」と、真摯に議論を重ねています。皇帝の命による欽定版における論述です。その後の明代に、李時珍が『本草綱目』の附方で引いているのは、ほとんど『太平聖恵方』や『肘後方』といった『宋板傷寒論』以前の古い本の処方です。なぜかといったら、「趙開美本」（一五九九）が出たのは、李時珍の『本草綱目』（一五七八）の後ですから。

牧角：成無己『注解傷寒論』はあったのですね。

岡田：わかりません。李時珍の『本草綱目』は、隋唐代の本を引いているのが特徴です。しかし「李時珍は新概念の本草書を作った」という評価になっています。正しくは、「李時珍は附方の運用において隋唐医学の継承者」といえるでしょう。

小髙：李時珍は成無己本を見て比較し、自分で考えて隋唐医学が正しいと結論付けたのでしょうか。

岡田：日本には岡西為人先生の『宋以前医籍考』という大著がありますが、李時珍が基準にしているのも宋代以前の資料です。中国には「宋代以前を古典とするという常識」がありました。その後に「趙開美本」が出て、標準として広がりました。

牧角：「趙開美本」の中で、一番に読まれたのは成無己の『注解傷寒論』なのです。『宋板傷寒論』はほとんど使われていません。明の「趙開美本」は、『仲景全書』という全書として出ていて、その中に成無己の『注解傷寒論』と『宋板傷寒論』と『金匱要略』が入っています。『宋板傷寒論』は難解なため、『宋板傷寒論』

を注釈してくれた『注解傷寒論』でみんな勉強したのです。でも、成無己の『注解傷寒論』の考え方だけが三陰三陽の中心的な考え方だったわけではなくて、他にもそれに異を唱える本がいろいろあったのです。

岡田：異を唱えるというと、じつは宋代には四大『傷寒論』が存在していました。『傷寒類証活人書』（朱肱）、『傷寒発微論』（許叔微）、『傷寒総病論』（龐安時）などは、『宋板傷寒論』の三陰三陽篇病理変化とは異なるものです。そのほか、『仲景傷寒補亡論』（郭雍、一一八一）や常器之の『補治論』は、熱病後の辛熱薬の食禁を論じ、「桂枝湯……五辛の禁」の病理解説になっています。宋代においては、林億の『宋板傷寒論』は四大『傷寒論』のうちの一つであって、残りの三大『傷寒論』も同等の評価を得て存在していました。他に林億の義父の高若訥・文荘（九九九〜一〇五五）は日期型式の『傷寒類要』を使用していて、例えば「心動悸に生甘草」を、「のど痛に炙甘草」を使用しており、『宋板傷寒論』六経篇とは陰陽が見事に逆転しています。義父と娘婿（林億）の間でも、六経編纂病理観は大変化しています。その高若訥の子息が、宋校正医書局で先任の高保衡です。この、高若訥と林億と高保衡の親族関係は、『高文荘公若訥墓誌銘』で明らかになり、『名医碑伝琬琰集』（杜大珪編）に収められています。それらのいろいろな『傷寒論』があったのが、歴史的経過によって『宋板傷寒論』だけになり、残りの三大『傷寒論』は、本としては流布しなくなってしまっていたのですが、清末になって再び一斉に出版されました。かなり後世になって本が出そろってきましたが、それまでは最善本を誰でも自由に大量に比較対照できる条件がなかったために、『傷寒論』研究に対する制約となっていました。

『宋板傷寒論』の特徴と研究意義

牧角：とにかく、まず共通認識として重要なことは、「『傷寒論』にはいろいろなテキストがある」ということで、それをわかってもらえないと話が進みません。残念なことに、「成本傷寒論」しか読んでいない人たちにとっては、『傷寒論』は「太陽病項背こわばること……」から始まる三百七十条ちょっとの三陰三陽篇、それだけがすべてとなってしまっていますし、また現代中医学においても三陰三陽篇だけで『傷寒論大辞典』が作られてしまうような状況があります。実際、『宋板傷寒論』だけを見ても、「弁脈法」「平脈法」「傷寒例」「可不可篇」や「序文」「後序」があるのですが、『傷寒』『金匱』の専門家であっても、「弁脈法」「平脈法」「可不可篇」は視野に入っていないのが通例です。ましてや、「序文」や「後序」もない。「可不可篇って何ですか?」「傷寒例や弁脈法・平脈法って、何のことですか?」という人たちに、ぜひ『宋板傷寒論』という本にはこんなにも多くの情報があるのだということを、まず認識してほしいのです。

岡田：『宋板傷寒論』を最初から最後まで読めば、いろいろな内容が含まれています。それらの一つ一つが長い歴史をもった病理解説・大小字注文・条文・処方であり、集大成されて『宋板傷寒論』が出来ているという認識をもっています。『宋板傷寒論』は宋代の病理思想によって横に束ねられた再編纂の一つであって、個々の条文や処方は漢代から歴史的に縦に続いてきた長い経緯を有しています。ある時点でまとめられた病理思想が『宋板傷寒論』三陰三陽篇に定義されています。

古くから伝わっている条文が、その時代その時代の病気に合わせて並べ替えられ、編纂を繰り返してきたために、各種の『傷寒論』が歴史上多く存在しているわけです。逆に、たとえ漢代の条文を有しているからといって、その本全体が漢代に編纂されたことを意味していない点に、注意が必要です。

牧角：林億の書いた『宋板傷寒論』の序文には、「節度使・高継沖なる人がもってきた本があり、その本は論理錯雑であったために自分たちが文章を校訂して、この傷寒論を作った」と書いてありますよね。

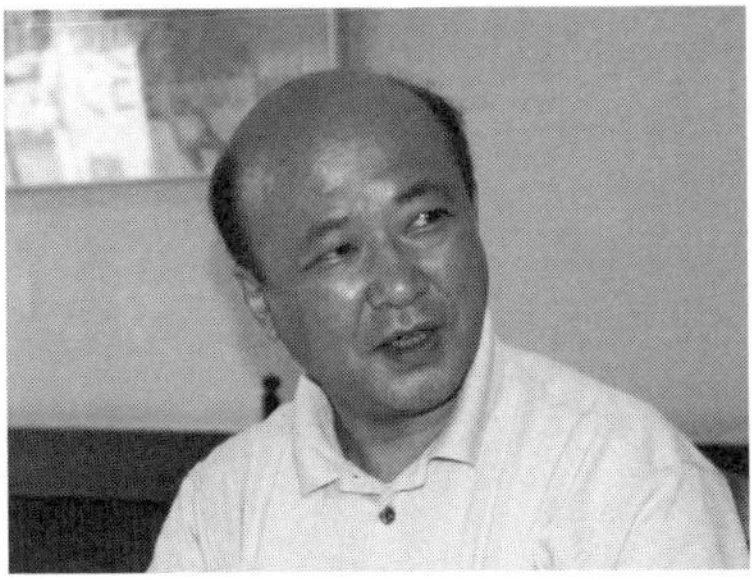

写真４．牧角

岡田：最大の謎は、『宋板傷寒論』が、いつの時代の何の本を基準にして編纂されたのかということですね。ほかの本の場合には大概書いてあるのだけれど、『宋板傷寒論』には明確さが欠けているので、想像するしかありません。

小高：最初はなるべく視野を広くして、『傷寒論』を読まないとならないですね。

牧角：昔は、古典の情報源に多くの問題がありました。燎原書店が明の趙開美本の『宋板傷寒論』の影印本を出したのは、ほんの十年前です。そして東洋学術出版社が、『傷寒雑病論』の増訂版として、一字低格下条文まで含めた本当の『宋板傷寒論』の活字化本を出したのもつい最近のことで、それまではそういった情報を手にすることすらできない時代が長かったわけです。情報の少なかった時代に確立されている『傷寒論』の認識は、これからは新しい情報と合わせて見直されるべきです。

岡田：中国文学では先秦諸子などの文献データベースが整備されています。東洋医学に関しても、中国文学的な研究手法を採りたいですね。

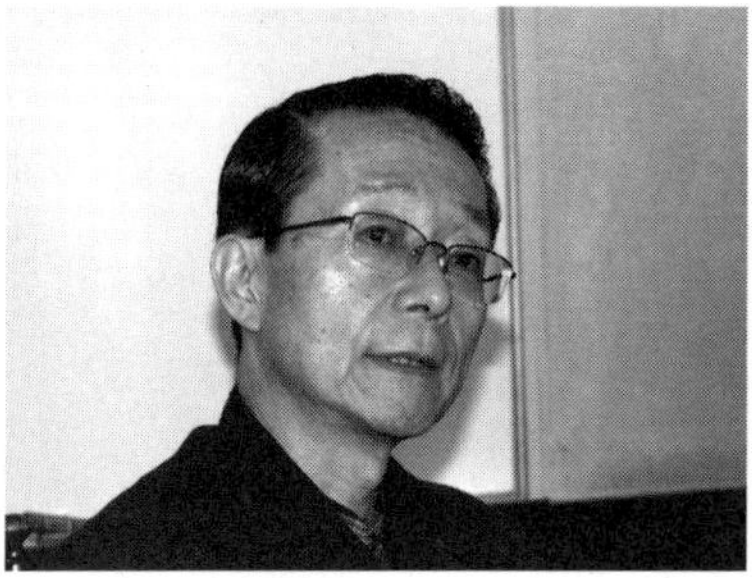

写真５．小高

小高：日本東洋医学会に対する要望としては、ＥＢＭなども大切だけれども、もっと古典も重視して欲しいですね。

牧角：いずれにしても『宋板傷寒論』の全体像が活字化されて手に入るようになったのは、たかだか最近この十年くらいです。『傷寒論』の研究というのは、いろいろなデータが手に入るようになった今、新たに見直されていくべきなのです。その前提として、いろいろなテキストがあるということを、みなさんの共通認識としてまずもっていただきたい。『宋板傷寒論』には「序文」があって、「弁脈法」「平脈法」という概論があって、「三陰三陽篇」「可不可篇」という治療総論の二つの大きな柱がある。そしてその「三陰三陽篇」と「可不可篇」の中には、まったく別系統の切り口で論述された二つの『傷寒論』が混在しているのです。つまり、「発汗・吐・下」という治療法がそれぞれ適する場合と適さない場合について論じられた「可不可篇」と、三陰三陽の各病期にもとづいて論じられた「三陰三陽篇」という、二つの傷寒論があるのです。

岡田：①「発汗・吐・下」で語られた古典的な条文と、②いわゆる「発汗・吐・下」と三陰三陽の考え方とが結び付いた「陽病には発汗、陰病には吐下」という中間型と、③『宋板傷寒論』に代表されるような陽病期に「発汗・吐・下」が一通り終ってしまうものと、④『素問』熱論篇から傷寒日期（『諸病源候論』）直系の条文群との、四種類の病態治法概念を基礎資料として成立しているのが『宋板傷寒論』の本質です。

牧角：ところがその③の三陰三陽篇だけを抜き出して、それが『傷寒論』であり、それこそが『傷寒論』の原型であるというのは、『宋板傷寒論』全体を見ていないから言えることなのです。

岡田：例え話にすると、骨董店で茶壷を買うときに迷わされるようなものです。箱と裏書きは古くても、中身は組み替えてある。ちょうど『宋板傷寒論』でいうと、最初の平脈法・弁脈法・傷寒例と後ろの可不可篇は古いけれども、真ん中の三陰三陽篇は「陽病には下法、陰病には温裏法」という新しい括りになっています。

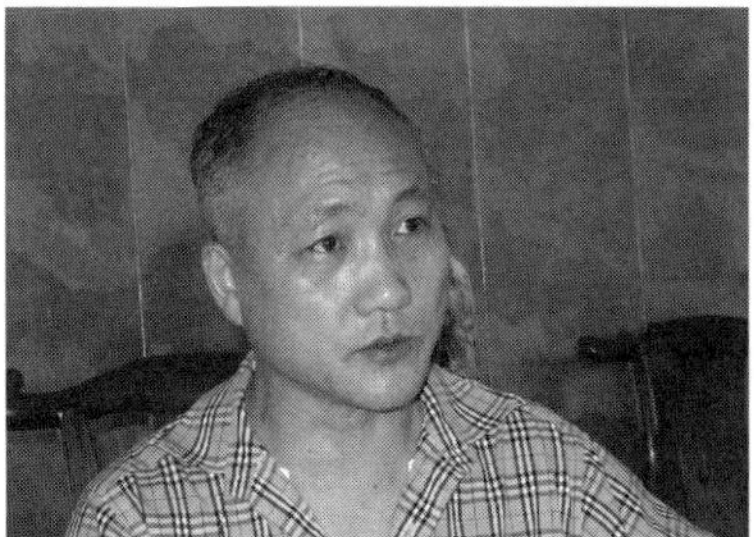

写真6．岡田

古代の『傷寒論』の姿を残す「可不可篇」の存在

牧角：一般には、一番新しい三陰三陽篇の部分だけが『傷寒論』として流布してしまっているのですが、最初からそこだけを勉強してこられた方々にとって、「弁脈法」「平脈法」「傷寒例」「可不可篇」は特に重要なものになってくるはずです。そういった、より古典の匂いがする部分をぜひ読んでいただきたいですね。「弁脈法」というのは、敦煌文書にも出てきます。敦煌文書と合わせてみると、『金匱玉函経』の弁脈法が古いことがわかります。

また「可不可篇」は、たんに三陰三陽篇の条文の字を並び替えただけと思われがちですが、「可不可篇」だけにしかない条文というのもあるのです。可不可篇には、発汗・吐・下法に関してそれぞれ、発汗法に関する適応と禁忌、吐法に関する適応と禁忌、下法に関する適応と禁忌が述べられています。『宋板傷寒論』の可不可篇を見ると、『素問』熱論篇にかなり合致していることがわかります。『素問』熱論篇に書いてある治療法の基本は、「陽病には発汗・陰病には吐下」です。だから陽病の場合には発汗篇・不可発汗篇を用い、陰病の場合には吐下法篇を用いる、という一つの治療マニュアルとして両立しているのです。

『素問』熱論篇　傷寒治療の原則：「其未満三日者、可汗而已。其満三日者、可泄而已」

三日未満（すなわち一日目太陽、二日目陽明、三日目少陽の三陽）──→発汗法を用いる。
三日以降（すなわち四日目太陰、五日目少陰、六日目厥陰の三陰）──→瀉下法を用いる。

可発汗・不可発汗・発汗後、そして可下・不可下、発汗吐下後と、「可不可篇」にもいろいろな形の可不可篇があって、「可不可篇傷寒論」というのは隋唐時代にずいぶん発展していて、発汗・吐・下以外に、例えば『脈経』『千金翼方』『金匱玉函経』などには、温灸あるいは刺針といったいろいろな治療法が論じられた可不可篇もあります（次頁表1参照）。

表1．各種テキストの可不可篇の対応関係

『宋板傷寒論』可不可篇	『脈経』巻七	『千金翼方』巻十	『金匱玉函経』可不可篇	『太平聖恵方』巻八
		（宜忌第四）		
弁不可発汗病脈証并治第十五	病不可発汗証第一	忌発汗第一	弁不可発汗病形証治第十三	
弁可発汗病脈証并治第十六	病可発汗証第二	宜発汗第二	弁可発汗病形証治第十四	弁可発汗形証
				弁不可発汗形証
弁発汗後病脈証并治第十七	病発汗以後証第三			
弁不可吐第十八	病不可吐証第四	忌吐第三	弁不可吐病形証治第十五	
弁可吐第十九	病可吐証第五	宜吐第四	弁可吐病形証治第十六	弁可吐形証
				弁不可吐形証
弁不可下病脈証并治第二十	病不可下証第六	忌下第五	弁不可下病形証治第十七	
弁可下病脈証并治第二十一	病可下証第七	宜下第六	弁可下病形証治第十八	弁可下形証
				弁不可下形証
弁発汗吐下後病脈証并治第二十二	病発汗吐下以後証第八		弁発汗吐下後病形証治第十九	
	病可温証第九	宜温第七	弁可温病形証治第二十	
		忌火第八	弁不可火病形証治第二十一	

		宜火第九	弁可火病形証治第二十二	
	病不可灸証第十	忌灸第十	弁不可灸病形証治第二十三	
	病可灸証第十一	宜灸第十一	弁可灸病形証治第二十四	弁可灸形証
				弁不可灸形証
				弁可火形証
				弁不可火形証
	病不可刺証第十二	忌刺第十二	弁不可刺病形証治第二十五	
	病可刺証第十三	宜刺第十三	弁可刺病形証治第二十六	
	病不可水証第十四	忌水第十四	弁不可水病形証治第二十七	
	病可水証第十五	宜水第十五	弁可水病形証治第二十八	弁可水形証
				弁不可水形証
				弁可温形証

牧角：ところが『宋板傷寒論』では、灸や針などの治療法は削除されているのです。じつは可不可篇を発汗・吐・下法で並べれば、それ自体が三陰三陽篇に対応するものになるのです。林億たちはその辺りを考えて、可不可篇を「発汗・吐・下」だけでまとめたのでしょう。

岡田：『素問』熱論篇の「陽病には発汗」にもとづく初期の発汗法には、湯液だけではなく、灸や針や膏薬が用いられていました。本来はそれらのほうが元になっています。

牧角：王燾は『外台秘要方』で針を打つことを嫌っていますが、唐代に『外台秘要方』が出た頃、すでにそのような傾向があったのですね。

これまで理解できなかった条文がわかるようになった

牧角：三陰三陽篇だけでなく、可不可篇も読むようになると、いろいろな情報が得られます。例えば、可不可篇だけ一条文二処方が載っている条文があります。『宋板傷寒論』可不可篇184条には、大柴胡湯・大承気湯の両方が書かれているのに、『宋板傷寒論』三陰三陽篇では255条を見ると大柴胡湯のほうは削除されています。三陰三陽篇だけではちょっと困りますよ、という例ですね。

宋255（陽明77）　腹満不減。減不足言。当　下之。宜　大承気湯。　三十九〔用前第二方〕

宋可184（可下15）　腹満不減。減不足言。当　下之。宜大柴胡。大承気湯。　十三〔用前第一第二方〕

牧角：また、可不可篇を読むと、三陰三陽篇に足りない病態概念が出てくることもよくあります。例えば、『宋板傷寒論』257条を読んだだけでは、条文前半の「可下之」に対する処方は不明です。ですが『宋板傷寒論』可不可篇190条を参照すると、元は「大柴胡湯を用いて下し、さらに脈数不解の場合には抵当湯に切り替える」という条文であったことが判明します。

宋257（陽明79）　病人表裏無　証。発熱七八日。雖脈浮数者可下之。　假令已下。脈数不解

合熱則消穀喜飢。至六七日不大便者。有瘀血。宜抵当湯。　四十一［用前第二十四方］

宋可190（可下21）　病人無表裏　証。発熱七八日。雖脈浮数者可下之。宜大柴胡湯。　十九［用前第一方］

牧角：ほかにも、『宋板傷寒論』の276条「太陰病、脈浮なる者は発汗すべし、桂枝湯に宜し」というのはなんとなくわかるようでわからない意味不明な条文です。ところが『太平聖恵方』巻八80条を参考にしますと、「太陰病腹満し食を吐す」とまさに消化器系の病態をみとめるときに、下法を用いたが解せず、むしろ悪化して「腹痛、心胸堅満」を来した状態に対する治療法の鑑別法を、脈の浮沈によって示した条文です。つまり、「太陰病で浮脈であればすぐに桂枝湯で発汗する」と述べているのではなくて、陰病に対して『素問』流の吐かせたり下したりといった治療を行い、その後で治癒せずに困った状態になったときに、「脈を診て場合によっては発汗してもよい」と述べている条文だと考えられます。

宋276　太陰病。　脈浮者。可発　汗　宜桂枝湯。方一

聖8―80　傷寒四日太陰　受病。腹満　吐食。　下之益甚。時時腹痛。　心胸　堅満　若脈浮者。可発其汗。沈者宜攻其裏也。発汗者宜桂枝湯。攻裏者宜承気湯

牧角：脈沈であれば、『太平聖恵方』には改めて承気湯で下すという、強烈な攻下法が示されています。重症の感染性腸炎の場合のように、「止めてはいけない下痢」もあるのだろうと考えられます。『太平聖恵方』では、桂枝湯と承気湯両方を使う条文になっているのです。ところが、太陰病であまり攻める治療を行いたくない『宋板傷寒論』一派は、桂枝湯で発汗だけを行っているのです。ちょっと面白いでしょう。

少陽病、半表半裏と和法について

小高：ところで、三陰三陽篇の六経伝経についての疑問点なのですが、元は「太陽・陽明・少陽」の順番だったのが、一般的に「太陽・少陽・陽明」の順番に認識が変わってきていませんか。

牧角：それは一般的ではありません。そこまで大仰に変えた『傷寒論』は見たことがない。元をたどればおそらく藤平健先生で、あとは中国の先生方の一部がそう言っているくらいでしょう。天津中医薬大学の楊育周先生は、「少陽枢機・厥陰枢機」という枢機の概念を取り入れて、「太陽・少陽・陽明、太陰・厥陰・少陰という順番だ」と同じような論を唱えています。それはそれぞれの考え方でよいと思うのですが、根拠にしている古典が何なのかはわかりません。「一日・二日・三日」「太陽・陽明・少陽」というのは『素問』以降ずっと伝わる流れであって、それを変える古典があるのかといったら、ないのです。

小高：あくまで陽明病が裏だということで、表と裏の間に半表半裏をもってきて、間に和解の少陽を入れたというのが一般論ではないですか。

岡田：「一般論」という解説方法は、けっこう難しい。「そう言っている人もいる」という程度でしょうね。

牧角：成無己以降「胃家実」と称しているものを裏と捉えた場合には、少陽は半表半裏になると考えてしまいます。中国に留学していたある日本人医師に「太陽・少陽・陽明になった古典的な流れを教えてください」と、同じようなことを聞かれたことがありました。私は逆に、その人に「太陽病・少陽病・陽明病」と書いてある『傷寒論』のテキストはどこにあるのですか、教えてください」と聞きました。そういう文献はどこにもないのです。

小高：ほとんどの人が一般的なエキス剤の使用目標が書いてあるような本を読むわけですけれど、そこには当たり前のように「半表半裏」と書いてありますね。それはどう考えるべきでしょうか。

牧角：それは、エキス製剤漢方の新概念だと考えたほうがよいと思います。

岡田：『脈経』の可不可篇に「可発汗・可吐・可下・可温・可灸」などがありますが、半表半裏に対応した、「可和法・不可和法」篇はありません。

小高：半表半裏に和法でなくて吐法だったら、話は簡単なのでしょうが。

岡田：そうそう、半表半裏が吐法なら胸中で真ん中ということになる。表証の発汗法と下法の中間にある吐法だから、半表半裏という説が成り立つ。半表半裏なら発汗・吐・下をしてはならず、和解法だというのです。強力な吐法から、軽微な止嘔法へ変化して、和法が成立したと考えられます。「欲吐」という症状に対して、吐法を用いるか止嘔法を用いるかの時代的変化です。和法というのは、後世になってかなり後で出てきたもので、後漢の張仲景自らが『宋板傷寒論』六経に則って和法を用いていたわけではないと思います。

牧角：「和」という言葉自体は昔からありますが、でもそれは「下して和す」「発汗して下して和す」ということであって、何もせずに和すという中和の「和」が出てきたのはずっと後ですね。「汗・吐・下・和・温・清・消・補」という形で和法が現れたのはずいぶん後代です。

岡田：治療テクニックとして、発汗と下法を優しく用いる方法です。和法に関して、発汗・吐・下を三禁湯といっているのは、つまり「正気を傷る強烈な発汗・吐・下の禁止」を意味するのであって、基本的には治療法は発汗・吐・下法と、消導法と、(発汗吐下後の) 補気法 (による胃気の調和法↓のちに和法に発展) などです。

牧角：少陽病篇の小柴胡湯の条文に、「発汗・吐・下してはならない、胃和すれば癒ゆ」とあるために、それを「発汗・吐・下のいずれもしないから和法だ」と解釈したのでしょうが、小柴胡湯は基本的には発汗剤なのです。

小高：『傷寒論』の桂枝麻黄各半湯の条文にも、確か発汗・吐・下、すべてしてはいけないという条文がありましたね。

牧角：『太平聖恵方』巻八の中に、少陽病で発汗・吐・下をしてはいけない病態があると述べられています。そして陽明病では基本的には発汗するけれど、発汗・吐・下をしてはいけない病態もあるということが書かれています。条文移動の話として後で話しますが（83頁、377頁参照）、その23条の桂枝麻黄各半湯の条文は、もともと厥陰病の条文だったのです。『太平聖恵方』では、基本的に発汗で攻めて、一回発汗しても治らなければまた発汗させるのです。

『宋板傷寒論』以降に変化した陽明病の治療方針

小高：『素問』熱論篇以来の古典的な治療の常識だった「陽病には発汗、陰病には吐下」という治療方針が、『宋板傷寒論』以降に「太陽病には発汗、陽明病には下法」と変わってきています。その理由について話してもらえますか。

牧角：その理由の一つには、治療対象になった傷寒の病態が変わってきたということがあげられます。寒邪の侵襲による、「狭義の傷寒」であれば太陽病で発汗すべきであり、陽明病・少陽病であってもどんどん温めながら発汗することが必要です。漢代の傷寒は本当の意味の、狭義の傷寒だったため、附子を使って発汗させる（56頁参照）という一つの方法が生まれたのです。『千金要方』『外台秘要方』には、発汗真丹丸のように附子や烏頭を使って発汗させる処方が残っています。また『太平聖恵方』の巻九でも陽病の発汗法として附子を徹底して使っています。これは「狭義の傷寒」であれば非常に有効な治療法なのですが、ところが熱化した非常に熱性の強い病態に附子を使ってしまうととんでもないことが起きてしまいます。それを防ぐために、のちに附子による陽病初期の発汗が禁じられ、附子を使わない発汗法が要求されるようになってきたのです。

また、もし陽明胃経に寒邪が入れば下痢するはずですから、陽明病で下法を使ったらとんでもないことになってしまう。ところが、本当の寒邪の侵襲による傷寒ではなくて、邪の性質が熱性を帯びた非常に熱化しやすいものであった場合には、陽明病の初期にすでに胃中で熱化して便が硬くなってくるため、下法が必要になってくる。これは『太平聖恵方』を見ると、じつは「傷寒」ではなく「熱病」に対する治療法なのです。「広義の傷寒」に含まれるような、「熱病」や「時気病」といった熱性の強い邪である場合は、早い時期に熱化してしまうために、陽明病において承気湯で下すことが必要な病態が生まれるのです。この辺りに『素問』熱論篇を踏み越えた治療法が入ってきたのですね。

もう一つの理由には、気候の変化があります。小高先生が論文にまとめられているように（441頁参照）、隋唐から宋にかけてだんだんと気候が温暖化し、傷寒の病態の多くが熱性を帯びたものに変わってきたことが考えられます。そのような背景があって、宋代に林億たちは『宋板傷寒論』を時代に合ったものとして編集し直したと考えられるのです。

小髙：さきほどから「胃中寒」「胃家実」という話が出ていますが、傷寒の病にかかったときに、陽明病とは太陽・陽明・少陽の順番ですから、寒邪が陽明胃経に入ったならば、「胃中寒」になるという論理が考えられるわけですよね。それがどうして『宋板傷寒論』では「胃中寒」ではなく、「胃家実」に代えざるを得なかったのでしょうか。

岡田：確かに、風邪に桂枝湯や麻黄湯を使ったあとで、風邪が裏に入ると冷えによる胃腸型風邪の下痢になって、通常は温裏剤を使うのですが、それが『宋板傷寒論』を見ると表証の次の第二病期は、陽明病の「胃家実」となっていて承気湯を使います。温裏法は三陰病になってから用います。可発汗篇では「先に四逆湯で温裏、そして桂枝湯で発汗」という順序です。

牧角：ここで気をつけたいのは、成無己の『注解傷寒論』と『宋板傷寒論』の三陰三陽篇は分けて考えたほうがよいということです。成無己『注解傷寒論』の三陰三陽篇であれば、「胃家実」だけですが、『宋板傷寒論』

の三陰三陽篇では「胃家実」とあるけれども、細字注記に「一作寒」とも書かれていて、一応「胃中寒」も認めているのです。『宋板傷寒論』をよく読むと、太陽病中篇に「太陽と陽明の合病、おのずから下痢する」とありますよね。第1条文の「太陽傷寒一日項背こわばること几几……これを主る」の次にある陽明の下痢には、葛根湯なのです。ですから「胃中寒」の病態もあるけれども、「胃家実」の病態のほうが多いよといっているのが『宋板傷寒論』。その『宋板傷寒論』に「胃中寒もあるよ」と小さい字で書いてくれてあったのを消したのが成無己。結局、成無己以降の人たちは、陽明病は「胃家実」で承気湯が適応となるのです。

岡田：そのせいで胃中寒が理解できなかったわけです。『太平聖恵方』を見ると、巻八〜十四には「傷寒」が、巻十五、十六には「時気病」が、巻十七、十八には「熱病」がまとめられており、「熱病」をみると、三陽病期にすでに大黄を使っています。『太平聖恵方』はそれぞれ傷寒・時気病・熱病の各病態によって用薬順序の時系列が異なっているので、僕は惚れ込んだわけです。寒邪による場合の時系列もあれば、熱邪による場合の時系列、いわゆる時気病の場合の時系列もある。だけど『宋板傷寒論』の基本は提綱証条文で「胃家実」と病態定義しています。そこで「胃家実でなければ陽明病ではない」と話が混乱してきます。太陽病の提綱証「太陽之為病、脈浮、頭項強痛而悪寒」が、太陽病候全体を縛っている状況と一致させれば、各六経の提綱証条文の拘束力がよく理解できます。

陽病・陰病に対する治療原則の変遷

牧角：李氏朝鮮で一四七七年に出された『医方類聚』には、多くの傷寒関連の本が収載されているのですが、その中には、さまざまな記述が見られます。陽明病で「一作寒」と書かれている本もあれば、『無求子活人書』には「大抵傷寒陽明証宜下、少陰証宜温、然仲景於少陰証口燥咽乾即云急下之」「傷寒表証当汗、裏証当下、不易之法也」といった、『素問』熱論篇流の古代傷寒論が本来の仲景の『傷寒論』であるということが述べられています。

『医方類聚』が出たのは十五世紀ですから、古代傷寒論がかなり残っていたのですね。その時代に朝鮮に伝わった本のなかには、成無己『注解傷寒論』の考え方である「陽病には発汗吐下、陰病には温裏」を否定して、「陽病には発汗、陰病には吐下」といった『諸病源候論』にも見られる『素問』熱論篇流の考え方が、本来の仲景の理論だといっている本がゴロゴロあるのです。それにもかかわらず、なぜ『素問』熱論篇流の本が潰えてしまって、中国では成無己の『注解傷寒論』だけが主流になってきたかというと、やはり趙開美の『仲景全書』の出版によってそれが多くの人々の手に入るようになって、そこで傷寒論ブームが起こったことが大きな理由でしょう。

岡田：それを指摘して有名なのが『傷寒解惑論』を著した内藤希哲や、『傷寒論攷注』の森立之で、彼らは『宋板傷寒論』三陰三陽を説明する際に、最終的に『素問』の熱論篇による解釈を優先させています。多紀元堅も、「みなが小柴胡湯は和解の剤だと言っていて、もう止められない」と言っています。

なお、枢機論で『宋板傷寒論』六経篇を解釈すると、「表の太陽病と裏の陽明病、および門扉と枢軸の少陽病」ですが、この場合に熱化を呈するのは「少陽の軸棒の焦げ付き（ギシギシ）」であって、清熱法で少陽の軸を潤したり冷やしたりします。

「陰病には温裏法」という新たな治療方針の誕生

岡田：確か以前に、牧角先生は陰病に対する温裏法がかなり後から出てきたものだということを、まとめて発表してくれたことがありましたね。

牧角：はい。『医方類聚』（一四七七）を見ると、それがわかります。『医方類聚』には宋代前後の多数の医学書が引用されていて、数えたところ三十八の傷寒論書があるのです。それらを通覧してみると、いろいろな概念の傷寒論が論じられていることがわかります。その引用書を一覧に示します。

『医方類聚』傷寒門の引用書、三十八書

『傷寒論注解』『巣氏病源』『千金要方』『千金翼方』『千金月令』『太平聖恵方』『和剤指南』『三因方』『神巧万全方』『通真子傷寒括要詩』『無求子活人書』『傷寒活人書』『傷寒百問歌』『傷寒百証歌』『傷寒発微論』『簡易方』『王氏易簡方』『傷寒類書』『直指方』『厳氏済生方』『管見大全良方』『傷寒明理論』『儒門事親』『治病百法』『十形三療』『雑記九門』『治法雑論』『傷寒直格』『傷寒医鑑』『宜明論』『傷寒指掌図』『衛生宝鑑』『澹寮方』『聖済総録』『医方大成』『永類鈐方』『事林広記』『玉機微義』『金匱方』

これらの『医方類聚』傷寒門引用書を、論じている内容によって整理すると、次の通りに分けられます。

(1)『素問』熱論篇流の「陽病発汗、陰病下法」を論じるテキスト

『神巧万全方』(劉元宝、宋)では三陽病での発汗法、三陰病(裏病)での吐・下法が論じられています。三陰病の吐・下法を論じているテキストには、ほかにも『傷寒直格』(劉完素、一一八二)、『宜明論』があります。『通真子傷寒括要詩』(宋?)は太陰病での吐法を論じています。『諸病源候論』流の太陰病の吐法としては、ほかに『傷寒百問歌』(銭聞礼、宋)中の「傷寒解或論」に「未満三日可汗、太陰可吐、満三日可泄」、『厳氏済生方』(一二五三)「傷寒論治大要」に「三陽病発汗、太陰可吐、少陰厥陰宜下」とあります。また『千金月令』には、「得傷寒壮熱宜発汗、増寒宜吐、五日六日已上宜瀉」と論じられており、陽病であっても増寒時には吐法が応用可能であるとの記載があります。

それから若干表現は異なりますが、「病在表発汗・在上吐・在裏瀉下」と論じるテキストとしては、『儒門事親』(張子和、一二二一)『聖済総録』(趙佶、宋)『医方大成』があります。

(2) 陽病には発汗法、陰病には下法と温裏法を併記したテキスト

『永類鈐方』(一三三一)には「陽明病胃中寒、桂枝湯宜」とあり、太陰病には青竜(発汗法)・四逆(温裏法)・承気湯(下法)が併記されています。

『千金翼方』(六七〇頃)も「陽明病胃中寒」と書かれているテキストですが、『医方類聚』では『千金要方』からは総論部分として傷寒例だけを、『千金翼方』からは「傷寒宜忌」だけを引用しているため、唐代の『千金翼方』、北宋初期の『太平聖恵方』(九九二)巻八、元代の『永類鈐方』がいずれも「陽明病胃中寒」を提示していたことについては『医方類聚』では不明瞭となっています。(『宋板傷寒論』の陽明病胃家実の細字注記として「一いは寒に作る」とあることからも、このような「陽明病胃中寒」の病態論は、成無己『注解傷寒論』が巻を席巻するまでは一定の支持を受けていたことが推察されます。)

(3)『宋板傷寒論』とも『素問』熱論篇とも異なる用薬を示唆するテキスト

『和剤指南』「論傷寒症候」では、表証(病を得て一二日)に五積散・聖散子・葱白散が用いられ、また裏証に小柴胡湯を用いるなど、『宋板傷寒論』、『素問』流傷寒論のいずれとも異なる傷寒概念が存在したことが示唆されます。

(4) 陽明病で下法を認め、陰病で下法・温裏法を併記するテキスト

『無求子活人書』(一二四〇)は、陽明病に発汗法・下法の両論を併記しており、陰病には「大抵傷寒陽明証宜下少陰証宜温然仲景於少陰証口燥咽乾即云急下之」とあります。そして「傷寒表証当汗、裏証当下、不易之法也」、すなわち『注解傷寒論』(『宋板傷寒論』)流の陽明病の下法、陰病の温裏法は一般的(原文「大抵」)な治療法ではあるが、仲景の陰病(裏証)下法こそが不易之法であると述べています。

『傷寒類書』は「六経用薬格法」で、陽病に「汗・下・和」法という新概念を支持しています。陰病には「三陰皆有下証」とあります。また同書中の「表裏虚実弁義」では、「裏実者脈伏而牢心腹痛結、或大便堅、小承気湯大柴胡湯以下之。裏虚者脈沈而弱、自利厥冷、理中湯四逆湯以温之」というように、陰(裏)病の下法・

温裏法併存を「裏実の下法」と「裏虚の温裏法」として論じています。
ほかに許叔微（一〇七九〜一一五四）の著した『傷寒百証歌』『傷寒発微論』や、『王氏易簡方』『傷寒医鑑』(馬宗素撰、金）なども、同様に陰病の温裏法と下法を併記していますが、これらはいずれも陰病の下法の「陽明転属」説を採用していません。「陽明転属」説は成無己『注解傷寒論』独自の新解釈であったことが示唆されます。

（５）陰病での発汗法を論じたテキスト

『傷寒活人書』では「傷寒遺事」において、三陰病は発汗すべきであると論じています。

（６）『宋板傷寒論』『注解傷寒論』の特殊性を指摘したテキスト

『玉機微義』（一三九六）は「論傷寒雑病分二科」で、「即病傷寒之伝変、宋医所論為時気変法、非真傷寒也」と断じており、『宋板傷寒論』（およびそれに続く『注解傷寒論』）の特殊性、すなわち狭義の傷寒でなく、熱病などの広義の傷寒を論じるのは宋臣（林億ら）による改編であることを指摘しています。
このように『宋板傷寒論』出現以降も林億らの説を良しとせず、隋唐以来の『素問』熱論篇、『諸病源候論』に準じたテキストや、折衷形のテキストが北宋から明初期には多く存在していたことが窺えます。

岡田：「陽明病胃家実」という概念や、「陰病に対する温裏法」が明確に出てきたのは、かなり後の時代ということでしょうか。

牧角：そうです。「少陰病・厥陰病の承気湯類は、陽明転属である」と成無己は言っているのですが、『傷寒百証歌』『傷寒発微論』『王氏易簡方』『傷寒医鑑』はそろって陰病の下法・温裏法の併用を支持していて、成無己のいうような陽明転属説をとっている本は一つもありません。『永類鈐方』は元の時代の本で、現存する本ですが、その中には「陽明病胃中寒、桂枝湯に宜し」と『太平聖恵方』とまったく同じ条文があります。そして『玉機微義』も現存していますが、「論傷寒雑病分二科」というところに「すなわち病傷寒の伝変は宋の医書の論ずる時気の変法にありて、真の傷寒にあらざるなり」と書かれています。『宋板傷寒論』が論じているのは本当の狭義の傷寒ではなくて、時気病・熱病などの変法であり、宋代の人たちによる修飾であるということが、すでに『玉機微義』に述べられているのです。これらを通覧しただけでも、古代中国、特に隋唐から宋にいたるまでの『傷寒論』と、『宋板傷寒論』の位置付けがかなりはっきり出てきます。しかも『玉機微義』や『無求子活人書』などのいくつかの本は、現存するのです。ちゃんと人民衛生出版社から出ていて、買えるのです。

研究価値の高い『医方類聚』

小高：『医方類聚』自体は、朝鮮でかなり広まっていたのですか?

牧角：これはものすごく膨大な本で、わずか三十部ほどしか刷られていません。そのうちの一つを日本が持ち帰っているのです。秀吉の朝鮮出兵、大明征伐の途中で、朝鮮を足がかりとして朝鮮半島を通り道にするだけのつもりだったのに、そこに明の軍がやってきて戦が起こり、その最中に『医方類聚』を日本に持って帰ったのです。

小高：日本に持って来られてから、『医方類聚』は秘蔵されて誰の目にも触れなかったのでしょうか。

牧角：いいえ、江戸医学館の喜多村直寛が全巻を木版活字版にして、江戸時代に出版しています。『医方類聚』の真本は宮内庁に所蔵されています。江戸医学館で喜多村直寛が木版活字本に作った『医方類聚』も現存しています。そして大東亜戦争以降に、喜多村直寛本の『医方類聚』が韓国に再度戻り、韓国の大学がこれは国民の宝だといって手書きのガリ版印刷で『医方類聚』の韓国版を出しました。さらにその影印本が台湾から出ています。喜多村直寛本を、中国でメディカルユーコン社が全部簡体字で活字化させました。その活字化本は日本でも売られていますし、中国でも人民衛生出版社から出版されています。『太平聖恵方』にしても『医方類聚』にしても、今の時代は見ようと思えばみな見ることができるのですね。

岡田：銭超塵先生は、韓国に行って『医方類聚』を研究しています。また新しい研究成果を発表されると思いますが。

牧角：でも、韓国にある『医方類聚』は喜多村直寛本なので、本当の『医方類聚』の原典は宮内庁文庫にしかないのです。ですから韓国ではなく、日本に来ていただきたいです。『医方類聚』に引用されている『太平聖恵方』について、銭先生は『傷寒論文献通考』（学苑出版社）の中で『医方類聚』の条文と人民衛生出版社版の『太平聖恵方』の条文を比べて、朝鮮の『医方類聚』のほうを誤りであると指摘しています。ですが、一九九一年にオリエント出版社から出された『太平聖恵方』の影印本を銭超塵先生の著書と比べてみたところ、銭先生が引用した『太平聖恵方』のほうが字が違っていたり、条文が足りなかったりするところがあることに気がつきました。人民衛生出版社版『太平聖恵方』のほうが間違いで、『医方類聚』の条文のほうが正しかったのです。それを知って私は、銭先生の本にはいろいろと良いことを教えてもらったけれど、一方でそれが資料として一般化することに対して問題意識をもちました。それで自分で『太平聖恵方』の巻八を始め、各種古典資料の活字化を行い、インターネット上に公開したのです。

(http://members.jcom.home.ne.jp/1639705511/text/index.htm)

『傷寒論』が論じる病態変化、「六経提綱証」と「時系列傷寒」

岡田：『傷寒論』を理解するには、その全体的な病理概念の把握が必要になりますが、冒頭における三陰三陽病定義というのは、『宋板傷寒論』の特徴です。個人的には、六経提綱証条文型式「……之為病、……是也」は、大字注文が来源だと思っています。

牧角：『千金要方』では提綱証ではなく、可不可篇形式なのです。「傷寒発汗」「傷寒吐法」といったように。その中の発汗散・発汗丸では、附子を使って発汗させています。ところがその後の『千金翼方』になると、太陽病に桂枝・麻黄・柴胡が用いられるようになり、治療法ががらりと変わってきています。

岡田：『千金翼方』の陽明病は「胃中寒」です。『太平聖恵方』でもまだ「胃中寒」とあるのが、『宋板傷寒論』ではじめて「胃家実」となり、提綱証方式の現在の形が整えられました。『太平聖恵方』では、傷寒・時気病・熱病といった病因別に発病してから何日目という時系列によって病態と治療の仕方が書かれています。そのおかげで僕は弁証論治のときに、外感病の性質に応じていろいろな『傷寒論』の時系列用薬法を使って対処できるようになりました。

牧角：それについては岡田先生と論を同じくするものとして、一九八二年に南陽で開かれた張仲景学説シンポジウムの記録集『傷寒論医学の継承と発展』(東洋学術出版社、一九八三)の中で、中国の厳世芸氏が「傷寒六経提綱を論ず」という論文を書いていて、やはり傷寒六経提綱というのはおかしいといっていますね。

岡田：もう一つ具体的な例をあげると、『宋板傷寒論』では「消渇」には五苓散が適応になる(71条太陽病中篇)というのですが、提綱証の定義としてみるとそれは厥陰病の326条「厥陰之為病、消渇……」です。提綱証のほうが個々の条文よりも上位の病態定義なのだから、「消渇には五苓散なら、厥陰病には五苓散なのか」と聞くと、「いや違います、五苓散は陽病の処方です」となります。熱化の時期が、傷寒日期(『素問』熱論篇、『諸病源候論』)系の三陰病の厥陰病期から、『宋板傷寒論』六経では三陽病の陽明病期に早期(前方)に移行したのが原因です。『素問』熱論篇でも、「渇」は少陰病に属しています。僕は、『宋板傷寒論』三陰三陽篇の提綱証の解釈には、悩みました。ちなみに江戸時代の著名医家たちも、提綱証をそれぞれ他条に変更する努力をしていました。

用薬の違いから『傷寒論』を検証する

小高：『太平聖恵方』には、病因の違いによって異なる対処法の記載があったという話でしたが、牧角先生が『太平聖恵方』巻九の傷寒・巻十五の時気病・巻十七の熱病の各日期に使用されている生薬の使用頻度をまとめた表（次頁表2参照）を見ると、病態ごとに薬の使い方が違うことがわかりますね。傷寒のほうは一日、二日、三日で附子を多用しているけれども、時気病・熱病には全然使っていません。

岡田：大黄や黄芩を見ると、時気病・熱病では二日目以降に使う頻度が増えていきますよね。そういうことを考えていくと、『宋板傷寒論』というのはむしろ、時気病・熱病系統の『傷寒論』である可能性が高そうですね。

牧角：そうです。だからなぜ林億たちが『宋板傷寒論』のような本を書いたかというと、そういう「広義の傷寒」、つまり時気病や熱病を扱う必要性が生まれたからでしょう。『素問』熱論篇の第一条文に「熱病はすべて傷寒の類なり」とあるように、傷寒の中には傷寒・中風・温病・熱病があります。熱性疾患全般も含めて「傷寒」と捉えているのですから、陽明病の熱化に対して寒性の大黄を使うのも当然なのです。そういうことが、用薬法にみられる傾向と、もう一つは傷寒例を読むことによってもはっきりとわかります。

岡田：それからもう一つ、『太平聖恵方』巻九では少陽病期だけに柴胡を使っていないという逆転現象は面白いですね。

牧角：『太平聖恵方』巻九の少陽病の条文をみると、巻九の傷寒三日には麻黄と桂枝を使っていて、柴胡は使われていません。でも時気病・熱病のほうでは、柴胡を使っているのです。

小高：やはり麻黄・桂枝で発汗することに間違いはないということですね。

牧角：『太平聖恵方』巻九では、傷寒には麻黄・桂枝・附子を使って発汗しています。少陽病で柴胡を使っているところを探すと、それは時気病・熱病の場合なのです。それと同じように陽明病に大黄を使うのも、時気病・熱病の場合だけです。

小高：『宋板傷寒論』の病態が、明らかに時気病・熱病に近いということがわかるのですね。

表2．傷寒・時気病・熱病各日期における代表的生薬の使用回数の比較

		附子	麻黄	桂心	大黄	黄芩	犀角	石膏	柴胡
聖 9－1（傷寒一日）	治傷寒一日諸方［二十四道］	8	13	11	1	1	0	4	3
聖 15－2（時気一日）	治時気一日諸方［六道］	0	5	1	0	2	0	4	0
聖 17－2（熱病一日）	治熱病一日諸方［一十道］	0	5	1	1	5	0	5	5
聖 9－2（傷寒二日）	治傷寒二日諸方［十四道］	7	7	6	0	3	0	3	1
聖 15－3（時気二日）	治時気二日諸方［五道］	0	3	2	1	2	1	1	1
聖 17－3（熱病二日）	治熱病二日諸方［七道］	0	6	3	2	2	0	3	1
聖 9－3（傷寒三日）	治傷寒三日諸方［十一道］	3	8	5	0	2	0	4	0
聖 15－4（時気三日）	治時気三日諸方［六道］	0	3	4	2	2	1	2	1
聖 17－4（熱病三日）	治熱病三日諸方［七道］	0	4	2	2	3	0	3	5
聖 9－4（傷寒四日）	治傷寒四日諸方［二十一道］	2	4	4	5	5	2	5	5
聖 15－5（時気四日）	治時気四日諸方［六道］	0	1	1	1	0	1	0	1
聖 17－5（熱病四日）	治熱病四日諸方［七道］	0	2	2	2	2	0	2	1

聖9－5（傷寒五日）	治傷寒五日諸方［十七道］	0	2	2	11	9	4	1	2
聖15－6（時気五日）	治時気五日諸方［六道］	0	0	0	3	4	1	1	2
聖17－6（熱病五日）	治熱病五日諸方［六道］	0	0	0	4	5	1	3	1
聖9－6（傷寒六日）	治傷寒六日諸方［十四道］	1	0	5	5	9	0	3	8
聖15－7（時気六日）	治時気六日諸方［五道］	0	0	0	3	3	0	0	2
聖17－7（熱病六日）	治熱病六日諸方［四道］	0	0	0	2	0	0	2	1
聖9－7（傷寒七日）	治傷寒七日諸方［五道］	0	1	1	2	1	0	2	2
聖15－8（時気七日）	治時気七日諸方［四道］	0	1	1	2	3	0	0	0
聖17－8（熱病七日）	治熱病七日諸方［五道］	0	0	2	1	2	0	2	1
聖9－8（傷寒八日）	治傷寒八日諸方［五道］	2	0	2	2	2	2	0	3
聖15－9（時気八日）	治時気八九日諸方［五道］	0	2	1	2	3	0	0	1
聖9－9（傷寒九日）	治傷寒九日已上諸方［七道］	0	1	1	4	4	1	2	3
聖9－10（傷寒発汗）	治傷寒発汗通用経効諸方［十四道］	10	10	9	2	0	0	0	0

発汗剤として用いられていた附子

岡田：漢代の出土竹簡をみると、附子を酒で飲むといった強烈な発汗法があります。当時の桂枝加附子湯をみると、附子の用薬量のほうが桂枝より多いのです。その後の時代になって、やり過ぎはいけないということで、だんだんと微汗下という優しい治療法に変わってきました。そのような治療のやり方が、『宋板傷寒論』の時代に適合したということでしょうね。

小高：基本的に『傷寒論』の発汗法では、強烈に発汗させすぎてはならないというのが大前提ですよね。もともと微かに発汗させる程度だったのではないのでしょうか。

牧角：それは多分かなり後の時代の話ではないでしょうか。昔の人ってものすごく強かったから。

小高：さきほどから陽病期の発汗に附子を使うという話が出てきていますが、普通なら附子は温裏・通経絡作用があると考えていますよね。附子が発汗剤であるとか止汗剤であるとか、その辺りの話を聞かせてください。

岡田：古典の中の経方を見る限り、『神農本草経』の時代から宋以前までは、附子は発汗剤や祛風剤としても運用されています。表証に酒服の生附子を使うと強烈すぎるというので、附子を炮製して使い、そして少量の炮附子による温裏法へと発展しました。附子類は本来、祛風寒の作用を有していると理解できます。

なお、唐代の『医門方』には、桂枝附子湯の止汗条文がすでに存在しているので、附子の止汗法の来源も、意外に古いともいえます。附子の温裏法も、『神農本草経』白字に「温中」として記載されています。この二点の病理構造を継承しているのが『宋板傷寒論』六経でしょう。

小高：『神農本草経』を始めとする古代本草書にも、烏頭に「出汗を治する」、天雄に「発汗、陰汗を止める」などの記載が見られますよね。

牧角：附子の発汗作用に関してですが、『千金要方』の巻九に発汗丸、発汗湯、発汗散という項目があり、それぞれ附子が配薬されていることからも、隋唐時代には附子で発汗させるという認識が存在していたようです。『宋板傷寒論』では、桂枝加附子湯は汗が出すぎたときの止汗剤であると一般に解釈されているのですが、『太平聖恵方』の条文の配列からいうと、発汗剤とも考えられます。『外台秘要方』にも発汗真丹丸という処方があって、附子・烏頭を発汗に用いています。したがって、もし附子が発汗剤ではないというのであれば、『千金要方』『外台秘要方』の時代をすべて否定することになるのです。『太平聖恵方』の巻九は、陽病期の発汗法、しかも附子を使って発汗するという、基本的に狭義の傷寒への対応について書かれた典籍だといえます。『太平聖恵方』巻九を見ると少陽病にも太陰病にもかなり多くの条文があって、少陽病にも発汗法が用いられています。そして太陰病の条文の多くには、吐法と吐かせた後どうするかということが書かれているのです。『宋板傷寒論』と比較してみると、そこでは少陽病における発汗法と太陰病における吐法の条文が、ずいぶんと削られているのです。

また、「広義の傷寒」を論じている『太平聖恵方』巻八の三陰三陽篇にも、少陽病、太陰病の条文が少ないという同様の現象が見られます。しかし、同じ巻八の「傷寒例」には、「狭義の傷寒」が論じられているのです。『太平聖恵方』は、巻八の三陰三陽篇・可不可篇部分を除くと、巻八から十四までは「狭義の傷寒」を、そして巻十五以降には「広義の傷寒」としての時気病・熱病を論じており、これに挿入されるような形で巻八に三陰三陽篇・可不可篇が存在しています。巻九以降にあらためて「狭義の傷寒」への対応を論じてあるのに、巻八のこの部分のみが折衷型の「広義の傷寒」を論じており、わざわざこのテキストをここに挿入したということは、このような「広義の傷寒」全般に対応する傷寒論テキストが時代の要請として求められており、そのようなテキストが旧来型の「病邪を厳密に区別した、各種の狭義傷寒論」の発展形として形成されてきたということを物語っているのかもしれません。

表3．『太平聖恵方』巻八と巻九の目録の比較

『太平聖恵方』巻第八 ［凡二十五門論二十四首方計五十道］	
聖8－1（傷寒叙論）	傷寒叙論
聖8－2（傷寒脈候）	弁傷寒脈候
聖8－3（傷寒日数）	傷寒受病日数次第病証
聖8－4（傷寒太陽）	弁太陽病形証
聖8－5（傷寒陽明）	弁陽明病形証
聖8－6（傷寒少陽）	弁少陽病形証
聖8－7（傷寒太陰）	弁太陰病形証
聖8－8（傷寒少陰）	弁少陰病形証
聖8－9（傷寒厥陰）	弁厥陰病形証
聖8－10（傷寒両感）	弁傷寒熱病両感証候
聖8－11（傷寒不治）	弁傷寒熱病不可治形候
聖8－12（傷寒可汗）	弁可発汗形証
聖8－13（傷寒不汗）	弁不可発汗形証
聖8－14（傷寒可吐）	弁可吐形証

『太平聖恵方』巻第九 ［凡十門　病源九首　方共計一百三十二道］	
聖9－1（傷寒一日）	治傷寒一日諸方［二十四道］
聖9－2（傷寒二日）	治傷寒二日諸方［十四道］
聖9－3（傷寒三日）	治傷寒三日諸方［十一道］
聖9－4（傷寒四日）	治傷寒四日諸方［二十一道］
聖9－5（傷寒五日）	治傷寒五日諸方［十七道］
聖9－6（傷寒六日）	治傷寒六日諸方［十四道］
聖9－7（傷寒七日）	治傷寒七日諸方［五道］
聖9－8（傷寒八日）	治傷寒八日諸方［五道］
聖9－9（傷寒九日）	治傷寒九日已上諸方［七道］
聖9－10（傷寒発汗）	治傷寒発汗通用経効諸方［十四道］

聖8—15（傷寒不吐）	弁不可吐形証
聖8—16（傷寒可下）	弁可下形証
聖8—17（傷寒不下）	弁不可下形証
聖8—18（傷寒可灸）	弁可灸形証
聖8—19（傷寒不灸）	弁不可灸形証
聖8—20（傷寒可火）	弁可火形証
聖8—21（傷寒不火）	弁不可火形証
聖8—22（傷寒可水）	弁可水形証
聖8—23（傷寒不水）	弁不可水形証
聖8—24（傷寒可温）	弁可温形証
聖8—25（傷寒湯散）	傷寒三陰三陽応用湯散諸方［五十道］

陰病に附子を使うようになったのはいつ頃か

小高：もともと発汗剤であった附子が、温裏剤として使われるようになったのはいつ頃からですか？

牧角：『太平聖恵方』巻八には広義の傷寒、つまり熱化の程度の強い傷寒が論じられています。陽病期に附子を使った発汗法は見られませんし、陰病期においては附子による温裏とまではいかないものの補う処方が出てきています。陰病期における附子剤や四逆湯による温裏というのは、隋唐以前の陰病の基本的な治療法である吐下法を補足するものです。陰病にも邪実に対する治療だけでなく、正気の虚損がある場合のそれに対する温補法を用いるというやり方が、新しく北宋代に確立されて傷寒の治療に導入されました。温裏法として最初に使われたのは、『太平聖恵方』巻八を見ると人参なのです。附子を温裏に使うようになったのは、『宋板傷寒論』からです。

岡田：『太平聖恵方』には、吐下法の後の処理に使われる処方で、治中湯というのがありましたね。

牧角：吐下法の後の治中湯は『太平聖恵方』の巻九にありますが、巻八にはありません。

岡田：『太平聖恵方』巻九というのは傷寒日期の本で、陰病の温裏という概念は吐法から生まれてきたと考えられます。三陰病で裏に入り最初に用いられる吐法の後に、人参治中湯のような人参剤で胃気を補うというように、裏虚を伴う陰病に対しての温裏法が生まれました。

牧角：『太平聖恵方』巻八で、太陰病の第一処方は承気湯ですが、その後ろの第三条に「蔵に寒あり、まさに四逆湯で温むべし」とあります。このように下法に加えて温裏法が出てくるというのは、『太平聖恵方』巻八がはじめてです。一方、『宋板傷寒論』の太陰病篇では、桂枝加芍薬大黄湯による下法があって、その後に「四逆の輩」の温裏法を使っています。でも四逆湯とは明記していません。それから、狭義の傷寒が述べられている『太平聖恵方』巻九の、傷寒四日には、恒山湯（常山、甘草、鱉甲、石膏、柴胡、知母、竹葉）で吐かせ、吐かせた後に和気治中湯（人参・藿香・白朮・甘草・乾姜・茯苓・橘皮）ですぐに補うと書かれています。それは狭義の傷寒に対する吐法なのです。そして巻十七には熱病に対する吐法として、熱病四日に瓜蒂散（赤小豆・瓜蒂）が苦参散（苦参・恒山）と一緒に出てきます。熱病の吐法の場合には、熱化の程度が激しいので、吐かせた後の温裏法はありません。時気病・熱病ではただ吐かせると書いてあって、後の対処法はないのです。『宋板傷寒論』では、熱病に対する吐法の処方だった瓜蒂散を、傷寒に対する吐法に転用しているのです。

つまりまとめていうと、『太平聖恵方』巻八の辺りからすでに陰病の温裏は論じられ始めていますが、さらにそこに附子が応用され始めるのは、『宋板傷寒論』辺りだと思います。

小高：附子が温裏薬であるという考え方は、いつ頃出てきたのでしょうか。

牧角：けっこう後の時代だと思いますね。四逆の輩といったら甘草・乾姜ですから。陰病の処方でいうと、麻黄附子細辛湯、麻黄附子乾姜湯などがありますが。

小高：そこで温裏しているのは、むしろ下痢を止めるためですよね。

牧角：それと利水ですね、痰飲があるので。

小高：人参というのは、飲食で補うことが十分にできない人に対して、少ない飲食物をなんとか効率よく吸収できるようにさせるために使われるようになったのでしょう?

牧角：『太平聖恵方』で小柴胡湯に人参を入れているのは、おそらくそういう意味だろうと思います。

虚実の定義について考える

牧角：宋代以前には病邪を発散させるという考え方が基本だったところに、後代になって正気の虚損に対する対応を補う考え方が持ち込まれてきたということを、先ほど話しました。ここで虚実の概念を正確に捉えることが必要になってきます。日本漢方の世界では一般的に、体力があったら「実」で体力がなかったら「虚」といわれていますけれども、そのような概念だけでは漢方はできないと思うのです。

小高：「虚実」の定義をはっきりさせておかないとなりませんね。

牧角：「虚実」の定義を体力の有無でいうのではなくて、『素問』の通評虚実論篇にいう「虚実」で考えないと、次になぜその治療法が出てきたかという話ができなくなるのです。古代には、たんに邪を払うためだけの治療法だったものが、今度は正気の虚損にも対応する必要が生じて、補法が出てきた。瀉法と補法とが出てくる以上、「虚実」の定義がわからないといけません。日本で一般的に体質的に強いか弱いかで「虚実」をいうようになったのは、昭和五十年代以降のことでしょう。しかし、病態を表す概念としての虚実の定義は先に述べたとおり、正気の多寡と、病邪との反応の有無という、二つの異なった事象を説明する概念であって、たんに体格や体力の程度をいうものではありません。本来の病態を表す概念とは異なった日本独白の用法は、言語同一・意味不同のため混乱を来します。昭和漢方の「虚証」「実証」は病態ではなく、体力・体質を論じるものですから、「虚証体質」「実証体質」と読み変えて理解する必要があるのではないでしょうか。

虚実を治療の視点から考えると、瀉法と補法の選択方針を示す指標が虚実であるともいえます。実証（病邪の存在する病態）では瀉法（攻法）を、虚証（正気虚の病態）には補法を用いるのが原則です。実際の臨床においては、実証では、病邪実となる条件として正気虚が多少なりとも存在していますので、実際には「虚実夾雑」である病態を、「補瀉兼治」で治療することになり、虚（正気虚）と実（病邪実）とのバランスによって補瀉の程度を整え、さらに「体質の虚実」に応じて用薬のさじ加減を加えるという方針で治療に臨むのが、日本的な漢方治療の将来像ではないでしょうか。

陰病での附子剤・四逆湯類による温裏法は、隋唐以前の陰病の治療が瀉法（吐下法）主体であったものを補足するものです。すなわち、陰病には実証（邪実：用いるのは瀉法）のみでなく虚証（正気虚：用いるのは温補法）も存在することに留意し、隋唐から北末初期頃までに新しい治療概念が確立され、傷寒治療に導入されたのです。『宋板傷寒論』は、発汗・吐・下法などの瀉法を主体に組み立てられた『素問』熱論篇流の傷寒概念に、「補法（裏虚の温裏）」を補足したものなのです。

『宋板傷寒論』の処方全体からわかること

牧角：『宋板傷寒論』を、それぞれの篇に書いてある処方をそのまま眺めてみると、俗に言われている話となんだか違っていることがわかります。あらためて『宋板傷寒論』の三陰三陽篇の処方を並べて、その病態認識と治療方針について見てみましょう（次頁表4）。

太陽病上篇には発汗法が論じられていますが、誤治対策や発汗させてはいけない場合についての条文も数多く見られます。太陽病中篇には、「水気がある」「吐く」といった消化器症状がたくさん出てきています。また、処方だけ拾ってどういう使われ方をしているのかを見ていくと、けっこう太陽病篇には附子剤が多く出てくることがわかります。

陽明病篇では、まず承気湯（下法）なのですが、白虎加人参湯が出てきたり、麻黄湯や桂枝湯で発汗させる（『素問』熱論篇流）という記載もあったりします。『宋板傷寒論』のこのような記述は、旧来の『素問』熱論篇に準拠した思想と新思想のダブルスタンダードで書かれた、両論併記（68頁に詳述）であると考えられます。

陰病に入って、太陰病篇には桂枝湯・四逆の輩・桂枝加芍薬湯・桂枝加芍薬大黄湯だけがあげられています。一般的に、人参湯が太陰病の代表処方であるとされていますが、太陰病篇には「四逆の輩」の記載はあっても、人参湯は記載されていません。人参湯は、霍乱の処方なのです。

そして少陰病と厥陰病ですが、条文を並べてみると確かに附子湯、呉茱萸湯あるいは四逆湯などの温裏法についても述べられていますが、さらに熱化してしまった場合に用いる黄連阿膠湯や、瘀血の下痢に対する桃花湯、急いで下さないとならない場合の承気湯など、攻める治療法も書かれているのです。ちなみに、この部分を『金匱玉函経』と比較してみると、厥陰病篇にあるのは最初の四条だけで、残りはすべて別の篇にある条文です。

表４．『宋板傷寒論』三陰三陽篇：処方から見た病態認識

	処　方	病態認識と治療原則
太陽病上	桂枝湯　桂枝加葛根湯	発汗　解表（正治）
	桂枝加附子湯　白虎加人参湯	汗不止　発汗不解（誤治対策）
	甘草乾姜湯　芍薬甘草湯　調胃承気湯　四逆湯	発汗法（桂枝湯）による誤治対策
	桂枝去芍薬湯　桂枝湯	誤治対策（太陽病下後の胸満・上衝）
	桂枝去芍薬加附子湯　桂枝去桂加茯苓白朮湯	（汗）下後、微寒発熱（誤治対策）
	桂枝二越婢一湯	不可発汗（太陽病の発汗禁忌を論じる）
太陽病中	葛根湯　麻黄湯　桂枝湯	発汗　解表（正治）
	葛根加半夏湯	陽明合病の嘔（胃中の痰飲）
	葛根黄芩黄連湯	誤治（桂枝湯証の誤下対策）
	桂枝甘草湯　禹余粮丸　苓桂甘棗湯	誤治（発汗過多、奔豚）
	厚朴生姜半夏甘草人参湯	発汗後腹満（誤治対策）
	大小青竜湯	身疼痛　身重　心下有水気
	桂枝厚朴杏子湯	表未解　微喘
	桂枝芍薬生姜人参湯　麻杏甘石湯　真武湯	発汗不解　発汗後身疼痛
	苓桂朮甘湯　芍薬甘草附子湯　茯苓四逆湯	
	調胃承気湯　五苓散　茯苓甘草湯　梔子豉湯	汗吐下後不解の対応

梔子甘草豉湯　梔子生姜湯	
承気湯　乾姜附子湯	不大便六七日（厥陰病？）
梔子厚朴湯　梔子乾姜湯　四逆湯	下後不解（太陽病初期の下法の肯定？下後の対応）
柴胡加竜骨牡蛎湯	傷寒下後　胸満　煩驚　譫語（大黄あり）
桂枝去芍薬加蜀漆牡蛎竜骨救逆湯	傷寒火攻後の亡陽驚狂臥起不安（誤治対策）
桂枝加桂湯　桂枝甘草竜骨牡蛎湯	灸・温針による奔豚・煩躁（誤治対策）
小建中湯	傷寒腹痛（『外台秘要方』における傷寒一二日の処方）
小柴胡湯　大柴胡湯　柴胡加芒硝湯	傷寒過経後の処理
桃核承気湯　抵当湯　抵当丸	太陽病不解　如狂　少腹急結　発狂
太陽病下	
大陥胸丸　大陥胸湯　小陥胸湯　白散	結胸の下法による和法（下之則和、太陽病下法）
大柴胡湯　白虎加人参湯	熱結在裏
文蛤散　五苓散	意欲飲水反不渇
小柴胡湯	婦人の熱入血室による結
柴胡桂枝湯　柴胡桂枝乾姜湯	心下支結　胸脇満微結
半夏瀉心湯　十棗湯　大黄黄連瀉心湯	痞・心下痞（結胸との鑑別）
附子瀉心湯　生姜瀉心湯　甘草瀉心湯	心下痞（結胸との鑑別）
赤石脂禹余粮湯　旋復代赭石湯　麻杏甘石湯	下後不解（未治）
桂枝人参湯	下後表裏不解（誤治？対策）

	瓜蒂散（有寒） 黄連湯（有熱）	胸中痞（有寒・有熱）
	黄芩湯 黄芩加半夏生姜湯	太陽少陽合病
	桂枝附子湯 去桂加白朮湯 甘草附子湯	風湿相搏 身体疼痛
	炙甘草湯	脈の結代
陽明病	調胃承気湯 大承気湯 小承気湯	陽明病下法（林億らの主張する正治）
	白虎湯 梔子豉湯	下後の対応（誤治？ 対策）
	白虎加人参湯 猪苓湯	渇欲飲水
	四逆湯	表熱裏寒（胃中寒）の下痢
	小柴胡湯	潮熱 胸脇満
	密煎湯 麻子仁丸（脾約）	津液内竭の便秘
	麻黄湯 桂枝湯	発汗法（『素問』流の正治）
	茵蔯蒿湯（瘀熱） 抵当湯（瘀血）	瘀の存在（瘀熱・瘀血）
	梔子陳皮湯 麻黄連翹赤小豆湯	身黄発熱
少陽病	小柴胡湯	転入少陽（少陽正証ではない）
太陰病	桂枝湯	発汗法（陰陽調和）
	四逆輩	臓有寒（温裏法）
	桂枝加芍薬湯 桂枝加芍薬大黄湯	太陽病下後（誤治）
少陰病	麻黄附子細辛湯 麻黄附子甘草湯	陰病の附子

	黄連阿膠湯	心中煩（化熱）
	附子湯　呉茱萸湯	寒（悪寒・手足逆冷）の存在（温裏法）
	桃花湯　猪膚湯　白通湯　白通加猪胆汁湯	下痢（化熱による下痢膿血）
	真武湯　猪苓湯　通脈四逆湯　四逆散	下痢・咳嗽
	甘草湯　桔梗湯　苦酒湯　半夏散及湯	咽痛
	大承気湯	少陰病下法（『素問』流の陰病下法：急下之）
	四逆湯	隔上寒飲有（陰病の温裏）
厥陰病	烏梅丸	久痢　吐蛔
	白虎湯	裏有熱（『千金翼方』では表有熱）
	当帰四逆湯　当帰四逆加呉茱萸生姜湯　四逆湯	寒（厥）の存在
	瓜蒂散　茯苓甘草湯	厥による病邪結（胸・胃の水滞）
	麻黄升麻湯　乾姜黄芩黄連人参湯	吐下後の厥（誤治）
	通脈四逆湯（裏寒）　白頭翁湯（熱痢）	厥陰病の下痢
	桂枝湯（厥陰病の下痢）	
	小承気湯	厥陰病下法（『素問』流正治の下法）・下痢譫語（化熱）
	梔子豉湯	下痢後の虚煩
	四逆湯　呉茱萸湯　小柴胡湯	嘔噦の鑑別

岡田：『金匱玉函経』では、厥逆が違う篇としてまとめられています。『宋板傷寒論』は、厥逆と厥陰病とを一緒にしています。『宋板傷寒論』には、「これ厥陰病四証」と小字の注記が書いてあって、よく見ると厥陰病四証と厥逆十九証の二つに分けることができます。最初の四証が厥陰病で、残りの十九証は厥逆です。

牧角：このようにして、陰病にも攻法が書かれているわけですから、陰病には必ず温裏だといってしまうのは、問題ありなのです。

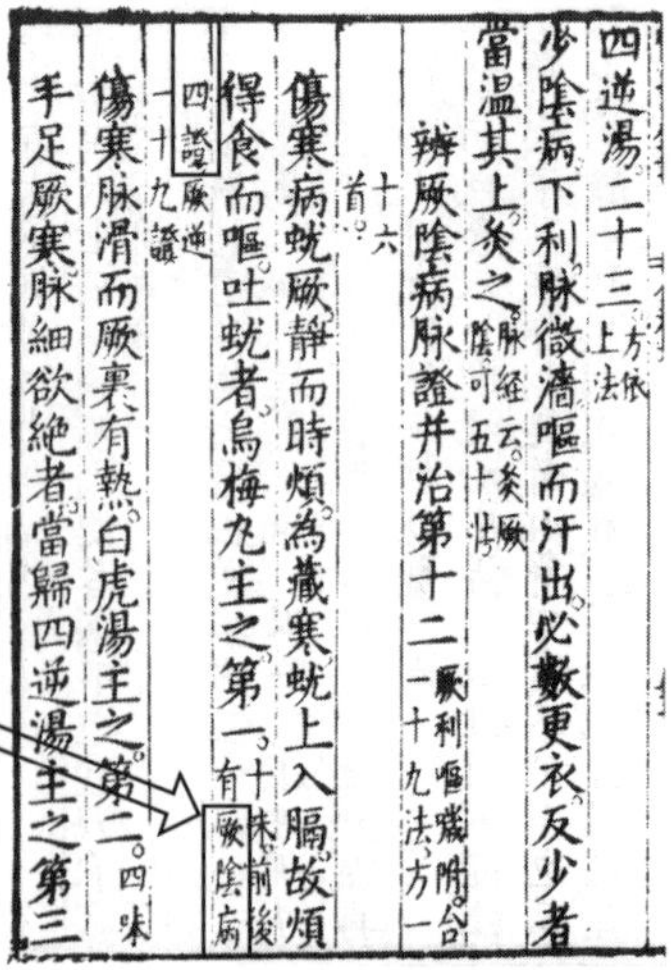
四逆湯二十三。方依上法
少陰病下利脉微濇嘔而汗出必數更衣反少者
當温其上灸之。脉経云灸厥陰可五十壮
辨厥陰病脉證并治第十二 厥利嘔噦附 合一十九法方一十六首
傷寒病蚘厥静而時煩為藏寒蚘上入膈故煩
得食而嘔吐蚘者烏梅丸主之第一。十味 前後有厥陰病四證
厥逆一十九證
傷寒脉滑而厥裏有熱白虎湯主之第二。四味
手足厥寒脉細欲絶者當歸四逆湯主之第三

『宋板傷寒論』厥陰病篇中の細字注記「厥陰病四証」

両論併記について

牧角：さきほどから話題に出ている、陽明病の「胃中寒」についてですが、「胃中虚冷」という病態概念はきちんと『宋板傷寒論』にも書いてあります。「陽明病胃家実」の承気湯を用いる熱化だけではなくて、「胃中虚冷」の陽明病として「胃中寒」もあると『宋板傷寒論』の陽明病篇には書かれているのに、それが取り上げられないというのは、やはりちょっと足りないのではないでしょうか。

宋194（陽明16）
陽明病不能食
攻其熱。必噦。所以然者。胃中虚冷故也。以其人本虚。　攻其熱必噦

宋可231（吐下後16）
陽明病能食。下之不解者其人不能食

脈7—8（吐下後）—14　若攻其熱。必噦。所以然者。胃中虚冷故也。以其人本虚。攻其熱必噦

翼168（陽明16）　陽明病不能食。下之不解。其人不能食　攻其熱。必噦。所以然者。胃中虚冷故也

聖8—41（陽明6）　陽明病不能食。下之不解。其人不能食　攻其熱。必噦。所以然者。胃中虚冷故也。其人本虚。攻其熱必噦　陽明病態食。下之不解。其人不能食　攻其熱。必噦者。胃中虚冷也。宜半夏湯

岡田：『宋板傷寒論』では陽明病篇に麻黄湯，桂枝湯による発汗法もあります。太陽と陽明の合病には葛根湯ですが，『太平聖恵方』巻八を見ると太陽病と陽明病の合病は桂枝加附子湯条文です。また，陽明と少陰の合病条文もあります。すなわち，三陽病と三陰病の合病を論じているのが，巻八の特徴です。広義の合病としては，森立之らの，三陽病と厥陰病の合病としての「陽明病胃家実」になります。

牧角：ここでの桂枝加附子湯は，発汗法ですね。

岡田：合病の定義については「熱」と「寒」と二つあったのが古典的で，「三陽病」だけにしたのが『宋板傷寒論』です。本来は，「胃中虚冷」という条文があるのに，『宋板傷寒論』はやはり陽明病で「胃家実」として「寒」を嫌っています。

小高：なんで合病に葛根湯だけになってしまったのでしょうか。

牧角：『宋板傷寒論』254条の大承気湯の条文は，『太平聖恵方』で見ると「陽明病」と書かれています。これがまず陽明病の「胃中寒」の条文なのですが，『千金翼方』と『太平聖恵方』の可不可篇を見ても「腹中満痛する者は，寒たり，之を下すに宜し」となっています。ですが，『宋板傷寒論』可不可篇では「寒」の字が「実」に変えられているのです。陽明病の「胃中寒」は徹底して嫌うのですね。「胃中虚冷」として，一

応は残っているのだけれども、やはり林億たちにすれば「寒」とはあまり言いたくなくて「熱実」としているのです。

聖8－71（陽明36）　陽明病発作有時
　汗　不解。腹　満痛。　　宜　承気湯
宋254（陽明76）　発汗　不鮮。腹　満痛者。　急下之。宜大承気湯三十八［用前第二方］
宋可111（汗後32）　発汗後不鮮。腹　満痛者。　急下之。宜大承気湯方二十四
翼202（陽明50）　発汗　不解。腹　満痛者。　急下之。宜　承気湯
翼宜65　凡病腹中　満痛者。為寒。　宜下之
聖8－可40　傷寒病腹中　満痛者。為寒。当宜下之
宋可182（可下13）　病腹中　満痛者。此為実也当　下之。宜大承気大柴胡湯
十一［用前第一第二方］

岡田：そこには理論の転換があります。スタートは「寒」と書いてありますが、「邪実」という言葉を間にして、寒を熱と捉えています。

牧角：まさにそうです。ただ「寒」と「実」の書き換えは、可不可篇では残りますが、面倒くさいからと三陰三陽篇では消されてしまっています。『宋板傷寒論』可不可篇182条は、対応する条文が三陰三陽篇に存在しないのにもかかわらず、『注解傷寒論』では削除されてしまっています。

岡田：「胃家実」を「胃腸の気機が閉塞した病態」として、解釈する説も有力です。「塞→寒→実」は、似ていますね。

小高：「寒」を「実」に直すというところからみると、『宋板傷寒論』では「胃中寒」を嫌うわけですよね。

そうすると素体による差ではないということなのでしょうか。
岡田：素体が平素から有している病理産物（宿食・痰飲）と、病邪の性質の両方が考えられます。
小髙：そういうことですね。
岡田：太陽陽明合病の熱のほうに対して葛根湯はいうけれど、附子剤のほうはいわないですね。そもそも『宋板傷寒論』が専治するところの病態は、時気病や熱病に属しており、純粋な意味での寒邪ではないのです。

『宋板傷寒論』は「痰飲傷寒論」!?

小髙：以前、岡田先生が森立之研究会で宿食の話をされたときに、牡蛎と山梔子と淡豆豉を組み合わせた処方で宿食を去るという話がありましたね。確か森立之は「痰飲傷寒論」という言い方をして、『宋板傷寒論』はもともと痰飲・留飲・宿食のある人が傷寒にかかったときの傷寒について書いたものだと述べていましたね。
岡田：『素問』熱論篇の後半部分には、穀気や食遺による発熱病態が書いてあり、それが「痰飲傷寒論」の基礎理論です。『外台秘要方』も王叔和の言として、同様に論じています。
森立之たちが『宋板傷寒論』三陰三陽篇は「痰飲傷寒論」だといっている理由の一つとしては、胃中の痰飲を取るためによく使われる、半夏・陳皮などの薬の使われ方があげられます。古典を見ると、それらは霍乱病などに使われますが、『宋板傷寒論』三陰三陽篇だと、多くの処方の主力に入っています。
小髙：『宋板傷寒論』でいう「陽明病胃家実」とは、いったいどのような病態をいっているのでしょうか。
岡田：じつは「陽明病胃家実」の定義には、十数種類の解釈があります。その中で僕が一番良い定義だと思うのは、「胃中の宿食・痰飲が、寒から熱化する移行状態を指して、胃家実を呈する」というものです。『宋板傷寒論』三陰三陽篇は、太陽病から厥陰病まで、全部胃腸系の外感伝変病です。正確には、「外邪がすぐに胃腸管に伝病する病態」を論じており、表裏伝病が本質です。この表裏伝病を広義の合病として認識しています。この点において、六経過経後にはじめて陰陽二経に病態を起こす、傷寒日期形式との違いが存在します。

太陽病の出だしから、すぐに悪心といった胃腸系の症状が出てきて、そのあとの陽明病に「胃家実」、少陽病に「黙々として吐せんと欲す」とあり、太陰病では下痢がみられます。少陰病でいう温裏の「裏」とは、腎ではなくて胃腸の水（下痢）を指しています。真武湯も胃腸薬であり、締めが厥陰病の消渇、つまり胃腸の水が尽きた状態となる。厥陰病を過ぎた後で、はじめて胃腸を越えてほかの臓器にいくわけで、基本的には胃腸論です。

牧角：陽明病の胃中寒という病態では、胃の中に寒邪があるから冷えて下痢をします。そういう人に無理矢理下法を使うとたいへんなことになってしまいます。『千金翼方』や『太平聖恵方』では陽明病は「胃中寒」ですから、下痢という病態が考えられ、この場合には温めて治します。これを『宋板傷寒論』のように熱化した「陽明病胃家実」と捉えて瀉下法を行うとかえって患者の状態は悪くなってしまいます。『宋板傷寒論』可不可篇166条（条文次頁）には、そういった病態が述べられています。

表5．陽明病の定義の比較

定義	現れる病態	治療法	記述されている古典
陽明病胃中寒（寒邪）	下痢	温裏法	『千金翼方』、『太平聖恵方』など
陽明病胃家実（熱化）	便秘	瀉下法	『宋板傷寒論』

また、『宋板傷寒論』可不可篇166条について『外台秘要方』『諸病源候論』を参照すると、本条文の文頭は陽明病であったことがわかります。すなわち、『外台秘要方』『諸病源候論』では「陽明病の胃中虚冷の下痢

に対する四逆湯類による温法」を論じており、それは林億らが新校正で唱えた「陽明病胃家実、承気湯」とはちょうど正反対の病態概念を示すものであるため、文頭を消去して可不可篇に忍ばせたとも考えられます。

宋可166（不可下43）　下利。脈　大者　虚也以　強下之故也設脈浮革因爾腸鳴者　属当帰四逆湯

外2－24 a　陽明病。下痢其人脈浮大　此皆為虚弱。強下之故也

諸（巻八傷寒病諸候下　傷寒利候）陽明病。下痢其　脈浮大　此皆為虚弱。強下之故

牧角：また、ここで参照した『外台秘要方』『諸病源候論』の条文は、以下のような長文の一節です。前後のほかの条文は、いずれも『宋板傷寒論』では三陰三陽篇にある条文であるのに、本条文のみが可不可篇条文であることからして、奇異な感じを否めないのですが、文頭が陽明病であるため、林億らがこれを陽明病条文として採用しなかったと考えると納得できるようです。

『外台秘要方』2－24 a：

傷寒六七日。不利。便発熱而痢。其人汗出。不止者死。但有陰無陽故也（宋346）下痢有微熱其人渇脈弱者今自愈（宋360）脈沈弦者。下重其脈大者為未止。脈微数者。為欲自止。雖発熱。不死（宋365）少陰病八九日。而一身手足尽熱。熱在膀胱。必便血（宋293）下利脈反浮数。尺中自濇。其人必圊膿血（宋363）少陰病。下利。若痢自止。悪寒而欲踡。手足温者。可療（宋288）陽明病下痢。其人脈浮大此皆為虚弱強下之故也（宋可166）傷寒下利日十余行其人脈反実者死（宋346）出第八巻中［張仲景傷寒論陽明無下痢証不可下或有云下利其脈浮大者此皆為虚。以強下之故也設脈浮革因爾腸鳴当温之与水即噦］

『諸病源候論』：

傷寒六七日。不利。更発熱而利者其人汗出。不止者死。但有陰無陽故也（宋346）下利有微熱其人渇脈弱者今自愈（宋360）脈沈弱弦者。下重其脈大者為未止。脈微数者。為欲自止。雖発熱。不死（宋365）少陰病八九日。而身手足尽熱。熱在膀胱。必便血（宋293）下利脈浮数。尺中自滑。其人必清膿血（宋363）若利止。悪寒而拳。手足温者。可治也（宋288）陽明病下痢。其脈浮大此皆為虚弱強下之故（宋可166）傷寒下利日十余行其脈反実死（宋369）

『太平聖恵方』巻八の処方全体からわかること

牧角：次に『太平聖恵方』の条文を見ていきましょう。『太平聖恵方』巻八は『素問』熱論篇に忠実な「陽病には発汗、陰病には吐下」に準拠した攻法主体の『傷寒論』です。一方で、陽明病における化熱や、虚損状態への対応についても両論併記されているという点から、私は林億が『宋板傷寒論』の序文で言っている「節度使・高継沖のもたらした『傷寒論』の祖本」が、『太平聖恵方』巻八と同類のテキストであるという可能性が暗示されると考えています。

『太平聖恵方』巻八の少陽病篇は、『宋板傷寒論』と同様に、条文数が少ないです。もともと陽病の基本原則は発汗法であるということが序文で述べられているわけですから、「少陽不可吐下、不可発汗」という条文は、「原則は発汗法だが、発汗法や吐下法を忌避すべき特殊な状態もある」とう意味で読むべきです。それはどういった病態かというと、『太平聖恵方』巻八の第77条、少陽病の第4条にあるような、少陽中風で両耳が聞こえない・目が赤い・胸やけがするといったような場合であり、もしもそこで吐かせたり下したりすればかえって狂うようになると書かれています。反対に、そういう状態でなかったら吐下してもかまわないということでしょうね。その次の、巻八の第78条（少陽病の第5条）では、傷寒の病となり脈弦細で頭痛・発熱がある状態は少陽病であるといっています。少陽病であっても、脈弦細で頭痛発熱があるような状態には発汗させてはいけない、なぜならば発汗させるとうわごとを言うようになるからで、もしそうなったら胃を和すれば治癒すると書かれています。また、うまく和さないと動悸がするので、柴胡湯を使うようにといっています。三禁湯の出自は『太平聖恵方』巻八なのです。

さらに太陰病を見てみましょう。大青竜湯・小青竜湯は『太平聖恵方』巻九では太陰病にある処方ですが、巻八の太陰病の中には青竜湯だけしかありません。大・小青竜湯はそこにはなくて、太陽病の中に入っているのです。薬物の陰陽の逆転や条文の移動というのは『太平聖恵方』の巻八と巻九の間にも起こっています。巻八では、太陰病で承気湯なども使われています。

続いて少陰病を見ると、『太平聖恵方』巻八では麻黄附子湯や四逆湯、呉茱萸湯や玄武湯（真武湯）など、けっこう附子の入った温裏処方が出てきます。興味深いことに、これらのうちいくつかの条文は、『宋板傷寒論』では太陽病に入っています。

そして厥陰病を見ると、建中湯や承気湯、柴胡湯が出てきます。承気湯で下す以外に、人参が入った小柴胡湯加減で補っています。また厥陰病では附子剤である朮附湯も使われていますが、附子剤が多少入ってくるというのは巻八ではじめて見られる現象ですね。巻九では附子剤は太陽病の発汗剤だったものが、巻八ではいくらか附子剤と四逆湯による温裏、つまり陰病に用いる附子剤が見られ始めている。ただし、陰病に対しては下法のほうがメインであって、承気湯も論じられている。このように両論併記であるという点では、『宋板傷寒論』と一緒なのです。

岡田：両論併記という目で見ると、陽明病に承気湯もあれば麻黄湯もあり、少陰病に麻黄附子湯もあれば黄連阿膠湯もあって、基本的にすべて両論併記です。その原因は、『宋板傷寒論』六経が広義の合病を論じているからだと思っています。

条文比較を通して治療方針の変遷を追う

小高：少陰病に対する治療法が吐法から温裏法へと変わっているようですが、それはいつ頃からでしょうか。

牧角：少陰病の治療原則は、『素問』熱論篇や『諸病源候論』によると下法です。しかし、『金匱玉函経』、『千金翼方』、『太平聖恵方』巻八、『宋板傷寒論』の各条文を比較して見ていくと、少陰病でも「胸中実であれば不可下」とまとめている条文と、「胸中実であれば不可下、吐法がよい」といっている条文と、さらに「膈上に寒飲があり、乾嘔するものは不可吐、温めよ」といっている条文があります。

①「胸中実不可下」のみの群：宋可156、翼宜50。
②「胸中実不可下」で「当宜吐」の群：宋可121、脈7－6－31、聖8－108。
③「膈上有寒飲、乾嘔、不可吐当温」の群：聖8－可30、脈7－5－5、翼宜35、宋可115。
④さらに温法の処方として四逆湯を指示した群：宋324、聖8－109、脈7－4－3、翼宜29および78、翼291。
（＊各条文の原文対照表は次頁に掲載。）

『太平聖恵方』巻八を見ると、胸中実のときに瓜蒂散による吐法を肯定した条文（108条）と、胸中実であっても寒飲・乾嘔があるときに四逆湯による温法を用いている条文（109条）の二つが別々に存在しているのに、『太平聖恵方』巻八の可不可篇の中ではドッキングし、瓜蒂散による吐法をあいまいにして四逆散による温裏法を重点的に論じた条文へと改変されており、それがのちに『宋板傷寒論』や『金匱玉函経』に採用されたということが推測されます。林億らによる新校正を経ていない『太平聖恵方』巻八において、三陰三陽篇で二条文に分かれているものが可不可篇で合体する現象が見られることから、少陰病の吐法の適応と温裏法の導入につながる病態認識と治療法の変化が生まれ、少陰病に対する治療原則が時代的に変遷していることが窺えます。

もう一つ、陰病に対する四逆湯を用いた温裏法がどこから来たのかを見てみると、『宋板傷寒論』以前に、『太平聖恵方』巻八の中に記載があります。『太平聖恵方』巻八では、陰病の主治は『素問』熱論篇に従った下法であり、温裏法はオプションとして位置付けられていたようです。『宋板傷寒論』においても陰病に対しては温裏法一辺倒ではなく、下法も論じられているのですが、成無己以降、陰病の下法は陽明転属であるとされ、温裏法主体の解説に重点が移ってしまったことが、今日の混乱を生む下地となったといえるでしょう。

条文対照表：

①「胸中実不可下」のみの群：

宋	可156（不可下33）	少陰病。飲食入口則吐。心中温温欲吐。復不能吐。始得之手足寒 脈弦遅者。此胷中実。不可下也
脈	7－6（不可下）－31	少陰病其人 飲食入 則吐。心中温温欲吐。復不能吐。始得之手足寒 脈弦遅。此胷中実。不可下也
翼	宜50（忌下13）	少陰病。食入 即吐。心中温温欲吐。復不能吐。始得之手足寒 脈弦遅。此胷中実。忌下

②「胸中実不可下」で「当宜吐」の群：

宋	可121（可吐5）	少陰病。飲食入口則吐。心中温温欲吐。復不能吐者。宜吐之
脈	7－5（可吐）－5	少陰病。飲食入 則吐。心中温温欲吐。復不能吐。当遂吐之
翼	宜35（宜吐5）	少陰病其人 飲食入 則吐。心中温温欲吐。復不能吐。宜吐之
聖	8－108（少陰23）	少陰病其人 飲食 則吐。心中温温欲吐。復不能吐。手足寒 脈弦遅。此胷中実。不可下也。当宜吐之。宜瓜蒂散

③「膈上有寒飲、乾嘔、不可吐当温」の群：

聖8－可30（不可吐2）
少陰病其人欲食入　則吐。心中温温欲吐。復不能吐。　手足寒
脈弦遅。　乾嘔

脈7－4（不可吐）－3
少陰病。飲食入　則吐。心中温温欲吐。復不能吐。始得之手足寒
此膈上有寒飲。　不可吐之。　当宜温也
脈弦遅。　比胷中実。　不可下
若膈上有寒飲。乾嘔者。不可吐。　当温之

翼宜29（忌吐2）
少陰病其人飲食入　則吐。心中温温欲吐。復不能吐。始得之手足寒
脈弦運。若膈上有寒飲。乾嘔。　忌吐。　当温之

翼宜78（宜温8）
少陰病其人飲食入　則吐。心中温温欲吐。復不能吐。始得之手足寒
脈弦遅。　若膈上有寒飲。乾嘔。　宜温之

宋可115（不可吐3）
少陰病。　飲食入口則吐。心中温温欲吐。復不能吐。始得之手足寒
脈弦遅者。此胷中実。　不可下也
若膈上有寒飲。乾嘔者。不可吐也。当温之

④さらに温法の処方として四逆湯を指示した群：

宋324（少陰44）
少陰病。飲食入口則吐。心中温温欲吐。復不能吐。始得之手足寒
脈弦遅者。此胷中実。　不可下也当吐之
若膈上有寒飲。乾嘔者。不可吐也。当温之。宜四逆湯

聖8－109（少陰24）
少陰病。若膈上有寒。欲乾嘔者。不可吐。当温之。以四逆湯

脈7－9（可温）－5
少陰病其人飲食入　則吐。心中温温欲吐。復不能吐。始得之手足寒
脈弦遅。若膈上有寒飲。乾嘔者。不可吐。　当温之。宜四逆湯

翼291（少陰44）
少陰病。其人飲食入 則吐。心中温温欲吐。復不能吐。始得之手足寒
脈弦遅。 此胷中実。 不可下也。当遂吐之
若膈上有寒飲。乾嘔者。不可吐。 当温之。宜四逆湯［方見陽明門］

くつがえる『傷寒論』の常識①：「主る」「宜し」「属す」に違いはない

牧角：これまで漢方の世界では一般に、証と処方がマッチングする度合いを示す尺度として、「……これを主る」が一番強く、「……に属す」は中間くらいで、「……に宜し」は弱いとして、これらの表現の違いが統計的な意味をもっているという説がありました。例えば、『宋板傷寒論』の太陽病中篇を見ると「太陽病下してこれわずかに喘するものは表未だ解せざるなり、桂枝加厚朴杏子湯これを主る」という条文があります。『宋板傷寒論』の可不可篇にも同様の条文があって、それを見ると264条には「桂枝加厚朴杏子湯に属す」と書かれており、また47条では「桂枝加厚朴杏子湯に宜し」となっているのです。三陰三陽篇のみを読んでいると、「主る」「宜し」「属す」の間に重み付けの差が出てくると考えてもしょうがないのですが、『宋板傷寒論』全体でみた場合、実際には三陰三陽篇、可不可篇という二つの傷寒論があり、その二つを比較すると、「主る」「宜し」「属す」が同じ条文の中で使われている例がいくつも出てきます。それから、さらに深く見ていくと、さきほどの条文は『千金翼方』ではなくて桂枝湯、麻黄湯の条文であることもわかってきます。

宋43（太陽中13） 太陽病。下之微喘者。表未解故也。 桂枝加厚朴杏子湯主之。方十三
宋可264（吐下後49） 太陽病。下之微喘者。表未解 也。属桂枝加厚朴杏子湯。方二十五
宋可47（可汗15） 太陽病。下之微喘者。表未解 也。宜桂枝加厚朴杏子湯。方九

千9－5（発汗湯）－8　太陽病。下之微喘者。表未解　也。宜桂枝加厚朴杏仁湯
脈7－2（可汗）－15　太陽病。下之微喘者。表未解故也。属桂枝加厚朴杏子湯証
玉50（太陽50）　太陽病。下之微喘者。表未解故也。　桂枝加厚朴杏仁湯主之
玉可251（汗後70）　太陽病。下之微喘者。表未解故也。属桂枝湯証一云麻黄湯証
玉可53（可汗15）　太陽病。下之微喘者。表未解故也。宜麻黄湯又云桂枝加厚朴杏子湯
翼41（太陽桂枝41）　太陽病。下之微喘者。表未解故也。宜桂枝湯［一云麻黄湯］
翼69（太陽麻黄12）　太陽病。下之微喘者。外未解故也。宜麻黄湯［一云桂枝湯］
聖8－可9（可汗9）　太陽病。下之微喘者。外未解　也。宜発汗

これまで「証と処方は鍵と鍵穴」といわれてきた通説も、必ずしも的を射ていないように思われます。今度は、細字注記がある本とない本で違ってくる例を紹介してみますと、『宋板傷寒論』太陽病中篇51条に「脈浮なる者は病表に在るなり、発汗すべし、麻黄湯に宜し」とありますが、その後ろの細字注記には「……用前第五方、法用桂枝湯」とあり、つまり麻黄湯でも桂枝湯でもよいということがきちんと書いてあります。また『宋板傷寒論』可不可篇でも、まったく同様の条文で「麻黄湯証に属す」として書かれており、細字注記にはやはり桂枝湯があげられているのです。さらに『脈経』の条文と比較すると、その処方は桂枝湯となっており、『千金要方』を見ても桂枝湯です。

宋51（太陽中21）　脈浮者病在表。可発　汗。宜麻黄湯。　十七［用前第五方。法用桂枝湯］
宋可52（可汗20）　脈浮者病在表。可発　汗。属麻黄湯証。　十四［用前第七方一法用桂枝湯］
脈7－2（可汗）－20　脈浮者病在表。可発其汗。属桂枝湯証
千9－5（発汗）－2　夫脈浮者病在外。可発　汗。宜桂枝湯

玉58（太陽58）　脈浮者病在表。可発 汗。宜麻黄湯。一云桂枝湯

「証と処方は鍵と鍵穴」の関係として理解してもかまいませんが、それよりも、「証（＝病態）に応じていれば複数の処方が可能である」という柔軟な姿勢が本来の『傷寒論』には示されているのではないでしょうか。『宋板傷寒論』には、他にも一条文二処方の条文が多くあります。一条文二処方の条文は可不可篇に多く、三陰三陽篇では細字注記として表されていることが多いのですが、成無己『注解傷寒論』では三陰三陽篇と重複する可不可篇の条文は削除され、また細字注記の部分もすべて削除されています。そのため成無己本が出て以降、「一条文二処方」という概念が一般に十分に認識されなくなったと考えられます。

くつがえる『傷寒論』の常識②：「証と処方は鍵と鍵穴」ではない

牧角：可不可篇と三陰三陽篇で処方が違う例をあげます。『宋板傷寒論』52条の「脈浮かつ数なる者は、発汗すべし、麻黄湯に宜し」という条文が、『宋板傷寒論』可不可篇38条では「脈浮かつ数なる者は、発汗すべし、桂枝湯証に属す」となり、その後ろに細字注記として「用前一方一法用麻黄湯」と書かれています。そしてさらに面白いのは、『千金翼方』を見ると麻黄湯、『脈経』を見ると桂枝湯となっているのです。また、『千金翼方』は「麻黄湯に宜し」と三陰三陽篇と同じ表現、『脈経』は「桂枝湯証に属す」と『宋板傷寒論』可不可篇と同じ表現です。

宋52（太陽中22）　脈浮而数者。可発 汗。宜麻黄湯。　十八［用前第五方］

宋可38（可汗6）　脈浮而数者。可発 汗。属桂枝湯証。証二［用前第一方一法用麻黄湯］

翼66（太陽麻黄9）　脈浮而数者。可発其汗。宜麻黄湯

脈7－2（可汗）－6　太陽病。脈浮而数者。可発其汗。属桂枝湯証

ということで、『宋板傷寒論』という本は、『脈経』巻七という可不可篇形式の傷寒論と、『千金翼方』という六経病篇形式の傷寒論の二つを持ってきて出来上がっていることがわかるのです。なおかつ可不可篇と三陰三陽篇で、同様の条文がそれぞれ異なる二つの処方を支持しています。ということですから、「証と処方は鍵と鍵穴」という論拠は『宋板傷寒論』だけをとっても成り立たないことがわかります。

三陰三陽篇と可不可篇の対比

『宋板傷寒論』三陰三陽篇――『千金翼方』（「三陰三陽」形式の傷寒論）
『宋板傷寒論』可不可篇――『脈経』巻七（「可不可」形式の傷寒論）

牧角：一条文二処方の例は、ほかにもまだあります。『宋板傷寒論』94条に「若し之を下さんと欲すれば調胃承気湯に宜し」とあり、細字注記に「用前第三十三方一云大柴胡湯」とあります。一方、『宋板傷寒論』可不可篇では、ものの見事に「大柴胡湯に宜し」、細字注記には調胃承気湯と書いているわけですね。三陰三陽篇と可不可篇を並べて読むと、この条文は調胃承気湯でも大柴胡湯でもよいですよという条文と捉えることができます。細字注記と可不可篇を除いて、「この条文は調胃承気湯の方意を表わす条文である」として調胃承気湯の方解をこの条文で行うというのは、大柴胡湯に対してちょっと失礼ですね。

宋94（太陽中64）　太陽病未解。脈陰陽倶停［一作微］必先振慄汗出而解。但陽脈微者。先汗出而解

宋 可187（可下18）

但陰脈微［一作尺脈実］者。下之而鮮。　若欲下之　宜調胃承気湯
四十六［用前第三十三方一云用大柴胡湯］
太陽病未鮮其脈陰陽倶停［一作微］必先振慄汗出而鮮
但陰脈微［一作尺脈実］者。下之而鮮。　宜大柴胡湯
十六［用前第一方一法用調胃承気湯］

またさらに『千金翼方』を見ると、「承気湯に宜し」とあって細字注記に「一云大柴胡湯」と記してあり、『脈経』を見ると「大柴胡湯に属す」となっていて、これもまた『千金翼方』と『宋板傷寒論』三陰三陽篇が同じで、『脈経』および『宋板傷寒論』可不可篇が同じです。『宋板傷寒論』の編集方針として、二種類の傷寒論から引いているというのが、この辺りからもいえるのではないかと考えています。

翼 94（太陽承気2）

太陽病未解其脈陰陽倶停。必先振　汗出而解。但陽　微者。先汗出而解
陰　微者先下之而解。宜承気湯［一云大柴胡湯］

脈 7－7（可下）－12

太陽病未解其脈陰陽倶停。必先振　汗出　解。但陽　微者。先汗之而解
但陰　微者先下之而解。属大柴胡湯証［陰微一作尺実］

くつがえる『傷寒論』の常識③：条文が六病位を移動している事実

牧角：次に「いったい小建中湯は陽病の処方か、それとも陰病の処方か」という、問題に触れたいと思います。
小建中湯は『宋板傷寒論』では太陽病篇の条文ですが、『太平聖恵方』巻八では厥陰病の条文なのです。「条

文の引越し」が行われているわけです。『太平聖恵方』では「傷寒六日、陽脈濇、陰脈弦、当腹中急痛、先与小建中湯、不差、宜大柴胡湯」とあり、これは厥陰病の条文であるのにもかかわらず、この「傷寒六日」の「六日」の字が『千金翼方』と『宋板傷寒論』では消されて、その条文が太陽病篇に入れられています。小建中湯のほかにも、『太平聖恵方』巻八、巻九の傷寒六日・厥陰病の条文および処方には、『宋板傷寒論』では太陽病の条文・処方となっているものが多数あるのです。

宋100（太陽中70）　傷寒。陽脈濇陰脈弦。法当腹中急痛。先与小建中湯。不差者。小柴胡湯主之

五十一［用前方］

翼81（太陽柴胡4）　傷寒。陽脈渋陰脈弦。法当腹中急痛。先与小建中湯。不差。与小柴胡湯

聖8－114（厥陰5）　傷寒六日陽脈渋陰脈弦。当腹中急痛。先与小建中湯。不差。宜大柴胡湯

牧角：また傷寒日数が異なる現象は、『宋板傷寒論』102条にも見られます。『外台秘要方』では、「傷寒二三日」を「傷寒一二日」にもってきてしまうのです。

宋102（太陽中72）　傷寒二三日。心中悸而煩者。小建中湯主之。　五十二［用前第五十一方］

外（仲景傷寒論）　傷寒一二日。心中悸而煩者。小建中湯主之方（1－11a）

岡田：この変化はすごいですね。『外台秘要方』は本当に良い本です。

牧角：『外台秘要方』には、新校正で林億の手が入っています。林億の手が入っていない『太平聖恵方』巻八および巻九の傷寒六日・厥陰病の中の多数の条文が、『宋板傷寒論』では太陽病篇に転入されています。『太平聖恵方』巻八には、建中湯と猪苓湯の条文があるのですが、それと同様の条文を『宋板傷寒論』であたっ

てみると、条文だけあって処方指示がありません。また、『太平聖恵方』巻八の「傷寒六日」の小柴胡湯の条文は、『宋板傷寒論』99条で「傷寒四五日」に変えられており、太陽病篇に出てきます。そして、『太平聖恵方』巻八の厥陰病の条文は全部、『宋板傷寒論』の太陽病篇に移動しています。このように、まさに「条文移動」という現象がみられるのです。

小高：厥陰病の条文が太陽病に移っているということですが、厥陰病の病態としては熱化がみられるわけじゃないですか。本来時気病・熱病であった場合には太陽病でも最初から熱化しているから、ちょうどそれに該当する部分だということで、たまたまそれを移動しただけではないのでしょうか。

牧角：まあ、そうともいえますね。

岡田：それを厥陰病と呼ぶか、太陽病と呼ぶかの違いでしょうか。一般的な原則としての「熱化の時期の初期移動」であり、使用する生薬の時系排列が、自在に入れ変わる所以です。

小高：そうすると太陽病が上篇・中篇・下篇に分かれて非常に多くなっている理由は、治療の際に最初にみられる症状を大事にして、該当しそうな条文をあちこちからもってきてしまったのだと考えられますね。

牧角：それで太陽病篇が膨らんでしまったと、なるほど。

岡田：それは『宋板傷寒論』から始まった編纂型式であって、それ以前に見られません。『太平聖恵方』巻八の太陽病は、まだ上・中・下の三部構成にはなっていません。古鈔本『小品方』(尊経閣文庫)には、今本『傷寒』『金匱』に類似した「治三焦論」が見られます。『金匱要略』の「嘔吐・噦・下痢病」脈証治は、篇名が三焦論になっています。『宋板傷寒論』六経を、三焦論で理解する著名医家もいます。太陽病の上・中・下構造と「発汗・吐・下法」および三焦論の関係については、ここでは割愛します。

小高：『宋板傷寒論』の編集方針によって、より実際の臨床に合った、使える条文群を集めたといえますね。

岡田：それぞれの時代の臨床実践に合った形に、古典をまとめ変えたということですね。

小高：まさにそのとおりですね。

くつがえる『傷寒論』の常識④：「併病」と「合病」に違いはない

牧角：もう一つ、一般的によくいわれていることですが、「併病と合病は別の病態である」という理論を立てられている先生がいて、さらにそこから新しく理論立てされている先生もいらっしゃいます。でも、『宋板傷寒論』を三陰三陽篇だけでなく可不可篇と並べて読むと、じつは「併病も合病も同じもの」です。『宋板傷寒論』太陽病下篇171条に「太陽少陽併病、心下鞕」とありますが、『宋板傷寒論』可不可篇を見ると、「太陽与少陽合病者、心下鞕」と書いてあります。これを『脈経』で見てみるとそこでは併病となっていて、『千金翼方』では合病、『太平聖恵方』可不可篇では合病となっています。このように、併病と合病は違うなどということはなくて、ものすごくおおらかに使っていたのに、三陰三陽篇だけを見ていると残念なことにそれに気づかないのです。

宋171（太陽下44）	太陽　少陽併病。心下　鞕。頸項強而眩者。当刺大椎。肺兪肝兪。慎勿下之三十三
宋可145（不可下）	太陽与少陽合病者心下　鞕。頸項強而眩者。不可下
脈7－6（不可下）－21	太陽与少陽併病。心下痞堅。頸項強而眩。勿下之
翼宜103（宜刺6）	太陽与少陽合病。心下痞堅。頸項強而眩。宜刺大椎。肺兪肝兪。勿下之
聖8－可56（不可下6）	太陽与少陽合病。心下　堅。頸項強而眩。不可下也

牧角：さきほどの条文の中で、「鞕」と「堅」の文字の相異がみられました。『宋板傷寒論』太陽病下篇171条「太陽少陽の併病心下鞕」の「鞕」の字は、『脈経』『千金翼方』『太平聖恵方』ではすべて「堅」という字です。

江戸時代に喜多村直寛がすでに言っていることですが、『宋板傷寒論』においてそれ以前の本に書かれている「堅」という字が「鞕」という字に書き換えられています。つまり「鞕」の字を使っているテキストは『宋板傷寒論』以降のテキストであるということになります。すでに述べましたが、「康治本」・「康平本」も「心下痞鞕」と「鞕」の字を使っています。また、『宋板傷寒論』では「堅」の字を「鞕」だけでなく、「固」あるいは「緊」にも書き換えています。

宋191（陽明13）　陽明病若中寒者。不能食。小便　不利。手足濈然汗出。此　欲作固瘕。
必大便初鞕後溏　所以然者。以胃中冷。水穀不別故也

翼165（陽明13）　陽明病　中寒。不能食而小便　不利。手足濈然汗出。此為欲作堅瘕也。
必頭堅後溏　所以然者。　胃中冷。水穀不別故也

聖8－40（陽明5）　陽明　中寒。不能食。小便　不利。手足濈然汗出。　欲作堅癥也
所以然者。　胃中。　水穀不化故也。宜桃人承気湯

宋192（陽明14）　陽明病。初　欲食。　小便反不利。大便自調。其人骨節疼。翕翕如有熱状
奄然発狂。濈然汗出而鮮者。此　水不勝穀気。与汗共并。脈緊　則愈

翼166（陽明14）　陽明病。初為欲食　之。小便反不数。大便自調。其人骨節疼。翕翕如有熱状
奄然発狂。濈然汗出而解。　此為水不勝穀気。与汗共併。　堅者即愈

『宋板傷寒論』191条では「固」および「鞕」を使っていますが、『千金翼方』『太平聖恵方』では両者とも「堅」です。また、『宋板傷寒論』192条の最後には「脈緊則愈」とありますが、『千金翼方』では「堅者即癒」と出てきます。この「堅者」とは脈のことなのか、それとも便のことなのかと悩みますが。

小高：『千金翼方』の条文を読むとそれがわからないため、『宋板傷寒論』では「堅」を脈にしてしまったと

いうことでしょうか。

牧角：私はなんとなく、これは便のことではないかと思っているのですけれども……。「堅」の字を徹底的に嫌って「鞕」に書き換えただけでなくて、さらにこういうことをやっているのですね。「鞕」という字は不思議な字で、用例を調べてみてもほとんどない字なのです。この字を使っているのは、『宋板傷寒論』以降の本なのです。

病態概念を基本とした臨床の優位性

岡田：病態概念の歴史的な変遷にもとづいて、各条文・処方は、属する六経病位が変化しているので、臨床では病態概念を基本にして弁証論治し、「病因別六経編次の時系列本草（方剤学）」を見きわめたいですね。一般的に僕らが臨床で診る感冒というのは、むしろ風寒による感冒で、コレラのようないきなり熱病というものは、現代日本ではまずないですから。

牧角：「早い時期からどんどん下せ」というのは、まさに熱病ですからね。

岡田：現代の臨床では、外感病の風寒の弁証をする際に『太平聖恵方』巻九をもってきたほうが合っています。

牧角：『太平聖恵方』巻九を知ってから臨床をやってみると、「治療の始めからうまく附子を応用できるようになった」と、みなさん同じことを言いますね。ウイルス感染による外感熱病であれば、今日でも、素体の免疫不全などがなければ四十度近い発熱があっても、漢方だけで（『太平聖恵方』巻九系統と『宋板傷寒論』系統をうまく使い分ければ）十分治癒せしめることができます。

しかし、もしも敗血症やらウイルス血症を起こしたような状況であったら、それを生薬の煎じ薬のみで治せというのは結構きついと思います。附子を使った強烈な発汗法が使われなくなったことの理由としては、小髙先生の論文（441頁参照）に述べられているような気候の変化による治療方針の転換も考えられますが、私はさらにもう一つ別の見方もできると思っています。それは、実際には「真性傷寒の場合には死亡例、あるいは治療不成功例が圧倒的に多かった」ということではないでしょうか。というのは、『太平聖恵方』巻九では太陰病で吐法を用いた際に、その後の調理についてきちんと論じているのに対して、太陽病で附子を用いて発汗したあとには、その後どのように対応すればよいかについての記載がないのです。基本的に「治るものは治るが、治らないものは治らない」というところが、「狭義傷寒に対する附子による発汗」が一時もてはやされたが、見放された一因だったのではないでしょうか。『太平聖恵方』巻八を見ると「不可治篇」まであって、不可治についてもきちんと論じられています。

『太平聖恵方』巻九以降の、狭義傷寒と時気病・熱病を区別した「理論的に美しい傷寒世界」（隋唐時代の学問的精華）と、現実直視の実際的処方運用の要求から編み出された『太平聖恵方』巻八（「不可治」が論じられている）というそれぞれの扱う病態の違いがあることから、傷寒日期が巻八と巻九、双方に記載されているのだと思います。そして、『太平聖恵方』巻八のほうを発展させて、「臨床的に問題なく、よく効く処方運用方法」としての『宋板傷寒論』が生まれたものと考えています。

麻黄附子細辛湯がよく効く風邪は「直中少陰」ではない

小髙：臨床家にとって一番大事なのは、やはり早く効く薬を選んで使うことですよね。例えば、春分から秋分までというのは寒さが本当は来ないはずなのに、現代ではそういう時期にもクーラーをガンガンかけて身体を冷やしてしまうことが多く、夏でも風邪で最初に寒気のする傷寒の病にかかるということがよくあります。そういうときに『太平聖恵方』の巻九にあるような、附子の入った桂枝湯を使うと非常に切れ味がいいことを臨床的によく経験します。これは、『宋板傷寒論』だけを読んでいたのでは、出てこない処方ですからね。

牧角：じつは、江戸時代の医者がすでにそのようなことを経験しています。麻黄附子細辛湯は『注解傷寒論』ではもちろん、『宋板傷寒論』でも少陰病の薬ですね。その少陰病の薬である麻黄附子細辛湯が、風邪の初期に経験的にとてもよく効いたのです。彼らはそれを、「直中少陰」という言葉で解釈したわけですね。金科玉条である『傷寒論』には少陰病と書いてあるけれども、附子がすぐに適応するという人がいてこれはとっても怖い病態だよといっているのですが、実際には「直中少陰」ではなくて、隋唐時代の一般的な傷寒の治療法だったわけです。

岡田：森立之は、「麻黄附子細辛湯は利尿方（少陰病は不可発汗）」としています。古典的には、（一般的な治癒可能な熱病とは別に）難治性の「少陰傷寒」という独立した病理概念が存在していました。

『太平聖恵方』巻九傷寒を前提にすれば、『宋板傷寒論』では、「少陰病に始まる六経編次」が成立します。『宋板傷寒論』の「各六経における附子の用薬回数」を比較すると、理解できます（159頁参照）。『太平聖恵方』巻九傷寒では、太陽病における附子は解表薬として意義付けられており、それで『太平聖恵方』を好きになりました。

牧角：最初に桂枝湯の条文が出てくるのは、『太平聖恵方』巻九も、『宋板傷寒論』も同じです。ところが両者の処方内容は異なっていて、『太平聖恵方』ではしょっぱなから麻黄と附子が入っています。私は『太平聖恵方』巻九を岡田先生にはじめて見せてもらって、身震いしました。なんだ、こんなのがあるのかと。

岡田：ちょうど国際オリンピック委員会の競技判定ルールの変更みたいなものです。こんなルールもありなのかと、いろいろな立法措置のもとに条文を見ていけば、結構楽しい世界です。臨床では経験的になにげなく使っているものに、きちんとした論理根拠を与えてくれるすごさが古典にはあります。

小高：風寒の風邪には、『太平聖恵方』巻九の桂枝湯がすごくよく効くし、クーラーや冷たい飲料の普及した現代だと、体の中が冷えているから適応率がすごく高いですね。

牧角：ただし、絶対に傷寒であることが条件で、熱病に間違って与えたら大変なことになります。以前、うちの娘が風邪を引いて寒いというので麻黄附子細辛湯を処方したら、結局その処方は間違いで真っ赤っかになってしまったことがあります。

岡田：そういえば、23条に「面色に反って熱色あるもの……」とも書かれていますね。この問題は後世において、「桂麻剤の非適応証（九味羌活湯など）」というテーマで、論議が進んでいます。言い換えれば、江南の医家が秘していた『千金翼方』傷寒における、「三綱鼎立論（桂枝湯・麻黄湯・小青竜湯）」に対する、対立概念です。

牧角：その条文、『宋板傷寒論』では「太陽病、これを得て八九日……」と始まっていますが、『太平聖恵方』では厥陰病の条文なのです。つまり、いろいろ治療した後の誤治について書かれた条文だといえます。

岡田：桂枝湯の話をしておくと、『宋板傷寒論』の桂枝湯の条文は、他の本では中風篇に入っていました。

牧角：『宋板傷寒論』のメインとなっている桂枝湯・麻黄湯・葛根湯などは、『外台秘要方』では「傷寒」でなく、みな「中風」の処方です。宋代の風邪は軽いものが多く、代りに体力の弱い人を治療するための補法が必要となったのでしょう。

岡田：『宋板傷寒論』では、純粋な意味での祛寒薬が使われていませんし、また防風を排除しています。「傷寒中風」から発展したのが『宋板傷寒論』の桂麻剤であり、『宋板傷寒論』は「寒毒の邪による論」ではないのです。この点では『太平聖恵方』の「時気病」「傷寒」とも、少し違った病態を扱っています。

小髙：今の時代、寒冷期でもないし、まず激烈な傷寒になるようなことはありませんよね。

牧角：森立之研究会で一緒に勉強している、病院のＩＣＵに勤務していた女医さんが、傷寒に附子を使うときの適応症をよく理解していました。救急車で来るような、例えば敗血症などで高熱が出て、寒気がひどくて、脈が沈で途切れそうというのが、まさに附子を使う病態なのです。これは真正の狭義の傷寒です。直中少陰などという状態ではありません。

もう一つの大きなヤマ、『金匱要略』

小高：今日の話の中で、『宋板傷寒論』の姿というものがだいぶ見えてきましたね。

牧角：そうですね。今回の話の中心は三陰三陽篇であって、『傷寒論』の中には別の篇もあるのです。可不可篇があるし、霍乱篇があるし、陰陽易差後労復病篇もあるし、これらはそれぞれが独立したものなのです。

そしてもう一つ大きなヤマとして『金匱要略』、これをどのように解くかという課題があります。傷寒は急性疾患で、雑病は慢性疾患だとか、『傷寒論』は急性病の六経の本で、『金匱要略』は慢性雑病の本だとか、通俗的なことが言われていますが本当にそうなのでしょうか。これは全然嘘なのでありまして、『金匱要略』にも急性疾患があり、急性病に使える薬も書いてあります。これは実際に『諸病源候論』や『太平聖恵方』などと見比べていくと、『金匱要略』に書かれているものは傷寒の雑病、傷寒の付随症候であって、けっして慢性疾患ではないのです。

岡田：そうそう、傷寒の雑症ですね。

牧角：三陰三陽や発汗・吐下の流れに乗らない傷寒に付随して起こる、いろいろな嘔吐・下痢・節々の痛み……、そういった傷寒雑症について書いてあるのが『金匱要略』なのです。『脈経』の巻七、巻八をみると、『脈経』巻七が『宋板傷寒論』の可不可篇に、『脈経』巻八が『金匱要略』につながるのです。それとまったく同じような流れが『諸病源候論』や『太平聖恵方』にもあります。もう一つ、『太平聖恵方』には時気病篇・熱病篇があるという話をずっとしてきましたが、例えば時気病の頭痛、熱病の頭痛、傷寒の頭痛というようにそれぞれの病態別に頭痛・咳・発狂・下痢・譫語といった項目がまとめられています。『金匱要略』はその中の、「傷寒の頭痛」「傷寒の痛み」「傷寒の百合」「傷寒の狐惑」などについて論じられている本なのです。

小高：慢性疾患という認識が間違いであり、やはり急性疾患を扱っているということから『傷寒雑病論』というよりは『傷寒卒病論』という呼び方のほうが妥当といえますね。

牧角：林億らは、『金匱要略』序論に『傷寒雑（卒）病論』と『金匱玉函要略方論』という二つの本があったと書いています。そしてその中に傷寒部分と雑病部分があり、そのうちの傷寒部分は『傷寒論』『金匱玉函経』としてすでに校訂したので、雑病部分を『金匱要略』として刊行したとあります。雑病部分がはたして慢性疾患なのかということについては、『諸病源候論』の傷寒門を見ていただきたいのです。『諸病源候論』巻七には「傷寒候」、「傷寒一日」〜「傷寒九日」、そのあと「傷寒候咽痛候」「傷寒斑瘡候」……「傷寒乾嘔候」「傷寒吐逆候」などがあり、次に巻八を見ると「傷寒百合」「傷寒狐惑」「傷寒霍乱」とあります。『金匱要略』に出てくる百合や狐惑といったものは、『諸病源候論』では傷寒に付随する症候として論じられているのです。

また、『医心方』にも「傷寒一日」から「傷寒十日以上」の後ろに、「傷寒陰毒」「傷寒陽毒」が出てきます。「陰毒」「陽毒」は『金匱要略』の百合狐惑病篇にありますね。

続いて『太平聖恵方』を見てみると、巻十には「傷寒中風」「陰陽剛柔痓病」「傷寒汗後熱不除」「傷寒煩躁」「傷寒煩渇」などがあります。傷寒という病態を、一日、二日、三日と治していく場合とは別に、傷寒にかかったあとで狂ったり、発疹が出たり、鼻血が出たり、うわごとを言ったりというような傷寒に伴うさまざまな症候がみられる場合の治療法が、『太平聖恵方』巻十から巻十四に、延々と傷寒の付随症候として書かれています。『太平聖恵方』の巻十三を見ると、「傷寒結胸」「傷寒百合」「傷寒狐惑」があります。一方で熱病や時気病の場合はどうなのかというと、巻十五・十六には時気病においても煩躁したり、下痢をしたり、黄疸が出たりすることが書かれていますし、また巻十七・十八には熱病においても狂ったり、咳が出たり、頭痛がしたりということがきちんとまとめられています。傷寒におけるさまざまな病態、時気病におけるさまざまな病態、熱病におけるさまざまな病態について、それぞれが別々に論じられているのです。

『金匱要略』という本をそのような視点で眺めていくと、これは傷寒に付随する症候を論じた本であって、慢性疾患を論じた本ではないようです。

岡田：『脈経』巻八に「胸痹心痛短気賁豚脈証」という篇がありますが、これを『太平聖恵方』や『諸病源候論』や『医心方』で見てみると、「傷寒胸痹」・「傷寒心痛」・「傷寒短気」・「傷寒賁豚」の各篇に分かれています。『宋板傷寒論』では、六経病と傷寒日期の両条文群が混在していましたが、「胸痹心痛短気賁豚脈証」篇は、個別の傷寒雑症の篇を一緒にしています。同じ篇に性質の異なった処方があっても、元は違う篇であったものを、簡易的に一つにまとめたと理解することによって、安心して処方することができるようになります。

牧角：これまで私たちが話してきた、『宋板傷寒論』の三陰三陽篇についての内容や、今日はあまり話さなかった「傷寒例」の研究など、さまざまな検討を行うなかで、『傷寒論』がどのような本であるかということが少しずつ見えてきたのです。ですが、まだまだこれからはっきりさせていかなくてはならないことが山ほどあって、課題は尽きません。

今後の漢方研究への提言と今後の目標

小高：今後の漢方研究がどうあるべきかについては、どのように考えますか？

岡田：臨床の効果を、統計処理ではなくて古典的基礎医学にもとづいて検証する評価システムを希望します。さらに、中国文学の出土資料研究会に習って、未解読の竹簡や帛書の条文をデータベース化して、出土資料による既存文献の再整理・校勘を行うことを希望します。『老子』などの研究では、すでに行われています。

小高：では最後に、本鼎談の総括をお願いします。

牧角：まとめると『宋板傷寒論』というのは、「病態概念の書き換え」や「条文の位置そのものの移動」というものが行われている本だということが、それ以前の本と比べてみるとわかるということです。ですから、『宋板傷寒論』はとても大事な原典なのですが、一方で特殊な本であるということを認識してもらう必要があります。しかも『宋板傷寒論』の中でさえも、可不可篇を併せて見てみると可不可篇にしかない条文があったり、可不可篇のほうにより古い形の『脈経』に近い条文があったりすることがわかります。そうすると、可不可篇を外して三陰三陽篇だけで『傷寒論』を論じるということは、おかしなことだといえます。また、『宋板傷寒論』条文中の細字注記には、宋以前の文献との橋渡しがなされており、これらを精査することで時代による概念の変遷、隋唐時代の傷寒治療など、新たにに見えてくるものがあるのです。これらを活用することで、さらに臨床応用の幅を広げる一助にしていただくことが、林億らの遺志を継ぐことになるのではないでしょうか。

岡田：今日の内容は、『太平聖恵方』の代わりに『医心方』を用いても同じです。『医心方』は九八四年に丹波康頼が著した宋代以前の医書であり、後世の校勘を経ていないので、このような資料を基準にして『宋板傷寒論』『千金要方』と比較するだけでも、編纂構成の病理観の違いがわかります。

牧角：傷寒論の三陰三陽の話はほんの入口で、じつはもっと広い世界があって、しかも『太平聖恵方』『医心方』『医方類聚』など、昔の人たちが一生懸命、命がけで残してくれた資料を私たちは使うことができるわけです。これから新しくこういった研究を広げていく必要があって、個人の力でどこまでできるかというと問題があるので、ぜひ学会レベルで取り組んだり、大学に教室ができたりすれば一番よいと思います。

岡田：僕自身は、『太平聖恵方』から入って、隋唐時代の医学を学ぶことで臨床の幅が広くなったので、今後は、『宋板傷寒論』以降に発展した「温病学」と、古典的な熱病との違いを研究する予定です。

小高：隋唐代といった、宋代以前の医籍を大事にするということは、そちらにだけこだわって宋以降の発展を無視するということではないわけで、忘れられているほうを思い起こしてもらい、みんなの治療の幅がさらに広がることが本来の目的だといえますね。

牧角：私は、古典『傷寒論』を知ることができたということは非常にありがたいことだと思っています。千載一遇の機会で、岡田先生、岩井先生、小高先生といった当代一流の先生方と一緒に勉強できる機会を得られて、本当によかったです。

岡田：みんなでやっていると、統合意思みたいなものが生まれますね。

牧角：いつも岡田先生が発表してくれる話を聞いていますが、じつは二度目か三度目になってようやく「そうか！」と納得するということもよくあります。

小高：二人はお互いの論文を、ちゃんと読み合っていないですからね。

岡田：そうそう、それぞれの世界に没頭していますからね。ちゃんと読んでいるのは小高先生だけ。そういう意味でも、総整理としてこの本が出るのは望外の喜びです。

小高：では、この辺で終りましょう。今日はたくさんのお話をうかがいました。ありがとうございました。

（**鼎談開催日**：二〇〇五年九月十一日、**場所**：東京）

付記：『太平聖恵方』研究の後日談（岡田研吉）

一．研究テーマを「宋以前『傷寒論』」に定め、隋唐医学と『宋板傷寒論』六経篇との編纂病理構造を比較検討して意気込んでいたが、歴史的に見ると北宋以降の諸医家がすでに部分的に論究している内容であった。しかし、善本の『太平聖恵方』が、尾張・名古屋藩の蓬左文庫に蔵されていた制約下では、全面的な比較検証はできなかった。

『太平聖恵方』巻八と『宋板傷寒論』六経篇との比較については、すでに野淵紘が『漢方の臨床』（二〇(二)：一二、一九七八）に「『太平聖恵方』所出の傷寒論の異本」として発表しており、その中で「宋校正以前の面影を知る確実な資料であり、ここに淳和（当為化）本傷寒論と命名する。……林億等の宋校正をうけない……古態をとっていると推定される証、即ちそれは柴胡湯、建中湯、承気湯、青龍湯及び厥陰病にみられ……」と、論述していた。先達の野淵先生を受けて、『素問』熱論篇、『諸病源候論』などの傷寒日期に従属する『太平聖恵方』巻九傷寒と、『宋板傷寒論』六経篇との比較が、自身の研究課題として絞り込まれ、その過程で「六経編次時系列本草（方剤学）」や、熱化の時期の（三陰病から三陽病への）早期移動現象を確認するにいたった。

二、「高継沖本」・「淳化本」・『別論』・『宋板傷寒論』六経篇の関係についての先哲の見解を、次の表に整理した。

	日本	中国
1、「高継沖本」と「淳化本」は異なる	真柳誠	
2、「高継沖本」は「淳化本」	玉井元純	銭超塵
3、「高継沖本」を底本にして、「淳化本」と『宋板傷寒論』六経篇が編纂された		謝光、朱玉
4、「高継沖本」は傷寒の『別論』*	廣岡元	
5、「高継沖本」を底本にして、『宋板傷寒論』六経篇が独自に編纂された		邨井杶大年
6、『宋板傷寒論』六経篇は、北宋代に新たに再編纂された		田思勝

＊ 弁痓湿暍弁脈証第四と後序に見る。

なお本鼎談において、言葉は不正確で意を尽くしがたく、私自身にとっても「進化途上における諸問題の提起のための鼎談」であったので、誤った認識や言い過ぎている面についてはお許しください。

各論1

岡田研吉

旧方に始まる経方の発展

【東京臨床中医学研究会二〇〇五年六月十七日の講演内容を元に再構成・書下ろし】

旧方を来源とする経方『小品方』

誰が、いついかなる理由で処方しても、常に切れ味の良い効果が得られるので、今本『傷寒』『金匱』を基礎にした経方は、漢方医を魅惑し続けています。

宋代を遡った経方の資料に、六朝時代（四六〇頃）に陳延之が著した『小品方』があります。『小品方』はそれ以前の書籍から抜粋した処方集なので、私たちが研究できる、現実的で古い良本といえます。今本『小品方』は輯佚本ですが、その第一巻は古鈔本『小品方』（前田尊経閣文庫）として現存します。

『小品方』には、「上古からの旧方を採取し」とあり、「張仲景は旧効を詳かにし」と続いています。また陶弘景（四五二〜五三六）も「旧方」と記しています。今本『傷寒』『金匱』の「経方」の根底には、「旧方」の世界が存在していました。

次頁表1に示すように、『小品方』には基礎文献として、最初に①『華佗方』、続いて②『張仲景弁傷寒併方』、③『張仲景雑方』……、そして⑥『阮河南所撰方』が載っています。また、④『黄素方』〜⑧『楊氏所撰方』などを見ると、今では知られていない名医たちが存在感を示しています。

表1．『小品方』および『抱朴子』に見られる医書・医家

『小品方』（陳延之、六朝、四六〇）	『抱朴子』（葛洪、二六一～三四一）
上古已来旧方巻録多少採取、『小品』成	『至理』五巻
①『華佗方』有十巻	華佗
②『張仲景弁傷寒并方』有九巻	
③『張仲景雑方』有八巻	
④『黄素方』有二十五巻	『黄素方』
⑤『葛氏所撰方』有四巻	
⑥『阮河南所撰方』有十五巻	阮河南
⑦『遼東都尉広所撰備急方』『中古備急』	
⑧『楊氏所撰方』有九巻	
有『雑撰方』七巻……	

『小品方』書誌研究（小曽戸洋）は、次のように述べています。

張仲景方の書名・巻数に関する最古の記録……『弁傷寒并方』は現伝の『傷寒論』、『雑方』は現伝の『金匱要略』の旧姿を含むものであろうか。前者が今日のような整然とした六経分類で編纂されていたかどうかについては多少疑問が残る。

「漢末に張仲景なるもの有り、意思精密、善く旧効を詳かにし、往古に通ぜり。此れ自り以来、まだ勝れたる者を聞かず」と、陳延之は絶賛している。

ここで当時の②『弁傷寒并方』が、処方集なのか、それとも病態の時系列で編纂されていたのか、また、後者の場合には「六経病」だったのか「傷寒日期型式」なのかが論点です。

『小品方』書誌研究（小曽戸洋）をさらに引用します。

方述を以て学と為すを欲せず、……此の『経方小品』一部を看て要と為すべきなり。今先に上古已来の旧方を記述し、……『経方小品』一部と為し、以て居家・野間の師述無き処に備う。……童幼始めて病を治するを学ばんとする者は、……先ず此の『小品』を習うべし。則ち開悟を為さん。漸く有りて、然る後「大品」を看るべきなり。

『大品』は、『素問』『霊枢』などの大部の基礎理論文献を指し、『小品』は「効果的な旧方を集めた条文処方集」を意味しています。「方述を学と欲せず……童幼が始めて治病を学ぶ」ためにあるのが『小品方』であるというのです。その『小品』さえ難解であるのに、開悟して漸く後に学ぶべき『大品』というのには絶句します。

『小品方』に登場する名医と、異なる流派の存在

『小品方』に採録されているのは、華佗（一〇九?~二〇七?）、張仲景（一五〇?~二一〇?）、葛洪（二六一~三四一）といった、そうそうたる名医です。彼らによって古代の経験方（旧方）が、集積・整理され、理論化されました。

1. 阮河南と王叔和

その後ろに名前が出てくる三国・魏の時代の阮河南（二二〇~二六五頃）は、今では一般に知られていませんが、「黄河の南に住む阮さん」で在野の名医であり、治療に用いたのは「苦酢之薬物発汗法（艾葉・葶藶子・苦参・大青・烏梅・苦酒）」でした。すなわち、「清熱解毒性の苦酢薬で発汗させなければ熱病を治せない」という彼の論は、後世の葛洪から孫思邈にいたるまで、多大な影響を与えました。しかし、その苦酢発汗法は論点になっており、特に「烏梅の発汗法」は、熱病において胃の乾燥を潤す用薬法として、重要な役割を演じて

表2．後漢～六朝時代の主な医家・医書

後漢（25～220）	109？～207？年 150？～210？年	華佗 張仲景
三国（魏220～265） （蜀221～263） （呉222～280）	魏・220～265年	阮河南
西晋（265～316）	280年頃 310年頃	王叔和 葛洪『金匱玉函方』、『肘後救卒方』、『抱朴子』
六朝	460年 500年頃 （984年	陳延之『小品方』 陶弘景『本草経集注』 丹波康頼『医心方』）

います。

対照的なのが、王叔和らの都の高貴な人たちを診察していた医師で、「辛甘発散為陽法（桂枝・人参・甘草・乾生姜）」を用いていました。

そのような治療法に対して、阮河南は「（当時は）桂枝・生姜は南方からの輸入品、人参は野生品であり、すべて高貴な薬のため、病気で必要な時点で、すぐに手に入れることができるのは王侯貴族しかいない。薬が高ければ用いることができない」と、興味深いことを書いています。「生姜が人参と並ぶ高貴薬」だったことは、森立之（一八〇七~八五）が『本草経攷注』の中で考証しています。

反対に王叔和は、「冷熱の薬物（苦酢発汗法）は、仲景方ではない」としています。しかし、唐代以前の「仲景方」は、陶弘景の時代には俗方でした。

王叔和は、『脈経』の序文の中で、次のように述べています。

今撰集岐伯以来、逮于華佗、経論要決、合為十巻、百病根原、各以類例相従、声色証候、靡不該備、其王・阮・傅・戴・呉・葛・呂・張・所伝異同……　晋太医令王叔和　撰

王叔和は阮河南を意識しており、「辛甘と苦酢の二大流派」や「所伝異同」とされる各流派相互の比較研究は、重要な研究テーマといえます。

2. 阮河南に関する記述

次に、阮河南について、葛洪『抱朴子』『肘後備急方』、王燾『外台秘要方』などからその人物像を見てみます。

『抱朴子』至理・五巻

余、戴覇・華佗の集めし所の『金匱緑嚢』、崔中書『黄素方』及び百家の雑方五百許巻、甘胡・呂傅・周始・甘唐通・阮河南等の各撰集せる暴卒備急方の、……卒暴の候を治するには、皆貴薬を用ひ、動もすれば数十種なれば、富室にして京都に居る者に非る自りは、素より儲ふること能はず、卒に弁ず可からざるなり。

艾丸苦不大壮数……今但疏良灸之法及単行数方用之有効不減於貴薬已死未久者猶可灸

葛洪は、灸法と単方の組み合わせは高貴薬（桂枝・人参・甘草・乾生姜）に劣らないとし、急場には間に合わない「輸入高貴薬」の使用を、阮河南の名も引用しながら批判しています。同じような内容は、その後の孫思邈の著した『千金要方』傷寒にも受け継がれています。

なお、華佗・阮河南らの医家の名は、『小品方』と一致しており、代表的な名医だったことがわかります。一方で、王叔和の名はなく、張仲景の名も見られません。当時は、華佗と並んで阮河南たちが有名でした。

表3．「辛甘」と「苦酢」の二大流派

阮河南「苦酢之薬物発汗法」	艾葉・葶藶子・苦参・大青・烏梅・苦酒
王叔和「辛甘発散為陽法」	桂枝・人参・甘草・生姜 → 高貴薬、入手困難

3.『外台秘要方』の記載

『外台秘要方』巻第三　天行病発汗等方四十二首

崔氏、阮河南療天行七八日、熱盛不解、艾湯方。苦酒、葶藶子、生艾汁（無生艾、熟艾・艾根擣取汁）、若有牛黄、納一刀圭尤良。此宜療内有大熱也。

阮河南曰、療天行凡除熱解毒、無過苦酢之物、故多用苦参、青葙、艾、葶藶、苦酒、烏梅之属、是其要也。夫熱盛、非苦酢之物則不能愈、熱在身中、既不時治、治之又不用苦酢之薬、此如救火不以水也。必不可得脱免也。

又曰、今諸療多用辛甜、姜、桂、人参之属、此皆貴価、難得常有、比行求之、転以失時。而苦参、青葙、葶藶子、艾之属、所在尽有、除熱解毒最良、勝於向貴価薬也。前後数参並用之。得病内熱者、不必常按薬次也。便以青葙、苦参、艾、苦酒療之、但稍与促其間耳、無不解。

ここでは、傷寒（天行）七八日の熱盛不解に対する艾湯（苦酒、葶藶子、生艾汁、牛黄）の応用が述べられています。

一般的には、寒性出血に有効とされている芎帰膠艾湯ですが、梁代における艾葉の認識には清熱解毒もあり、熱毒性出血にも適応されます。また、阮河南が、「天行病の除熱解毒にはなくてはならない苦酢之物」としてあげた「苦参・青葙・艾・葶藶・苦酒・烏梅」の中で、「葶藶・苦酒・烏梅」は『宋板傷寒論』六経篇でも用いられています。しかしそれらは、桂枝・人参に比べて傍系であり、「苦参・青葙・艾」に関しては出番が失われています。「苦参・葶藶・烏梅」が、いわゆる傷寒の主力生薬として活躍しているのは、歴史的に『太平聖恵方』の巻九傷寒や巻十七熱病までです。後述する『宋板傷寒論』後序（116頁参照）では、「如救火不以水」のくだりが批判対照文として引用されています。

そのほか、『隋書』経籍志の唐・顔師古注には、「梁に又た『阮河南薬方』十六巻有り、阮文叔撰、亡」とあり、姚氏『考証』『魏志』杜恕伝注には、「陳留の阮武なる者は亦た拓落の大才なり……」とあり、『杜氏新書』には、「武、字は文業、位は清河の太守に止む。武の弟・炳、字は叔文、河南の尹、意を医術に精にして……」とある。

そして『本草経攷注』（森立之）案語には、「『千金』巻十亦載此文、蓋採用阮河南文也。阮河南、梁人、名炳、字文叔、蓋是北方人、故其言如此。本邦北国及岐岨道中、有絶無姜之地。然則、彼土無姜之地、其価貴、与桂参侔者、必非妄説也」と書かれています。

これらより、阮河南について、以下のことがわかります。

①三国時代の魏の頃、兄の阮武は清河の太守で、弟の阮炳は河南の長官であった。

②阮武が住んでいた陳留は、南北朝時代では北魏の領土範囲外である。阮河南も河南の人である。ゆえに北魏の人ではない。

③森立之は阮河南の「高価薬の辛甘発散法批判」を、「妄説に非ず」として支持している。

『千金要方』の中では、大医となるためにまず学ぶべきものとして、阮河南の名があげられています。阮河南に先立って、『雷公薬対』と『薬対』を整理した徐之才（南北朝、四九二〜五七二）が記されています。この薬対と七情の配薬規則は、隋・唐代から今本『傷寒』『金匱』の経方の基礎理論を成しています。また、山田業広は阮河南の艾湯を論じていることから、「苦酢発汗→辛甘発散」の転換に、気づいていたと思われます。

『千金要方』論大医習業第一

凡欲為大医、必須諳素問、甲乙、黄帝針経明堂、……本草、薬対（徐之才）、阮河南、范東陽、張苗、靳邵等諸部経方。

『千金要方読書記』（山田業広）**巻第十傷寒下　傷寒雑治第一**

論曰「凡除熱」。『外台』巻三艾湯方後、引阮河南。

『外台秘要読書記』（山田業広）**巻第三**

阮河南曰艾湯方後。『千金』巻十載是此文、而不引阮河南。

「苦酢の阮河南」から「辛甘の張仲景」に翻った孫思邈

現代において、急性外感病に対して辛甘発散法が優位（＝『宋板傷寒論』の六経が準縄）となっている原因は、唐代の孫思邈（五八一～六八二）です。彼は『千金要方』（六五二頃）と『千金翼方』（六八二頃）の二書を著していますが、その両書籍の間には、以下のような「明らかな治法の逆転」が見られます。このわずか三十年間の差が、「苦酢」から「辛甘」への分水嶺を成しており、隋唐医学から宋医学への大転換点ともいえます。その後、『太平聖恵方』（九九二）と『宋板傷寒論』（一〇六五）の間にも、わずか数十年で病態・治法理論の大転換が起きています。

（A）『千金要方』巻第九　傷寒方上　傷寒雑治第一

論曰、凡除熱解毒、無過苦酢之物、故多用苦参、青葙、艾、梔子、葶藶、苦酒、烏梅之属是其要也。夫熱盛、非苦酢之物不解也。熱在身中、既不時治、治之又不用苦酢之薬、此如救火不以水也、必不可得脱免也。又曰、今諸療多用辛甘、姜、桂、人参之属、此皆貴価難得、常有比行求之、転以失時。而苦参、青葙、葶藶、艾之属所在尽有、除熱解毒最良、勝于向貴価薬也。前後数参併用之。

ここに述べられているのは、

①熱毒を除くには苦酢の薬物（苦参・青箱・艾・梔子・葶藶・苦酒・烏梅）が必要である。

②火を消すためには水が要るように、苦酢の薬物を使わなければ治らない。

③辛甘発散法が流行って、桂枝・人参・甘草が使われているが、高貴薬で買えないし、入手が間に合わない。

④苦参や葶藶子や艾葉は、清熱解毒に最もよい。高貴薬よりも勝っている。

ということです。

阮河南流の清熱解毒薬の用法を忠実に引用して、『千金要方』の傷寒方の総論で「苦酢」を強調しています。したがって、この時点までは孫思邈は「苦酢之薬物発汗法」の信奉者であり、「辛甘発散為陽（参・桂・甘・姜）」に対する批判者でした。

ところがその後に、孫思邈は「江南の諸子が秘していた仲景方」を手にして、その内容を見て、正反対の説を唱えるようになりました。そこで再度著されたのが『千金翼方』で、そこには次のようなことが書かれています。

（B）『千金翼方』巻九　傷寒上　翼（序論）

論曰、傷寒熱病、自古有之、名賢濬哲、多所防御、至於仲景特有神功、尋思旨趣、莫測其致、所以医人未能鑽仰。嘗見太医療傷寒。惟大青知母等諸冷物投之。極与仲景本意相反。湯薬雖行百無一効。……

夫尋方之大意。不過三種。一則桂枝、二則麻黄、三則青竜、此之三方、凡療傷寒不出之。其柴胡等諸方。皆是吐下発汗後不解之事。非是正対之法。術数未深。而天下名賢止而不学。誠可悲夫。

①傷寒熱病に名医は多くいるが、張仲景は神のような効果を現し、常人には想像もできない境地に達していた。

②今の学識を有する医師は、傷寒を治療するのに大青葉や知母のような冷物を投与する。

③大青葉・知母の冷物は、張仲景の本意に反し、いくら投与しても無効である。
④傷寒治療の処方は、桂枝湯・麻黄湯・青竜湯の三つしかない。（↓三綱鼎立説）
⑤柴胡剤は発汗・吐・下を行った後の「処理の処方」であり、正治法ではない。
⑥『素問』上古天真論篇の術数（男・女の成長年齢）が、弁証論治の基礎である。

というように、『千金要方』では阮河南の言を引用して、「苦い清熱解毒薬でないと効かず、辛甘発散法の桂枝・人参・甘草・生姜は入手できない」と言っていた人が、『千金翼方』では張仲景を冒頭で「特有神功」と称え、「辛甘発散の処方が効き、桂枝・麻黄・青竜の三方が傷寒治療の要であり、冷やす処方は無効だ」という考えに変わってしまいました。

この場合に、「苦酢之薬物」を「諸冷物（冷やす専門の薬物）」と認識しているのは誤りであり、「阮河南の苦酢之薬物」は「発汗法」であって、冷やして固めるための専薬ではありません。例えば麻黄は、『神農本草経』白字によると苦で、『呉普本草』によると「神農・雷公：苦」、「扁鵲：酸」であり、「麻黄でさえ、旧方における認識は苦酢発汗薬」です。旧方における諸医家の気味認識の再現です。

孫思邈は、苦酢派から辛甘派に舵を切った人物です。苦酢派『千金要方』↓辛甘派『千金翼方』↓『宋板傷寒論』六経という流れによって、彼の意見変更が後世を支配し、傷寒・急性外感病の治療法は主に辛甘発散法に変わりました（金・元以降の『温病学』では、辛涼解表法として復活してきますが）。そして阮河南は、葛洪らの旧世代の著名な医師とともに、医学史の表舞台から消え去り、王叔和が張仲景とともに有名になりました。旧方名医と経方名医の入れ替わりです。『小品方』の旧方資料には、阮河南はあっても王叔和は記載されていないのですが。

日本の古方派と中医学の違いや、もしくは『傷寒論』と『温病学』といったレベルでなく、古代中国ではこのような二大流派の陰陽治法論争が、長い年月をかけて続いていました。その後の歴史をたどっても、王叔和に代わって「辛甘発散法……医聖・張仲景」という定型的記述が延々と続き、最後には「張仲景の傷寒（『宋板傷寒論』六経）万病説」にまで発展しました。

しかし、『素問』運気七篇でも「辛甘発散為陽」と「酸（酢）苦湧泄為陰」は、対を成しています。本来であれば、阮河南の清熱解毒法と王叔和の辛甘発散法の二大治法を、「陰陽の対」にして使いこなすことができれば、臨床上非常に有益なはずです。しかし現在の私たちがエキス製剤を処方するときに、桂枝を含む処方はあっても板藍根や大青葉はない状況です。その一方で、ドクダミなどの清熱解毒薬は、カゼの民間薬として東南アジア一帯で広範に使用されていますから、現実的には阮河南の治法は生きているともいえます。

『宋板傷寒論』の三綱鼎立（桂枝湯・麻黄湯・小青竜湯）について

清代の張山雷（一八七三〜一九三四）は『古今医案平議』の中で、次のように述べています。

感冒誤表………頤謂表病必用汗法、是傷寒之証治、非可移之于四時雑感。然後人不論証情、而惟以逼汗為能事者、則固有説。

『傷寒例』亦謂三陽経皆受其病、未入于府者、可汗而已。一似古者聖賢、凡治三陽、無不出于取汗之一途、寧不可駭。即以仲師本論証之、何嘗有此執一不通之見。否則病在三陽、治以桂、麻、青竜三方而已足、仲師何不憚煩而詳列許多証治。今之俗人、猶謂発熱之病、必以得汗為第一要義、甚矣。頤読古人治案、見誤投表散而病変、如霊胎、修園二氏所述之諸危証、亦已不勝枚挙。蓋薬雖同是辛散太過、而病人体質、各有不同、所以変幻、亦必種々有別、固不独大汗亡陽之真武湯一証也。茲彙而輯之以証徐、陳二家之説、信而有徴、而後知、芎、芷、升、柴、温升而剛燥一流、真不啻高粱家之矛戟也。

若亡陽治案、則別有自汗諸証在、宜以類従、茲不兼録、以清眉目。

すなわち、「〈三陽は発し三陰は下す〉というような単純な治法を骨子とする『素問』熱論篇と、誤治・変証まで考慮した精密な『仲景傷寒論』（『宋板傷寒論』六経を指す）は、相容れない」というのが、張山雷の基本的な論述です。そして『素問』熱論篇と傷寒例が同一系列に属し、『宋板傷寒論』六経とは異なっていることを論じています。さらに「辛温薬の発汗過多（辛散太過）の害が論じられるようになったのは、徐霊胎と陳修園以降である」とし、その理由は「三綱鼎立の桂・麻・青竜剤が、大汗・脱陽を引き起こしやすく、この三綱鼎立の害を防ぐために著されたのが『仲景傷寒論』であるからだ」というのです。

わかりやすくいえば、「『千金翼方』三綱鼎立（桂枝湯・麻黄湯・小青竜湯）」の発散過多の害を防止するための治療指針が、『宋板傷寒論』六経の編纂目的」であるということになります。この観点は、後述する「傷寒論後序」が（116頁参照）、三綱鼎立を論じながらも、最終段落は「桂麻剤の誤治」で締めくくっている点とも一致しています。「『傷寒論』は誤治の論」であるとする、徐霊胎（清、一六九三～一七七二）の「救誤論」と、軌を一にしている論調です。

傷寒受病日数次第病証の『太平聖恵方』巻九などに代表される、「辛温薬による多量発汗」を承けて、「その害」を防止するために再編纂された『宋板傷寒論』六経は、羌活や威霊仙などの辛温通絡薬を使用禁忌にしています。そして「葱白」などの「五辛の禁」を採用しています。辛温通絡薬に特化した経方運用は、「患者を熱化させて、脱陽に導く危険」が存在しているがゆえに、『宋板傷寒論』六経では加減方における厳格な「主薬の入れ替え規定（桂枝去桂湯や小青竜湯去麻黄など）」がなされています。そのため「川芎・白芷などの辛温薬の類」は、『宋板傷寒論』六経に用いられていません。

過度の発汗による亡陽症の誤治を防ぐための用薬法が、『宋板傷寒論』六経における新たな発明であり、直接的に熱化させないための優しい発汗法の「辛甘発散為陽」であり、「後序」でも「全例に温熱薬は投与しない」と明記しています。もし桂枝湯に直接的な辛温薬を加味すれば、それは『宋板傷寒論』六経ではなく、『太平聖恵方』巻九の領域に属する旧方運用になります。

また清代の陸九芝は、『世補斎医書全集』に次のように記述しています。

『傷寒例新注』一巻（清・王樸荘著、陸懋修校訂）

温暖方薬、統桂麻青竜三方言、覚有所阻、又当就本方消息加減之、審其薬、必此薬而三剤不汗、真死証也。

つまり桂・麻・青竜三方で発汗して治癒しなければ、陽病における真死証であると述べられています。『素問』『霊枢』『難経』医学における、古典的で正統的な「陰（臟）病重病説」から、陽病で熱化して死にいたる「陽（腑）病重病論」への進化が、『宋板傷寒論』六経の「陽明無伝（胃家実）」と考えられます。陸九芝は「三綱鼎立説」でなく、「三級階昇説」を立論しています。発汗力の大・小を基準にして、①大青竜湯、②麻黄湯、③桂枝湯の順に発汗力が強いとしてます。すなわち桂枝より麻黄が、麻黄・桂枝より、石膏・麻黄・桂枝の方が、発汗力が強いということで、石膏の発汗力をかなり強力なものとして認識していました。『宋板傷寒論』の「後序」が、最終段落で「桂麻剤の非適応例と白虎湯」を論じているのは、このためです。

張山雷は、「三綱鼎立説」をさらに発展させて、桂麻剤に葛根を加え、葛根で陽明胃気を昇発し、胃土の閉塞や胃家の清陽下陥を治しています（四綱鼎立〈麻黄湯・桂枝湯・葛根湯・青竜湯〉）。「陽明の鬱気を昇発すれば、虎に翼が生えたように猛烈な勢いで肝木の気も柔らかく昇らせる」として、伝統的な三綱鼎立説を発展させています。

張山雷は、「胃土の閉塞（寒・塞・実）」を、「陽明病胃家実」の基礎病理と捉えています。しかし、この場合の「実」は、「裏熱実証」だけを意味してはおらず、「寒からの熱化の過程」として、より広義の病態変化として理解されます。すなわち病機としては「胃土の気の閉塞による熱化現象」です。この閉塞の原因を「宿食・痰飲（有形の病理産物が、無形の病邪と結び付いて、留まって熱化する）」に求めているのは森立之で、その病態理論の根拠を『素問』熱論篇の後半部分の「陽明胃経の虚・穀気の発熱・所遺病・多食（肉）の禁」に起因すると考えています。この点において、「葛根による陽明の鬱気の昇発」は、至理を論じているといえるでしょう。

「三綱鼎立」の否定

続いて、宋代の傷寒論学者、許叔微の文章を見ます。

『新編張仲景注解傷寒発微論』 論桂枝麻黄青竜用薬三証

仲景論表証、一則桂枝、二則麻黄、三則青竜。……此三者人皆能言之、而不知用薬対病之妙処、故今之医者不敢用仲景方、無足怪也。

北宋代の当時、医者たちは『傷寒論』仲景方を用いておらず、「三綱鼎立説」とはいっても、その実際の運用方法は知らなかったと、許叔微がわざわざ解説しています。北宋を代表する大傷寒論学者の言として、「医師たちは仲景方（三綱鼎立）を（あえて）用いる（覇気が）ない」という証言は、きわめて重要です。

先にあげた、明・清時代の「『宋板傷寒論』六経は救誤論の説」は、戦略的な「三綱鼎立の否定論」とも解釈可能です。一方、葛洪や『医心方』に記載されている「傷寒治法」は、傷寒の初発症状を「葱豉湯や附子剤や葛根で治療」し、われわれが馴染んでいるところの桂麻剤は、発汗・吐・下法の後の六経過経後の再処理の処方としています。「旧方時系列用薬法」として、「柴胡剤を桂麻剤による発汗後の処理の処方」としている『千金翼方』傷寒（三綱鼎立説）よりも、よりいっそう厳しい用薬順序の規定がなされています。

また、冬温においては、三綱鼎立が禁忌とされています。清代の雷豊が著した『時病論』（一八八二）の「冬時即病之新感（中寒・冒寒・冬温）」の冬温では、辛涼之法が提唱され、麻・桂・青竜は禁忌となっています。二千年余りにわたる中国伝統医学の進化の過程が、各家学説の発展の中に窺われます。例えば、「胃の裏熱実証」が傷寒六日の厥陰病の病態であるのは、『素問』熱論篇系統の傷寒日期（『諸病源候論』・『太平聖恵方』巻九）であり、三陽病期の陽明病で胃家実（裏熱実証）を呈するのは、『宋板傷寒論』六経の特徴です。そのような理論の変化とともに、「方剤学」や「本草学」も相互矛盾を来すことのないように、同調して変化しています。各家学説「本草・方剤学」としての「六経編次時系列本草（方剤学）」の、「順序立て（先後・表裏・陰陽・虚実・寒熱）」も変遷しており、この変化に合わせて、「柴胡剤・大黄剤」の六経病位も三陰病から三陽病へ変化しています。

「葱白」を用いない「三綱鼎立説」

隋・唐代に、「急性外感病に葱白類を用い、中風には葱白を用いない」という用薬法が存在していました。ここで興味深い事実は、傷寒と中風の両面を有する病態の「傷寒中風篇」においても、「葱白類」が禁用であったことです。

『太平聖恵方』巻十の傷寒中風篇は、「桂麻剤と大青竜湯、および発汗・吐・下後の柴胡剤（そして葱白を用いない）」という用薬思想において、『千金翼方』の三綱鼎立説と一致し、『宋板傷寒論』太陽病の冒頭の諸方群とも共通しています。この点を手がかりとして、「『宋板傷寒論』六経は傷寒中風篇の説」が浮上してきました。有名な「桂枝湯の五辛の禁」が、仏教医学における葷辛類の忌避思想だけではないことを物語っています（詳しくは後述、154頁）。

しかし、「葱豉湯と附子を使用せずに、どのように傷寒を治療するのか?」、「大青葉（または板藍根など）や烏梅の位置付けはどうなるのか?」といった疑問が浮かび上がり、「反三綱鼎立説」もまた展開されます。「三綱鼎立説」は、陰陽論としての「苦酢」と「辛甘」だけに止まらず、「辛甘」よりいっそう発陽性の高い「葱白・附子・乾姜」の適応場面をも奪い去っています。「附子と葱白による発汗法」を否定している『宋板傷寒論』六経に対して、「本当に傷寒や熱病を論じているのか? 傷寒中風の病態に限局して編纂されているのではないのか?」との問いかけが始まります。

清代の陸九芝の『世補斎医書全集』は、『千金翼方』傷寒を三代にわたって研究した成果で、「陽明病は胃中寒」の立場を堅持しており、そこでは「太陽病桂麻青竜三級説」が論じられています。

『宋板傷寒論』に引き継がれた辛甘派——後序の検討

『脈経』（王叔和、二六六～二八二頃）の可不可篇に、辛甘発散法の処方が多く見られます。『宋板傷寒論』六経は、『脈経』可不可篇条文と互換性があり、当然のこととして『宋板傷寒論』も辛甘発散法を多く採用し、そこでは苦寒薬の大青葉などは使われていません。葶藶子は、瀉肺・利水・鎮咳、また烏梅は収斂という薬効概念で使われていて、ともに発汗薬とは捉えられていません。正確には、烏梅丸は厥利嘔噦病に属しています。『宋板傷寒論』六経は、桂枝・人参・甘草・生姜などを用いた辛甘発散法に特化して、その後の外感病弁証の準縄となりました。

以下に『宋板傷寒論』の「後序」と『千金翼方』巻九上・傷寒上の条文を対照・比較します。

『宋板傷寒論』後序

〔A〕前半部分

翼 論曰、傷寒熱病、自古有之。名賢濬哲、多所防御。至於仲景、特有神功、尋思旨趣、莫測其致。所以医人未能鑽仰。

宋 夫治傷寒之法、　　歴観諸家方書、得仲景之多者、惟孫思邈。

翼 嘗 見太医療傷寒、惟大青知母等諸冷物投之、極与仲景本意相反。

宋 猶曰見大医療傷寒、惟大青知母等諸冷物投之、極与仲景本意相反。

〔B〕中間部分

翼 湯薬雖行、百無一効。傷其如此、遂披傷寒大論、鳩集要妙。以為其方、行之以来、未有不験。旧法方証、意義幽隠。乃令近智所迷、覧之者造次難悟。中庸之士、絶而不思。故使閭里之中、歳至夭枉之痛、遠想令人慨然無已。今以方証同条、比類相附、須有検討、倉卒易知。

翼 夫 尋方之大意、不過三種、一則桂枝、二則麻黄、三則青竜。此之三方、凡療傷寒不出之也。

宋 又曰尋方之大意、不過三種、一則桂枝、二則麻黄、三則青竜、　　凡療傷寒不出之也。

翼 其柴胡等諸方、皆是吐下発汗後不解之事、非是正対之法。術数未深、而天下名賢、止而不学、誠可悲夫。又有僕隷卑下、冒犯風寒、天行疫癘、先被其毒。憫之酸心、聊述茲意、為之救法。方雖是旧、弘之惟新。

好古君子、嘉其博済之利。物嗤誚焉。

〔C〕後半部分

宋 嗚呼！是①未知法之深者也。奈何仲景之意、

②治病発於陽者、以桂枝、生姜、大棗之類、

③発於陰者、以乾姜、甘草、附子之類、非謂全用温熱薬、

④蓋取『素問』辛甘発散之説。且風与寒、非辛甘不能発散之也。而又中風自汗用桂枝、

傷寒無汗用麻黄、

中風見寒脈、傷寒見風脈用青竜、

若不知此、欲治傷寒者、是見得其門矣。

⑤然則此之三方、春冬所宜用之、

若夏秋之時、病多中暍、当行白虎也。

⑥故『陰陽大論』云、脈盛身寒、得之傷寒。

脈虚身熱、得之傷暑。

又云、五月六月、陽気已盛、為寒所折、病熱則重。

『別論』云、太陽中熱、暍是也。其人汗出悪寒、身熱而渇、白虎主之。若誤服桂枝、麻黄輩、未有不黄発斑出、脱血而得生者。此①古人所未至、故附於巻之末云。

『宋板傷寒論』に「後序」が付記されており、それは『千金要方』と『千金翼方』とに見られた「辛甘と苦酢の論争」を、受け継ぎ発展させた内容となっています。しかし、その後はこのような議論は影をひそめており、銭超塵先生は、「『傷寒論』研究一千年間の空白地帯」と表現しています。また、「秘されて一千年、誰も

読まずに一千年」は、『太平聖恵方』の枕詞です。
（1）『宋板傷寒論』の「後序」の〔A〕前半の部分は『千金翼方』を引用し、ほぼ同一の内容が記載されている。
（2）『千金翼方』の三綱鼎立は、急性外感病における柴胡剤と桂麻剤の用薬鑑別を説いているが、〔B〕「柴胡剤は発汗吐下の後の方……」の中間部分は、「後序」には引用されていない。
（3）その柴胡剤の代りに、〔C〕の後半部分で、白虎湯と桂麻剤を取り上げて、四時適応を論旨としている。
この「二十四節気による傷寒の病能概念の変化と用薬法」については、『素問』熱論篇の王冰次注とともに新校正で議論されており、『宋板傷寒論』傷寒例第三の「陰陽大論」に引き継がれ、さらに「後序」の中に締めくくられていますが、『宋板傷寒論』は独自の説を立てて付記しています。

1.『素問』辛甘発散の説について

『素問』陰陽応象大論篇

黄帝曰。陰陽者。天地之道也。……気味辛甘発散為陽。酸苦湧泄為陰……

『素問』至真要大論篇

岐伯曰。……太陰之勝。治以鹹熱。佐以辛甘。以苦寫之。……陽明之勝。治以酸温。佐以辛甘。以苦泄之

『素問』至真要大論篇

岐伯曰。辛甘発散為陽。酸苦湧泄為陰。鹹味湧泄為陰。淡味滲泄為陽。六者或収或散……

陰陽応象大論篇で、黄帝は自然界の摂理から病にいたる陰陽論的病理を説いており、至真要大論篇の岐伯は治法を論じています。「後序」の「辛甘発散為陽」は、桂枝湯や麻黄湯による具体的な治法と結び付いており、運気七篇とつながります。「王叔和の辛甘と、阮河南の苦酢」も同様です。

『素問攷注』（森立之）

帝曰。五味陰陽之用何如。

岐伯曰。辛甘発散為陽。酸苦湧泄為陰。鹹味湧泄為陰。淡味滲泄為陽。

六者或収或散。或緩或急。或燥或潤。或耎或堅。以所利而行之。調其気使其平也。

森立之案：

甘為味、発為気、辛為味、散為気、蓋甘平発陽、謂葛根甘草之類、辛温解散、謂桂枝 生姜之属

酸為味、泄為気、苦為味、泄為気、苦寒湧吐、謂鹵鹹 瓜蔕之類、酸平滑泄、謂山茱萸 酸棗之属

〔甫〕『活人事証』。以為辛甘者。桂枝 甘草 乾姜 附子之類。

酸苦者。苦参 苦青 葶藶 苦酒之類。未可也。

森立之によると「辛味と甘味を併せると、発散作用を発揮」、すなわち辛味で揮発性の桂枝は、甘味で滋潤性の甘草を得て、発散・発汗すると考えられています。森立之は、「甘味は気を発し、辛味は気を散じる」として、甘味にも辛味にも気の「発」と「散」の作用を平等に認めています。「気味辛甘発散」を辛と甘という味の、「発」と「散」に分けて論じているのは面白いところです。この「甘味単独の揮発作用」は、新鮮な認識です。

また、桂枝の味に「辛と甘」を同時に認めています。自生桂枝の枝葉を折り取って新鮮生汁を啜ると、とても甘いことを、かつて筆者はベトナムで経験しています。甘草はというと「苦（清熱解毒）」と「甘（補津液）」です。ここで、黄帝の問いかけは「五味」の陰陽についてですが、その答えは「3＋3の六味」で説かれています。

2．四季加減法について

四季における加減法について、『千金翼方』『外台秘要方』『傷寒論攷注』における白虎湯の記述を見てみます。

『千金翼方』太陽病雑療法第七

傷寒脈浮滑、此表有熱裏有寒、白虎湯主之方。

立夏後至立秋前得用之、立秋後不可服、春三月病常苦裏冷、白虎湯亦不可与之。与之即嘔利而腹痛、諸亡血及虚家、亦不可与白虎湯、得之則腹痛而利、但温之。

『外台秘要方』（明・程衍道刻本）**巻一　『千金翼方』一十三首**

又白虎湯方。此方立秋後、立春前不可行白虎湯、正二三月時尚冷、亦不可与服、与之則吐利腹痛。

『傷寒論攷注』（森立之）

〔龐〕自夏至以後、桂枝内故須随証増加知母、大青、石膏、升麻輩取汗也。若時行寒疫及病　人素虚寒者、正用古方、不在加減矣。夏至以後、雖宜白虎、詳白虎自非新中暍而変暑病、乃汗後解表薬耳。一白虎未能駆逐表邪故也。

『千金翼方』では、白虎湯の適応する季節を立夏から立秋までとしており、立秋以降春三月までは身体を冷やすために服用してはならないとしています。また、『外台秘要方』も同様に立秋後から立春前までは不可としています。この『千金翼方』『外台秘要方』における「夏の白虎湯」のような四季応象の用薬法・加減理論は、隋・唐代の処方に見られます。

それに対して、『宋板傷寒論』は処方名と主要処方内容を定義し、ついで症候を基準にした加減方型式が採用されています。一方、『金匱要略』においては、四季加減や月加減の用薬思想が保留されており、雑療法の四時加減柴胡飲子はその代表例です。『宋板傷寒論』と『金匱要略』とでは編纂方法に違いが見られ、条文中の「春夏秋冬」の用語使用回数そのものにも、多大な差異が存在しています。

『金匱要略』は、宋改以前の唐本系『傷寒論』の理論範疇に属しており、『宋板傷寒論』は「一条文一処方を基軸にして理論を展開しました。それゆえに、「仲景の術は四時を問わずして一邪にとる（中西惟忠）」と発展しています。この場合の「仲景の術」は、『宋板傷寒論』六経を指しており、宋以前の古典『傷寒論』の理論体系までは意味していません。『宋板傷寒論』六経を以て後漢時代の張仲景の真意とすることに対して、筆者は慎重です。

3．後序の後半部分からわかる、『宋板傷寒論』の特殊性

続いて、後序の〔C〕後半部分について、そこに記される内容を逐条解説します。

①張仲景の真意の（まだ誰も理解していない）「未知の法」は、以下に記述する如くであり……（具体的な内容を述べる）、末尾で「古人所未至（古人も理解していなかった）」なので、巻末に付記する、と結んでいます。

②「発於陽者、以桂枝、生姜」は、王叔和の「辛甘発散為陽」と一致しますが、「大棗」が新たに加わっています。『宋板傷寒論』における大棗の重要性が理解できます。

③「発於陰者……」として、「乾姜・甘草・附子」が記されていますが、「大棗」と同じ『宋板傷寒論』六経の発展型（発明）であり、阮河南流の苦酢之薬物発汗法では、「艾葉・葶藶子・苦参・大青・烏梅・苦酒」で、前半の〔A〕では「大青・知母等諸冷物」として非難していました。この「四逆湯（乾姜・甘草・附子）を、発於陰として用いる概念」は、『宋板傷寒論』六経の病理構造にもとづいています。

④『素問』の至真要大論篇の「辛甘発散」を引用して、「風寒に対する辛甘発散陽」を理論付けています。『千

金翼方』の本質をなす三綱鼎立法は、桂麻剤の辛甘発散効果によっています。しかし、古典的には外感風寒に対する温熱法には、附子・乾姜を用います。すなわち、経方としての桂麻剤の本質は、「辛温薬」としてではなく、気味の組み合わせによる化陽発散法であり、直接的な意味での温経通絡薬ではありません。漢代から隋・唐代における傷寒の辛温発散薬に相当するのは、むしろ『宋板傷寒論』三陰病における姜附剤です。『宋板傷寒論』六経の治法理念解説において、運気七篇が導入されるというのには驚かされますが、これが「後序」の正文であり、隋唐以来の医学の学説です。至真要大論篇の「辛甘発散」は単独で存在しているわけではなくて、「酸苦湧泄為陰」・「鹹味湧泄為陰」・「淡味滲泄為陽」との四対句であり、味としては「陽（辛・甘・淡）と陰（酸・苦・鹹）」の六対です。

「後序」は、「発於陰」を「乾姜・甘草・附子」としていますが、『活人事証』では、「辛甘」を「桂枝・甘草・乾姜・附子」、「酸（酢）苦」を「（阮河南と同じ）苦参・苦青・葶藶・苦酒」としており、「乾姜・附子」は阮河南の原説と一致しません。一方、森立之は、「甘辛」を「葛根・甘草・桂枝・生姜」とし、「酸（酢）苦」を「瓜蒂・山茱萸・酸棗」としています。

陰病に温裏薬として附子を用いる「四逆湯は発於陰の説」は『宋板傷寒論』六経の認識です。一方、『素問』熱論篇：傷寒日期（『諸病源候論』、『太平聖恵方』巻九）系では「三陽病の風寒外束証の表証に対する発汗祛風薬としての附子と乾姜」なので、逆に「発於陽の四逆湯」となり、ここでも陰陽逆転が見られます。それは麻黄・附子・細辛の、『宋板傷寒論』三陰病と、『太平聖恵方』第九傷寒三陽病における位置付けを見ても同様です。気味や虚実や表裏を、病因と病期で、クルクルと反転させ、病理産物が滞っている六経部位で自在に熱化させ、トランプ・カードのように生薬の排列を変えて切り出し、薬対・七情にもとづいた配薬により処方を組み立るという、「六経編次時系列本草（方剤学）」が存在しています。『宋板傷寒論』六経の先のドアを開けると「六経中風」があり、その次は「上中下三焦」、陳修園の「本標中気図」へと三回転する世界が広がります。陰陽の輪になって巡っている、生薬の順列と組み合わせの概念です。

⑤先の南北朝の頃の「至真要大論篇」の引用だけでも大問題であるのに、続いて「陰陽大論」を引用して、「脈盛の傷寒、脈虚も傷暑、五～六月の病熱」について論じています。

傷寒例第三の冒頭には、「四時八節二十四気七十二候決病法」に続いて、「陰陽大論云、……四時正気之序也。……今捜採仲景旧論」として、節気と治病原則の生体病理が論述されており、ここでもやはり張仲景の旧論・旧方です。また、運気七篇に類属する「陰陽大論」との説もありますが、至真要大論篇に続いて引用されているという事実もこのことを暗示しています。

⑥『素問』熱論篇の新校正では、「按：『傷寒論』云、至春変為温病、至夏変為暑病。与王注異。王冰本『素問』為説、『傷寒論』本「陰陽大論」為説、故不同」としており、林億も「『傷寒論』の陰陽大論」を認識していました。

⑦『別論』から引用して、白虎湯の主る太陽病中熱の「暍」を規定し、六経部分を挟んで、痓湿暍脈証第四と「後序」が対を成しています。言い換えれば、「暍病に対する白虎湯の認識」が、『宋板傷寒論』における発明です。『宋板傷寒論』の痓湿暍病には、処方は付記されていません。『金匱要略』で具体的に「暍病の白虎湯法」が論じられており、この点において『金匱要略』は、「傷寒雑証」を論じています。さらに、「桂枝・麻黄の誤服の禁」は、傷寒例第三の「桂枝・承気の禁」と対を成しています。言い換えれば、『仲景律書』の「桂枝・承気湯の戒律」に対する、宋代流の回答です。これを、「古人の知らざる法（此古人所未至）」として、末尾にわざわざ明記して結んでいます。

『別論』は、『宋板傷寒論』痓湿暍脈証第四に「傷寒所致太陽病痓湿暍此三種、宜応『別論』……」と引用されており、先の「陰陽大論」が傷寒例第三に始まり「後序」で終わっているのと、まったく同一の現象がみとめられます。すなわち、「後序」の〔C〕後半の発明の部分は、傷寒例第三や痓湿暍病と似た構成です。しかし、中間に挟まれている六経篇部分の「三陽病で早期に陽明病胃家実（裏熱実証）を呈する病態型式」について、その理論根拠については「後序」でも触れられていません。

そこで研究課題として上がるのが、傷寒例第三の「陰陽大論」や痓湿暍篇の『別論』を引用して、「後序」が論じるところの「古人が知らなかった病態治療理論体系」は、今本『傷寒論』の六経篇部分といかなる関係性を有しているかということです。

『太平聖恵方』巻八、巻九傷寒、巻十五時気病、巻十七熱病と、純系に分かれているそれぞれの病態法治病体系は、傷寒例第三と一定の整合性を有しています。しかし、『宋板傷寒論』「後序」の〔C〕後半の発明の部分を基準にしても、『宋板傷寒論』六経篇との間には一貫性がみられません。『宋板傷寒論』六経と一致しているのは、むしろ〔A〕前半部分の『千金翼方』由来の「三綱鼎立説」の内容からの「救誤論」と「甘草・乾姜・附子」を用いた、陰病治療です。六経提綱証型式で病態が規定され、陽病期で裏熱実証を呈する『宋板傷寒論』六経篇は、やはり伝統的な傷寒日期とは異質です。

4.「後序」の歴史的位置付け——林億（宋臣たち）の文

銭超塵先生は、『宋板傷寒論』冒頭の、趙開美の書いた序文の〈刻仲景全書序〉と、対を成しているのが〈後序〉であることを根拠として、「後序の著者は趙開美」説をとっています。

しかし、「刻仲景全書序」には、趙開美本を出版するにいたった経過が書かれており、成無己本を遡る良好な版本を見つけた喜びを述べ、内容には踏み込んでいません。「後序」の中では、『千金翼方』の「論曰……」を引用しつつ、『千金翼方』が論じている柴胡剤の問題を削除して、白虎湯の中熱について論究しています。ここで述べられている「夏至後の白虎湯」は、『素問』熱論篇の林億らによる新校正の内容と一致しています。

林億らによる『素問』の新校正においては、『素問』熱論篇の王冰次注に対して『宋板傷寒論』は陰陽大論による」と記されており、「後序」のいうところの「陰陽大論」と、両者の論旨は一致しています。「後序」のいう「『素問』辛甘発散之説」は、運気七篇に結び付き、ここにおいて運気七篇と陰陽大論と林億という三大要素がそろって、夏至後の中熱の白虎湯が論じられています。

一方、『千金翼方』には、冒頭の「校正千金翼方表」（宋臣）と「千金翼方序」（孫思邈）に続いて、「校正千金翼方後序」が収載されています。これに準じて考えると、「校正……（『宋板傷寒論』六経篇）……後序」という構成における「後序」であり、そこには『宋板傷寒論』を編纂するうえでの病理骨子が述べられているものと考えられます。

「辛甘発散法と苦酢発汗法」から「酸甘化陰法」へ

芍薬の気味は、『本経』の苦味から後世の酸味へ変化しています。それに伴って、「辛甘発散法」「苦酢（酸）発汗法」から「酸甘化陰法」へと気味にもとづく薬効が変化しています。

①**『神農本草経』**：芍薬、味苦、

②**『後世本草』**：芍薬、味　酸

③　**陳修園**：芍薬、味苦兼有酸

陳修園：苦味与甘草相合、甘苦化陰（甘苦化陰説始葉天士）能滋陰分

酸味与甘草相合、甲已化土（甲木味酸、已土味甘）能益脾胃

芍薬苦平破滞、本瀉薬非補薬 甘草同用、滋陰之品

生姜、大棗、桂枝同用、和営衛之品

附子、乾姜同用、補腎之品

また、補脾胃による培養気血法の「人参を用いない補法」として、芍薬は瀉剤から補剤へと変化しています。

『医学衷中参西録』（張錫純、清）

滋培湯：　生山薬・朮・陳皮・牛蒡子・生杭芍・玄参・生赭石・炙甘草
　治一切虚労諸証、脾胃健壮、飲食増多、自能運化精微以培養気血

葉天士は「甘苦化陰説」にもとづいて、芍薬と甘草を合用する芍薬甘草湯は「滋陰之品」として考えています。『宋板傷寒論』芍薬甘草湯の作用は、補津液としての痙攣止めです。

『神農本草経』にもとづいて『宋板傷寒論』六経篇の経方を解釈することは、『本経疏証』（鄒澍、清、一七九〇〜一八四四）などの伝統的な研究手法です。しかし、重用生薬の一つである「芍薬」を例に取っても、伝統的な「桂枝と対を成す陰の芍薬」ではなく、陳修園の言う補剤としての芍薬や、『薬性論』（甄権、唐）のいう「和液の芍薬」などは、補剤としての芍薬の薬能を論じたものであり、化合理論を通じて芍薬の薬効に魅力的な解釈を与えています。すなわち、『宋板傷寒論』六経篇に用いられている各家学説「本草」には、補益「本草」としての基本的性格が見られます。

古代医学における「辛甘と苦酢の二律制」から発展して、じつに現実的な解決策として、気化理論を通じて「酸甘法」が編み出されました。現代中薬学では、生薬が一味で「辛苦」のように二つの気味をもつことは、一般的な原則にもなっています。隋・唐から宋代にいたるまで、「辛甘」と「苦酢」についてこれほどの議論になっていたことは、現在では忘れ去られ、「辛兼苦」はよく考えれば矛盾したような薬味規定です。

「辛甘発散法と苦酢発汗法」における薬物の歴史的変遷

宋代の『傷寒総病論』は、『素問』の、「辛甘」および「酸苦」の生薬について、次のように説明しています。

『傷寒総病論』（龐安時、一〇四〇～一〇九八）

「辛甘発散為陽」　桂枝・甘草・細辛・姜・棗・附子之類

「酸苦湧泄為陰」　苦参・大青・葶藶・苦酒・艾之類

王叔和の「辛甘発散法」は「桂枝・人参・甘草・乾生姜」を、阮河南の「苦酢発汗法」は「艾葉・葶藶子・苦参・大青・烏梅・苦酒」を用いていました。

『傷寒総病論』は、運気七篇の気化学説を用いて、陽気と陰気の復活を図っています。すなわち「酸苦之薬」は折熱復陰をはかるのものとして、実証の者の「小汗而後利」に用いています。このように、阮河南の「苦酢之薬物発汗法」から、龐安時の「酸苦湧泄為陰」へと変化しています。辛甘薬として、龐安時は「細辛・棗・附子」を加えていますが、『千金要方』では「人参」をあげて議論しています。また、苦酢薬として、龐安時は「苦参・大青・葶藶・苦酒・艾」をあげており、『千金要方』は「梔子・烏梅」を加えています。

表4.「辛甘発散法」と「苦酢発汗法」に用いられた生薬

	「辛甘発散為陽」	「苦酢湧泄為陰」
王叔和	桂枝　人参　甘草　生姜	
阮河南		艾葉　葶藶子　苦参　大青　烏海　苦酒
龐安時	桂枝　甘草　姜　細辛　棗　附子	艾之　葶藶　苦参　大青　苦酒
成無己	桂枝　人参　甘草　乾姜	艾葉　葶藶子　苦参　大青　烏海　苦酒　知母　黄連 黄芩
『宋板傷寒論』後序	桂枝　生姜　大棗（発於陽）	乾薑　甘草　附子　（発於陰）

さらに、『千金翼方』は、「大青・知母等諸冷物」としています。「傷寒論後序」も、「大青・知母等諸冷物」としていますが、続いて仲景意として「発於陽者、以桂枝、生姜、大棗之類」（人参を欠く）、「発於陰者、以乾姜、甘草、附子之類」（辛温薬）とあります。成無己は苦泄として「黄連・黄芩・知母」を、辛散として「人参・乾姜」を加えています。それに対して、「芍薬＋附子・乾姜」を用いて補腎しているのは前述の陳修園です。

酸苦発汗でも酸苦湧泄でも、一般的には清熱解毒薬が用いられていましたが、後序の「仲景之意」は「辛温薬の乾姜・甘草・附子之類（四逆湯）」を用いて、陰病を治療しています。この「三陰病の補陽法」による用薬思想と適応病態が、『宋板傷寒論』六経篇を構成するうえでの必要十分条件となっています。

苦寒薬の大青葉を用いる古典傷寒

阮河南が重要視した大青葉が、古典にいつ頃まで使われていたのか調べるために、『宋板傷寒論』『千金翼方』『医心方』と、『太平聖恵方』の巻八・巻九傷寒・巻十五時気病・巻十七熱病について、比較しました。その結果を次頁表5に示します。

丹波康頼（九一二〜九九五）が、それ以前の伝来書からまとめた『医心方』は、隋唐医学の実態が残された本です。その中の傷寒においては、『素問』熱論篇と同じく、三陰病期の四日目から裏に入り、五日目以降の熱化した状態に対して大青葉が用いられています。

また、隋唐医学を継承する『太平聖恵方』の時気病・傷寒・熱病においては、三陰病期に大青が使われています。じつはこの大青葉が適用となる三陰病の熱化証は、『宋板傷寒論』六経では陽明病胃家実（裏熱実証）に対応しています。

『千金翼方』以降からは、「辛甘発陽」になったために、『宋板傷寒論』六経にいたるまで大青の使用数はゼロになります。ここで重要なのは、『千金翼方』傷寒と『太平聖恵方』巻八は、大青葉を用いていない点です。すなわち、六経病編纂を骨子とする『太平聖恵方』巻八系統と、『素問』熱論篇から傷寒日期（『諸病源候論』）直系の、『太平聖恵方』巻九傷寒・巻十五時気病・巻十七熱病は、熱化の時期と大青葉の用薬基準において、対照的な概念を有しています。しかし『宋板傷寒論』六経は、『太平聖恵方』巻八系統の六経病の中に、（本来は同時には存在しえない相互否定の関係にある）『太平聖恵方』巻九傷寒系統の傷寒日期型式条文が混在しているので、病理構造の編纂において混乱が生じていることです。この点こそが、筆者の『宋板傷寒論』六経に対する疑問であったのですが、六経病と傷寒日期をそれぞれ純系に分離することによって、問題を解決しました。

表5．傷寒時系列における「大青」の記載数

	一日 太陽	二日 陽明	三日 少陽	四日 太陰	五日 少陰	六日 厥陰	七日	十日以上
『医心方』傷寒	0	0	0	0	1	0	0	1
『太平聖恵方』時気病	0	0	0	0	2	2（1）		
『太平聖恵方』傷寒	0	0	0	1	1	1（1）		
『太平聖恵方』熱病	0	0	0	1	0	1（1）		
『太平聖恵方』巻八	0	0	0	0	0	0		
『千金翼方』傷寒	0	0	0	0	0	0		
『宋板傷寒論』六経	0	0	0	0	0	0		

注：（　）内は、処方名としての記載。

『肘後備急方』に書かれる古代の傷寒の治療法

病態が刻々と変化する急性外感病では、変化する症状に合わせて治法も常に対応し続けます。そのため、「時間軸と陰陽（虚実・表裏・寒熱）変化を基礎概念にした、生薬・処方の排列」が考案され、いわゆる「『素問』熱論篇系統の傷寒日期」として知られています。病因によって病態変化は異なるために、傷寒や熱病や時気病などの個別の時系列配薬概念が発展しました。この場合に、『難経』がいうように、「広義の傷寒」は五種類の急性外感病を包括しており、例えば『肘後備急方』の処方内容は、傷寒・時気・温病の通用処方群といえます。この広義の傷寒が、漢代からの古典的な概念です。

以下に〔A〕～〔C〕の三段に分けて、傷寒の時系列用薬法を見てみます。

『肘後備急方』（葛洪、西晋）

〔A〕第一段

治傷寒及時気温病得一日方

①旨兌根葉、和之
②真丹、得吐便差。厚覆取汗差
③小蒜、烏梅、塩
④生予木（→『養生方』（馬王堆漢墓帛書））
⑤朮丸子、当吐下愈。（隠語：山査＝朹→木＋九→木丸）
⑥鶏子、取汗。
⑦真丹塗身、面向火坐、冷汗出差

⑧生蘘荷根葉、乾艾、取汗
⑨塩、当絞吐、便覆、取汗
⑩輪銭当吐毒出
⑪猪膏、烏梅、豉、苦酒
⑫療傷寒有数種、庸人不能分別、今取一薬兼療者。若起一二日、便作此葱豉湯方
若汗不出更作、加葛根三両。一方加升麻
若不得汗更作、加麻黄
又方葱白、米、塩
⑬又方 豉、童子小便『集』加葱白
又方葛根、豉　　又方　擣生葛根汁
⑭又傷寒汗出、已三四日、欲令吐者方、豉、塩、蜜
生地黄、藜蘆吐散、苦参、竜胆散
⑮五六日以上　青竹瀝、大黄、黄連、黄柏、梔子、葱白
苦参、黄芩、生地黄、吐下毒
⑯六七日熱極、乾茱萸、得汗　大蚓、絞糞汁（黄竜湯）
⑰白犬、取血、薄胸上桐皮、酒、当吐下、青黄汁
⑱鶏子、芒硝、酒、黄連、黄柏、黄芩、梔子

『肘後方』を順に見てみます。

①最初の「旨兌根葉」は、何の生薬であるか不明でした。大東文化大学の林克教授によれば、「通仮より、旨兌は、小蒜（可能性小）あるいは生流粲荷」とのことでした。『肘後備急方』で葛洪が用いた「傷寒第一処方」は、誰も認識していませんでした。しかもそれは、「附子の発汗法」に先立って優先的に用いられている「和法」

でした。

参考：

『普済方』（明・朱橚）時気頭痛論に、『肘後方』と同文が存在し、「旨兌＝小蒜」と対応しています。「小蒜」の「蒜」は、「兌」と通仮の可能性があること、「旨」と「小」は通仮の可能性がゼロではないが、小さいこと、「兌」と「荷」は、通仮の可能性があることをあげています。「桃人と杏仁」や「薤白と葱白」は、古代本草では通用していました。それゆえに、「旨兌根葉」に続く「又方、小蒜」であり、「旨兌＝小蒜」の可能性も指摘されます。

②「真丹」は附子剤で、赤丸に相当します。発汗法には附子が用いられます。『宋板傷寒論』では、附子の発汗法を否定して、止汗法もしくは温裏法として用いています。用薬順序も桂枝の後ですが、古典傷寒では附子が桂枝より先に用いられています。

③「小蒜＋烏梅＋塩」は、典型的な苦酢発汗法で、中薬学的な「収斂薬の梅」ではありません。この点も現代とは逆転しています。

④「生予木」は『馬王堆漢墓帛書』の中で使われており、桂枝が輸入される以前に使われていた一種の発汗薬でした。また、占いに使った木なので、命証合診のように呪術的な色彩を有しています。字体は少し違いますが、通絡薬として現在でも産婦人科では卵管閉塞症の治療にも使われています。

参考：

『**養生方**』（馬継興注釈）

「原文」一曰、削杼木、去其上箁悪者、而卒斬之、以水煮××気……而清、取汁……

「校注」杼木、原作予。杼字従木、予声。杼与予均魚部韻。互通。杼、又名栩、今名柞、或櫟樹。後代本草中取其種実薬名、名橡実。

『新修本草』(唐、七三一) 木部下品

橡実：味苦、微温、無毒、主下痢、厚腸胃、肥健人。其殻為散及煮汁服、亦主痢。并堪染用。一名杼斗、槲櫟皆有斗、以櫟為勝。所在山谷中皆有

⑤「朮丸子」も、すぐにはわかりません。通俗解説では「朮丸子は白朮か蒼朮で、温病の一日目に蒼朮で発汗する」とされています。しかし、『読肘後方』(藍川慎、江戸後期)は、「杭字、隠語、山査(杭↓木＋九↓木丸)」と考証しています。『傷寒雑病論』の「卒＋集」＝「雑」↓「卒病論集」と同例です。隠語表記を誤解して、「木」に点を付けて「朮丸」にしました。

消化を助ける食材として有名な山査子は、漢方薬では消導薬であり活血薬です。「胃に入っては消化し、脾に入っては活血する」とは、よく知られた説明です。民間薬としては肉や脂肪を溶かすダイエット健康食品となっています。しかし、「急性外感病に対する山査子は、夾食傷寒・散宿血に用いる」と、南京中医学大学の周仲瑛老中医(東邦大学医学部三浦於莵教授の恩師)に教えていただきました。すなわち、六経の最終病態は、「胃の宿食＋毒熱証」であり、山査子もその一環として使われている」のです。なお、『万病回春』の啓脾湯は、山査子を有する著明な方剤です。

⑥「鶏子」は、風邪には一般的です。日本帝国海軍常用処方集でも「風邪を引いたら卵酒」でした。栄養を付けて、気血をめぐらせて治す方法といえます。

⑦「真丹」は、附子の軟膏で、通絡発汗のマッサージが効果的です。

⑧「蘘荷」はミョウガで、発汗法です。落語ですと「物を忘れさせるミョウガを、お客に出した宿の主人は、逆に料金をもらうのを忘れた」と、落ちが付いていますが、陶弘景の当時では、気血をめぐらせて真面目に修

行に励むために、道家が多く食していました（旧方の系列では、代りに葱白が用いられます）。現代の台湾の本草でも、この「急性外感病へのミョウガの適用」がみられ、現実的な民間療法として生きています。
⑪烏梅・豉・苦酒は、先に論じた「阮河南流の苦酢之薬物発汗法」そのものです。
⑫「葱白」に始まる葱豉湯以降が、『医心方』に引用されています。すなわち、①〜⑪までの古典的な傷寒治法と、⑫〜⑱の『素問』熱論篇系統の傷寒日期と、後ろの〔B〕第二段⑲〜⑳の土着的で呪術的な治法です。
今本『肘後方』は後世の輯佚本であり、先に記されている部分（①〜⑳）ほど古く、後半になるほど後世に書かれた可能性が高まります。特に、〔C〕第三段㉑以降の桂麻剤や柴胡剤は、『脈経』との互換性を有しているので、『千金要方』や『宋板傷寒論』六経とも共通性があります。

じつは葛洪は道士で、「傷寒といってもたくさん種類があるので、普通の医師には弁証できない。一つ覚えで治療するには〈葱＋豉〉を用いるとよい」と述べています。そこでまず一番が「葱＋豉」、次が「葛根」で、その次が「升麻」です。そして最後の、どうしても汗が出ない場合に対して「麻黄」が出てきます。このように、「葱白＋豉→葛根→升麻」ときて、最後に麻黄です（まだ桂枝の出番はありません）。

『宋板傷寒論』六経から勉強すると、最初に「葱白」はなくて桂麻剤から始まります。また、升麻は厥陰病の「傷寒六七日……麻黄升麻湯」に使われ、「葱白」も表寒ではなく裏寒に用いられており、ちょうど逆の順番で処方していることになります。この「病因・病態にもとづく、六経時系列用薬法の順序立ての逆転」が、弁証論治における最重要課題です。

例えば、升麻葛根湯は、表の熱邪を去る清熱解毒薬であり、皮膚病にもよく効きます。升麻は、陰病の最終病理を専門に主っているわけではありません。
⑬葛洪は、初期の発汗法として「童子小便＋葱白」を用いていますが、『宋板傷寒論』では白通加猪胆汁湯に相当し、少陰病の温裏通絡法です。ここでも「三陽病と三陰病」および「発汗と温裏」の逆転現象がみられます。ここで「葛根の生汁」が使われていますが、この生汁用薬法は、隋唐医学ではじつに一般的な用薬方法で、『医

心方』では生汁の用薬比率が圧倒的に高いのに驚かされます。現代台湾でも、生の生薬を扱っている「青草店」がありますが、主に乾燥生薬を使用する漢方医と違いがあります。
⑭傷寒四日以降になると吐法の「苦参」が出てきます。傷寒日期型式では、「三陽病の発汗法、太陰病の吐法、少陰・厥陰病の下法」として正統的用薬法ですが、『宋板傷寒論』六経篇では、吐法は三陽病篇に組み込まれており、太陰病篇では論じられていません。

しかし、傷寒例第三では『素問』熱論篇が論じられており、森立之は「本来の熱論は評熱病論で、傷寒例の（熱論の）内容は、今本『素問』熱論篇より古体かもしれない」と、案じています。その理由は、『素問』の他篇で、「熱論曰く」と引用している内容が、今本『素問』の熱論篇と一致していないからです。すなわち、一口に『宋板傷寒論』と言っても、傷寒例第三と六経部分では、その病理概念に差異があるため、その矛盾のすり合わせを、「用薬順序の異同」によって理論化する必要があります。
⑮五、六日以降になると「竹瀝」「大黄」といった清熱解毒薬が用いられています。
⑯六、七日の熱極になると「茱萸」が出てきます。この茱萸というのが山茱萸なのか呉茱萸なのか議論になるところですが、実際には種も使用して理気発散するので、あまり区別はありません。（山茱萸の未成熟種子末による発汗法と成熟山茱肉を用いる八味腎気丸については、報告しました（488頁「八味丸と六味丸の方意を歴史的に考える」参照）。
⑰その下が「白犬」で、血を採って胸に塗るとあります。ほかにも「熱風邪になったら、穴を掘って、首から下を地面に埋めて治せ」などという療法もありますが、これはある種の原始的な治療法です。
⑱最終病態では、「芒消」です。芒硝というと、『宋板傷寒論』では、太陽病の調胃承気湯や陽明病の大・小承気湯が主軸ですが、ここでも芒硝が主る陰陽が逆転しています。

この次に続いて出てくるのが、時気病の苦酢発汗法の「苦参」です。

〔B〕第二段

⑲治時気行、垂死破棺、千金煮湯、苦参、酒、旧方用苦参酒煮
又方、大銭百文、内麝香、当門子
⑳治温毒発斑大疫難救黒膏、生地黄、豉、脂、雄黄、麝香
生蝦蟆、正爾破腹去腸乃搗呑食之。得五月五日乾者焼末亦佳矣
黒奴丸胡洽小品同、一名水解丸、一方加小麦黒穀、名麦奴丸
麻黄、大黄、黄芩、芒硝、釜底墨、竈突墨、梁上塵
治五六日胸中大熱口噤名為壊病不可医治用此黒奴丸
大青、甘草、膠、豉又治得至七八日発汗不解及吐下大熱甚佳
大黄、甘草、麻黄、杏仁、芒硝、黄芩、巴豆

⑲旧方の苦参湯の用法が書かれています。
⑳皮膚に斑疹が出た場合には「生地黄」「麝香」とあります。その後に、生きた「ガマ」のお腹を裂いて潰して食べるか、あるいは五月五日に取ったガマの乾燥粉末を取ります。胡洽や『小品方』も用いていた黒奴丸は、『太平聖恵方』巻九傷寒にも見られます。五、六日になって熱が出て壊病になったら、また大青葉の苦酢発汗法を使う、という手順です。

さらに、以下の文章が続きます。

〔C〕第三段

㉑麻黄解肌：一二日便服之。麻黄、甘草、升麻、芍薬、石膏、杏仁、貝歯、食葱粥補
㉒麻黄、芩、桂、生姜
㉓葛根解肌湯：葛根、芍薬、麻黄、大青、甘草、黄芩、石膏、桂、大棗。
㉔三日已上至七八日不解者可服小柴胡湯：柴胡、人参、甘草、黄芩、生姜（無者乾姜）半夏、棗、微覆取汗
㉕若有熱実得汗不解、復満痛煩躁欲謬語者可服大柴胡湯：柴胡、大黄、黄芩、芍薬、枳実、半夏、生姜、大棗、当分当微利
四方㉑～㉕最第一急須者。
㉖若幸可得薬便可不営之保無死憂
㉗凡傷寒差十日已上皆名壊病唯応服大小発汗皆不可使流離過多一服得微汗汗漐止未止粉之勿当風
㉘初得傷寒、便身重腰背痛、煩悶不已、脈浮面赤斑斑如錦文、喉咽痛或下痢、或狂言欲走此名中陽毒、五日可治、過此死、宜用此方
雄黄、甘草、升麻、当帰、椒、桂、温覆取汗服後不汗更作一剤
若身重、背強蟄蟄如被打腹中痛、心下強短気嘔逆、唇青面黒、四肢冷、脈沈細而緊数、此名中陰毒、五日可治過此死用此方 甘草、升麻、当帰、椒、桂、甲温覆取汗汗不出湯煮更作也
陰毒傷口鼻冷者乾姜、桂、温酒
㉙凡陰陽二毒不但初得便爾、或一二日変作者、皆以今薬治之、得此病多死、治熱病不解而下痢困篤欲死者、服此、
大青湯方：大青、甘草、豉、赤石脂
又方豉梔子、韮白又方竜骨　或得汗即愈矣
又方黄連、当帰、乾姜、赤石脂　又方黄連、熟艾

㉑この第三段に、ようやく「麻黄解肌湯」が出てきます。『宋板傷寒論』では「桂枝の解肌」と「麻黄の発汗」ですが、隋唐代には区別はありませんでした。補食するのは「葱粥」で、『宋板傷寒論』桂枝湯のような「白粥」ではありません。「五辛の禁」を守る『宋板傷寒論』と、「葱白の発汗法」を重視する古典傷寒との違いです。

㉒㉓ここではじめて桂枝と生姜が用いられます（辛甘発陽）。桂枝というのは後の後に用いました。現在の『宋板傷寒論』六経は、古典的に言えば「第三の陣」である麻黄・桂枝・葛根からスタートしています。

㉔続いて、「小柴胡湯」が出てきます。「三日已上至七八日不解者……」と定義された小柴胡湯は、三陰病の発汗薬です。

㉕その次が「大柴胡湯」による下法です。「熱実……復満痛煩躁欲譫語」と定義されており、傷寒日期型式の厥陰病の胃の毒熱証を主っています。『宋板傷寒論』六経では、陽明病胃家実（裏熱実証）がこれに対応します。

「柴胡剤」の位置付けは最後です。『宋板傷寒論』六経の、成無已以降の解釈である「少陽病和解、半表半里の三禁湯の小柴胡湯」の概念は、隋唐以前の『傷寒論』にはありませんでした。この第三段が特に興味深いところは、『宋板傷寒論』六経の類似処方群で構成されていながら、病態変化としては傷寒日期型式を採用しており、三陽病における大青葉の用薬法も残している点です。すなわち、『肘後備急方』に残る「桂麻剤と葛根湯と柴胡剤で構成された傷寒日期型式」を元に、「胃中寒」を記す『太平聖恵方』巻八や『千金翼方』を経て、『宋板傷寒論』六経篇の中で「胃家実」という病態概念が変化して出来たと、推定されます。

㉖ここに要約されていますが、「これらの（第三段の高貴薬派の）処方はみな救急に必須のもので、急いで取り寄せなければならない。もし幸いにもその薬を手に入れることができたら、助かる」とあり、滅多に手に入らない処方（桂麻剤）として論述されています。この時代の高貴薬に対する阮河南流の主張の原点がみられます。

㉗傷寒差十日已上を、「壊病」と定義しています。

㉘陰毒・陽毒で、当帰や桂枝・升麻、最後に大青葉が用いられます。「死にそうになったら大青葉」とありますが、『宋板傷寒論』六経ではこの清熱解毒薬の部分がカットされています。また、「韮白」は「ニラ」です。

最後は、陰陽毒を論じていますが、『宋板傷寒論』も後は陰陽易差後労復病で終わっており、編纂構成の類似性が指摘されます。すなわち、㉑麻黄解肌湯以降から、㉒で桂・生姜、㉓の葛根、㉔の小柴胡湯と㉕の大柴胡湯で、最後の㉘陰陽毒というように、病態の流れは基本的に『宋板傷寒論』と一致しています。ただし、大黄剤の位置付けが、大柴胡湯として末尾に位置している点においては、『太平聖恵方』巻九傷寒と同質の「傷寒六日厥陰病で裏熱を生じて胃の毒熱証を呈する」、傷寒日期型式です。

「葱白族三兄弟（葱白・薤白・韭）」の互換性

「薤白」「韭白」「葱白」の古代『本草』における同質性については、前漢代の馬王堆漢墓医書の『五十二病方』において、馬継興氏は「傷瘙の薤白」を「葱白」と認識しており、さらに『神農本草経』において、すでに葱白と薤白は混同している」と述べています。漢字は象形文字から発達し、「ネギ」も「ラッキョウ」も「ニラ」も類似の原始的図形表記であったので、「象形薬理」としての混乱現象です。『本草経攷注』（森立之）も「葱白族三兄弟（葱白・薤白・韭）」について論究し、本来は同一条文から、「葱白・薤白・韭」が細分化したとしています。「薤白」を「葱白」に校勘するくらいですから、逆に「葱白」を「薤白」に校勘する場合も出てきます。

『神農本草経』黒字から、「表寒には、葱白の発汗法」、「裏寒には、薤白の止利法」と解すると、『宋板傷寒論』314・315条の白通湯と、317条の通脈四逆湯の「葱白」は、実際には「薤白」を用いてもよいと想定されます。『神農本草経』では、烏頭と附子を、祛風寒と温中薬に区別して条文化しているのに習い、「葱白」も三品に使い分け、「発汗の葱白」と「止痢の薤白」、および「補陽の韭」となっていると想定しました。

本草書として「薤白の止痢作用」を記しているのは、金代の李東垣の『用薬法象』の「治泄利下重、下焦気滞、泄滞気」と、元代の『湯液本草』（王好古、一二九八成書）の「下重者、気滞也。四逆散加此以泄気滞」です。その来源は、『宋板傷寒論』四逆散加味法です。

『宋板傷寒論』弁少陰病脈証并治

318条　少陰病、四逆、其人或咳、或悸、或小便不利、或腹中痛、或泄利下重者、四逆散主之。〔四逆散方〕甘草炙、枳実、柴胡、芍薬、……泄利下重者、……薤白。

「後序」は、四逆湯（乾姜・甘草・附子）を「発於陰」としているために、同様に「陰病の葱白」として運用しています。『脈経』可不可篇に、「葱葉・薤白」が出てくる条文はなく、また『神農本草経』は「薤白、葱白は同一」としているという二大条件下において、『宋板傷寒論』の四逆湯加薤白を理解しました。後述する「葱白（および薤白）の用法の変遷」（157頁）も参照してください。

『医心方』に残る古代の傷寒の治療法

前述の『肘後備急方』は、来源に多様性がある輯佚本です。整理されているのは、『医心方』（丹波康頼、九八四）の傷寒の記述です。『医心方』を通じて、「古代の傷寒治法」が、おおよそ明らかになります。

『医心方』傷寒

①一二日　『葛氏方』葱豉湯。『集験方』小児屎　（葱豉湯）
又方葛根、納豉 又方搗生葛根汁　（葛根湯）

『千金方』始得一二日方。真丹　（附子）
②三日　『新録方』身体痛者方　（葱豉湯）
　　　　『千金方』不解方　（葱豉湯）
③四日　『玉箱方』傷寒四日方　（瓜蒂散）
　　　　『葛氏方』令吐之　（梔子豉湯）
④五日　『范汪方』黄芩湯　（理中人参黄芩湯・生姜瀉心湯）
　　　　『通玄』升麻湯　（升麻湯）
⑤六日　『范汪方』傷寒六七日不大便有瘀血方　（抵当湯）
⑥七日　『葛氏方』黄竜湯。糞汁『千金方』白獣湯　（白虎湯）
⑦八九日　『録験方』柴胡湯。桑螵蛸　（柴胡加芒硝湯）
⑧十日以上『千金方』下痢不止方。大青 甘草 阿膠 豉
⑨汗出後不除汗出便解方　（桂枝湯合麻黄湯。桂麻各半湯）

＊（　）内は著者による、相似する処方の名称

『葛氏方』傷寒有数種、庸人不能別。
今取一薬兼治者、若初挙頭痛、肉熱、脈洪起一二日、便作葱豉湯
傷寒　一二日　葱白　豉　小児屎　葛根　搗生葛根汁　真丹（附子）
　　　三日　葱白　豉　小児尿　梔子　桂心　生姜
　　　四日　瓜蒂　豉　塩　蜜
　　　五日　大黄　大青　芒硝　黄芩　半夏　人参　桂心　乾姜　大棗　升麻　梔子
　　　六日　大黄　桃仁　水蛭　虻虫

　　七日　知母　甘草　石膏　粳米　煮米　糞汁
　　八九日　大黄　知母　甘草　生姜　人参　萎柴胡　黄芩　半夏　桑螵蛸
　　十日以上　大青　甘草　阿膠　豉
汗出後、不除桂心　芍薬　生姜　甘草　大棗　麻黄　杏仁　先煮麻黄再沸（桂枝湯加麻黄・杏仁）

①『医心方』傷寒の第一処方は、葛洪『葛氏方』の葱豉湯が引用され、葱・葛根・生葛根汁・附子が用いられています。一日目の附子は『千金要方』からの補遺文で、『宋板傷寒論』後序が「発於陰の附子」としているのとは正反対の用薬方法であり、『太平聖恵方』巻九傷寒に継承されています。逆に外感病に附子を用いない時系列は、『太平聖恵方』巻十五時気病の用薬規則に見られます。

②三日目になって身体が痛んだら、やはり葱を用います。葱豉湯で通絡散寒します。

③四日目になると吐法で、瓜蒂散や豉を使います。現在では強烈な吐法は用いないため、胃腸がムカムカしたら和法で吐き気を和らげて止めて治します。同一症状の「欲嘔」に対して、同一方剤による正反対の治法が用いられ、催吐剤と止吐剤の両極端の用法が併存しています。

④五日目になると、腸に病位が移り、熱化して熱痢を生じるので、清熱解毒の升麻湯、黄芩湯（理中人参黄芩湯・生姜瀉心湯）などが使われます。

一方、『宋板傷寒論』の157・158条の、宋臣注の中の理中人参黄芩湯には、人参を有する瀉心湯が記されており、五日「范汪方」黄芩湯との関連性が指摘されます。

参考：

『宋板傷寒論』　弁太陽病脈証并治下第七

157条　傷寒汗出解之後、胃中不和、心下痞鞕、乾噫食臭、脇下有水気、腹中雷鳴、下利者、生姜瀉心湯主

之。（生姜、甘草、人参、乾姜、黄芩、半夏、黄連、大棗）
附子瀉心湯、本云加附子、半夏瀉心湯、甘草瀉心湯、同体別名耳。生姜瀉心湯、本云理中人参黄芩湯、去桂枝、朮、加黄連并瀉肝法。

158条　傷寒中風、医反下之、其人下利日数十行、穀不化、腹中雷鳴、心下痞鞕而満、乾嘔心煩不得安。医見心下痞、謂病不尽、復下之、其痞益甚。此非結熱、但以胃中虚、客気上逆、故使鞕也。甘草瀉心湯主之。（甘草、黄芩、乾姜、半夏、大棗、黄連）
［臣億等謹按、上生姜瀉心湯法、本云理中人参黄芩湯、今詳瀉心以療痞、痞気因発陰而生、是半夏、生姜、甘草瀉心湯三方、皆本於理中也、其方必各有人参、今甘草瀉心中無者、脱落之也］

『宋板傷寒論』少陰病は、利尿法が正治法であり、止利法は合病として三陽病で論じられています。『宋板傷寒論』六経では厥陰病に、升麻が用いられています。傷寒日期型式の五六日には、升麻と並んで柴胡も用いられており、この胃腸の熱利に対する升麻・柴胡の運用は、後の李東垣（金、一一八〇～一二五一）による補中益気湯の「昇提の升麻・柴胡」につながっています。この場合に、大量の温性補気薬（人参・黄耆）と清熱解毒薬としての升麻・柴胡の「小量」配合による運用は、虚証を前提にしています。
⑤六日目になると、邪が血分に入るので活血・清熱解毒の抵当湯が用いられます。

以上のように、表から裏の胃腸にいたり、最後に血便になるという、漸進的な病態が理解できるのですが、『宋板傷寒論』六経では、二日目の陽明病期で表裏伝病が起こり、陽明病以降に位置する「少陽→太陰→少陰→厥陰病」の病位変化がつかみにくくなっています。

また、『宋板傷寒論』六経では、「桃核承気湯・抵当湯・抵当丸」は太陽病や陽明病に属し、三陽病病期における下法としての適応です。このことは、可不可篇で「抵当湯・抵当丸・桃核承気湯」が可下篇に属することからも明らかであり、発汗・吐・下後病の抵当湯は、「病期が発熱七八日……、至六七日」とされており、傷寒日期型式においては、六日厥陰病以降の病態を意味していますが、『宋板傷寒論』六経篇では、やはり陽明病篇に位置しています。

『葛氏方』傷寒六日の大黄・桃仁は「七情」にもとづく配薬です。『医心方』薬畏悪相反法は、「大黄」で「得……桃人良」と記載しています。また、『神農本草経輯注』（馬継興主編、人民衛生出版社）は、黒字小字注として、「得……桃人療女子血閉」と復元しています。出土一次資料の『万物』（漢代）は、各生薬の主治に続いて、「二味の組み合わせによる薬能」を記しています。

「大黄＋桃仁」を女子血閉に用いるのは、『宋板傷寒論』六経の桃核承気湯そのものの配薬規則です。『医心方』（九八四）を遡る資料において、陶弘景撰『名医別録』（黒字）の小字注記に来源を発する七情、「桃仁＋大黄」が成立しているとすれば、それは旧方の配薬規則に関する記述です。

参考：

1．『宋板傷寒論』

弁太陽病脈証治中第六

106条　太陽病不解、熱結膀胱、其人如狂、……少腹急結者、乃可攻之、宜桃核承気湯。

124条　太陽病六七日、……人発狂者、以熱在下焦、……太陽随経、瘀熱在裏故也、抵当湯主之。

126条　傷寒有熱、少腹満、表証仍在、……為有血也、当下之、不可余薬、宜抵当丸。

弁陽明病脈証并治第八

237条　陽明証、……本有久畜血、……。屎雖鞕、大便反易、其色必黒者、宜抵当湯下之。

257条　病人無表裏証、発熱七八日、……至六七日不大便者、有瘀血、宜抵当湯。

2．『宋板傷寒論』・『金匱要略』・『武威漢代医簡』の抵当湯・大黄䗪虫丸関連処方の構成生薬の比較

『武威漢代医簡』46条：黄芩　芍薬　桂　䗪虫　消石　大黄　桑螵蛸　淳酒煮
『武威漢代医簡』50条：淡（肉 or 芍）曽青　䗪虫　消石　大黄　虻　酒飲
『金匱要略』鼈甲煎丸：柴胡　人参　半夏　黄芩　芍薬　桂枝　䗪虫　赤消　大黄　蜂窠　蜣蜋　葶藶　石葦牡丹　瞿麦　紫威　阿膠　桃仁　鍛竈下灰、鼈甲　烏扇　鼠婦　乾姜　清酒煎
『金匱要略』大黄䗪虫丸：黄芩　芍薬　甘草　䗪虫　大黄　虻虫　水蛭　曹斉　桃仁　杏仁　乾地黄　乾漆　酒飲服
『宋板傷寒論』抵当湯：桃仁　大黄酒洗　虻虫　水蛭

3．『武威医簡』と『宋板傷寒論』について

「大黄＋芒消＋芍薬」は、『武威医簡』以来の配薬であり、『宋板傷寒論』『金匱要略』に受け継がれています。また、「䗪虫・虻虫・曹斉・桑螵蛸・水蛭」などの昆虫生薬と「酒」の配薬法も、漢代以来の伝統です。

『医心方』
『范汪方』傷寒六七日不大便有瘀血方桃仁　大黄　水蛭　虻虫（↓「抵当湯」）

4．各文献における抵当湯の六経病位

『宋板傷寒論』太陽病中篇
124条　太陽病六七日、表証仍在、脈微而沈、反不結胸。其人発狂者、以熱在下焦、少腹当鞕満、小便自利者、下血乃愈。所以然者、以太陽随経、瘀熱在裏故也、抵当湯主之
126条　傷寒有熱、少腹満、応小便不利、今反利者、為有血也、当下之、不可余薬、宜抵当丸。方六十六
『太平聖恵方』巻八　陽明病

34条　陽明病。其人喜妄。必有稸血。為本有瘀熱。大便必秘。宜抵当湯。（脈7—7—20、翼222、宋237、宋可195）

医 傷寒六日　治傷寒六七日
聖 8—（陽明34）　陽明病
宋 124太陽病　太陽病六七日、表証仍在、脈微而沈、反不結胸。
宋 125太陽病　傷寒有熱

医 傷寒六日
聖 8—（陽明34）　其人喜妄
宋 124太陽病　其人発狂者、以熱在下焦、少腹当鞕満、　小便自利　者
宋 125太陽病　少腹　満、応小便不利、利者

医 傷寒六日　不大便有　瘀血方
宋 125太陽病　今反為有血也、当下之、不可余薬、宜　抵当丸
宋 124太陽病　下　血乃愈。所以然者、以太陽随経、瘀熱在裏故也、　抵当湯主之
聖 8—（陽明34）　必有稸血。　為本有瘀熱。大便必秘。宜抵当湯

5．『医心方』の傷寒日期における用薬法（傷寒六日の抵当湯）

『宋板傷寒論』六経では、太陽病中篇に位置している抵当湯ですが、その条文の文頭は「太陽病六七日……」と始まっています。『宋板傷寒論』125条の抵当丸が、「傷寒……」と始まっているのは、傷寒日期型式

の名残です。

『太平聖恵方』巻八の「陽明病……」を中間に挟めば、傷寒日期本来の位置である「傷寒六日厥陰病」から、「陽明病」へ前方移動し、さらに「太陽病」へと変化した経緯が理解できます。この「厥陰病↓陽明病↓太陽病」への移動は、『太平聖恵方』第九傷寒の傷寒六日厥陰病の大柴胡湯から、『千金翼方』の太陽病用柴胡湯証への変化とまったく同じです。『宋板傷寒論』における六経編次だけではなく、隋・唐代における病位も併せて評価することによって、経方（生薬）の位置付けが理解されます。

『宋板傷寒論』の「太陽病六七日……抵当湯」の原文が、もし『医心方』のように「傷寒六七日……抵当湯」であったとすれば、『宋板傷寒論』のすべての六経日期条文群に対して、「傷寒〇日……」への校勘が検討されます。

⑥七日目になると白獣湯（白虎湯）です。古典的な傷寒日期では、六経過経後の熱邪がまだ残っている病態に使いました。それを第二番目の陽明病病態もしくは三陽合病に用いているのが『宋板傷寒論』六経です。これも、六経過経後条文の、三陽病への移動です。
⑦八、九日になると柴胡湯で、これは柴胡加芒硝湯であり、桑螵蛸（カマキリの卵）が入っている処方です。『宋板傷寒論』六経でも、傷寒七・八日という書き出しは同じですから、来源は一致しています。厥陰病以降に柴胡剤を使い、なおかつ桑螵蛸を加味するのは、傷寒日期型式では、陰分の邪熱を制しつつ、血分の邪熱が陰陽混在の「根源の精気」を損傷しないように、補精する方剤です。
⑧その後十日以上経って、熱毒がまだ冷めない場合には大青葉を使います。
⑨六経過経後の十日を過ぎても、汗が出てまだ治らない病態にいたって、はじめて使うのが桂枝湯と麻黄湯です。『宋板傷寒論』太陽病篇の桂枝湯も、「微自汗（すでに汗が出ている病態）」に用います。麻杏甘石湯も、63条「発汗後」や162条「下後の汗出」に用いており、可不可篇でも「発汗後と発汗吐下後」に分類されていま

す。条文上も、「発汗後にまだ汗が出ている病態」と規定しており、「葛氏方」が「汗出後、不除……」として「麻黄・杏仁」を用いているのと共通しています。

『宋板傷寒論』の冒頭の太陽病上篇は、（古典的な葱豉湯を飛ばして）桂枝湯・麻黄湯から始まっています。筆者は中国留学中に、「葱から始めて、清熱解毒薬へと進んだ方が治りがよいのか」ということを、いろいろな傷寒・金匱の専門家に聞きました。「麻黄湯は?」と尋ねると、「麻黄湯は、私は二～三回しか使ったことがない」と答えてくださったのが、北京中医学院の金匱要略教室の印会何教授でした。要するに、その他に使うべき処方の選択肢を豊富に有しているのです。

麻黄湯の「必要条件」は、『宋板傷寒論』六経によれば、「太陽病候で、痛みと発熱があって、〈悪風〉して無汗で喘する場合」です。特に「〈悪風〉の麻黄湯」の意義付けは、「中風の桂枝湯と傷寒の麻黄湯定義」とぶつかるところです。

マクロ・ソフト（横倉誠一郎氏プログラム）を用いて『傷寒論』条文中の症候を分析したところ、「悪風と麻黄」および「悪寒と桂枝」とが、有意義に一致する結果が得られました（日本東洋医学会・新潟地方部会、二〇〇七年十月）。

昔からの「発汗吐下法解後の第三陣の桂麻剤」を、第一陣の処方にし、輸入高貴薬を多用しているところに、『宋板傷寒論』六経の特徴が存在します。桂麻剤が主軸となったのは『千金翼方』の序文であり、張仲景を「医聖」として「三綱鼎立説」を打ち立てたことに起因しています。それ以降は、多くの処方が「仲景の名を冠した経方」として使われるようになりました。

次に、薬味について見てみます。

一、二日目の薬味は、葱・葱豉・葛根などです。そして、三日目には葱、大黄は五～八日目の後半、三陰病期です。それから芒硝があり、人参も初期には使わずに五日目以降の、三陰病期に使われています。『宋板傷寒論』では三陽病で白虎加人参湯を使用しています。

面白いのが七日目の甘草で、甘草も六経過経後に用います。『宋板傷寒論』太陽病の上篇の処方には、全部甘草が含まれています。つまり『宋板傷寒論』六経では、「最初の太陽病の、その最初期の上篇全体を支配する甘草」といえます。反対に、古典傷寒の常識では「病期の最後に用いられる甘草」であり、甘草湯と桂麻剤はみな最後尾の処方です。

『宋板傷寒論』少陰病でも、麻黄附子細辛湯から麻黄甘草附子湯に続くように、急性外感病で邪気の存在下では、第一処方に甘草は使用しません。黄耆も同様です。『金匱要略』でいえば、黄耆桂枝五物湯と桂枝加黄耆湯の違いです。「葱白↓附子↓甘草↓麦門冬↓阿膠」の処方順序について、かつて報告しました（岡田研吉：附子・甘草・阿膠および麦門冬・地黄の配薬方則について．中医臨床，一〇（一）：二六～三三，一九八九）。そのときに、一番整然と古典的配薬規則が墨守されていたのが『太平聖恵方』巻八でした。そこで『太平聖恵方』の各篇の、時間軸に沿った配薬、弁証を研究し、最終的に「病因別六経編次時系列本草」として大枠を規定しました。

最後に、阿膠です。十日目以降に甘草と阿膠があります。十日目以降にはじめて甘草と阿膠が出てくるということは、時系列用薬法の最後の最後に位置しており、古典的傷寒論です。『宋板傷寒論』六経にも古典傷寒論の名残は各所に存在しており、「太陽病上篇をすべて支配する甘草」とはいっても、太陽病上篇の最終処方は炙甘草湯であり、処方名として冠せられた「最後には甘草湯（甘草＋阿膠）」という意味は読み取れます。それは古典傷寒の最終病理の「甘草＋阿膠」と相似しており、麻黄附子細辛湯↓麻黄附子甘草湯↓黄連阿膠湯と、同一現象です。

『金匱要略方論』婦人産後病の白頭翁加甘草阿膠湯は、『脈経』では、白頭翁加甘草湯であり、「千金方又加阿膠」となっています。このように、病態が後期になるにしたがって、加味法としても「まず甘草を、次に阿膠を加える」という時系列配薬法は生きています。その理由は、「産後↓重下↓新産↓虚極……」などの、時間的経過を基軸にした症候記載からわかるように、いわゆる婦人雑病といわれる分野でも、時間軸弁証は重要でした。単味の生薬が処方に仕上がる過程が、よく理解できます。

北京中医学院に留学中に、老中医の焦樹徳教授に教えていただきました。患者さんを診て私が処方を決めるときに、八割方の薬味は考え抜いて決めるのですが、最後の二〜三味は怪しくなって、適当に「甘草・生姜・大棗」を素早く書き加えました。すると先生は、「最後に甘草・生姜・大棗を（員数合わせに）使うのは腕のない医者だ」と、叱るのです。「なぜですか」と聞くと、「甘草というのは生薬の切れ味を悪くするから、補気や胃気を調整するために使うのはよいが、はじめから甘草を、特に外感病に使うのは不見識だ」というのです。その通りだと思いました。

ただし、発病した時点で、すでに末期の病態を呈していれば、それは時間的経過としては初期でも、漢方的な病態としてはすでに末期です。この点は「風邪の初期に補陰薬を使用した症例」という、演題に仕上がります。『宋板傷寒論』六経では、「甘草・生姜・大棗」が桂枝湯に入っており、ある意味では身体や胃腸に優しい補性の処方を始めに用い、古典的傷寒時系列とはまったく逆転した使い方をします。その理由は、『宋板傷寒論』の特徴としての「合病」や「表裏伝病」の病態生理によっています。

名医・陳存仁の優れた風邪の治療法

香港の名医に、陳存仁という先生がいました。その方が、一九五七年に香港風邪が流行って患者が数万人を越え、猖獗を極めたときに使用した処方集を発表しています。

『津津有味譚』（陳存仁）　特稿　流行感冒・食療法
一九五七年、香港流行感冒猖獗非常、患病者数十万
予防、大葱焼豆腐。大葱俗名胡葱。酸辣豆腐湯。
第一傷風型「呼吸系型感冒」傷風鼻塞、流涕喉痒咳嗽痰
葱油開陽麵、葱白豆豉湯、紅油胡葱麵、姜葱片児湯
＊傷寒全癒之後、咳嗽延長。枇杷葉煎茶、麻黄蜜糖水
杏人薄荷水、川貝敦雪梨、山欖瓜子茶、胖大海雪梨茶
第二頭痛型「神経型感冒」頭痛為主、全身骨痛肌肉疼
紫蘇黒棗湯、姜片豆豉湯、茴香焦塩包
第三胃呆型「胃腸型流行性感冒」湿滞留腸胃
山欖紅蘿蔔湯、馬蹄（孛斉）通草湯、冬瓜米仁水
病後調治、党参田鶏、黄耆紅棗、杏人白果、沙参玉竹頓鶏

> 風邪をひいたら葱・紫・豆
> 風邪が治ったら参・鶏・耆（参鶏湯）

これをみるとはじめに、まず葱が使われています。葱に豆豉、そして次に食餌療法で酸粋湯「酸味のスープによる（苦酢）発汗法」があります。難しい議論をしないすばらしい名医なので、理論なしに「何々スープにしなさい」というような処方を書いています。傷風型には、やはり始めは葱と豆豉。そして治った後に咳が出たら、枇杷・麻黄とあります。つまり、傷寒が治って咳がまだちょっと遷延していたら枇杷を飲ませ、ダメな

ら麻黄ということです。最初から麻黄を出さない、このような使い方を食事レベルで論じている名医はすごいなと思います。

それから杏仁、麻杏甘石湯、梨などは治療が終った後の後処理に用いています。二番目の痛み型、頭痛や全身が痛いタイプの風邪には、紫蘇・生姜です。最初に述べたように、風邪を引いたら葱・紫蘇・豆豉・小茴香です。そして治ったら酸棗湯、人参湯、黄耆湯を飲みなさいといっており、ここでも麻黄湯、桂枝湯を最初から出すことはありません。そして最後は、現在でも愛用され続けている「秋梨膏」です。恩師・斎藤輝夫先生が「秋燥論」に凝っていたときに、「梨の皮の処方」ばかりたくさん出すので、平野欽也先生が「むいた皮を大切にして実を捨てていた」情景を思い出しました。

奈良時代の韭と葱の使用法について

奈良時代に天然痘が流行したときの興味深い記述があります。それが本当に天然痘であったか確証はなく、インフルエンザかもしれないとの議論もありますが、「天然痘」や「赤白痢」として記録があり、太政官命との命令が、事細かに諸国に発せられ、韭や葱が多食されていました。

『奈良時代医学史の研究』（服部敏良、吉川弘文館）

韭や葱を多食すれば、病を除き、胃中の熱を取り、五臓を利して下痢下血を止め、赤白痢を治し得る。

その中では、麻黄・桂枝・人参などは指示されていません。野生の朝鮮人参はありませんし、肉桂も輸入品です。そこで摂取すべきは「韮・葱」とあり、解説には「胃中の熱を取る」と書いてあります。葱・韮のような辛温薬で、どうして胃の熱が取れるのか不思議に思われますが、清熱解毒作用を有しており、抗生物質がなかった時代には、抗菌作用がある葷辛類温薬の強烈な臭味のある薬物で肺炎などの伝染病を治しました。「葱白・薤白・韮」が実熱の下利に用いられました。桂麻剤のような辛熱薬は、時気病に最適であって、このような熱毒邪には不適です。『宋板傷寒論』のみに従うと、葷辛類温薬は「少陰病の虚寒性の白下痢」に使うというイメージが強すぎて、熱毒痢には使いづらい点が指摘されます。『金匱要略』の芎帰膠艾湯は、虚寒の出血を主っていますが、歴史的には実熱証にも対応しています。清熱解毒薬の類（大青・板藍根など）を否定して、優しい辛温薬（桂麻剤）だけに特化して運用しているのが、『宋板傷寒論』です。先に述べた古典では、熱病に対する第一処方として清熱剤を用い、その後でまだ余熱が尽きない状態に白虎湯と桂枝湯を用います。本来、傷寒にも熱病にも使えるのが葷辛類です。

『宋板傷寒論』の「五辛の禁」について

「葷辛薬で発汗させる」という治法が残っている文献に、『太平聖恵方』（九八二～九九二）の巻九傷寒があります。『太平聖恵方』傷寒日期では、三陽病期に「葱白・附子・韮・大蒜」などの辛温薬発汗法が記されており、さらに服薬後には、白粥ではなく葱豉粥を食べさせます。ところが『宋板傷寒論』六経では、桂枝湯・麻黄湯のみを用い、重ねて服用後に「生冷・粘滑・肉麺・五辛などはすべて禁」じ、葷辛薬で治療してはならないと規定しており、さらに「白粥」と指定しています。『宋板傷寒論』六経が対象としていた病態は、「辛温の葱や韮を嫌い、白粥の少量摂取が必要な病態」であり、一般的な風寒感冒ではなく、その治法は華奢な人たちの胃腸の調気を目的とするものです。『宋板傷寒論』六経では、急性外感病の第一処方に使ってはならないはずの「甘草」を多用しています。その一方で、葱白や附子を発汗・吐下後の陽虚証（亡陽証）に適応させ、陰病期の四逆散加薤白に用いています。古典的傷寒日期とは、三陽病と三陰病が逆転した用薬法です。

『宋板傷寒論』六経の特徴は、胃の津液と陽気の保持であり、「営衛を和して表邪を発散」する点にあります。穀気から営衛を産生して、急性外感病に対応しているために、「甘草・大棗・生姜」を多用しており、それゆえに「胃気の途絶した場合が最終病態」であり、「陽明帰土・無伝」で終始しています。このような病態のために編纂されたのが、『宋板傷寒論』六経篇です。『素問』熱論篇で、多気多血の陽明胃を論じているのと同質です。

「五辛の禁」は『華佗神方』に載っています。このなかで、「五辛」を用いたり、「生の血」を飲ませたり、「煙火」を使ったりすることは、血液を動かしすぎるのでよくないと述べています。つまり強烈な辛温薬を使いすぎると、営衛の運行をかえって乱すとして否定しています。

『宋板傷寒論』六経は、陽虚や気虚に偏った患者を対象にしているので、せっかく調和させた営衛の運行を、強力な辛温発散薬が虚に乗じて乱すのを避けるために「五辛の禁」としました。営衛の産生部位も、上・中・下の三焦に分かれていますが、中焦胃土を病態基盤に据えているのが、『宋板傷寒論』六経であり、胃気の虚弱性には非常に敏感です。

したがって、一般的な風寒感冒に対しては、他に優先されて使用すべき（『宋板傷寒論』六経以外の）処方が多数存在しています。現在の臨床においても、宋以前の傷寒日期系式の処方が生きています。例えば、風寒感冒のときの附子や乾姜（→四逆湯の三陽病表証への運用）、風湿のときの防風・羌活、胃腸症状が顕著なときの霍乱病処方、頭痛の川芎、熱毒病のときの板藍根・大青葉などです。

『宋板傷寒論』六経では、営衛を調和させるために桂枝湯を使って、五辛を禁忌にしていますが、じつは「六経」と「傷寒日期」では、営衛論が異なっています。その元になるのが、『霊枢』五味篇と五味論篇です。『霊枢』の「五味篇」には、葱を使った五臓の営衛論が書かれていますが、「五味論篇」には、生姜を使った胃の営衛論が述べられています。

『宋板傷寒論』六経の用薬思想においては、胃気を重視して「生姜（桂枝湯）」を用いています。当然の帰結として、五臓論にいたる「葱白族三兄弟（葱白・薤白・韭）」の運用は、認めがたいわけです。五行の配当は、「五穀」の配当と同様に、時代的にも地域的にも異なった種類があります。例えば、五穀は北方では麦が、南方では米が主体となります。また五臓の配当においても、食べ物は全部胃に入ることから、すべての帰経は胃にあるという観点にもとづき、「陽明の多気多血」を重視して、まず胃を主体とした後に五臓の配当を考えた流派と、それとは別に、最初から五臓に配当して、五臓の営衛・気血・精・津液の調整によって治療を行う流派の二つが存在しました。そのうちの前者が『霊枢』の「五味論篇」、後者が『霊枢』の「五味篇」です。前者の「五味論篇」に属する『宋板傷寒論』六経は、胃を重視して営衛論や弁証論治を述べています。ですので、『宋板傷寒論』六経の理論体系を、五臓六腑を用いて解釈するには困難が伴います。

「五辛」は、晋代の『風土記』の注釈に始まります。晋代に始まる「五辛」の用語法については、喜多村直寛や森立之が考証しています。

また、杜甫の詩の中に出てくる「春日春盤細生菜」は、元旦や立春の、新年を迎える儀式としての「五辛菜」です。盤に盛った「細かく切った生菜」は、野草サラダであり、日本風には「春の七草」とも考えられます。

『風土記』（周処：『説郛』一百二十巻・巻六十、晋）

月正元日五熏錬形。注曰周処、五辛所以発五蔵気。

杜甫「立春」

春日春盤細生菜、忽憶両京梅発時。盤出高門行白玉、菜伝繊手送青糸。
巫峡寒江那対眼、杜陵遠客不勝悲。此身未知帰定処、呼児覓紙一題詩。

葱白（および薤白）の用法の変遷

宋以前の「葱白・薤白・韭」などの具体的な使用方法を知るために、各種文献の傷寒時系列における葱白（薤白）の使用回数を調べました。その結果を表6に示します。

表6．傷寒時系列における葱白（薤白）の使用回数

	一日 太陽	二日 陽明	三日 少陽	四日 太陰	五日 少陰	六日 厥陰	七日	八九日
『宋板傷寒論』	0	0	0	0	3［1］	0	0	0
『千金翼方』	0	0	0	0	2	0	0	0
『太平聖恵方』巻八	0	0	0	0	1	0	0	0
『医心方』	1	1	1	0	0	0	0	0
『太平聖恵方』時気病	0	1	1	0	0	0	0	0
『太平聖恵方』傷寒	16（2）	1	2	2	2	0	0	1
『太平聖恵方』熱病	4	3（1）	0	0	2	0	0	0

（ ）は処方名中、［ ］は薤白の使用回数。

『医心方』、『太平聖恵方』時気病・傷寒・熱病などの古典を見ると、三陽病で葱を使って発散しています。しかし『宋板傷寒論』六経や『千金翼方』では、それを太陰病の下痢止めとして使います。古くは漢代の竹簡

から葛洪以来、現代の民間療法まで連綿と続いている「葱による風寒の治療」を用いずに、「陰病の胃腸の冷えによる下痢の治療」に特化している点に、『宋板傷寒論』六経の特徴と、その裏返しの「運用法の縛り」があります。『宋板傷寒論』六経が対象とした病態における「用薬法」は厳格です。

『太平聖恵方』では、薤白が六経過経後の下痢膿血に使われていますが、それが『宋板傷寒論』六経では少陰病に集約されています。『宋板傷寒論』だけを準縄にすると、辛甘と苦酢のバランスが取りにくくなってしまいます。

一つ興味深い例として、白虎湯と白通湯を取り上げます。

『千金翼方』　傷寒脈浮滑。此以表有熱。裏有寒。白虎湯主之。

『宋板傷寒論』　傷寒脈浮滑。此以表有熱。裏有寒。白虎湯主之。〔臣億等謹按前篇云……『千金翼』云白通湯非也〕

『金匱玉函経』　傷寒脈浮滑　而表　熱　裏　寒者　白通湯主之。旧云白通湯、一云白虎者恐非。〔旧云以下出叔和〕

『宋板傷寒論』176条「表有熱、裏有寒、白虎湯」には、「『千金翼』云白通湯。非也」と小字注が付記されていますが、『金匱玉函経』は白通湯であり、「(『宋板傷寒論』につながる)白虎湯は(おそらく)違う」と記されています。今本『千金翼方』を見ると、白虎湯となっていますが、宋臣たちが使用していた『千金翼方』では白通湯でした。「六経病位と葱白の運用」には、王叔和の時代から議論がありました。同一条文に対する、表熱の石膏と裏寒の葱白の使い分け、もしくは四季運用とも考えられます。

傷寒日期では、三陽病(表寒)の葱白と三陰病(裏熱)の石膏に対応しますが、熱化の時期の陰病から陽病への移動により、表裏・寒熱が混乱しました。

三陰三陽病における用薬法の変遷

1.『太平聖恵方』巻九傷寒における用薬法

隋唐以来の傷寒用薬法を伝える『太平聖恵方』巻九の、一日太陽病～六日厥陰病における主要薬味の使用回数を表7に示しました。

表7.『太平聖恵方』巻九・傷寒時系列における各生薬の使用回数

傷寒方	処方数	桂枝	麻黄	附子	乾姜	細辛	呉茱萸	柴胡	黄芩	黄連	大黄	芒硝
治傷寒一日	太陽病24方	12	13	8（3）	8	4	2	2	1	※e	1	
治傷寒二日	陽明病14方	7	7	6（2）	3		2	1	3	※e	※a	※a
治傷寒三日	少陽病11方	5	8	3	2	2		※b	1	※e		
治傷寒四日	太陰病21方	4	4	2	3	1		7	6	1	6	3
治傷寒五日	少陰病16方	3	2	※c	※c	※c	※d	1	10	2	11	7
治傷寒六日	厥陰病14方	6	1	1	3		※d	6	8	※e	1	1

（　）は処方名中の使用回数。

その結果、次のようなことがわかります。

①陽明病に「大黄・芒硝」を使わないこと（※a）。つまり陽明病に承気湯は使いません。『宋板傷寒論』では

陽明病胃家実（裏熱実証）の承気湯ですが、『太平聖恵方』で使用されているのは三陰病です。
②少陽病に「柴胡」剤を使わないこと（※b）。しかし、少陽病以外には全部使用します。『宋板傷寒論』では少陽病和解の小柴胡湯です。
③少陰病に「附子・乾姜・細辛」を使わないこと（※c）。『宋板傷寒論』では少陰病の麻黄附子細辛湯です。
④少陰病と厥陰病に「呉茱萸」を使わないこと(※d)。呉茱萸の適応病期が、三陽病と三陰病で逆転しています。『宋板傷寒論』では少陰病と厥陰病の呉茱萸湯です。
⑤三陽病と厥陰病に「黄連」を用いないこと（※e）。『宋板傷寒論』では、太陽病の葛根黄芩黄連湯・半夏瀉心湯・小陥胸湯・黄連湯・大黄黄連瀉心・附子瀉心湯・甘草瀉心湯・大黄黄連瀉心湯、陽明病の麻黄連軺赤小豆湯、厥陰病の烏梅丸です。

『宋板傷寒論』六経は、古代傷寒論の①〜⑤の「陰陽対立概念」から生まれたと考えられます。『宋板傷寒論』六経篇の常識では、誰もが疑うことのない三陽病の承気湯・大小柴胡湯と三陰病の麻黄附子細辛湯ですが、それとはまったく逆の運用方法が古代『傷寒論』の用薬法に見られます。例えば巻九傷寒では、三陽病の発汗に附子・乾姜を使います。そして大黄・芒硝は、後半の三陰病期に入ってから使います。『太平聖恵方』巻九の「傷寒何日……」という、古い型式の条文における用薬法・治法原則には、『素問』熱論篇系統の傷寒日期との、理論的同一性が見出されます。

なぜかというと、理由は簡単です。古代の傷寒日期型式では、三陰病で裏熱実証を呈するため、大黄の適応病期が少陰病と厥陰病なのです。三陽病は表寒証なので、附子が適応となりました。陰陽の逆転が「阮河南と王叔和」、および「古代医学（傷寒日期）と唐代医学（六経病）」との間に、二重に存在しています。

しかも『太平聖恵方』（淳化三年、九九二）巻九傷寒と、『宋板傷寒論』六経（治平二年、一〇六五）の二大理論体系は、わずか七十三年の差で集大成されました。この短期間に隋唐医学と宋医学の分水嶺が存在しています。なお有名な宋校正医書局は、嘉祐二年（一〇五七）に設立されています。

表8．宋代の各皇帝とその時代に出された典籍

初代太祖（九六〇～九七五）	
第二代太宗（九七六～九九七）	『太平聖恵方』（王懐隠ら、淳化三年、九九二）
第三代真宗（九九八～一〇二二）	宋校正医書局設立（嘉祐二年、一〇五七）
第四代仁宗（一〇二三～一〇六三）	『嘉祐補注神農本草』（掌禹錫ら、嘉祐六年、一〇六一） 『本草図経』（蘇頌ら、嘉祐七年、一〇六二）
第五代英宗（一〇六三～一〇六七）	『宋板傷寒論』（林億ら、治平二年、一〇六五） 『金匱要略方論』（林億ら、治平三年、一〇六六） 『金匱玉函経』（林億ら、治平三年、一〇六六） 『千金要方』、『千金翼方』（林億ら、治平三年、一〇六六）
第六代神宗（一〇六八～一〇八五）	『脈経』（林億ら、熙寧元年、一〇六八） 『素問』（林億ら、熙寧元年、一〇六八） 『針灸甲乙経』（林億ら、熙寧二年、一〇六九） 『外台秘要方』（林億ら、熙寧二年、一〇六九）
第七代哲宗（一〇八六～一一〇〇）	

『宋板傷寒論』と『太平聖恵方』巻九は、陰陽逆転の対照的な病態生理にもとづいて編纂されています。最初の『千金要方』では阮河南を称えた孫思邈が、次の『千金要方』では翻って前者を否定した結果です。

以上の事実は、『宋板傷寒論』（『千金翼方』・『太平聖恵方』巻八）の編纂方法に関して、興味深い問題を提

供しています。すなわち傷寒日期の三陰病篇条文の、『宋板傷寒論』三陽病篇への大量移動です。

2. 傷寒時系列における大黄

次に『宋板傷寒論』、『千金翼方』、『太平聖恵方』巻八六経・巻九傷寒・巻十七熱病・巻十五時気病、『医心方』のそれぞれの傷寒時系列における「大黄」の使用回数を比較してみました（表9）。

表9. 傷寒時系列における「大黄」の使用回数

	一日 太陽	二日 陽明	三日 少陽	四日 太陰	五日 少陰	六日 厥陰	七日	八九日
『宋板傷寒論』	●	2＊2	●	●	●	●	●	
『千金翼方』	1＊1	●	●	●	●	●	●	
『太平聖恵方』巻八	2	17＊3	0	2	5	3		
『太平聖恵方』熱病	1	1	2（1）	1	3（1）	2	1	
『太平聖恵方』時気病	0	1	1（1）	1	3（1）	3	2（1）	2
『太平聖恵方』傷寒	1	0	0	6	11	5	0	
『医心方』	0	0	0	0	1	1	1	0

（ ）内は処方名。●はカウントせず。

＊1：太陽病、承気湯証。＊2：陽明病胃家実（裏熱実証）。＊3：陽明病は「胃中寒」。

『宋板傷寒論』六経では、大黄を陽明病に使いますが、『千金翼方』は「太陽病の承気湯証」とし、傷寒日期の「三陰病の大黄（承気湯）」を、太陽病証までもってきています。陰陽逆転現象です。さらに、『太平聖恵方』巻八太陽病・巻九傷寒一日、『宋板傷寒論』太陽病でも、大黄は少数回用いられており、この「傷寒一日太陽病の大黄」は根強いものがあります。『太平聖恵方』巻八は、『宋板傷寒論』六経のように陽明病期の大黄使用を骨子としていますが、病態定義は「陽明病は胃中寒、桂枝湯」です。同時に三陰病期の大黄の用薬法も温存しており、『太平聖恵方』巻九傷寒と『宋板傷寒論』六経の中間型を呈しています。そして『太平聖恵方』熱病は、熱邪が原因なので、太陽病から厥陰病までのすべての病期で大黄を用います。このように大黄の適応判断は、熱証があるか、ないかによっています。寒と熱とのバランスで、大黄と附子を使う時期が前後（表裏）に組み合わせられています。

一方、『医心方』は、五日少陰病～七日にしか大黄を使っていません。『素問』熱論篇系統の傷寒日期（三陽病の発汗法と三陰病の攻下法）に最も忠実な、古典的『傷寒論』です。

また『宋板傷寒論』六経と類似している『太平聖恵方』時気病では、陽明病に大黄が使われています。時気病では『宋板傷寒論』と同様に、附子による発汗法を否定しています。時気病（「寒い夏や暖かい冬」のような、不順な気候によって起こる病態）は、人の体調と季節に対する不適応から発病するので、『宋板傷寒論』六経が適しています。強烈な外邪がないので、いわゆる傷寒や熱病のように、大青葉や大蒜などといった個性的な薬を使う必要はありません。

3．傷寒時系列における杏仁と桃仁

同一科に属する杏仁と桃仁は、薬理成分も類似し、外形も極似しており、唐以前には大体同じように扱われていました。ただし、急性外感病に用いる場合には、両生薬を使う病期や順序が弁別されています。

各種古典の傷寒時系列における杏仁および桃仁の使用回数を、それぞれ次頁以降の表10および表11に示しました。

表10．傷寒時系列における「杏仁」の使用回数

	一日太陽	二日陽明	三日少陽	四日太陰	五日少陰	六日厥陰	七日	八九日
『宋板傷寒論』	18	4	0	0	0	0	0	0
『千金翼方』	9	4	0	0	0	0	0	0
『太平聖恵方』巻八	7	3	0	0	0	0	0	0
『太平聖恵方』時気病	1	1	3	0	0	0	0	0
『太平聖恵方』傷寒	3	2	1	2	2	1	0	0
『太平聖恵方』熱病	1	2	0	0	0	1	0	0
『医心方』傷寒	0	0	0	0	0	0	0	0

杏仁は、『宋板傷寒論』では太陽病・陽明病などの三陽病で使われます。『太平聖恵方』巻九傷寒では、六病日全部に用いられています。杏仁は陽病に用いる発散性の薬物で、葶藶子や呉茱萸などと同様に、「種子末を用いた発散法」として昔からありました。

それに対して桃仁は（次頁表11）、『太平聖恵方』熱病・傷寒・時気病、『医心方』傷寒では、三陽病期に一切使いません。桃仁が用いられるのは、心狂熱などの、傷寒後（六経過経後）の変成証である血熱証に特化しており、「初期の杏仁」、「熱が血分に入った後期の桃仁」と、きれいに分化しています。

「治傷寒心腹張痛諸方」の桃仁承気湯や、『医心方』傷寒六日厥陰病の抵当湯の如く、本来は後期の血熱に対して用いていた桃仁を、陽明病と太陽病期に移動させているのが、『太平聖恵方』巻八・『千金翼方』・『宋板傷寒論』六経です。

表11．傷寒時系列における「桃仁」の使用回数

	一日 太陽	二日 陽明	三日 少陽	四日 太陰	五日 少陰	六日 厥陰	七日 心狂熱	傷寒後変成証
『宋板傷寒論』	4	1	0	0	0	0	0	
『千金翼方』	1 (3)	1	0	0	0	0		
『太平聖恵方』巻八	1	1	0	0	0	0		
『医心方』傷寒	0	0	0	0	0	1		
『太平聖恵方』時気病	0	0	0	1 (1)	0	0	1	
『太平聖恵方』傷寒	(1)	0	(1)	0	0	0	1 ＊1	1 ＊2
『太平聖恵方』熱病	(1)	0	0	0	0	0		

（　）内は、桃枝および桃葉の使用回数。
＊1は、桃核承気湯。＊2は、抵当湯。

さらに、「表と気分」には発汗法の桃枝（葉）が適用となり、「裏と血分」には活血法の桃仁が適用となります。傷寒や熱病の三陽病の発汗法においては、「桃枝（葉）」が正治法であり、「桃仁」の出番はありません。

また、桃仁と杏仁の使い分けに関しては、①どちらを使ってもいい場合、②どちらかでないとならない場合、③合わせて使ってもいい場合の三つの区別があります。桃仁と杏仁を合わせて双仁湯とし、適応病期や使用領域を広げたのは「方剤学の知恵(利便性の向上)」ですが、逆に切れ味は悪くなります。なお、徐之才の薬対は「寒熱（虚実）に適合して、どちらか一方を用いる」というものですが、双仁湯は施今墨流の「両方を同時に用いる対薬」です。経方時系列用薬法は、前者に属しています。

『神農本草経』　杏核白字：治咳逆上気、雷鳴、喉痺、下気
　　　　　　　　　　黒字：心下煩熱、風去来時行頭痛、解肌、消心下堅
『神農本草経』　桃核黒字：主咳逆上気、消心下堅
『医心方』引『神農本草経』桃実　：　咳逆、消心下堅

『神農本草経』においては、「桃仁」と「杏仁」の同一性が認められます。『神農本草経』「杏核」の、白字と黒字を合成すると「桃核」の黒字が得られ、『医心方』が引用する『神農本草経』の「桃実」条文に集約されます。杏仁と桃仁には、古代本草学では明確な区別がなく、同じように止咳や活血に使われていました。薬理実験によっても、共に活血作用が認められています。

（1）活血の「杏仁」の例

①『椿庭経方弁』（山田業広）『金匱要略』諸方弁　茯苓杏仁甘草湯
按、本方蓋治胸中有瘀血之胸痹、何以言之。『本草』杏仁主産乳金瘡。『千金』月経不調。杏仁湯、杏仁桃仁並用、是杏仁亦有治血之効。
②大塚敬節先生の「麻杏甘石湯で治した痔」の症例。

（2）止咳の「桃仁」の例

①『医心方』の喘息処方。
②『太平聖恵方』の傷寒後咳嗽処方。

（3）「桃仁」と「杏仁」の互換性の例

①『外台秘要方』卒咳嗽方、深師麻黄湯：麻黄・細辛・甘草・桃仁（一本作杏仁）。（出第十八巻中）
②『医心方』引用『新録方』（唐）治咳嗽方の、乏気喘息方の「桃仁」と喘息不得臥方の「杏仁」。

『医心方』や『太平聖恵方』までは、「止咳の桃仁」が残っていましたが、『宋板傷寒論』は、「桃仁の活血」と「杏仁の止咳」として運用しているので、その後の医書では使い分けられ、「桃仁は妊婦に禁忌」とされるようになりました。この場合、杏仁なら使ってよいのでしょうか？　本草学の発展経過においては、まず適応症があり、次いで禁忌の概念が出てきています。重要なのは、今本『宋板傷寒論』は、「五辛の禁」や『仲景律書』や「桂枝・承気湯の戒律」に代表されるように、禁忌証を前面に打ち出している点です。

（4）「瘴病」に「鬼邪 ＋ 鬼名生薬 ＋ 桃仁」として集中的に用薬

①「卒心痛」や「心腹痛」に「桃仁」を用いるのは、「鬼刺（鬼の仕業）」だからとされています。

②陽毒傷寒には、「見鬼」の記載があります。

『神農本草経』桃仁の「主邪気」は、「辟邪」の意味であり、呪術的な「駆鬼気」も意味しています。

阮河南に代わる現代の白洪竜

三国（二二〇〜二八〇）時代から晋に始まる、王叔和と阮河南の陰陽論争を軸にして、運気七篇の気化理論を絡めて議論を展開してきましたが、約千七百年後の現代においても、今本『傷寒』『金匱』の処方と、中国南方の土着処方との対比がなされています。例えば、『常見病症中西医診治概要』（白洪竜、雲南人民衛生出版社）では「感冒」において、麻黄湯に代わって天文羊耳湯、桂枝湯に代わって感冒方が用いられています。

『常見病症中西医診治概要』（白洪竜）

1．「風寒型感冒（疏風散寒、解表宣肺）」軽症用葱豉湯、重症用麻黄湯。

天文羊耳湯：天文草、羊耳菊、陰香、松塔、石薺薴、甘草、葱白

2.「傷風（悪風、自汗、鼻鳴、乾嘔、脈浮緩）」用防風湯或桂枝湯。
感冒方：牡荊、葛根、水蜈蚣、馬鞭草、地胆草、防風、柴胡

南方草薬
天文草（金鈕扣）*Spilanthes acmella*（L.）Murr.　辛温。発表散寒・止咳平喘・消腫止痛
羊耳菊（白牛胆）*Inula eappa* DC.　辛微苦温。散寒解表・祛風消腫・行気止痛
陰香（山玉桂）*Cinnamomum burmannii*（Nees.）Blume.　辛温。祛風散寒・温中止痛
松塔（虎皮松球）*Pinus bungeana* Zucc.　甘温。祛痰止咳・平喘
黄荊（牡荊）*Vitex negundo* L.　苦涼。清熱解表・化湿・截瘧
根、茎：苦微辛平。清熱止咳・化痰截瘧
果：苦辛温。止咳平喘・理気止渇
水蜈蚣（三莢草）*Kyllinga brevifolia* Rottb　辛平。疏風解表・清熱利湿・止咳化痰

『傷寒』『金匱』の代替薬
桂枝→鶏爪草、大葉山桂、陰香
白芍→虎掌草、白屈菜、紫金竜、白背葉、小紅参、鶏骨草、大花素馨花
甘草→土甘草、冰糧草、歪頭菜、崗梅、玉葉金花
生姜→姜味草、山羗活、蘭香草、雲香草
大棗→野燕麦
麻黄→大発汗、羊耳菊、牛毛氈、万丈深葉、天文草
杏仁→千日缸、蓬蒿、野決明、松塔

葛根→華山礬、口蘑
柴胡→共荊葉、蘑盤草、垂花香、一年蓬、陽桃花、青蒿、鬱金、香附、生麦芽、金鈴子
半夏→五指毛桃、松塔、阿裏紅、小過路黄、黄荊果、枇杷葉、橘紅、灶心土
黄芩→陰天罐、樺樹皮、土大黄、芭蕉
人参→条参、鶏血、鶏蛋、刺参、竹節参、蘿蘑根、耆附湯、朮附湯
石膏→岡梅、蘆竹、芭蕉、蝌蚪、菰、参叉苦、黄参七、苦竹葉
知母→十大功労、雪茶、朝天罐、八角蓮
蒲公英・敗醤草→地胆草

私が北京中医学院で指導を受けた婦人科の王子瑜教授は、戦前は南京で漢方医院を開業されていた方で、難しい病気の患者が来ると南京地方の民間処方の話をしていました。傷寒論教研室の劉渡舟教授も、研究生を相手に多数薬味の昆虫類の処方を披露され、「(桂麻剤や苓桂剤だけだとばかり思いこんでいたので) 傷寒論の教授が何で虫を用いるのか?」と、右往左往させられた思い出があります。

今本『傷寒』『金匱』の端正な経方運用だけではなく、各地方特有の草薬を用いた処方は、古代から連綿と引き継がれてきました。『香港中草薬』(荘兆祥、商務印書館) や、『原色台湾薬用植物図鑑』(張光雄・中国医薬学院中国薬学研究所、台北南天書局)、『台湾民間薬用植物志』(佐佐木舜一) などの書籍は、南方の青草薬を紹介しています。また、ベトナムの本草書は、日本と同様に竹節人参を論じています。

『傷寒論』の三陰三陽の変遷

1. 古代から現代にいたるまでの『傷寒論』の系譜

『宋板傷寒論』六経にある「陽明病胃家実」は、じつは『素問』熱論篇の厥陰病の病態です。このことは内藤希哲や森立之、中国の成無己や廖平など、そうそうたる学者たちが論じています。ここで、さまざまな「傷寒治論」の病期の捉え方の変遷について検討します（表12）。

表12. 時系列層状病理変化の比較

①『史記』扁鵲伝	疾在 腠理		血脈		腸胃	
②『外台秘要方』華佗 ＊1	一日在皮	二日在膚	三日在肌	四日在胸	五日在腹	六日入胃
③『素問』熱論篇 ＊2	一～三日（三陽病）発汗			四日～六日（三陰病）下法		
④『諸病源候論』・『太平聖恵方』巻九 ＊3	一～三日発汗			四日吐法	五～六日下法	
⑤『宋板傷寒論』	太陽（表）	陽明（裏）	少陽（半表半裏）	太陰	少陰	厥陰病

＊1：**『外台秘要方』**「華佗」継「扁鵲」的「傷寒」治病
傷寒一日在皮　当摩膏火灸即愈。
傷寒二日在膚　可法針服解肌散発汗、汗出即愈。
傷寒三日在肌　復発汗則愈、若不解者、止、勿復発汗也。

傷寒四日在胸 宜復藜蘆丸微吐則愈、若不吐小豆瓜蒂散。
傷寒五日在腹六日入胃入胃則可下也。

＊2：**『素問』熱論篇 第三十一**
傷寒一日巨陽　頭項痛腰脊強
傷寒二日陽明 陽明主肉脈 挟鼻絡目、身熱目疼而鼻乾不得臥
傷寒三日少陽 少陽主胆（骨）循脇絡耳、胸脇痛 而耳聾
傷寒四日太陰 太陰脈布胃中絡胃溢
傷寒五日少陰 少陰脈 貫腎絡肺糸舌本口燥舌乾而渇
傷寒六日厥陰 厥陰脈循陰器絡肝 煩満 而嚢縮
未満三日者、可汗、満三日者、可泄

＊3：**『太平聖恵方』巻九** 治傷寒一～六日候諸方（引『巣源』）

経	主	脈絡入	症状	病在	治法
傷寒一日太陽	膀胱	頭項、腰脊	頭項腰脊痛	皮膚	発汗
傷寒二日陽明	胃	肌肉、鼻目	内熱鼻乾不得眠	皮膚	発汗
傷寒三日少陽	胆	脇頭耳	胸脇熱而耳聾	未入臓	可汗
傷寒四日太陰	脾	咽喉	腹満而咽乾	胸膈	可吐
傷寒五日少陰	腎	舌	口熱舌乾渇而引飲腸	腹	可下
傷寒六日厥陰	肝	陰	煩満而陰縮	毒気胃	可下

①最初は『史記篇鵲伝』です。病を、腠理と血脈と胃腸の三病期に分けています。『六訳館叢書』（廖平・医類）には、「一～二日（陽明病を意味する）は、皮膚・表にあることを知る者は少ない」とあり、古い『傷寒論』

の来源を知っている人が滅多にいないことを廖平は嘆いています。そして、晋の王叔和、唐の『千金要方』『外台秘要方』、宋の『傷寒活人書』『傷寒補亡論』、金の『注解傷寒論』はみな同じで、扁鵲に隷属していると言っています。しかし、『宋板傷寒論』六経篇だけを入れていないのは、二日目の陽明病で陽明病胃家実（裏熱実証）を呈してしまうからです。そして、『脈経』可不可篇は傷寒日期型式が原形であるとしています。『宋板傷寒論』全篇を通じて最重要条文である、陽明病提綱証の「陽明之為病、胃家実是也」が、『脈経』には存在していないという事実は、この説を支持しています。陽明病提綱証胃家実条は、『宋板傷寒論』六経の特徴的条文と推定されます。

②次に、華佗は、「皮・膚、肌・胸、腹・胃」とし、ここから六病期になりました。（六経病条文は採用せず）傷寒日期条文だけ輯佚して、『傷寒日期編纂考』を著している森立之は、「仲景『傷寒論』は華佗日期につきる」と断じています。すなわち、「華佗学説に由来する、傷寒日期」を明確に支持しています。

『宋板傷寒論』を元に、大著『傷寒論攷注』を著した森立之は、一方で傷寒日期型式を華佗直伝の張仲景『傷寒論』としていました。かつて『傷寒日期編纂考』を手にした瞬間から、『諸病源候論』や『太平聖恵方』巻九傷寒・巻十七熱病・巻十五時気病を準縄とする、『宋板傷寒論』六経の研究」に対して、確信を得ることができました。そして、具体的なテーマとして、

一、『宋板傷寒論』以外の各種傷寒日期『傷寒論』の整理。
二、日本現存の『黄帝内経太素』、『太平聖恵方』や『医心方』における傷寒日期型式の検討。
三、『太平聖恵方』や『外台秘要方』を基礎資料とした、経方派から旧方への回帰。
四、『千金』派『傷寒論』の『世補斎医書』（清・陸九芝）の検討。
五、『宋以前医籍考』に拠った隋唐医学の研究。
六、陶弘景（四五二～五三六）の言うところの、「旧方」と現在の「経方」の相異。
七、「七情」や「薬対」の、旧方に対する支配性。

などについて研究を進めてきました。

③『素問』熱論篇では、腠理・皮膚は一～三日目の発汗法、四～六日目で下法となります。「傷寒四日太陰病の吐法」はまだありませんでした。

④『諸病源候論』や『太平聖恵方』巻九では、三陽病が発汗、四日目が吐法、五六日目が下法となり、ここで四日目の吐法が生まれます。『華佗方』が胸という概念を入れて、膈上の吐法が生まれ、それを半表半裏と捉え、本来は太陰病吐法の半表半裏であったものを少陽病にもってきて、さらに五六日目の胃熱の症状を陽明病に当てはめました。つまり、すべての病態・時期を三陽病にもってきて、陽明病で終始させて編纂しています。

なぜかというと、『宋板傷寒論』六経篇は一般的で単純に変化する病気ではなく、最初から陰陽・表裏が同時に病む複雑な病態（表裏伝・合病・倶病・両感、邪を引き込む病因としての宿食・痰飲の存在）を扱っているからです。本来は発汗後の最終病態に使うべき桂麻剤を最初に用いるのは、初期の病態と、そのような最後の病態を、同時に呈する病態に対応した編纂だからだといえます。

2. 華佗と成無己

『傷寒明理論』（成無己、金）「腹満」

華佗：一日皮、二日膚、三日肌、四日胸、五日腹、六日入胃

腹満裏証、入胃謂入府瓜蒂散方。悪寒発熱→嘔吐→腹満→便秘

華佗：四日在胸、則可吐之。此迎奪邪之法

傷寒四五日、邪気客于胸中、吐証

金の成無己は、『注解傷寒論』と『傷寒明理論』を著していますが、書名は唐の『正理傷寒論』と類似しています。その中で、成無己は華佗を引用して、「一・二・三日は皮膚、四日は胸、五・六日に胃に入る」というように、古

い時代の傷寒日期を述べて、四日の邪気が胸中にある場合の吐法を、明確に述べています。成無己の『傷寒論』に対する基本的な病態概念は、傷寒日期型式にもとづいていました。

『注解傷寒論』（成無己、金）

陽明病、胃家実也。邪伝入胃熱毒留結、則胃家実。
華佗、六日厥陰病、熱毒入胃、邪在陽明為胃家実。

『注解傷寒論』における成無己の解説を見ると、「『宋板傷寒論』の陽明病胃家実は、華佗の六日の厥陰病の病態」だと述べています。つまり成無己は、古い時代の傷寒日期系に残された陰病の記述をもって、『宋板傷寒論』の六経の解説に当てているという事実があります。すなわち、『素問』熱論篇をもって『宋板傷寒論』六経を解説しているのが成無己であり、『正理傷寒論』で『素問』を次注したのが王冰であり、『元和紀用経』（啓玄子、唐）が著されました。

森立之も『神農本草経』を『傷寒論』で解釈し、『宋板傷寒論』六経を『素問』や『神農本草経』で校注しています。すなわち、『素問』熱論篇と『宋板傷寒論』六経は、「常に一定の関係性」を有しています。『素問』熱論篇系の、傷寒日期の理解は容易です。表から裏へ漸進的に病態が進み、その中間の半表半裏、六経過経後の虚証から、各種の傷寒雑証に移行します。この六経過経後の傷寒雑証は、『宋板傷寒論』では六経病の中に組み込まれています。それゆえに、「傷寒（『宋板傷寒論』六経）万病説」が唱えられました。しかし本来は、「傷寒雑証」は「六経編次病態変化」と切り離すべき性格の、個別の独立した篇です。

『宋板傷寒論』六経の病理構造は、太陽表から陽明裏へ、いきなり邪が侵入（表裏伝病）しています。その前提となるのが、「胃虚と宿食」の存在であり、病態は「合病」です。また、三陽病の胃腑で病態は終結します。『宋板傷寒論』は古い処方条文を利用して、新しい病態論を編纂したために、理法方薬の解釈において、多く

表13. 傷寒日期と六経病の治法及び病態の比較

（　）内は、病位または病態。

傷寒日期	1日	2日	3日	4日	5日	6日	7日以降
『素問』熱論篇	…… 発汗法 ……			…… 下法 ……			（両感・遺病）
『華佗方』	…… （皮）	発汗法 （膚）	…… （肌）	吐法 （胸）	… 下法 … （腹）	（入胃）	
『諸病源候論』	…… 発汗法 ……			吐法 （半表半裏）	… 下法 … *2		（虚証→宿食*1・傷寒雑証）
『太平聖恵方』巻九	…… 発汗法 ……			吐法 （半表半裏）	… 下法 … *2		（虚証→宿食*1・傷寒雑証）

六経	太陽	陽明	少陽	太陰	少陰	厥陰	
『千金翼方』	用柴胡湯法 用麻黄湯法 用青竜湯法 用柴胡湯法 用承気湯法 用陥胸湯法	（胃中寒）					
『太平聖恵方』巻八		（胃中寒）					
『宋板傷寒論』	上ー発汗法 中 下	下法 （胃家実＝素体虚証の宿食*1）	和解法 （半表半裏）	… 温裏法 …		4条	（『玉函』厥痢嘔噦病）

＊1　『諸病源候論』や『太平聖恵方』巻九傷寒では、7日以降（六経過経後）の胃気の虚弱に乗じて「宿食」が発生するが、『宋板傷寒論』では素体にすでに存在しているため、太陽病で表裏伝病が起きて、陽明病で「胃家実」を呈し、病態が収束する。

＊2　傷寒六日厥陰病における柴胡も、半表半裏。

表14．『傷寒論』の系譜

『張仲景弁傷寒并方』	陳延之『小品方』、六朝、四六〇年
『張仲景雑方』	陳延之『小品方』、六朝、四六〇年
『正理傷寒論』	王冰引用、唐、七六二年以前
『傷寒類要』	高若訥、宋、咸平、九九九～一〇五五年
『高継沖本』	？
『太平聖恵方』	王懐隠、宋、淳化三年、九九二年
『宋板傷寒論』	林億、宋、治平二年、一〇六五年
『傷寒微旨論』	韓祇和、宋、元祐、一〇八六年
『傷寒総病論』	龐安時、宋、元符、一一〇〇年
『傷寒活人書』	朱肱、宋、大観、一一〇八年
『傷寒発微論』	許叔微、宋、元豊、一〇七九～一一五四年
『傷寒補亡論』	郭雍、宋、淳熙、一一八一年
『注解傷寒論』	成無己、金、紹興、一一四四年
『本草綱目』	李時珍、明、一五七八年
『仲景全書』	趙開美翻刻、明、万暦、一五九九年

の変化が生じています。すなわち、元の傷寒日期型式における、処方の陰陽・虚実・昇降と、『宋板傷寒論』六経におけるそれらは、陰陽の逆転現象を示しています。個別の条文や処方解釈（および意釈、通俗運用）だけではなく、それぞれの書物の特徴的病理構造を大前提とした理解が求められます。

3．古典『傷寒論』から『宋板傷寒論』六経へ

『傷寒論』の系譜を見ていくと（前頁表14）、唐代に『正理傷寒論』があります。これは王冰が『素問』の次注に使った『傷寒論』で、傷寒日期の「三陽発汗、三陰下法」にもとづいています。

次の『傷寒類要』は、高若訥が著した本です。高若訥は林億の義父にあたり、『宋板傷寒論』は彼の息子と、娘婿の林億が一緒に整理しました。高若訥の『傷寒類要』は『証類本草』に残存していますが、「陽病発汗、陰病下法」を記す傷寒日期です。その後の『太平聖恵方』も、北宋代の王懐隠が整理した古い傷寒論です。

その後、一〇六五年（治平二年）に『宋板傷寒論』が出版されます。しかし、それが広まったのは一五九九年に『仲景全書』として明の趙開美の復刻本が出てからです。そのため、一五九九年より以前に『本草綱目』を著した李時珍が、原著『宋板傷寒論』を直接参照していたかについては疑問があります。『本草綱目』を見ると、古典的な傷寒日期の薬能を主体としており、例えば「葱は発汗」となっています。「附方」も『太平聖恵方』を含む隋唐代の処方が主体で、『宋板傷寒論』六経からの直接の引用は見られません（著者の読んだ範囲内）。論説部分では、「仲景『傷寒論』……」と個別に引用しています。もちろん「大黄」や「芒消」の項目に、「仲景『傷寒論』曰、陽明病胃家実（裏熱実証）……用承気湯」という解説はありません。

三国時代「魏」の張仲景像

古代の張仲景像は、どのように認識されていたのでしょうか。

①『**抱朴子**』（葛洪、西晋）：「仲景開胸以納赤餅」

②**『脈経』序**：「華佗、王、阮、傅、戴、呉、葛、呂、張、所傳異同」
③**『素問』王冰序**：「漢有淳于公、魏有張公華公」
④**『外台秘要方』**：「傷寒八家、まず『陰陽大論』、次いで王叔和、華佗、陳廩丘、范汪、『九巻』、『小品』、『千金』、『経心録』」
⑤**『外台秘要方』論傷寒病源并方**：『諸病源候論』傷寒日期に付随する仲景方

①葛洪が『抱朴子』に残した魏の時代の話には、「仲景は患者の胸を開いて赤い餅を入れた」という記述があります。唐代には、張仲景は外科手術も行うと認識されていました。それが『千金翼方』以降になると、薬草を用いる張仲景のイメージに変わりました。
②『脈経』序によると、当時の認識としては、第一番目が華佗で、阮河南は三番目で、張仲景は九番目でした。
③『素問』の王冰注を見ると、漢の時代に淳于公がいて、魏の時代に張公、華公がいます。ここでは、張仲景が魏の時代として認識されています。ただし、『脈経』序も『素問』王冰序も、人名は一文字の表記なので、特定はできません。
④唐代の『外台秘要方』は、冒頭で「傷寒八家」を論じています。最初は『陰陽大論』ですが、これは『宋板傷寒論』の傷寒例と後序にもあります。そして、傷寒には八大家の流派があり、第一は王叔和、それから華佗です。次は陳廩丘、范汪と、古典的名医たちがきて、そして陳延之の『小品方』で、『千金』と『経心録』とあります。ところがこの傷寒八家の中に、張仲景の名はあげられていません。『千金翼方』以前の張仲景に対する認識は、現在とは異なっていました。つまり唐代においては、「他を圧倒する唯一の存在としての張仲景派」は存在していませんでした。出てくるのは、『外台秘要方』の傷寒の中に引用してある、『諸病源候論』の傷寒日期型式に付随する張仲景処方です。これらの内容は、『仲景方十八巻』（森立之採輯本）として、整理されています。
それなのに、なぜ「趙開美本」が張仲景の書として独り有名になったのでしょうか。一〇八〇年から約百年

間のうちに、諸流派が著した、『傷寒微旨論』『傷寒総病論』『傷寒活人書』『傷寒発微論』『傷寒補亡論』の五種類の貴重な書籍が出版されていました。その中には興味深い貴重な記述が数多く存在しているのですが、残念なことにこれらは『太平聖恵方』と同様に秘蔵されており、一般的に知られるようになったのは、清代になってからでした。

『諸病源候論』と『太平聖恵方』

『諸病源候論』（巣元方、隋）は、古典的な傷寒日期を保存し、その病態生理を子細に論じています。ただ残念なことに具体的な処方・条文がありません。『脈経』（王叔和、西晋、二八〇頃）には、条文・処方名はありますが、処方内容は記されていません。末尾に処方集として一括整理されていたと思われます。同様に、『太平聖恵方』巻八や『金匱玉函経』も、六経条文群の後に、処方集が独立して編されています。このような形体は、条文に直接処方内容が付記されている『宋板傷寒論』に比して、より古体を伝えています。

『仲景方十八巻』（森立之採輯本）においてすでに、条文・処方と処方内容が一体化しており、『宋板傷寒論』六経と『金匱要略』が分離する前の形を留めています。

『太平聖恵方』の各篇の冒頭には、『諸病原候論』の病態生理が収載されており、さらに具体的な条文・処方群が記されています。最大の問題は、隋代の『諸病源候論』の病理見解にもとづく『太平聖恵方』の条文・処方群の来源です。各種議論はあるのですが、内容的には唐代の処方が含まれていると考えられます。

二種類の厥陰病

1.「煩満・嚢縮」を呈する厥陰病

『素問』熱論篇から傷寒例第三までは「煩満而嚢縮」を厥陰病の病証としていました。

『素問』熱論篇第三十一

六日厥陰受之。厥陰脈。循陰器而絡於肝。故煩満而嚢縮。

十二日厥陰病衰。嚢縦。少腹微下。

『宋板傷寒論』巻二　傷寒例第三

尺寸倶微緩者。厥陰受病也。当六七日発。以其脈循陰器絡於肝。故煩満而嚢縮。

『太平聖恵方』巻九　傷寒六日候諸方

夫傷寒六日。足厥陰受病。厥陰者肝之経也。其脈循陰。絡於肝。故得病六日。煩満而陰縮也。此則陰陽倶受病。毒気在胃。故可下。而愈也

1条　治傷寒病六日。其病深結。在蔵。是三陰三陽倶受病。若五蔵六府栄衛皆不通。其人難治宜服小柴胡湯方

2条　治傷寒六日。体重。四肢煩疼。多渇。或譫語。不知人事。如此病証者。胃中有結燥宜服大承気湯方

5条　治傷寒六日。発汗不解。嘔逆。小便不利。胸脇痞満。微熱而煩。黄芩湯方

6条　治傷寒六日。発熱。悪寒。肢節疼痛。微嘔。心下痞結。外証未去。柴胡桂枝湯方

9条　治傷寒六日。発熱。煩悶。渇欲飲水。得水而吐。其脈浮数。小便不利者。宜服猪苓湯方
10条　治傷寒六日。心躁。煩渇。肢節解痛。小腹急満。陰縮。宜服葛根散方
14条　治傷寒六日。熱毒在臓。胸中煩悶。口噤不能言。唯欲飲水。成壊。傷寒医所不療。宜服黒奴圓方

それに対して、『太平聖恵方』巻九傷寒は、『諸病源候論』の病態を継承しており、前半で熱論篇系の「煩満而陰縮」を定義していますが、後半は「毒気在胃」として、下法を用いています（両論併記）。傷寒六日候諸方篇の第1条の「三陰三陽俱受病（俱病→合病）」では小柴胡湯、第2条の「胃中有結燥」では大承気湯、第5条の「胸脇痞満」では黄芩湯、第6条の「心下痞結」では柴胡桂枝湯、第9条の「渇欲飲水」では猪苓湯、第10条の「陰縮」では葛根散を用いており、第181条の「熱毒在臓」では「成壊」を論じ、「治癒しがたい」としています。

『太平聖恵方』巻八　弁厥陰病形証

1条　傷寒六日、厥陰受病、其脈微浮為欲愈。不浮為未愈也。宜建中湯（翼294、宋327）
2条　傷寒六日、渇欲飲水者、宜猪苓湯（脈7—15—2、翼296、翼宜111、聖8—叙16、聖8—可74、宋329）
3条　傷寒六日、煩満而嚢縮、此則毒気在臓。可下而愈。宜小承気湯（『諸病源候論』巻七）

『太平聖恵方』巻八の弁厥陰病形証篇は、第1条で「脈の浮」を基準にして建中湯（宋327条）を論じています。これは『宋板傷寒論』の327条厥陰中風条に相当しています。

第2条は、『宋板傷寒論』厥陰病篇提綱証の「消渇（渇欲飲水）」と同様の内容を論じており、それに対して猪苓湯（宋329条）を用いています。厥陰病篇における「建中湯（甘草）→猪苓湯（阿膠）」の、用薬法です。

この条文は、『太平聖恵方』巻九では第9条に位置しています。

第3条でようやく、『素問』熱論篇系の「煩満而嚢縮」を論じ、それに小承気湯を用いています。しかし、提綱証型式ではありません。『太平聖恵方』巻八の厥陰病のすべての条文は、冒頭に「傷寒六日」と冠しており、傷寒日期型式の条文が、六経病篇に影響を与えています。

2.『宋板傷寒論』の厥陰病

「六経病の提綱証型式」を体系とする『宋板傷寒論』では、厥陰病の提綱証規定は、「消渇・吐蚘」であり、「煩満而嚢縮」は述べられていません。「(胃邪熱の)消穀虫による、消渇と吐虫」を定義とする『宋板傷寒論』厥陰病篇は、厥陰病の胃熱を論じており、病理産物としての「宿食・痰飲＋熱邪」の存在を念頭に置いた、「陽明病胃家実（裏熱実証）」とは、一線を画しています。

『宋板傷寒論』巻第六

弁太陰病脈証并治第十

弁少陰病脈証并治第十一

弁厥陰病脈証并治第十二〔厥利嘔噦附〕

弁厥陰病脈証并治第十二〔厥利嘔噦附〕

子目……〔前後有厥陰病四証、噦逆〕

326条　厥陰之為病、消渇、気上撞心、心中疼熱、飢而不欲食、食則吐蚘、下之利不止。

327条　厥陰中風、脈微浮為欲愈。不浮為未愈。

328条　厥陰病欲解時、従丑至卯上。

329条　厥陰病、渇欲飲水者、少少与之愈。
注：330条以下は、『金匱玉函経』では弁厥利嘔噦病形証治第十の条文。

『宋板傷寒論』巻第六冒頭には、弁厥陰病脈証并治第十二の下に、小字注で「厥利嘔噦附」と記されています。そして、弁厥陰病脈証并治第十二の下にも「厥利嘔噦附」とあり、また子目には「前後有厥陰病四証、噦逆」と小字注があります。後世の校勘を経ていない子目において「前後有厥陰病四証」と「噦逆」が分離して記されていることから、厥陰病篇は本来、四条文であったことがわかります。さらに、『宋板傷寒論』厥陰病330条以下に相当する条文は、『金匱玉函経』では弁厥利嘔噦病形証治第十として独立しています。

『太平聖恵方』巻八はその成立時点で、すでに具体的な厥陰病条文群を欠いていたために、厥陰病篇は巻九傷寒から「傷寒六日」の条文群を転用しています。一方、『宋板傷寒論』厥陰病篇も、成立時点ですでに「四条」と注記されており、第5条以下は厥利篇からの転用です。また、『金匱玉函経』の厥陰病篇も、四条文だけで構成されています。

六経病系統の最重要資料である、『太平聖恵方』巻八、『金匱玉函経』、『宋板傷寒論』六経篇が、すべて厥陰病篇条文に不備が存在しているという事実は、傷寒六日厥陰病の「胃の毒熱証」の三陽病期への条文移動が、かなり昔に起こっていたと推定されます。『宋板傷寒論』六経は、『太平聖恵方』の巻八・六経病と（傷寒・熱病・時気病の）日期型式条文との混在編纂型式を採用しており、そのために『宋板傷寒論』六経条文の連続解釈が不可能になっています。

『宋板傷寒論』六経篇＝『太平聖恵方』巻八（六経病）＋各種日期条文＋弁厥利嘔噦病形証治篇

表15・『太平聖恵方』巻八と巻九

『太平聖恵方』巻八・六経病	『太平聖恵方』巻九・傷寒日期
太陽病	傷寒一日太陽受之
陽明病 胃中寒	傷寒二日陽明病之
少陽病	傷寒三日少陽病之
太陰病	傷寒四日太陰病之
少陰病	傷寒五日少陰病之
厥陰病：傷寒六日の条文転用 ←	傷寒六日厥陰病之

桂枝と附子を用いた発汗法

1. 桂枝湯を用いた発汗法

『太平聖恵方』巻九：「桂枝湯の附子発汗法」

治傷寒一日、太陽　受病、　頭痛項　強　壮熱悪寒、宜服桂枝湯
桂枝、麻黄、附子、乾姜、甘草、　入葱白、以稀葱粥投之、
衣蓋取汗、如未汗一依前法再服

『素問』熱論篇：

傷寒一日、巨陽、　頭　項痛腰脊強

『太平聖恵方』巻九：治傷寒一日、太陽　受病、　頭痛項　強　壮熱悪寒、宜服桂枝湯
『宋板傷寒論』：　太陽之為病、脈浮、頭　項　強痛　而悪寒

『太平聖恵方』巻九の「太陽病の頭痛項強・壮熱・悪寒」には「桂枝・麻黄・附子・乾姜・葱白」からなる桂枝湯を用い、さらに服薬後には葱粥を食させます。『宋板傷寒論』後序の「発於陰」の規定（温裏の四逆湯）で使われる乾姜・附子が、桂枝湯の構成生薬として太陽病候（「発於陽」）に用いられていることになり、また「五辛の禁」も明らかに犯しています。

このような傷寒日期の桂枝湯類は附子の入った発汗方で、さらに葱粥を食べさせて、汗をかかせ、発汗しなければ再服させています。条文上は『宋板傷寒論』の提綱証と似ていますが、『宋板傷寒論』の桂枝湯は服用後に多く汗をかかせてない微自汗法であり、その理由は、以前に汗をどんどんかかせて葱粥を与えようとしていた時代があったことへの反省と想定すれば、理解できます。結局、陽病発汗に附子を用いるか否かによって、大きな差が出てきます。

なお、傷寒日期型式の病態においては、傷寒一日が太陽病であり、その下位概念として隷属する傷寒や中風は存在していません。「太陽病候に隷属する、中風の桂枝湯と傷寒の麻黄湯の二分類」は、『千金翼方』以来の定義であり、ここでは論じません。

2. 附子を用いた発汗法と止汗法

『宋板傷寒論』太陽病上20条「太陽病、発汗、遂漏不止……難以屈伸者、桂枝加附子湯」は、補陽止汗法として解釈されていますが、「桂枝＋生姜＋附子」の生薬構成から考えると、「遂漏不止の発汗をかえって増長させてしまう危惧」が存在しています。臨床の現場では、条文とは正反対の病態の、風寒外束症の初期症状の悪寒無汗に桂枝加附子湯を使用して、効果的な場合が多いです。陽病と陰病、初期と後期、発汗法と止汗法、

発汗吐下後病証などにおいて、多彩な変化を見せる「桂枝＋附子の組み合わせ処方」を、『宋板傷寒論』六経条文だけに依拠していると、全面的な理解と運用は難しくなります。

（1）発汗法の桂枝附子湯

①桂枝附子湯は『太平聖恵方』巻九に代表される、古典的でかつ作用が強烈な（弊害も多かった）発汗法です。弊害の多い強発汗法の割には、邪が解さない場合があったので、以下に記す「微自汗の桂枝湯法」や「止汗法の桂枝加附子湯」などが創方されました。

②王冰（啓玄子、唐、七六二年）の『元和紀用経』によると、「胃中寒に対する発汗法は桂枝加附子湯」です。『宋板傷寒論』六経篇の原型ともいわれている『元和紀用経』は、「悪寒・無汗には桂枝加附子湯」と記しています。

③『宋板傷寒論』桂枝湯の加減方や服薬指示は、「桂枝湯法の将息および禁忌」として、桂枝湯の類方に付記されています。「将息（加減方・服薬指示）」は、具体的には「発汗させるには附子」を意味していました。

（2）微自汗の桂枝湯

①痓湿暍病脈証篇には、風湿邪に対する「微自汗」が説かれています。

②『宋板傷寒論』太陽病篇の桂枝湯は、微自汗法で、強発汗を禁じているからこそ、「五辛の禁」が付記されています。『宋板傷寒論』六経に常見する「微……」は、『宋板傷寒論』六経篇の病因が、平素からの痼疾（胃虚＋宿食・痰飲・湿）に因っているからです。

（3）止汗法の桂枝加附子湯

『医心方』の引用する『小品方』は、「胃の乾燥を大棗で潤す」ために、桂枝加附子湯を止汗法として用いています。

漢代の「附子 ＋ 桂枝」の発汗法

出土一次資料における、「桂枝 ＋ 附子」の発汗法を見てみます。

『居延漢簡』：傷寒四物　烏喙十分　細辛六分　朮十分　桂四分　以温湯飲三夜再行
『武威漢簡』：治傷寒遂風　烏喙　附子　細辛　朮　蜀椒　沢瀉　酒飲
『太平聖恵方』：桔梗散　烏頭　細辛　桂心　朮　乾姜　桔梗　麻黄　防風　呉茱萸　温酒
『宋板傷寒論』：烏梅丸　烏梅　附子　細辛　桂枝　乾姜　人参　蜀椒　黄柏　黄連　当帰　苦酒

『武威漢簡』治傷寒遂風方は、「附子 ＋ 烏喙（烏頭）＋ 細辛」で構成されており、さらに「酒飲」が指示されています。また、『居延漢簡』傷寒四物方は、「傷寒」と「附子 ＋ 桂」と「解」と「汗」が一つの条文にまとまっている、貴重な条文です。『太平聖恵方』巻九の、治傷寒一日・発汗諸方には、一般原則としてこの四味（附子・細辛・桂・酒）が多く含まれています。すなわち『太平聖恵方』巻九は、漢代の治傷寒方の影響下にあるといえます。附子と細辛と桂枝が十対六対四で用いられている、典型的な発汗法における附子の運用であり、用いられているのは「生烏頭」です。『宋板傷寒論』の桂枝加附子湯（炮じた附子一枚）とは、異なった用薬思想であり、ましてや現代エキス製剤漢方における「微量の炮附子」とは、正反対の世界観です。『宋板傷寒論』少陰病の麻黄附子細辛湯は特に有名ですが、この傷寒四物方は「桂枝附子細辛湯」とでも名付けたくなるものであり、附子や細辛を有する『太平聖恵方』巻九の桂枝湯に通じています。

一般的に言って、漢代の出土一次資料における傷寒の治法は、附子による発汗法を旨としており、「微量の炮附子による止汗法」は未見です。

表16．附子と桂枝の用薬比率

	烏頭・附子／桂枝	単位
『居延漢簡』傷寒四物	10／4	分
『太平聖恵方』桔梗散	1／1	両
『太平聖恵方』解表附子散	半・1／半	両
『宋板傷寒論』烏梅丸	6／6	両
健康保険適用エキス製剤	0.5〜1／3〜4	g

『太平聖恵方』の解表附子散は、烏頭半両＋附子一両に対し、桂枝半両が用いられている強発汗法です。附子を「枚」や「箇」で数えるのは、『宋板傷寒論』や『金匱要略』の特徴であり、ともに俗言表記です。「分」「両」などの重量換算で計るのは、漢代の『居延漢簡』や『武威漢簡』の特徴です。『宋板傷寒論』で、「出汗」の表記は、痙湿暍篇と厥陰病篇に一回ずつしかなく、そこで用いられる烏梅丸において、附子は六両と重量換算されています。『宋板傷寒論』厥陰病の烏梅丸は、『居延漢簡』の傷寒四物湯に類似した、桂枝・細辛・附子で構成されており、旧方との関連が窺われ、「烏頭・烏喙・烏梅と酒・苦酒」の類似性が指摘されます。

『居延漢簡』の傷寒四物は、「烏喙」対「桂」が十対四と、桂枝より附子が二・五倍多くなっており、強烈な旧方の真の姿です。『太平聖恵方』巻九の傷寒一日桂枝湯は、桂枝・附子・乾姜・甘草が同量ずつ用いられています。『宋板傷寒論』12・20・22条は、桂枝三両と附子一枚で、附子の薬用量が少なくなっています。エキス製剤の桂枝湯（桂枝4g、芍薬4g、甘草2g、生姜1.5g、大棗4g）で換算すると、附子の用薬量は『居延漢簡』によれば10g用いることになります。

附子の用量比と治療法の関係

多量の附子＋少量の桂枝＝発汗　↓『居延漢簡』の傷寒四湯　↓『太平聖恵方』巻九の桂枝湯
少量の附子＋多量の桂枝＝止汗　↓『医門方』の桂枝加附子湯　↓『宋板傷寒論』の桂枝湯

附子を大量に使うのは発汗法で、炮附子を少量使って補陽法に変えたのが、『宋板傷寒論』六経です。附子と桂枝で汗を止めるという新しい使用法を用いた点で、『宋板傷寒論』は評価されます。そして陽病期の附子の発汗法を禁止し、桂麻剤で対処しています。

『葛氏方』　短気自汗出、若骨節疼痛、不得屈伸、近之則痛、或欲腫者方、汗出癒。
（附子二両　桂四両　朮三両　甘草二両）

『葛氏方』は四肢不屈に対して、「自汗出」がみられても、さらに「桂枝＋附子＋甘草」で発汗させて治しています。

『上海中医薬雑誌』（一九八八年四期）「両張漢簡医方的啓示」甘粛省中医学校・黄騰輝
『居延漢簡』得治傷寒方：傷寒、烏喙十分、細辛六分、朮十分、桂四分、以温湯飲……再行解不出汗。
『流沙墜簡』治久咳逆胸痹痿痹止泄心腹久積傷寒方：人参、紫苑、昌蒲、細辛、桂、蜀椒各一分、烏喙十分、皆和合。

黄氏によると、『居延漢簡』と『流沙墜簡』における「治傷寒方」は、強力な附子の発汗法であり、「附子と桂枝の用薬比率」は、それぞれ「十対四」と「十対一」でした。この二方は、共通する「烏頭・細辛・桂」の三薬を有しており、これが漢代当時の敦煌一帯における治傷寒方の特徴です。それに対して、『宋板傷寒論』六経は「烏頭」を用いていません。漢代に「烏頭」は重用されており、太陽病で烏頭を用いる『太平聖恵方』巻九は、漢代の治傷寒方の伝統を受け継いでいます。烏頭は、温散寒邪する祛風薬としても用いられていました。現在の甘粛省一帯でも、風寒外感には、回陽救逆湯化裁として（烏頭・細辛・桂の三味を）重用しています。

発汗法の桂枝附子湯

聖 巻十　治傷寒　中風　身体疼　不能自転側　脉浮虚者可発汗　宜服桂附散方

宋 子目　傷寒八九日、風湿相搏、身　疼煩、不能自転側不嘔不渇、脉浮虚而濇者、桂枝附子湯主之

宋　傷寒八九日、風湿相搏、身体疼煩、不能自転側不嘔不渇、脉浮虚而濇者、桂枝附子湯主之

『太平聖恵方』巻十の傷寒中風における桂附散方は、『宋板傷寒論』の桂枝附子湯の条文に対応しています。重要なのは、『太平聖恵方』の桂附散には「可発汗」と記されているのですが、それが『宋板傷寒論』桂枝附子湯条文では欠落していることです。

前述の桂枝加附子湯条で、『医心方』における発汗法としての位置付けが、『宋板傷寒論』六経では止汗法の条文とされているのと同様の現象が、桂附散にも生じています。宋以前の「発汗・吐・下法」としての運用が、その治法・薬力の強烈さの弊害に対する反省により、穏和な和解法へと変化しました。

『神農本草経』における烏頭の効能

『本草経攷注』（森立之）

「天雄」：大風　拘攣緩急

「烏頭」：洗洗出汗(c)　中風(a)　悪風(b)

「附子」：風寒　拘攣膝痛、不能行歩

『薬性論』云：「能治悪風憎寒湿痹」

『宋板傷寒論』20条

太陽病、発汗、遂漏不止、其人悪風、小便難、四肢微急、難以屈伸者、桂枝加附子湯主之

『神農本草経』の烏頭は、(a)「中風」と、(b)「悪風」と、(c)「洗洗出汗」を主っています。ここでいう(a)「中風」は、風邪に中ったという、脳卒中様の病名か、もしくは病因としての風邪を意味しています。(b)「悪風」は、表邪が存在する場合に、風邪を忌む病的症状です。(c)「洗洗出汗」は、自動詞とすれば「汗がどんどん出ている症状」を、他動詞とすれば「強力な発汗作用」を意味しています。この(a)(b)(c)については、病因なのか病状なのか治法なのか、混乱が生じます。このような型式は、『神農本草経』に一般的です。なお、『太平御覧』の引く『神農本草経』は「主治風中悪洗出汗」であり、さらに難解です。

森立之は、本条と『宋板傷寒論』桂枝加附子湯を対応させて、「発汗」と「出汗」を一致させています。「発汗」は、太陽病における治法としての発汗法であり、「遂漏不止」は、汗が出ている症状です。すなわち、「洗洗出汗」を他動詞として、治法の「発汗」と捉えています。森立之の病態解説は「附子の補陽作用による、直接的

な固営衛の止汗法ではなく、附子の発散（汗）祛邪によって、結果として汗が止まる」としています。汗が止まらないのに、さらに発汗させる理由は、烏頭の辛温で陽気を鼓舞して、邪気を発して出すからです。烏頭で陽気を鼓舞すれば、胃の外の膜原から津液が胃内に貫流して、三焦を潤して小便が出るようになります。そうすれば、（すでに発汗したのに）依然として汗が止まらないことの原因となっている邪気は発出するので、当然悪風は除かれて、漏汗は止まります。したがって「発汗」の中に、「止汗の意義」が存在します。たんなる発汗や利尿は治病の役に立たず、かえって精気を消耗させます。「発汗・吐・下法」の目的は三焦の正常な通利機能の回復にあり、三焦が通利してはじめて邪は発出し、生体機能は病邪に対抗できるようになります。烏頭の発汗作用は乾姜と同じであり、麻黄とは異なっています。「麻黄の発汗法」を採用したのが、『宋板傷寒論』六経用薬法の準縄です。それゆえに、「甘草＋乾姜＋附子（四逆湯）」は温裏薬であって発汗法たりえません。烏頭と附子の効能は相似ですが、その力は附子の方が烏頭よりも強烈である（「附子則其力稍烈」）としています。『薬性論』は、「烏頭は風寒湿（「悪風」と「憎寒」と「湿痹」）を治す」として、明解そのものです。風寒湿の三邪がそろって発散できて、はじめて汗は止まるのであり、どの一つの邪が残っていても「発汗漏れ止まず」の病態を呈します。「強発汗法の禁忌、つまり微発汗法によって、はじめて湿邪が取り除かれる」ことは、『宋板傷寒論』痓湿暍病篇に記されています。「強力に発汗しさえすれば、すべては解決するということではない」ことが、『宋板傷寒論』六経を通じて、繰り返し論じられています。

隋・唐代に始まる「附子の止汗法」

『薬性論』（甄権、唐、五四〇？〜六四三）

「能治悪風憎寒湿痹、烏喙能治、男子腎気衰弱陰汗、主療風温湿邪痛」

『薬性論』によると、陽盛発汗ではない、「腎虚による自汗」を、「陰汗」として烏頭の補陽作用で止汗します。「古代本草」の烏頭の作用は、発汗祛風であり、「腎虚の自汗に対する烏頭」は、唐代医学における発明と思われます。

『医心方』中風四肢不屈伸方

『葛氏方』：若骨節疼痛、　不得屈伸、近之則痛、短気自汗出、或欲腫者方、　附子 桂 朮 甘草、汗出癒。

『宋板傷寒論』

20条	四肢	微急難以	屈伸		遂漏不止		桂枝加附子湯
29条		脚攣急			自汗出	重発汗	四逆湯
352条	四肢疼	内拘急			大汗出		四逆湯
387条	四肢	拘急			利汗出		四逆湯
175条	骨節疼煩	掣痛	不得屈伸	近之則痛劇	汗出短気	身微腫	甘草附子湯

『神農本草経』における「烏頭」は、汗に関する主治を有していますが、「附子」にはありません。『宋板傷寒論』六経篇が、「天雄・烏頭」を用いずに、「(温中の) 附子」の運用で発汗現象に対処しています。

『元和紀用経』における桂枝湯、附子の主治と異本校勘について

森立之が『傷寒論攷注』の中で引用している、『元和紀用経』（啓玄子・王冰、唐）の桂枝湯の記述は次のとおりです。その内容を『宋板傷寒論』桂枝加附子湯の記述と比べると、相異点に気付きます。

『傷寒論攷注』（森立之）　『元和紀用経』二十二

①桂枝湯、主有汗者、嗇嗇悪寒、翕翕発熱、鼻鳴乾嘔、其脈陽浮而弱。浮者熱自発、弱者汗自出。脈静則太陽初証未伝別臓、脈急数者煩躁欲吐、乃伝別臓也。

②夫太陽証発熱汗出者、栄弱也、当在其所中之邪、服此得表和、而汗即愈矣。至於脈促胸満胃中寒、脈遅汗出腹痛吐食、皆宜用桂枝。桂枝　赤芍薬　甘草炙　生姜　棗

③汗不出悪寒、小便難、四肢拘急者、加大附子炮

『元』桂枝湯　　：汗　不出　悪寒、小便難、四肢拘急　者、　加大附子

『宋』桂枝加附子湯：発汗遂漏不止、其人悪風、小便難、四肢微急、難以屈伸者、桂枝加附子湯

『元和紀用経』の乾隆年間本と、森立之が『傷寒論攷注』で引用している『元和紀用経』を比較すると、次のような違いがわかります。

乾隆年間本　　：「汗不止・悪寒……加大附子」

森立之が引用した本：「汗不出・悪寒……加大附子」

これは、本来は「①悪寒・自汗出の桂枝湯、②胃中寒・汗出の桂枝湯に、③もし汗が出ないで小便難ならば

加附子」であったのが、乾隆年間本では『宋板傷寒論』六経を基準にして「汗不止」に校勘された結果と思われます。「悪寒」に関しては、森立之引用本も乾隆年間本も一致しており、『宋板傷寒論』六経の「悪風」と、異なっています。

「悪寒・汗不出」に対する附子の運用は、『太平聖恵方』巻九系統の「桂枝湯」に見られ、森立之の引用本では、「悪寒・汗不出」となっています。

一般的傾向として、「悪寒の桂枝と悪風の麻黄」は、宋代以降に「悪風の桂枝と悪寒の麻黄」に校勘される場合が存在しています。『宋板傷寒論』の「中風と傷寒の定義」による影響ですが、『宋板傷寒論』条文にも「悪寒の桂枝」と「悪風の麻黄」の対応は存在します。

風湿相搏に対する甘草附子湯の発汗即解法

『宋板傷寒論』太陽病篇では、附子剤は「発汗過多の亡陽症に対する、補陽法もしくは止汗法」として解釈されていますが、『金匱要略』風湿病篇においては、汗出に対する発汗解（肌）法として採用されています。

『宋板傷寒論』太陽病下篇 175条

風湿相搏、骨節疼煩、掣痛不得屈伸、近之則痛劇、汗出短気、小便不利、悪風不欲去衣、或身微腫者、甘草附子湯主之。……初服得微汗則解。能食、汗止復煩者。

『張仲景方十八巻』巻第十一

『近効』白朮附子湯

又治風湿相搏、骨節疼痛、不得屈伸、近之則痛劇、汗出短気、小便不利、悪風不欲去衣、身体微腫者方。白朮、附子、甘草、桂心。初服得発汗即解。此本仲景傷寒論方。
（森立之案：『金匱』附方引此方、……治風湿是仲景之文也。但『金匱』作甘草附子湯、『近効』作白朮附子湯、方名不同、是亦『近効』所名之方名耳。）

『仲景方十八巻』には、『近效』白朮附子湯として、『宋板傷寒論』175条甘草附子湯と同じ条文があります。『宋板傷寒論』六経における「（傷寒でもなく、中風でもない）風湿」に対する、発汗即解の作用が強調されます。そして、六経編次に先立つ、痙湿暍病の微発汗法の重要性が際立ち、『千金翼方』の太陽病用桂枝湯法が、痙病湿病で始まっている理由とも思われます。「発汗後に汗が漏れ止まない」のに「解さない」のは、寒湿邪が存在しているからだと考えられます。それで、湿邪を発散させるために、「附子＋朮」による再発汗法を用いています。なお、王冰は『素問』水熱穴論篇の注釈で「帝曰、人傷于寒而伝為熱何也？……寒気外凝、陽気内鬱、……湿気内結、寒盛熱生、……人傷於寒転為熱、汗之愈」として、「湿」の病理が介在してはじめて「寒邪が発熱して発汗治癒」する病機を述べています。これが、悪寒発熱から頭項強痛などを痰飲の病理で説明する「痰飲『傷寒論』」の、基本理論です。

附子を用いない例

1. 陽虚自汗（五味子 ＋ 肉蓯容）

『太平聖恵方』巻第十二　治傷寒虚汗諸方

夫諸陽在表、表者陽也。陽気虚則自出汗。心主于汗。今心臟虚、故津液妄出也。
白茯苓散：麻黄根　牡蛎　人参　白朮　茯苓　芍薬　五味子　肉蓯容

「陽虚自汗・亡津液」の場合、『宋板傷寒論』では桂枝加附子湯が用いられますが、『太平聖恵方』傷寒虚汗諸方では、いっさい附子が用いられていません。附子を用いずに「五味子＋肉蓯容」で対応している配薬は、『医心方』薬畏悪相反法第九における「五味：蓯容為之使、勝烏頭」に拠っています。

2. 発汗（烏頭と半夏の相反）

古鈔巻子本『小品方』（前田育徳会尊経閣文庫）

烏頭与半夏、相反而諸湯皆用之。烏頭主中風　洒洒悪寒、湿痹積聚、咳逆上気、須此治者、留烏頭去半夏。若患傷寒、寒熱喉痛　咽痛眩胸脹、咳逆心下結、当用半夏。
［大都此二物為治相似会宜去一種也］
（『千金要方』但去一味）

古鈔本『小品方』の小字注によると、「相反」は「類似効能」を意味しており、病態によって一方だけを用い「両方を同時に用いる必要はない」ことを意味しています。そして、「中風には烏頭」「傷寒には半夏」と、鑑別されています。

『千金要方』噎塞第六

五噎丸。人参、半夏、桂心、防風、小草、附子、細辛、甘草、紫菀、乾姜、食茱萸、芍薬、烏頭、枳実、蜜丸酒服。……［烏頭半夏相反、但去一味合之］

『千金要方』も、烏頭と半夏は「相反」なのでどちらか一方を用いるとしており、古鈔本『小品方』に類似の小字注が見られます。

『宋板傷寒論』の各篇における附子と半夏の用薬回数を見ると、半夏は三陽病篇で使用率が高く、三陰病篇では少なく、陽病に対する半夏の働きが強調されます（表17）。

また、可発汗篇で附子は三回用いられていますが、そのうち発汗剤として附子が使われているのは、麻黄附子細辛湯だけです（他は、小青竜湯の噎に対する加味法と、桂枝湯の発汗に先立つ温裏剤の四逆湯）。しかし発汗後篇と発汗吐下後篇を併せると、十一回用いられています。『宋板傷寒論』可発汗法における唯一の附子の使用が、陽病ではなく少陰病に位置し、さらに「微発汗法」なのは興味深いことです。それは、「後序」がいうところの「温裏の附子（と発汗の麻黄）」に一致しています。

このことは、『脈経』可不可篇以来の「附子を用いない発汗法（→発汗・吐・下後の附子）」が、すでに成立していたことを意味しています。漢代以来の「発汗薬としての附子」と対立する用薬概念です。

表17.『宋板傷寒論』各篇の附子と半夏の使用回数

	附子	半夏
三陽病篇	17	36
三陰病篇	18	3
可発汗篇	3	8
発汗後篇	5	4
発汗吐下後篇	6	9

『神農本草経』は、「大風の天雄」、「中風の烏頭」および「温中の附子」と記しています。しかし、附子しか用いていない『宋板傷寒論』において、20条「太陽病……其人悪風……桂枝加附子湯。本云桂枝湯今加附子」や、『金匱要略』水気病篇の「風水悪風……越婢湯。悪風者加附子」などは、古鈔本『小品方』小字注の「中風の烏頭（附子）」と軌を一にし、「祛風の附子」の用薬法を示しています。そして三陽病における（附子に代わる）半夏の重用は、「傷寒の半夏」の具現化と思われます。

『宋板傷寒論』には烏頭や天雄は使われておらず、専ら附子が用いられています。そこで烏頭の代りとして位置付けて「附子と半夏は相反」と設定したところ、「附子＋半夏」の併用例は、小青竜湯の噎に対する加味法の一例のみでした。このことから「どちらか一方を用いる相反の規則」は、烏頭から附子に姿を変えて、『宋板傷寒論』六経まで影響を与えていると推定されます。

『宋板傷寒論』六経における傷寒日期条文の原籍地

1. 柴胡剤は三陰病期（少陰病・厥陰病）の処方

『宋板傷寒論』の柴胡剤条文を、傷寒日数で整理して示します。

99条　傷寒四五目、小柴胡湯
96条　傷寒五六日、小柴胡湯
147条　傷寒五六日、柴胡桂枝乾姜湯
148条　傷寒五六日、……半在裏半在外*……小柴胡湯
149条　傷寒五六日、柴胡湯大陥胸湯半夏瀉心湯
146条　傷寒六七日、柴胡桂枝湯
107条　傷寒八九日、柴胡加竜骨牡蛎湯
136条　傷寒十日、大柴胡湯・大陥胸湯
104条　傷寒十三日不解、小柴胡湯・柴胡加芒硝湯

*148条　傷寒五六日、頭汗出、……此為陽微結、必有表、復有裏也、脈沈、亦在裏也。

汗出為陽微。假令純陰結、不得復有外証、悉入在裏、此為半在裏半在外也。脈雖沈緊、不得為少陰病、所以然者、陰不得有汗……可与小柴胡湯。設不了了者、得屎而解。

当初は、「小柴胡湯は少陽病期の和解剤の処方」であると思い、少陽病篇のX条：「傷寒三日の少陽病には小柴胡湯を用いて、半表半里の邪を和解する……」という条文を探したところ、ありませんでした。よく見ると、96条は傷寒五六日に使われています。99条も、傷寒四五日であり、また『医心方』傷寒で六経過経後を主っていた柴胡加芒硝湯には、傷寒十三日不解とありました。

重要なのは、148条の傷寒五六日です。傷寒五六日といえば少陰病か厥陰病期にあたりますが、そこに半表半裏の小柴胡湯があります。小柴胡湯に関する半表半裏の記載は、この条文だけです。そこで、『宋板傷寒論』条文を、日数で再分類することによって、古い傷寒日期の病態生理の世界が開けてきました。しかしこれだけではたんなる試論で終わってしまうところですが、『太平聖恵方』巻九傷寒において具現化されている条文・処方群の用薬法（159頁表7）と一致することによって、『諸病源候論』傷寒まで連動させることができ、『素問』熱論篇との関連性が窺えました。

通常の『宋板傷寒論』六経篇の解釈は、「（傷寒五六日以降、十三日までと表示してあっても無視して）小柴胡湯条文は、（六経病における）少陽病期の病態を論じている」ものとして発展してきました。そこで、禅問答風には「三陽病に位置する三陰病日期の柴胡」と「（傷寒三日）少陽病と、（傷寒六日）厥陰病の半表半裏」という公案が出てきたわけです。

半表半裏や枢機論は、「厥陰病期」に対応しています。通常の解釈の少陽病と陰陽が逆転しています。

2．承気湯は三陰病期（少陰病・厥陰病）の処方

続いて、『宋板傷寒論』の大黄（芒硝）が用いられている条文を、傷寒日数で整理して示します。

251条　得病二三日、……至四五日、小承気湯
　　　　　　　　至六　日、　承気湯
　　　　　　若不大便六七　日、大承気湯
149条　傷寒五六日、柴胡湯、大陥胸湯、半夏瀉心湯
56条　傷寒五六日、上至十余日大承気湯
212条　傷寒六七日、承気湯、桂枝湯
135条　傷寒六七日、大陥胸湯
252条　傷寒六七日、大承気湯
260条　傷寒七八日、茵蔯蒿湯
252条　傷寒六七日……此為実也。大承気湯
107条　傷寒八九日、柴胡加竜骨牡蛎湯
136条　傷寒十余日、大柴胡湯、大陥胸湯
105条　傷寒十三日、調胃承気湯
404条　傷寒十三日、実也、小柴胡湯、柴胡加芒硝湯

注：六経病日期の日期条文は除く。

「傷寒六七日、大便難実也、大承気湯」とあるのを、「（傷寒六七日を無視して）大承気湯で実熱で大便難と

いえば、陽明病の胃家実である」と捉えるのが、『宋板傷寒論』六経の解釈です。しかし、素直に頭から読むと「傷寒六日の厥陰病で、胃の毒熱証を呈して、承気湯で清熱解毒して通腑する」となります。これは、『太平聖恵方』巻九傷寒の、傷寒六日厥陰病における『諸病源候論』の病態解説と一致しています。すでに内藤希哲や森立之や成無己らが、「本来は厥陰病の病態を、『宋板傷寒論』六経は陽明病とした」と述べており、『宋板傷寒論』六経では三陽病で熱化しているために、本来は傷寒五日少陰病や傷寒六日の厥陰病の、傷寒日期の熱化条文を、三陽病に移動させているということが、一覧表からも見て取れます。

252条の「傷寒六七日……此為実也」は、傷寒日期型式における「傷寒六日厥陰病の胃の毒熱証」を意味しており、『宋板傷寒論』では陽明病胃家実（裏熱実証）の病態に相当しています。

すでに古くから存在していた、「地域と時代に多元的来源を有し、出典と病態理論を異にする各種の『傷寒論』（六経病、傷寒日期、何々家……陰陽論）の条文群が、新病態概念に沿って再整理された「混在編纂型式」が、『宋板傷寒論』六経の特徴です。そのため、例えば各条文の原籍地を表示している冒頭部分の「傷寒何日……」を基準に再分類すると、古い傷寒日期が復元できます。

この点において、古典的な各種傷寒日期型式『傷寒論』の病理構造は比較的単純で理解しやすく、純系であるがゆえに条文相互間で自己矛盾を来さずに編纂されています。例えば、『太平聖恵方』巻八は純粋な六経病であり、巻九は『素問』熱論篇や『諸病源候論』系の傷寒日期、『医門方』は柴胡剤を有さないようにです。

それに対して『宋板傷寒論』は、本籍地の異なるさまざまな傷寒条文が、六経病型式提綱証の元に集結させられた版本です。それは胃気を最も重視し、亡陽証を恐れ、三陽病で熱化が起こり、それに伴って三陰病の柴胡・大黄を三陽病期に移動し、桂枝加附子湯で止汗し、「陽虚＋病理産物の病態」に対応して再編纂されています。それゆえに、太陽病の第1条から厥陰病の末尾までの、筋の通った統一的病理解釈は困難を伴い、もし理論的一貫性を求める場合には、矛盾する部分を無視して読み進む必要性が生じるのが、『宋板傷寒論』六経です。

六経編次本草における柴胡

柴胡は六経のさまざまな病態に対して、「発汗法」「吐法」「下法」で用いられ、また「昇提作用」「和解作用」を有するとされ、「宿食」「痰飲」の治療にも使われています。以下にその例をあげます。

①発汗：太陽病の柴胡
②吐法：傷寒四日太陰病の吐法の柴胡→和解の小柴胡湯
　　　太陽病の吐法の柴胡「痛みは下・邪気は上」（『千金翼方』太陽病用柴胡湯法）
③下法：傷寒五六日の大柴胡湯
④昇提作用：芳香化濁薬、発散性の柴胡、補中益気湯
⑤和解作用：『傷寒論述義』小柴胡湯、成氏以来称和解
⑥消宿食：『神農本草経』「柴胡：治心腹去腸胃中結氣。飲食積聚」
⑦化飲：『政和』陶隠居、傷寒大小柴胡湯最治傷寒痰気
　　「宿食＋寒邪＝傷寒・大柴胡湯」

これらのうち、②吐法、④昇提作用、⑤和解作用について、以下に論じます。

1．吐法について

『千金翼方』

太陽病用柴胡湯法第四　「邪高痛下。故使其嘔小柴胡湯主之」

『千金翼方』の太陽病用柴胡湯法は、その冒頭で「邪高痛下」に対する小柴胡湯の吐法を用いています。これは、

『宋板傷寒論』太陽病篇96条、「傷寒五六日中風……嘿嘿不欲飲食、心煩喜嘔小柴胡湯」として、継承されています。しかし上下のベクトルは逆転しており、『千金翼方』では「吐法の柴胡」であるのに対して、『宋板傷寒論』では「止嘔法の小柴胡湯」として解釈されています。

傷寒日期型式における「傷寒四日太陰病の吐法」ではない、太陽病候の小柴胡湯の吐法です。すなわち、陰分に引き込む大陰旦湯の「柴胡」と拮抗する、「上へ引き出す柴胡」であり、昇提作用の原モデルといえます。

2. 昇提作用について

『輔行訣臓腑用薬法要』（唐代）陶弘景曰……

上：	大陽旦湯	黄耆	黄耆建中湯・黄耆建中湯加人参
	少陽旦湯		桂枝湯・大陽旦湯去黄耆
中：	黄竜湯	胃熱大黄	黄芩湯
	少陰旦湯		黄芩湯加生姜・大陰旦湯去柴胡
下：	大陰旦湯	柴胡	柴胡通塞湯

『滇南本草』

傷寒症発汗用柴胡、至四日後方加可用、若用在先、陽症引入陰経、当忌用

敦煌古医籍『輔行訣臓腑用薬法要』は、邪を陰分に引き込む「柴胡」と、陽分に発散する「黄耆」を上下の対極に置き、大陽旦湯と大陰旦湯の間で上下に引き合うベクトルについて論述しています。ここでは「昇提の柴胡」ではなく、病態の初期に用いると、邪を陰分に引き込んでしまう柴胡の薬能が述べられています。これは、傷寒日期における「厥陰病の柴胡」に相似しています。『滇南本草』も三陰病の発汗薬としての柴胡と、三陽

病期における「陽症引入陰経」の忌用について論じています。

『章次公医術経験集』は、『千金要方』、『千金翼方』、『外台秘要方』、『普済本事方』を通考証し、さらに臨床経験にもとづいて「〈李東垣の補中益気の柴胡昇陽説〉は、痴呆漢方医の妄想邪説である」と、厳しく断じています。

かつて「柴胡（小柴胡湯）の昇提作用で鼻血が出た症例」に対して平野欽也先生は「人参の陽気が鼻血を出させたのであって、苦寒の北柴胡の作用ではない」と反論しました。補中益気湯の昇提（陽）作用も、人参と黄耆が主っているとの認識です。薬物基原としての「柴胡」の歴史的変遷は、複雑な経緯を有しており、芳香化濁薬で発散性をもつ柴胡から、苦寒で清熱解毒性の柴胡まで多数存在していました。したがって生薬基原と一致させたうえでの考察が必要です。

これまで、附子・柴胡・桂枝・葱などについて、宋以前と宋以降では、理論体系が逆転していたことを考察してきました。では、なぜこのようなの陰陽と虚実の逆転が、統一的に生じなければならなかったのでしょうか。その必然性を、「宿食・痰飲の病理産物と邪の結合による、熱化の時期の早期移動」として解釈を試みました。気血弁証・三焦弁証・六経弁証・臟腑弁証などにおいて、病理としての熱化部位（時期）は最重要弁別点です。

3. 和解作用について

『傷寒論述義』（多紀元堅）は、「小柴胡湯は成無己の注釈以来、和解の剤とされているが、『専ら和解の剤』は、不適切な表記である。しかしこの説は、すでに世に広く流布してしまっているので、容易には改易できない」と述べています。

また、劉完素の「火熱論」は、半表半裏に防風通聖散の表裏双解法を用いており、『宋板傷寒論』の小柴胡湯と対を成しています。これは、「柴胡は防風の説」を考えるうえでも重要な点です。

4．柴胡の生薬学的変遷

森立之は柴胡を、甘苦・平微寒無毒と定義して、六朝時代以前は独活・防風の類（と同質）と述べ、さらに防風は茴香であるとしています。もし柴胡が、独活・防風と類似しているとすれば、現代中医学においてはむしろ辛温解表薬です。

『本草経攷注』（森立之）「防風」
再案：今以古『本草』防風為茴香、以柴胡為今之防風、則六朝以上方書皆宜従之。唐以後者、則今之防風［筆頭様］、柴胡［竹葉者］応如此分別也。

『金匱要略攷注』（森立之）
小柴胡湯案：柴胡甘苦、性平微寒無毒、与独活、防風之類稍同其質。而彼専治肌膚筋絡間之病、此乃専主心腹之病、能滋能補、宣暢気血。不似芍薬之偏走陰分。

『傷寒日期編纂考』

これまで漢方学者たちは、傷寒日期について論じてきませんでした。ですが森立之は、傷寒日期が「傷寒の規矩であり準縄」であるとし、この「傷寒日期が座標として定まった後で、邪の浅深も、脈の虚実も、証の寒熱も、（六経病も）はじめて論じられうる」と結んでいます。それゆえに、『傷寒日期編纂考』（私家蔵本）を輯佚し、同時に『傷寒提要』も著しています。

『傷寒日期編纂考』（森立之、文久二年、一八六二）　**序**

『傷寒論』或説日期、従来学者、舎而不論、皆以為『素問』以来、雖有日期之説、不過就六経而為之配当、臨証之際何拘、拘于日期而為之膠柱邪。

余謂不然、蓋古者診病之始、其邪之浅深、脈之虚実、証之寒熱、並無由于識別、故先立日期而定之。若無日期則何以為之恨涯乎。然則日期是為規矩、有日期而後陰陽順逆之諸証可以知、猶有規矩而有方圓、長短之諸形可以得也。

日期固為傷寒之縄墨、則医匠不得不据此以取則也。

故今類聚李唐已前日期之説、併為之考、名曰『傷寒日期纂考』。殆欲令後学無方柄圓鑿之誤之微意在于此已。

毎書引用条数：『素問』4条、『傷寒論』126条、『病源』10条、『千金』32条、『外台』77条、『金匱玉函経』6条、『医心方』12条、『医心録験方』1条共268条

按語中引用『太素』、『小品』傷寒条文220条、時気病40条、熱病3条、温病2条、労復1条

宋代の郭雍は、『傷寒補亡論』の中で華佗と張仲景を比較して論じています。

『傷寒補亡論』（郭雍、宋、一一八一）　**張仲景・華佗　五問**

①華佗治傷寒法与仲景少異
　華佗之術指日期候 仲景指日察陰陽六経証
③華佗臨終日焚之書獄中↓後世謂所仲景之書
②仲景・華佗未優劣、仲景之術 華佗之術得心悟
④独重仲景書陶弘景張仲景書為衆方之祖孫真人傷寒熱病仲景特有神功

①華佗は傷寒日期型式で、今本『傷寒論』は六経病型式である。
②獄中で焼却された華佗の『傷寒論』は、後世（宋代の当時）の仲景『傷寒論』である。
③華佗と張仲景は、優劣をつけがたい。張仲景は華佗の術で悟った。
④陶弘景が仲景書を誉めて「衆方の祖」とした。唐代の孫思邈が、「江南諸師秘仲景方法」として、世に広めた。

森立之は「仲景『傷寒論』は華佗日期」であることに言及して『傷寒日期編纂考』を著しました。華佗の三層論は、傷寒日期型式の始祖であり、『諸病源候論』を通じて『太平聖恵方』で具現化されています。「焼却された華佗の書は、仲景『傷寒論』に姿を変えて継承されている」と、北宋代の傷寒論学者が認識していたという事実は、じつに興味深いことです。

『素問』熱論篇を通して『傷寒論』の病態を考える

『素問』熱論篇の内容を〔A〕～〔E〕の五段階に分けて検討してみます。

〔A〕六経病変（第一熱化型式）

黄帝夫熱病者皆傷寒之類死皆六七日愈皆十日以上
傷寒一日～三日少陽：未満三日者、可汗而已陽病発汗
傷寒四日～六日厥陰：　満三日者、可泄而已陰病下法
栄衛不行、五蔵不通則死

〔B〕不両感於寒者、七日~十二日厥陰病衰……病日已
〔C〕両感傷寒
岐伯傷於寒則病熱、熱雖甚不死、両感於寒者六日死
〔D〕多気多血の陽明気尽「三日で死」
黄帝五蔵已傷、六府不通、栄衛不行　三日死
岐伯陽明者十二経脈之長血気盛多気多血三日気尽死
『台』……三日其気尽故死出第九巻中『仲景方十八巻』

『素問』熱論篇に、〔A〕から〔E〕の五段階があります。

通常は、最初の〔A〕の部分を論じます。ここには、「表から裏」への病理が書かれており、「熱病はみな傷寒」とあります。三日未満は発汗させ、三日が過ぎたら下す、「陽病発汗、陰病下法」が記されています。

その後の〔B〕には、三陽と三陰病が過経して、両感傷寒にならない場合は、治癒すると書かれています。
〔A〕~〔B〕が、傷寒日期の病態論の基礎です。
そして、〔C〕の両感傷寒には「六日で死す」とあります。熱病の「陽病発汗、陰病下法」の場合は、再度三陽病と三陰病を繰り返して、十二日で治ります。死にいたる重症の急性病は、普通の熱病や傷寒ではなくて、両感傷寒です。

この観点からは、『宋板傷寒論』六経は表裏伝病の論であるといえます。第3条で、「脈が静かなものは伝ぜず、躁のものは裏に伝じて陽明病となる」とあるように、三陽病の当初からすでに裏病に及ぶ病態です。
〔A〕の、通常の傷寒や熱病（傷寒日期型式）の場合は、「寒気がして、熱が出て、汗が出て、寝て休息し、

粥を食べて治る」とあるように、病邪と体力が拮抗しつつ、一つ一つの病期が段階を追って進行するので、急性外感病といえども、死ぬことはありません。しかし、最初からいきなり熱下痢（胃腸）になったり、発斑・動悸する場合は、表証から裏証へ直接的に伝播した、重篤で死にいたる病態でむしろ劉完素のいう「火熱論」の病態に類似しています。

ここで議論すべきは、〔D〕陽明病で三日で死ぬ場合です。六腑が通ぜず、営衛がめぐらなくなると、三日以内で気が尽きて死亡します。その理由は、「陽明胃は多気多血であり、胃の気が尽きれば死ぬ」からです。

昔からの「陰（臓）病重病説」ではなく、三陽病の胃腑で死にいたる病態を捉えて、「陽（腑）病重病説」を整理した点において、『宋板傷寒論』の六経病理構造は重要です。すなわち、多気多血の胃の気が尽きて、営衛がめぐらなくなるのを恐れ、発汗過多による亡陽証を防いで、陽病の三日で死なないように策を立てたのが、『宋板傷寒論』の六経です。

古代からの基本治法である「発汗・吐・下法」は、津液を消耗させ過ぎるという点においてむしろ禁忌になり、和解法が正治法になりました。ここでいう陽明「胃（家）」とは、「三陽三陰病全体の営衛気血や生理機能を統括する働き」としての機能を指しています。

『素問』熱論篇に隷属する傷寒日期の「傷寒六日厥陰病の胃毒熱」は、胃腑における、具体的な熱毒病態を意味している「狭義の胃の実熱毒」です。『宋板傷寒論』六経の陽明病胃家実（裏熱実証）は、より広範囲な病態生理概念を包括しています。

食遺の病態とその治療法

「胃」は穀物を消化することが第一の義務ですから、食べ遺しがあったり弱かったりすると、病気を生じます。

それが以下〔E—1〕に示した「食遺」、つまり「胃腑内の残留物」によって起こる発熱です。傷寒一日から六日まで、順調に病が進行しない原因は、胃腸の機能が弱かったり、胃腸中に「もたれ（食遺）」があったりすると、そこに邪が結び付いて熱化して毒に化して留めてしまうからです。本当は三陰病に入ってはじめて腑病を呈するのに、三陽病で三日以内に胃腑の病態を呈するものを、「穀気があると熱と結び付いて、遺病となる」と表現しています。

森立之は、『素問』熱論篇の「主穀の陽明胃所遺」を、「痰飲宿食『傷寒論』」として、『宋板傷寒論』六経の特性の解説にあてています。

〔E—1〕「熱病後の所遺」（穀気相搏・禁食・第二の熱化型式）
黄帝熱病已愈、時有所遺者、何也？
岐伯諸遺者、熱甚而強食之、故有所遺也、皆病已衰
而熱有所蔵、因其穀気相搏、両熱相合故有所遺

〔楊〕残熱＋多食↓穀気熱＋熱毒↓重発熱病＝余熱病
〔童〕邪気未尽＋胃気未復↓肉食多食↓復病・遺病
〔識〕仲景病新差＋強穀↓脾胃気弱↓煩（宿食＋熱）

楊上善によれば、病気が終わって熱がある状態で多食すると、残っている余熱と食べたものが結び付いて毒と化して発熱し、これを余熱病というとあります。童養学の『傷寒活人指掌補注弁義』によると、邪気がまだ残っているときに、胃気がまだ回復していないのにもかかわらず、熱性の肉類を多量に食べると、病気が復活して遺病となります。胃の虚という概念をここに入れたのが一つの特徴です。

多紀元簡の『素問識』は、病後に食事を強制させると、胃腸の機能がまだ回復しないので、残っている邪と結び付いて宿食の煩熱の状態を起こすといっています。病後の五臓六腑の機能が回復していない状態で熱性の飲食を与えると、再度熱化してしまいます。それなので『宋板傷寒論』六経では、桂枝湯服用後には、熱性の葱粥ではなく、白粥を指示しています。飢餓が常識だった古代社会において、「病んだら、栄養のあるものを食べなさい」としていたことへの反省です。「湯液」の来源は、「穀類の煮汁による治病法」に発しています。

〔E―2〕『宋板傷寒論』差後労復陰陽易と『素問』熱論篇の「所遺」
帝曰治遺奈何、岐伯視其虚実、調其逆従、可使必已矣
労復実証、『宋』大病差後労復者、枳実梔子湯有宿食内大黄
労復虚証、『玉』病後労復発熱者、麦門冬湯

森立之：宋差後労復：傷寒差以後更発熱者小柴胡湯
〔張〕実　食滞　於中者病　実則寫之。承気湯類
　虚　脾弱不能運者病　虚則補之。人参湯類　↓『太平聖恵方』の傷寒後・時気病後の宿食の条文。

黄帝 病熱当何禁之。
岐伯 病熱少愈、食肉則復、多食則遺」、此其禁也。
〔楊〕肉熱過穀＝食則復（労復）、穀熱少肉＝多食為遺
『医』温病差後、当静臥、勿早起、非体労、皆令労復

遺病の治療について、〔E―2〕に示しました。差後労復陰陽易は患者の虚実を見分けて、実証の場合は体

力があるので枳実梔子湯に大黄を加えて与えて下し、虚証の場合には、麦門冬湯を与えて補うとあります。さらに森立之は、治った後に体力がなく、ふらふらして熱がまだ出る場合には小柴胡湯を用い、人参を加えて補いながら調理すると述べています。ですから、治療の最初から人参使う必要性はないのです。『医心方』傷寒も、五日以降で「人参」を用いています。張介賓も、実証の食滞の場合は承気湯を、虚証の場合は人参湯を与えると、述べています。病後の調理については、それまではすべて人参湯か栄養のあるものを食べさせるかであったのが、それ以外の方法がすでに『素問』熱論篇の第二段階に論じられています。黄帝が熱病のときに何を禁じるかと尋ねると、岐伯が、熱病が少し治ったといっても、たくさん肉を食べさせてはいけない、かえって過食すると遺病になると述べています。楊上善はここに注釈して、「肉食は熱である、穀物をたくさん摂ると労復病になる、これは食遺病という」と述べています。

『仲景傷寒補亡論』（郭雍、宋）**傷寒労復三十二条**

『素問』熱病已愈、時有所遺者何也、病熱当奈何禁之？
仲景曰大病差後労復者、枳実梔子湯主之。
又曰傷寒差已後、更発熱、小柴胡湯主之。
常氏云汗宜柴胡桂枝湯、下宜調胃承気湯。
曰大病差後、従腰以下有水気者、牡蛎沢瀉散主之。
曰大病差後、喜唾、久不了了、胸上有寒、丸薬温之理中丸。
曰傷寒解後、虚羸少気、気逆欲吐、竹葉石膏湯主之。
曰病人熱已解、日暮微煩、以病新差、人強与穀、脾胃気尚弱、不能消穀、故令微煩。

これは、宋代の四大傷寒学者に数えられる郭雍の、『仲景傷寒補亡論』にしかない重要条文です。この中で、熱病が治癒した後を問うています。それに対して、体力があれば承気湯で、体力がなければ人参であると答えています。郭雍の師匠の常器之は、「発汗させるには柴胡桂枝湯、下すには調胃承気湯がよい」と言っています。要するに、病み上がりの場合の発汗法は人参を入れなさい、承気湯を使う場合も調胃承気湯にしなさい。理中丸もよいし、余熱が尽きなければ竹葉石膏湯もよい、それから病後には強いて食べさせてはいけない、胃腸が弱いために消穀できずに微煩を起こすと述べています。

『宋板傷寒論』には、煩熱とか心煩といった記載が数多くみられますが、このような概念で理解できます。常器之と郭雍と森立之の共通の認識は、『素問』熱論篇の遺病は、『宋板傷寒論』の陰陽易差後労復病と同じ（共通の病態）ということです。これは、通常の解釈とは違っています。最初の条文に「男女交接陰の焼褌散」とあるために、一般には「陰陽易差後労復病＝男女の交接」と解釈されています。道教系の禁欲的な条文が一つ入っているのですが、その次からは、食べ過ぎに関する条文になっています。この点から、「食禁で解釈する森立之ら」が妥当性を有しています。

『素問』曰、熱病已愈、時有所遺者何也。病熱当奈何禁之?
華元化時病差後、酒肉、五辛、油麵、生冷、酸滑、房室、皆断之。
孫真人熱病新差……食猪羊血、肥魚、油膩等、必大下利。
胃気尚弱、不能消化、必更結熱、薬下之、胃気虚冷、大便難禁。
不下之則死、下之則危、皆難救也熱病及大病之後、多坐此死。
曰、時病差後、未満五日、食一切肉麵者、病発必困。
曰、差後新起、飲酒及韮菜、病更発。
曰、新差食生魚鮓、下利必不止、食生菜、終身顔色不復。

続いて、『傷寒補亡論』の傷寒労復で郭雍は、熱病の後の遺病について議論しています。まず、華佗は肉食・五辛・麵・生冷・酸滑・房室を禁じています。これは、『宋板傷寒論』桂枝湯条文の後の禁忌とほぼ同一です。次に孫真人は、肉食魚脂を摂ると下痢する、なぜかというと胃気が弱くて消化力がないのにさらに熱が加わるからだといっています。さらに、大承気湯などで強烈に下せば、胃気が弱っていて虚冷なので大便が出っ放しになってしまい、下せば死ぬし、下さなくても死ぬというような救いがたい病態になってしまうので、病後に強烈な薬は使ってはならないと書いています。

華佗由来の食禁に加え、孫思邈は胃が虚しているという理由から下方も禁忌にして、新たに消導法を用いました。いわゆる焦三仙や山楂子・麦芽などです。『肘後備急方』では、山楂子を使って「夾食傷寒」を治していました。胃を大事にして、消導法を用いて治そうとした古代からの治法です。

孫氏之論、貴家大族、多有女児嬌縦、汗下之後、腸胃空虚雖食未能消化、必致疾病人差後、惟喜食白粥、則永無患。雍曰、傷寒熱毒諸疾飲酒、食棗、羊犬肉、皆大熱之物、汗下之後、表裏倶虚、胃気困弱食過多、食生冷小有労動。雍見、北方多此疾、疾愈之後、三日之内惟食白粥、猪羊皆忌食也。猪畏動風下利、羊畏熱復。北土病愈一両月後、猪肉羊忌両月、遠須百日勿多食。北土羊羹、其熱尤甚。而洛原間猪不甚発病。西北至秦晋、南至漢南、則猪不可食、秦晋尤甚。南方猪羊亦多、……至房室、則須忌百日外。

孫思邈は、「貴族王家の家系の女子は身体が脆弱なため、発汗・吐・下をさせると体力が弱ってしまう、また治療後は胃腸が弱っているから白粥がよい」と述べています。この点は、阮河南が評論していた「都の富貴な人たち用の王叔和の辛甘発散為陽」と、一致しています。つまり『宋板傷寒論』六経は、高貴な位の子供のような虚弱な患者に対する治療をまとめて作られました。その後に、各地の病後の養生法をあげています。当時の北方では、遊牧民族の間に、病気になると三日間白粥だけ食べさる習慣があり、病後一カ月間、豚や羊を食べてはいけないとされていました。西北地方、南方でも豚を食べることが禁じられ、南の人は百日間房室を禁じていました。昔のこのような議論ゆえの、『宋板傷寒論』における「桂枝湯服薬後の白粥と食禁」です。

陽明病胃家実と厥陰病胃の熱毒

『素問』気厥論篇第三十七

大腸移熱於胃。善食而痩入。謂之食亦。

〔楊〕大腸将熱与胃。胃得熱気。実盛消食。故喜飢多食。

『素問攷注』（森立之）

『傷寒論』陽明篇云「病人無表裏証。発熱七八日。雖脈浮数者可下之。仮令已下。脈数不解。合熱則消穀喜飢」。並是陽明病善食之徴也。

本文云「大腸移熱於胃」者。亦是陽明之類証。是非胃実之正証。蓋邪熱在陽明胃経之義也。

病理産物の産生と転帰について見てみます。①『素問』熱論篇によると、傷寒後の余熱の残るときに、辛熱性の食物を食べると、再発熱します。②傷寒日期では、六経過経後の胃気の虚弱に乗じて、病理産物としての「宿食」が溜まり、その宿食が再度外邪を引き込んで発熱します。③『宋板傷寒論』六経では、体質的に胃気が虚弱で、すでに平素から「宿食」が存在している患者が、傷寒に侵されると、三陽病において表邪を裏に引き込

表18．構成内容の対応関係

『素問』熱論篇	『太平聖恵方』巻九	『宋板傷寒論』
傷寒一日～六日	傷寒一日～六日	太陽～厥陰病
	傷寒霍乱緒方	霍乱病
熱甚強食故有所遺	傷寒後宿食不消	先に宿食あり＊
	傷寒後労復緒方	陰陽易差後労復病
	傷寒後陰陽易	
両感一日～三日	傷寒熱病両感巻八	傷寒例・両感
陽明十二経脈之長	陽明十二経脈之長	発汗過多・亡陽の禁
先夏至日者為病温		至春変為温病
後夏至日者為病暑		至夏変為暑病

＊ **弁陽明病脈証并治第八**
241条　大下後、六七日不大便、煩不解、腹満痛者、此有燥屎也。所以然者、本有宿食故也、宜大承気湯。

んで熱化させて、陽明病期で胃家実（裏熱実証）を呈します。

次に、「消穀・善飢の食亦」と「厥陰病の胃の毒熱」について検討します。たんに「熱」が胃に移っただけならば、痩せて善食します。傷寒日期では、六経過経後にはじめて宿食が発生するので、「傷寒六日の厥陰病は胃の毒熱証」といっても、血熱証が主で、宿食とは結び付いていません。『宋板傷寒論』陽明病胃家実とは本質的な違いが存在しています。したがって、「傷寒日期の傷寒六日厥陰病の胃の毒熱＝『宋板傷寒論』陽明病の胃家実」は、単純には成立しません。

『素問』熱論篇、『太平聖恵方』巻九および『宋板傷寒論』の編纂構成を見ると、表18のような対応関係があることがわかります。

痰飲・宿食と「胃家実」

1. 王叔和に始まる、痰飲宿食『傷寒論』

『千金翼方』傷寒方上　傷寒例第一

華佗：夫傷寒始得、一日在皮当摩膏火灸、二日在膚可依法……

『外台秘要方』諸論傷寒八家『千金』論曰、至於人自飲食生冷過多、服臓不消、転動稍難、頭痛身温、其脈実大者、便可吐下之、不可発汗也

王叔和：傷寒三日以内……　人自飲食生冷過多、腹蔵不消、転動稍難、頭痛身温
『太平聖恵方』巻八・傷寒叙例、人自飲食生冷過度、腹蔵不消、転動稍難、頭痛身熱

王叔和：　其脈実大者、便可吐下之、不可発汗
『太平聖恵方』巻八：其脈実大者、便可吐下、不可発汗也

王叔和は、「平素から、飲食や生冷の食物摂取過多で、胃腸で消化しきれずに(痰飲・宿食が)存在している人は、罹患後三日以内（三陽病で裏熱実証を呈するので）に脈は実大になり、発汗法は用いられず、吐下法が適応される」と、述べています。すなわち、「胃中の痰飲・宿食＋外邪＝実大脈の発熱↓吐・下法（発汗法の禁忌）」となります。ここでは、華佗の傷寒日期型式とし、王叔和が傷寒治法を論ずる際に、張仲景に言及していない

のは不思議です。『太平聖恵方』巻八は、傷寒叙例として同文を記述しています。すなわち、「陽明胃腑の病理産物＋外邪↓裏における熱化」は、熱化の病位を決定するにあたって統一的な見解でした。（本来は発汗法が適応されるべき三陽病としての）傷寒三日以内において、（三陰病の五六日に用いるべき）下法を用いる必然性が、平素からの胃中の飲食残渣の存在によって、説明されています。森立之も、痰飲『傷寒論』として同様に論じています。

次に、『外台秘要方』傷寒癖実及宿食不消方と『宋板傷寒論』陽明病篇について比較します。

外　六七日不大便……此為胃中有乾糞、挾宿食故也
或先患寒癖、因有宿食　（夾食傷寒の病理）
又感於傷寒、熱気相搏、故宿食不消也出第八巻中

宋 239（陽明病）　病人不大便五六日、煩躁、　繞臍痛
外　被下後、不大便六七日、煩熱不解、腹満而痛

宋　発作有時者、此有燥屎　故使不大便也
外　此為胃中有乾糞挾宿食故也

『外台秘要方』の宿食不消方は、『宋板傷寒論』の陽明病239条に相当しています。まず寒癖を患い、素因として宿食を有するのは、『宋板傷寒論』陽明病篇にいう「本有宿食」と同じです。『宋板傷寒論』六経篇の病態変化は、病理産物（宿食・痰飲）を前提にしています。そして『宋板傷寒論』の「繞臍痛」は、『外台秘要方』における、

胃中の「乾糞＋宿食」による腹満痛に一致しています。

傷寒日期と『宋板傷寒論』の病理の異同について見てみます。『宋板傷寒論』六経では、まず宿食・痰飲があり、そのうえで熱邪に犯されることで胃家実・裏熱実証となっています。一方、『太平聖恵方』巻九では、六経過経後の胃虚弱によって宿食が生じたうえで再度熱邪に犯され、重病となります。

「胃の毒熱証」と「宿食」は、韻母音通（毒＝宿）です。日期厥陰病の胃毒熱は、『宋板傷寒論』における「陽明病の胃家実」と「厥陰病の消渇」の二種に分かれています。胃の熱証だけならば、消穀善飢を呈して「消渇」になり、「宿食」の存在下で、はじめて「胃家実」の病理が発生します。

> 内藤希哲・森立之の説：　陽明病胃家実＝厥陰病胃の毒熱
> 相異点：「宿食＋胃熱→胃家実」≠「胃熱→消渇・消穀善飢」

2.『医宗金鑑』における「胃家実」と「宿食」

『医宗金鑑』（呉謙、清）**「陽明病三可下証」**

太陽邪　乗胃　　燥熱　　伝入陽明太陽陽明不更衣　無所苦　脾約
太陽邪　乗胃宿食＋燥熱結＝　　正陽陽明不大便内実満痛　胃家実
少陽邪復乗胃燥　　　転属陽明少陽陽明大便渋難出　　大便難

「汗吐下→亡津液→転属陽明→大便難」は、太陽陽明と少陽陽明です。それに対して、「穀気発熱・宿食＋燥熱」は正陽陽明胃家実であり、これは『医宗金鑑』として、清代の認識となっていました。現代でも、「金鑑派」として一定の基準として認められています。

『太平聖恵方』巻八における三陽病と三陰病の合病

先に、厥陰病と陽明病の合病を論じました。ここでは、『太平聖恵方』巻八、および『宋板傷寒論』「三陽病と三陰病の合病」に関する記述を見ます。

『太平聖恵方』巻八　弁太陽病形証

聖8—14　太陽与陽明合病、喘而胸満、　不可下也、宜麻黄湯

宋36　太陽与陽明合病、喘而胸満者、不可下、宜麻黄湯
（脈7—2—35・7—6—20、翼63、翼宜45、宋36、宋可68・144、聖8—可55）

聖8—18　太陽与陽明合病　　而自利、宜朮附湯（脈7—2—31、翼71、宋32、宋可64）

宋32　太陽与陽明合病者、必自下利、　葛根湯主之

聖8—19　太陽与陽明合病而不　利但嘔者、宜葛根半夏湯（脈7—2—32、翼72、宋33、宋可65）

宋33　太陽与陽明合病、不下利但嘔者、　葛根加半夏湯主之

聖8—31　太陽与少陰合病而自　利者、宜黄芩湯、　嘔者、　加半夏生姜湯（翼148、宋172）

宋172　太陽与少陽合病、自下利者、与黄芩湯、若嘔者、黄芩加半夏生姜湯主之

聖8—36　太陽病、外　未解　数下之、遂夾熱而利、利、不止、心下痞満、表裏不解、　宜桂枝人参湯

宋163　太陽病、外証未除而数下之、遂協熱而利、利下不止、心下痞、　表裏不解者、　桂枝人参湯

主之（脈7—8—56、翼130、宋163、宋可280）

弁陽明病形証

聖8—73　陽明与少陰合病而自利、脈浮者為順也、滑而数者有宿食、宜承気湯

宋256　陽明少陽合病必下利、其脈不負者為順也、負者失也、互相剋賊、名為負也
脈滑而数者有宿食也、当下之、宜大承気湯
（翼146、宋170）

傷寒三陰三陽応用湯散諸方

聖8—緒方8　朮附湯　白朮　附子　桂枝　甘草、入生姜・棗

『宋板傷寒論』陽明病における発汗法

宋208　陽明病……若汗多、微発熱悪寒者、外未解也（一方与）桂枝湯。其熱不潮、未可与承気湯

宋232　脈但浮、無余証者、与麻黄湯。若不尿、腹満加噦者、不治。麻黄湯。

宋234　陽明病、脈遅、汗出多、微悪寒者、表未解也、可発汗、宜桂枝湯。

宋235　陽明病、脈浮、無汗而喘者、発汗則愈、宜麻黄湯。

『太平聖恵方』巻八では、陽明病「胃中寒」のために18条の「太陽と陽明の合病証」において「裏寒証の下痢」を呈し、それに対して温法（朮附湯）が用いられています。『宋板傷寒論』32条で用いられている葛根湯と対を成しています。「三綱鼎立（桂枝湯・麻黄湯・小青竜湯）」に葛根湯を加えて、「四綱鼎立」とした、張山雷流の「昇陽の葛根」ともいえます。王叔和の「辛甘発散為陽（桂枝・人参・甘草・乾生姜）」に、後世では「附

子」が加わり、朮附湯として運用された結果です。

陽明病胃中寒の『太平聖恵方』巻八では、31条「太陽与少陰合病」と73条「陽明与少陰合病」の「自利」が位置付けられます。『宋板傷寒論』では、それぞれ「太陽病と少陽病の合病」と「陽明病と少陽病の合病」です。したがって、「少陰病の下痢症」が、原病態ともいえます。

『素問』熱論篇では、便秘結を呈しますが下痢証はなく、「三陽病は発汗、三陰病は吐下」という単純な図式になっています。そこに「広義の合病（表裏伝病・両感・倶病）」の病態を取り込んで、内藤希哲や森立之のように、『素問』熱論篇（傷寒日期）の「厥陰病と陽明病の合病」→『宋板傷寒論』陽明病胃家実という説が導かれました。さらに「宿食・痰飲」などの病理産物概念が取り入れられて、「病理産物の排泄機序としての自下痢」の生体病理が加わり、「三陽病にも三陰病にも、下痢と便秘がそれぞれある」として進化したのが、『太平聖恵方』巻九→『太平聖恵方』巻八→『宋板傷寒論』六経証の変化です。

次に併病としての胃家実の記述を、『太平聖恵方』巻十二で見てみます。

『太平聖恵方』巻十二

聖12―5（痞満）治傷寒心腹痞満諸方

夫傷寒太陽少陰併病。脈浮緊而下之反入裏則作痞。痞者心下満也。

病発於陰者則不可下、下之則心腹痞満、若按之自軟但気痞爾、不可復下也。

若熱毒気乗心則心下痞満面赤目黄狂言恍惚者此為内実。宜吐下之也

太陽と少陰の併病としての「心下痞・満（面赤目黄狂言恍惚）」は、陽陰併病としての胃家実証です。『太平聖恵方』巻九における「傷寒六日厥陰病の胃の毒熱」や、『宋板傷寒論』の陽明病胃家実証」と類似概念の、「太陽病と少陰病の併病としての内実証」です。森立之が言うように「三陽病と厥陰病の合病としての胃家実」

が、「三陽病相互の合病」とされて、『宋板傷寒論』陽明病篇の冒頭の病態定義条文は、それぞれ「太陽病と陽明病の合病」「陽明病自身の重複」「太陽病と少陽病の合病」を定義しています。

『宋板傷寒論』は、「太陽と少陰の両感・倶病」などの三陽病と三陰病にわたる病態の議論は避けていますが、『太平聖恵方』の「太陽と少陰の合病・併病条文群」を見ると、傷寒日期の漸進的病態変化の過程がみとめられます。この点からも、『宋板傷寒論』六経における表裏伝病の病機の影響が窺えます。

【参考文献】

岡田研吉：宋版『傷寒論』陽明病胃家実は『太平聖恵方』巻九の厥陰病・東静漢方研究室、二十二（六）：二六～四四、一九九九

各論2

牧角和宏

1.『宋板傷寒論』（明・趙開美本）について

【牧角和宏：宋板傷寒論（明・趙開美本）について．中医臨床、十九（三）：一九九八】を一部訂正・転載。

1．はじめに

漢方の研究に『傷寒論』は欠かせないという一般論にもかかわらず、『宋板傷寒論』（明・趙開美本）はほとんど読まれていないように見受けられる。

『傷寒論』は古く漢時代に成立したとされる医学書であるが、成立当初の原本は発見されていない。北宋時代、林億らが校正医書局において校正・復刻作業を行い（これを宋改あるいは新校正と呼ぶ）、木版で出版したもの（これを宋改本と呼ぶ）がわれわれが目にする『傷寒論』の祖本であるとされている。残念ながら宋改本の実物も、今日伝わっていない。

宋改本に近い姿を保つものとして、北宋・成無己の『注解傷寒論』と、明・趙開美刻仲景全書に収載された『翻刻宋板傷寒論』（以下、これを慣例に従い『宋板傷寒論』あるいは「趙開美本」と称する）とが知られている。

近年、中国においては成無己の『注解傷寒論』が高く評価されているようである。天津中医学院刊『傷寒論校注語釈』（郭靄春編著、天津科学技術出版社、一九九六年）は『注解傷寒論』を底本に用いている。また、『中国医学の歴史』（傅維康主編、川井正久編訳、東洋学術出版社、一九九七、一一八頁）においても、「宋版本『傷寒論』の元の姿は、この成注本によく反映されていると考えられる」としている。

中国中医研究院編『傷寒論』（中沢信三・鈴木達也共訳、中国漢方、一九七八）は、諸言に「原本は明の趙開美の刻本を藍本としている」と謳ってはいるものの、三陽三陰篇部分のみであり、「趙開美本」に見られる細字注記や処方指示条文末の番号を欠いており（後述）、むしろ『注解傷寒論』系統のテキストのように感じられる。

一方、中華民国時代の中国および江戸末期の日本においては、趙開美本を旧態を最もよく伝えるテキストとして重要視した研究者たちも存在していたのである（丁福保・周雲青編の『四部総録医薬編』、森立之・渋江抽斎らの『経籍訪古志』、森立之の『傷寒論攷注』、稲葉元熙・堀川舟庵らの「趙開美本」復刻作業など）。また、『千金翼方』を『傷寒論』の定本として、『注解傷寒論』を批判した冉楼荘の研究もある（陸九芝編『世補斎医書全集』傷寒論註）。

今日、中国では『注解傷寒論』が重要視され、盛んに研究が行われているのであるが、これは中華民国時代までの研究成果をふまえたうえで、各種検討の結果、「趙開美本」が『注解傷寒論』に内容的に劣るものである、という確とした根拠にもとづいたものなのであろうか。

寡聞にして筆者はそのような研究を知らない。

『注解傷寒論』と「趙開美本」とを関連資料（『諸病源候論』、『外台秘要方』、『金匱玉函経』、『千金要方』巻五、『千金翼方』巻九・十、『脈経』巻七・八、『太平聖恵方』巻八・九・十、「敦煌文書」など：これらには仲景書関連条文が多数引用されている。『傷寒論文献通考』〔銭超塵著、中国学苑出版社、一九九三〕にこれら諸本の仲景書関連条文がまとめて紹介されている。本書は大変な労作であるが、残念ながら比較検討に用いた底本の信憑性に若干の不安があり、オリエント出版社の東洋医学善本叢書と併せて検討する必要がある）とともにつぶさに比較検討し、文献学的に『注解傷寒論』が「趙開美本」より優れたものであるという確証が得られない以上、『注解傷寒論』（あるいはその後発本）のみを研究すれば「趙開美本」を研究せずとも『傷寒論』研究は事足りる、という姿勢は必ずしも妥当とはいえないように思える。

宋改本の実物が出現しない限り、「趙開美本」と『注解傷寒論』のどちらが旧態をより保っているかについては、確定的な結論は出せない。しかし、筆者は、先にあげた諸関連資料との比較によって、「趙開美本」が優れていることを証明しうると考えている。具体的には、「趙開美本」には存在するが、『注解傷寒論』では削除されている可不可篇の条文が『脈経』巻七や『千金翼方』巻十、『金匱玉函経』可不可篇と大部分一致すること、同じく『注解傷寒論』で削除されている条文中の細字注が、他のテキストでは正文として記載されている場合があること、また、この細字注を詳細に検討することによって従来『傷寒論』の常識と考えられていたいくつかの点が訂正されうることなど、「趙開美本」の優位性は明らかなのである。

2．成無己が『注解傷寒論』で行った省略・改変について

明・趙開美本を宋政府校正医書局発行の本来の『宋板傷寒論』（宋改本）の忠実な復刻であると想定して、成無己の『注解傷寒論』を検討してみると、『宋板傷寒論』の注解に際して、成無己がいくつかの省略を行っていることが判明する。

①『宋板傷寒論』において条文に付けられていた細字の注が省略されている。

（版による病態概念の異同、一条文二処方の存在などが不明となる）

②次に、三陰三陽篇と重複する条文を、可不可篇で省略している。

（同一条文異処方、一条文二処方、「主」「属」「宜」の異同などが不明となる）

③さらに、第五篇以下の各篇始めにある一字低格下条文群をすべて省略している。

このように、細字注の削除、条文の削除がなされているため、『注解傷寒論』は『宋板傷寒論』とはかなり異なっ

たテキストとなっているのである。

3．「趙開美本」の影印について

先に論じた如く、今後の『傷寒論』研究は『宋板傷寒論』（趙開美本）をテキストとして行われるべきであろう。明・趙開美刻「仲景全書」は日中両国に少数ながら現存しており、影印本が出版されている。すなわち、燎原書店より明・趙開美本『傷寒論』、元・鄧珍本『金匱要略』、清・陳世傑本『金匱玉函経』（『金匱要略』とよく間違われるが、『傷寒論』の異本である）の影印本が三点セットで一九八八年に刊行され、容易に入手できる。誠に不思議ではあるが、日中両国あわせて、「趙開美本」そのものの影印出版は燎原書店版が世界初ということである（小曽戸洋『中国医学古典と日本』塙書房、一九九六）。（238頁筆者補記一参照）

現代中国において「趙開美本」を用いない理由として、研究者の大部分が目にしたことがなかった、という事情もあるのかもしれない。

4．「趙開美本」の復刻・活字化本について

「趙開美本」の忠実な模刻である江戸医学館「堀川本」の影印出版は、一九二三年に商務印書館によってなされている（もっとも、商務印書館はこれを「趙開美本」の影印と称して出版しているのであるが。小曽戸前掲書による）。さらに、その影印が一九六八年に燎原書店より出版されているのであるから、これらを用いた研究が本格的に行われなかったのは残念としか言いようがない。「堀川本」は日本において、一九八四年（廣

川書店『漢方医薬学』の巻末に収載）、一九九一年（自然と科学社『翻刻宋版傷寒論』）に影印出版されているが、これらによって『傷寒論』研究の大勢が変化したとは言いがたい。

『傷寒論校注』（劉渡舟主編、中国人民衛生出版社、一九九三）は「趙開美本」を底本にした活字化本であるが、燎原書店本と比較検討すると、ごく一部『宋板傷寒論』によっていない部分が認められる。『宋板傷寒論』と異なる部分は、寛文重刊本あるいは『注解傷寒論』にみられる文字使いがなされており、活字化の際に何らかの誤認があったのではなかろうか。

『日本医家傷寒論注解輯要』（郭秀梅・岡田研吉編集、中国人民衛生出版社、一九九六）は『傷寒論』全文の活字化と日本の漢方医家の注解を集大成した労作で、『傷寒論』研究者のみならず漢方を志す者全員必帯の良著である。本書によってかつての日本の『傷寒論』研究レベルの高さが示され、今後爆発的な『傷寒論』研究ブームが巻き起こることを筆者はひそかに期待しているのであるが、まことに惜しいことに『傷寒論校注』同様の誤記が存在している。

『傷寒雑病論』（東洋学術出版社）は、序文を含む趙開美本の忠実な活字化という点で優れたものといえるが、誠に残念なことに、上記二書では活字化されている太陽病篇以降の一字低格下条文群（後記）を省略している。（238頁筆者補記二参照）

『傷寒論解説』（金子幸夫著、たにぐち書店、一九九五年）は『傷寒論』全文の読み下しと解説を行ったこれまた偉大な労作である。旧来の『傷寒論』解釈の集大成として金字塔的位置を占め得る好著といえよう。しかし、きわめて遺憾なことに、本書もまた一字低格下条文群および細字注を一切削除しているため、あくまで旧来の枠をはみ出ないものとなっている。

一字低格下条文群も含めた燎原本の忠実な活字化は、かつて筆者が行い、『福岡医師漢方研究会会報』誌上（一九九四〜九五）で発表しているが、これは巻一の弁脈法・平脈法以降、三陽三陰篇および可不可篇全文ののみの活字化であり、序文については活字化していない。

いずれにしても、中国において不完全とはいえ「趙開美本」の全文活字化が出版されたのが一九九三年である、という事実は、中国においてこれまでほとんど「趙開美本」が研究対象として認識されていなかったことを示すものであろう。

一方、一字低格下条文群を削除してはいるものの、「趙開美本」のその他の部分を完全な形で活字化したものが東洋学術出版社から出版されていたという点では、『傷寒論』研究はむしろ日本において有利であったといえるかもしれない。事実、可不可篇についての優れた研究が遠藤らによってなされている（『漢方の臨床』四三（一二）：二二三九～二二五一、一九九六）。筆者自身、東洋学術出版社版の細字注と可不可篇への疑問からこの道に迷い込んだのである。

5.『宋板傷寒論』（趙開美本）の構成について

巻第一　序文と目録
　　　　弁脈法第一
　　　　平脈法第二
巻第二　傷寒例第三
　　　　弁痓湿暍脈証第四
　　　　弁太陽病脈証并治上第五
巻第三　弁太陽病脈証并治中第六
巻第四　弁太陽病脈証并治下第七
巻第五　弁陽明病脈証并治第八

弁少陽病脈証并治第九
巻第六　弁太陰病脈証并治第十
弁少陰病脈証并治第十一
弁厥陰病脈証并治第十二
巻第七　弁霍乱病脈証并治第十三
弁陰陽易差後労復病脈証并治第十四
弁不可発汗病脈証并治第十五
弁可発汗病脈証并治第十六
巻第八　弁発汗後病脈証并治第十七
弁不可吐第十八
弁可吐第十九
巻第九　弁不可下病脈証并治第二十
弁可下病脈証并治第二十一
巻第十　弁発汗吐下後病脈証并治第二十二

『宋板傷寒論』はこれら各篇より構成される医学書である。

巻第二弁太陽病脈証并治上第五から巻第六弁厥陰病脈証并治第十二および巻第七弁霍乱病脈証并治第十三、弁陰陽易差後労復病脈証并治第十四までを「三陽三陰篇」（または「三陰三陽篇」）あるいは「六経病篇」、その後の、巻第七弁不可発汗病脈証并治第十五とそれ以降の篇を「可不可篇」と呼称している。三陰三陽篇は三百九十八条文、可不可篇は二百八十七条文を数える。なお、巻第二弁太陽病脈証并治上第五以降の各篇の始めには、条文末に番号を付した、処方指示条文（一部刺法などの治療方針指示条文を含む）のみを抄録した一字低格下条文群が置かれている。また、条文中、あるいは前後に他本との交合による注記が細字注として記載されている。三陽三陰篇と可不可篇で処方が異なる場合も細字注で示されている場合がある。(『注解傷寒論』においては、これらのうち可不可篇が大量に削除され、一字低格下条文群は存在せず、細字注も削除されている。「趙開美本」の復刻本においても、稲葉元熙の校刻による稲葉本ではこの一字低格下条文群は削除されている)

一般に『傷寒論』というと、三陽三陰篇のみが重んじられ、多少詳しい解説書や辞典類においても三陰三陽篇のみを対象としたものが多い。このように、『傷寒論』の一部のみが持て囃され、全編にわたる研究がなされなかった理由については、弁脈法、平脈法、傷寒例と可不可篇とでは事情が異なるようである。

6. 弁脈法・平脈法・傷寒例について

1. 弁脈法、平脈法、傷寒例が重視されなかった理由の考察

弁脈法、平脈法、傷寒例には、後に続く三陽三陰篇とは一見異なる、『素問』熱論篇流の記載(「陽病発汗、陰病吐下」)がなされている。そのため、三陽三陰篇を中心に読む場合、はなはだ都合が悪いため、等閑視せざるをえなかったのではなかろうか。

2. 可不可篇が重視されなかった理由の考察

理由として、次の二つが考えられる。

(1)宋時代以降に流布した版本による影響。宋代以降に流布したのは『注解傷寒論』とその後発本であった。『注解傷寒論』の可不可篇はわずか六十条文である。『注解傷寒論』においては、『宋板傷寒論』可不可篇収

載条文で、三陽三陰篇と同一(実際は細部に異同がある)の条文を削除してしまっている。さらに、『宋板傷寒論』において可不可篇にしか存在していない十条文をも削除している。そのため、『注解傷寒論』のみを研究対象とした場合、可不可篇の全体像を窺い知ることは困難である。

(2)可不可篇第一条に「故重集諸可与不可方治」とあること。つまり、可不可篇は三陽三陰篇の重集(再編集)であるとされているため、たとえ『注解傷寒論』系統ではない『宋板傷寒論』系統のテキストを得た場合でも、研究者の注目をあまりひかなかったことが推定される。

以上をまとめると、『宋板傷寒論』弁脈法・平脈法・傷寒例および可不可諸篇は、過去、版本の歴史的な制約もあり、重要視されてこなかったが、『傷寒論』を検討する重要な資料となりうるのである。以下、一字低格下条文群および可不可篇について論じる。

7. 一字低格下条文群について

弁太陽病脈証并治上第五以降の一字低格下条文群は、趙開美本では各篇初頭を飾りながら、「堀川本」あるいは「趙開美本」を目にしない限り、その存在すら認知されない気の毒な条文群である。この条文群は、基本的には後続本文の抄録である。条文末の番号を合わせると本文が引けるという条文検索の役割を有している。条文を詳細に検討すると、表現に本文と微妙な相異がある場合があり、しかも本文との相異点が『金匱玉函経』や『脈経』と一致するなど、『傷寒論』の条文検討に際し重要な課題を提供する部分でもある。

この条文群は「具体的な処方(治療)を指示した条文」で構成され、「傷寒治療マニュアル」といった性格を有している。他の諸本に引用されておらず、『宋板傷寒論』独自のものであり、林億らの手になるものであろう。この部分を編集した林億の意は、「この部分こそが私たち(林億ら)の伝えたい『傷寒論』である」ということではなかったろうか。筆者はこの条文群を、編集主幹である林億に敬意を表して「林億版傷寒論」と呼んでいる。[16]

8. 可不可篇について

『宋板傷寒論』可不可篇は、基本的には『脈経』巻七と双生児の関係にある。可不可篇第1条で「重集諸可与不可方治此之三陰三陽篇中此易見也」と論じてはいるが、細部の語句が三陽三陰篇と異なり、むしろ『脈経』巻七や『千金翼方』巻十傷寒宜忌篇に近しく、たんなる「重集」(再編集)ではない。

『宋板傷寒論』三陽三陰篇の傷寒概念と『素問』熱論篇の傷寒概念は、一見矛盾している。『諸病源候論』や『太平聖恵方』などの、宋代以前の医学概念を比較的そのまま伝えている医学書においては、『素問』熱論篇とほぼ等しい「陽病発汗、陰病吐下」の原則が主流である。

一方、『宋板傷寒論』では太陽病の発汗法、陽明病の下法、少陽病で発汗吐下を禁じ、陰病では温裏法を主体としている。『傷寒論』の原本は漢代に成立したものであろうが、宋改本に漢代の思想が忠実に伝えられていると考えるのは困難であり、むしろ宋代前後に病態概念の変化が生じてきたと考えるほうが妥当ではなかろうか。

三陽三陰の概念の変化は、『素問』に忠実な教条主義的な治療による誤治(今日でいう医療過誤)の経験に由来するものではなかろうか。行き過ぎた発汗法や下法の使用はときに重大な過誤をもたらし、その経験が「無理をせず、行き過ぎず」という方針に変化していったのではなかろうか、と筆者は考えている。

『宋板傷寒論』三陽三陰篇において、必ずしも『素問』流の思想がすべて否定されているわけではない。陽明病において麻黄湯、桂枝湯などの発汗法を論じる条文があり(234・235条)、少陰病や厥陰病において下法を肯定した条文群（321・322条の大承気湯、374条の小承気湯）が存在している。太陰病篇には桂枝湯、桂枝加芍薬湯と桂枝加芍薬大黄湯しかあがっておらず、「人参湯が太陰病の処方である」とは『傷寒論』には述べられていない、という点については乾霍乱との関連ですでに論じた。[70]

以上より、『宋板傷寒論』三陽三陰篇は『素問』熱論篇を全面否定しているわけではないが、教条的な治療は医療過誤をもたらすという点が強調された、「ダブルスタンダード」で成り立ったテキストであると考えるのが妥当なように思える。このような病態概念の変化に伴う条文の書き換え作業は、林億らの改定時に主に行われたと筆者は推測している。傷寒概念の変化はすでに隋・唐時代に起こったと考える向きもあり、今後の検討課題である。また、『宋板傷寒論』可不可篇においても、『宋板傷寒論』三陽三陰篇の病態概念に近しい記載がなされている。

一方、『素問』流の傷寒解釈が成り立つ条文（例：可不可篇第24・25条）も記載されており、林億らの改変の手の加わり方が三陰三陽篇よりは少なかった可能性が示唆される。

例えば、可吐第十九においては、太陽病桂枝湯証の吐法（可不可篇第119条）と厥陰病の吐法（可不可篇第123条）が示され、三陽三陰の広範な病位における吐方の適応の可能性、すなわち寒熱に関らない「膈上の病邪の存在」が重視されている。可下第二十一では、少陰病の下法が取り上げられており、『宋板傷寒論』においても『素問』熱論篇流の「陰病の下法」はけっして禁忌ではないことが、三陽三陰篇よりも明瞭に読み取れる編集となっている。

成無己の『注解傷寒論』において、もしもこれら可不可諸篇の大幅な削除が行われていなければ、十二世紀以降の伝統的中国医学は随分異なった展開をしていたであろうことが容易に想像されよう。

9. 結語

以上、『宋板傷寒論』について論じた。与えられた紙数をすでに超過しており、具体的な条文に立ち入ることができなかったが、趙開美本『宋板傷寒論』の重要性を多少なりともご理解いただければ幸いである。また、正確を期した完全版の活字化が今後東洋学術出版社からなされることを切望するものである(筆者補記二参照)。

謝辞：本文執筆にあたっては小曽戸洋先生、真柳誠先生らの膨大な先行資料を適宜参照させていただきました。伏して感謝申し上げます。

著者補記（二〇〇七年五月）：

一．二〇〇六年日本医史学会において、真柳誠先生が趙開美「仲景全書」の真本の存在を報告された。中国中医研究院に所蔵される「仲景全書」こそが趙開美の初版であり、中医古籍出版社から「仲景全書」影印本が出版されている（一九九七年六月）。この影印本と対比すると、本文で「趙開美本」と紹介している燎原書店影印本（底本は内閣文庫本）はきわめてよくできた模写本であるが明初版とは明らかに異なっており、「海賊版」（真柳誠先生による）と称すべきものであることが判明した。

燎原出版社本はたしかに明・趙開美本そのものではないが、条文に関してはきわめて正確に復刻されており、実用には問題ないものであることを付記する。

二．『傷寒雑病論』（東洋学術出版社）は、省略されていた刻仲景全書序・進呈劄子および第五篇以降各篇の始めにある一字低格下条文を追加した三訂版が、二〇〇〇年一月に出版されている。

2.『傷寒論』のいくつかのテキストについて

【牧角和宏：傷寒論の検討――Ⅰ．福岡医師漢方研究会会報、二〇〇五．六】より抜粋・一部訂正・転載。

1．はじめに

今日「仲景書」として認識されている三つの書物、『傷寒論』『金匱要略』『金匱玉函経』と、これらに記載された条文をまとまった形で引用した書物について解説します。まず二種類の区分、すなわち（Ⅰ）「時代的区分」：新校正（宋改）前後、および（Ⅱ）「内容的区分」：傷寒例・三陰三陽篇・可不可篇・雑病と婦人病、に分類して、それらを概説します。

（Ⅰ）時代的区分：新校正（宋改）前後

北宋代（九六〇～一一二七）、英宗の治平二年（一〇六五）から神宗の煕寧二年（一〇六九）の間に、校正医書局において林億・高保衡・孫奇らの儒者グループによって『傷寒論』『金匱玉函経』『備急千金要方』（『千金要方』）『千金翼方』『脈経』『素問』『甲乙経』『外台秘要方』の少なくとも九書が校訂出版されました。世にいう宋改（あるいは新校正）です。[64]「新校正」は隋唐から五代十国を経て、散逸した医学書を宋代の概念で再編集したもので、必ずしも宋以前の旧態を正確に復元したものではありません。

新校正以前の北宋初期に、隋唐医学書の集大成として『太平聖恵方』が刊行されています。また、日本に残っていた『小品方』や、日本で編纂された『医心方』や「敦煌文書」（スタイン二〇二）は新校正を経ていません。新校正以前のテキストは宋臣の言葉を借りると「文理錯雑」ということになるのでしょうが、実際に眺めてみると、それはそれで道理の通ったテキストであるようにも思えます。

新校正を経ずに今日に伝えられているテキスト、新校正を経たテキストについて図にまとめます。

傷寒論（時代的）

1：林億（北宋）らの校訂（新校正）以前の傷寒論
- （1）『**小品方**』に引用された傷寒論　（現伝『金匱要略』に近い）
- （2）「**敦煌文書**」に引用された傷寒論　（『金匱玉函経』弁脈法に近い）
- （3）『**諸病源候論**』に引用された傷寒論　（『素問』熱論篇の発展形）
- （4）『**医心方**』に引用された傷寒論　（『宋板傷寒論』とは別系統の傷寒論）
- （5）『**太平聖恵方**』巻八に引用された傷寒論　（「淳化本」傷寒論）
- （6）『**太平聖恵方**』巻九から十八に引用された傷寒論　（隋唐期の傷寒論の集大成）

2：林億らの校正医書局による校訂を経た傷寒論
- （1）『**脈経**』に引用された傷寒論　（『宋板傷寒論』可不可篇・『金匱要略』に近い）
- （2）『**千金要方**』に引用された傷寒論　（『宋板傷寒論』傷寒例および可不可篇に近い）
- （3）『**千金翼方**』に引用された傷寒論　（『宋板傷寒論』三陰三陽篇・可不可篇に近い）
- （4）『**外台秘要方**』に引用された傷寒論　（『金匱要略』＝『仲景傷寒論』）

（5）『**宋板傷寒論**』———趙開美本　（ほとんど読まれていない）
- 『**注解傷寒論**』
  - 「**成本傷寒論**」（簡略本。現行本のほとんどがこの系統）
    - 「**康平本**」・「**康治本**」（文字・概念は『注解傷寒論』に準拠）
    - 中医学教科書採用『傷寒論』

（6）『**金匱玉函経**』（『宋板傷寒論』の異本：証治総例・弁脈法・三陰三陽篇・可不可篇）

（7）『**金匱要略**』（『傷寒雑病論』の「雑病」部分）

（Ⅱ）内容的区分：傷寒例・三陰三陽篇・可不可篇・雑病と婦人病

『宋板傷寒論』は叙論・弁脈法・平脈法・傷寒例・痓湿暍篇・三陰三陽篇・可不可篇から成り立っています[1]。『宋板傷寒論』傷寒例（治療総論）は、附子剤による発汗法（「狭義の傷寒」の治療）を否定し、他のテキストでは時気病・熱病（伝染性熱性疾患：「広義の傷寒」）に見られる条文を導入しています[52]。

また、『金匱要略』序論によると、『傷寒雑（卒）病論』には傷寒と雑病が論じられ、『金匱玉函要略方』三巻の上巻は傷寒、中巻が雑病、下巻が婦人病であり、傷寒部分は『傷寒論』『金匱玉函経』としてすでに校訂したので、雑病部分を『金匱要略』として刊行した、とあります。いずれも『傷寒論』と『金匱要略』が一体になっていたということで、このような枠組みは『脈経』の巻七・八・九と同様です[53]。

『金匱要略』の論じる「雑病」は「傷寒」（急性病）と異なった慢性病（雑病）である、と一般にいわれていますが、『諸病源候論』や『外台秘要方』『太平聖恵方』の傷寒・時気病・熱病を検討すると、「傷寒雑病」は慢性疾患というよりも「傷寒」に付随・関連した病態・症候を論じたものとするほうが妥当のようです[56][57]。

ここでは傷寒例・三陰三陽篇・可不可篇・雑病（『金匱要略』相当部分）について、示しました。

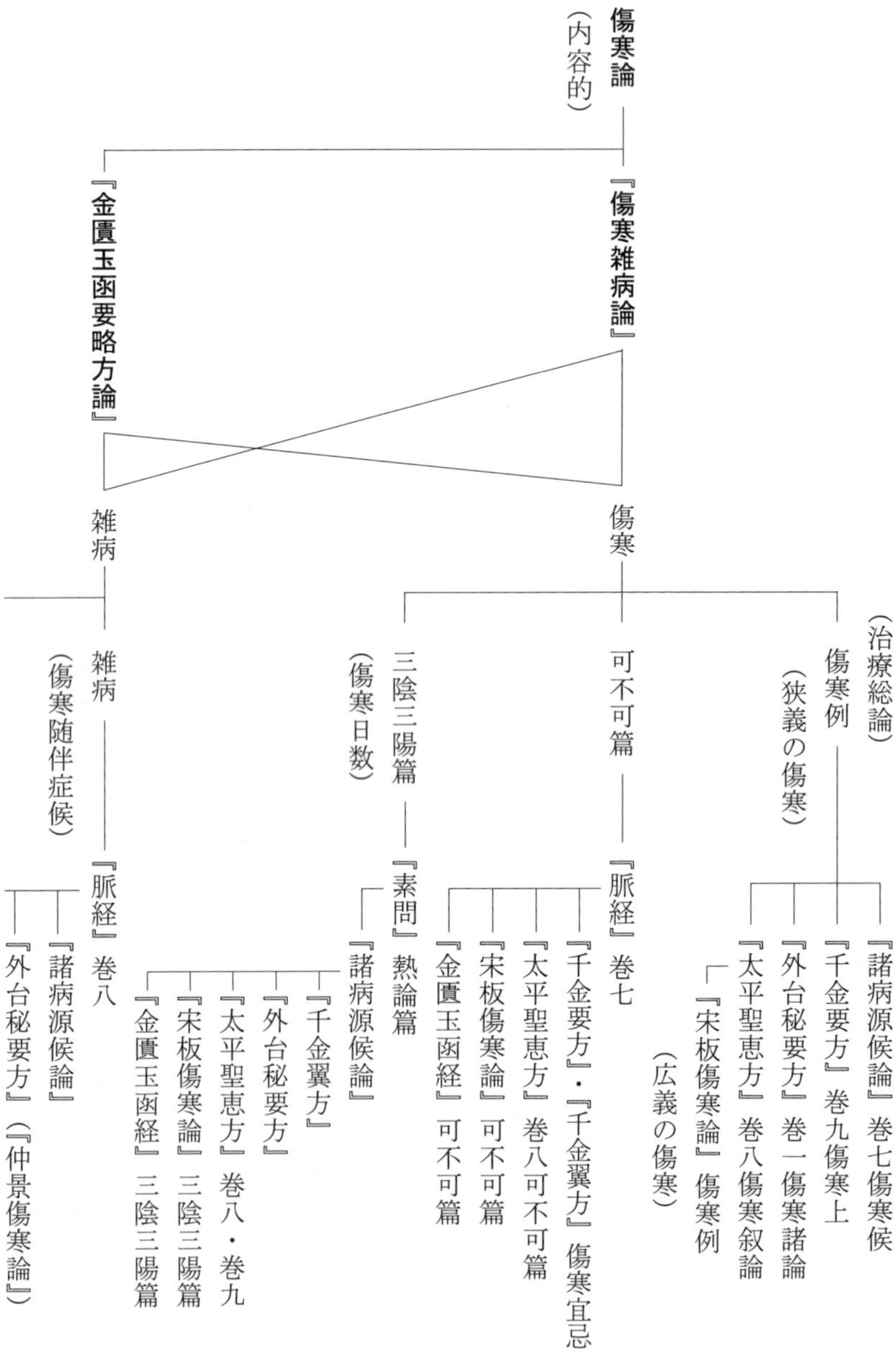
傷寒論（内容的）
『傷寒雑病論』
『金匱玉函要略方論』
傷寒
雑病
（治療総論）
傷寒例
（狭義の傷寒）
『諸病源候論』巻七傷寒候
『千金要方』巻九傷寒上
『外台秘要方』巻一傷寒諸論
『太平聖恵方』巻八傷寒叙論
『宋板傷寒論』傷寒例
（広義の傷寒）
可不可篇
『脈経』巻七
『千金要方』・『千金翼方』傷寒宜忌
『太平聖恵方』巻八可不可篇
『宋板傷寒論』可不可篇
『金匱玉函経』可不可篇
三陰三陽篇
（傷寒日数）
『素問』熱論篇
『諸病源候論』
『千金翼方』
『外台秘要方』
『太平聖恵方』巻八・巻九
『宋板傷寒論』三陰三陽篇
『金匱玉函経』三陰三陽篇
雑病
（傷寒随伴症候）
『脈経』巻八
『諸病源候論』
『外台秘要方』（『仲景傷寒論』）

『太平聖恵方』巻十から十四
『金匱要略』上・中巻
婦人病 ─ 『脈経』巻九
『金匱要略』下巻

本稿では、『傷寒論』のいくつかのテキストについて、（Ｉ）時代的区分に従って概説します。

2．林億らの校訂以前の傷寒論

1．『小品方』に引用された傷寒論

『小品方』は陳延之によって五世紀後半初頭（四五四〜四七三の間）に著された処方集で、中国では千年以上前に失われていた書物です。日本には七世紀前半にもたらされていたと考えられ、大宝律令（七〇一）や養老律令（七一八）の医疾令では医生の習得すべき医学書として『小品方』と『集験方』とが定められていました。昭和五十九年（一九八四）に日本で約六百年ぶりに古抄本（書写年代不明）が再発見され（小曽戸洋先生ら）、注目を集めました。

序文に引用文献として「張仲景刻弁傷寒并方有九巻」「張仲景雑方有四巻」が記載され、「漢末有張仲景意思精密善詳旧効通於往古自此以来未聞勝者」（漢末に張仲景なるものあり。意思精密、善く旧効を詳かにし、往古に通ぜり。此れ自り以来、未だ勝れたる者を聞かず）と張仲景の医学を絶賛しています。

『小品方』残巻、要方第一巻中には以下のような仲景書（『金匱要略』）同一処方あるいは類似処方が記載さ

れています。『金匱要略』は宋改時に編纂された書物であり、その出自については曖昧なところがありますが、『小品方』の出現により、『金匱要略』の処方の一部は五世紀にまで遡れることになります。

橘皮湯（治胸痹之候。橘皮・枳実・生姜：現伝『金匱要略』に同一処方あり）
厚朴湯（治腹気満。厚朴・枳実・甘草・桂肉・大黄・生姜・大棗：現伝『金匱要略』厚朴七物湯に同じ）
桂枝加烏頭湯（治寒疝心腹痛。夫寒疝腹中痛逆冷手足不仁若一身疼痛灸刺諸薬所不治者。桂枝・芍薬・甘草・生姜・大棗＋烏頭：現伝『金匱要略』烏頭桂枝湯に同じ）
当帰生姜羊肉湯（治寒疝腹中痛及諸脇痛裏急。当帰・乾姜・芍薬・羊肉：＝現伝『金匱要略』当帰生姜羊肉湯）
大黄附子湯（治脇下偏痛発熱其脈弦此寒也当以温薬下其寒。大黄・附子・細辛：現伝『金匱要略』大黄附子湯に同じ）

テキストについて

『小品方』（日本で発見された残巻）影印本（新樹社書林）
（この項には、本書中の小曽戸洋先生の解題を一部引用させていただきました。）

中国より復元本二種類出版。
『小品方新棟』祝新年編、上海中医学院出版社、一九九三）
本書は『医心方』『千金要方』『外台秘要方』などの引用文のみで構成され、『小品方』残巻部分は「待考」として削除。
『小品方』（高文鋳編、中国中医薬出版社、一九九五）
本書は、かつて一九八三年に『小品方輯校』（天津科学技術出版社）を著していた高文鋳が、上記の日本における古写本残巻の影印入手を契機に、再度新資料を用いて復元を試みたものです。簡体字版。

2．「敦煌文書」に引用された傷寒論

「敦煌文書」は中国甘粛省敦煌の石窟寺院莫高窟第一六窟の奥、第一七窟に秘蔵され、湮没していた約四万点の古文書群です。敦煌文書は数多くの筆写文書であり、これらのうち書写年代が記されたものが千点ほど存在し、最も古いものは四〇六年、最も新しいものは一〇〇四年であるとされています。敦煌は十一世紀前半に西夏によって侵略されました。文書はその難を避ける目的で秘匿されたのでしょう。

一九〇〇年王円籙道士が偶然発見した古文書群は、各国の探検隊・調査隊の知るところとなり、世界中に散失しましたが、世界各国に持ち帰られたことが、結果として文化大革命などの破壊活動からこれらの貴重な文書類を保護することになりました。一九〇七年以降数回にわたり王円籙からオーレル・スタインが入手した一万点余りを「スタイン文書」、一九〇八年以降ポール・ペリオが入手した数千点を「ペリオ文書」といいます。

「スタイン二〇二」は現伝『傷寒論』弁脈法、『金匱玉函経』弁脈、『太平聖恵方』巻八傷寒脈候の類似文です。敦煌文書「スタイン二〇二」を『金匱玉函経』、『宋板傷寒論』、『太平聖恵方』と比較対校した結果、他のテキストには見られず、『金匱玉函経』および「スタイン二〇二」のみに共通する条文が存在していました。林億たちが敦煌文書を披見した可能性は皆無ですから、『金匱玉函経』校訂の際に敦煌文書と同系列のテキストが伝わっていたことが示唆されます。

以下に『金匱玉函経』と敦煌文書にのみ共通した条文を示します。

玉 ―弁脈8　脈轟轟如吹楡莢者。名曰散也

敦 S二〇二―10行b　囁々如吹楡莢。名曰数

玉ー弁脈31ａ	少陰堅者。便即為難。汗出在頭。穀気為下。便難者令　微溏。不令
敦Ｓ二〇二ー60行ｃ	少陰
敦Ｓ二〇二ー61行	堅者。復即為難。汗出在頭。穀気為下。復難者愈。微溏。不令
玉ー弁脈37	脈虚者。不可吐下発汗。其面反有熱　色。為欲解。不能汗出其身必癢
敦Ｓ二〇二ー78行	脈虚。而不　吐下発汗。其面反有熱今色　欲解。不能汗出其身
敦Ｓ二〇二ー79行ａ	必癢

テキストについて

「スタイン二〇二」については、『漢方の臨床』誌上にすでに詳細な検討がなされています。（三木栄：スタイン敦煌文書と現法『宋板傷寒論』弁脈法並に『金匱王函経』弁脈との比較．漢方の臨床、六（五）：三、一九五九）

『傷寒論文献通考』（銭超塵編、中国学苑出版社、一九九三）：本書も「スタイン二〇二」掲載（簡体字）。

なお、本項は、小曽戸洋先生『中国医学古典と日本』（塙書房）、第五章敦煌文書を参照させていただきました。

3．『諸病源候論』にみる傷寒雑病

『諸病源候論』は隋王朝（五八一～六一八）の煬帝（六〇四～六一七）の勅命によって巣元方が六一〇年に編纂した病態生理学書です。現伝『諸病源候論』（倣宋本）巻七・八傷寒病上・下の目次を示します。

『諸病源候論』　巻七　傷寒諸病上［凡三十三門］

（1）傷寒候　（2）傷寒発汗不解候　（3）傷寒取吐候　（4）中風傷寒候　（5）傷寒一日候　（6）傷寒二日候

（7）傷寒三日候　（8）傷寒四日候　（9）傷寒五日候　（10）傷寒六日候　（11）傷寒七日候　（12）傷寒八日候

（13）傷寒九日已上候　（14）傷寒喉咽痛候　（15）傷寒斑瘡候　（16）傷寒口瘡候　（17）傷寒登豆瘡候
（18）傷寒登豆瘡後減瘢候　（19）傷寒謬語候　（20）傷寒煩候　（21）傷寒虚煩候　（22）傷寒煩悶候
（23）傷寒渇候　（24）傷寒嘔候　（25）傷寒乾嘔候　（26）傷寒吐逆候　（27）傷寒噦候　（28）傷寒喘候
（29）傷寒厥候　（30）傷寒悸候　（31）傷寒痓候　（32）傷寒心否候　（33）傷寒結胸候

『諸病源候論』　巻八　傷寒諸病下［凡四十四門］

（1）傷寒余熱候　（2）傷寒五蔵熱候　（3）傷寒変成黄候　（4）傷寒心腹脹満痛候　（5）傷寒宿食不消候
（6）傷寒大便不通候　（7）傷寒小便不通候　（8）傷寒熱毒利候　（9）傷寒膿血利候　（10）傷寒利候
（11）傷寒病後胃気不和利候　（12）傷寒上気候　（13）傷寒嗽欬候　（14）傷寒衄血候　（15）傷寒吐血候
（16）傷寒陰陽毒候　（17）壊傷寒候　（18）傷寒百合候　（19）傷寒狐惑候　（20）傷寒湿䘌候
（21）傷寒下部痛候　（22）傷寒病後熱不除候　（23）傷寒後渇候　（24）傷寒病後不得眠候
（25）傷寒病後虚羸候　（26）傷寒病後不得食候　（27）傷寒病後虚汗候　（28）傷案内有瘀血候
（29）傷寒毒攻眼候　（30）傷寒毒攻足候　（31）傷寒毒流腫候　（32）傷寒後脚気候　（33）傷寒病後霍乱候
（34）傷寒病後瘧候　（35）傷寒病後渇利候　（36）傷寒肺萎候　（37）傷寒失聲候　（38）傷寒夢泄精候
（39）傷寒労復候　（40）傷寒病後食復候　（41）傷寒病後令不復候　（42）傷寒陰陽易候　（43）傷寒交接労復候
（44）傷寒令不相染易候

『諸病源候論』では、「傷寒中風」は傷寒日数と区別して論じられ、百合・狐惑・陰陽毒などの『金匱要略』収載項目が「傷寒」の症候として論じられています。[50][51]　『傷寒雑病論』という書物から傷寒部分（『傷寒論』）と雑病部分（『金匱要略』）が編纂され、『傷寒論』は急性疾患の、『金匱要略』は慢性疾患（雑病）の対応書である、と一般に解説されていますが、『諸病源候論』や『太平聖恵方』（後述）を参考にすると、宋以前には『金匱要略』相当部分（雑病）も傷寒関連症候として記述されていたようです。「雑（卒）病」は慢性病ではなく、「傷寒雑病」＝「傷寒に随伴する諸症候」ではないでしょうか。

後述する『太平聖恵方』巻十五以降の時気病・熱病の目録を通覧すると、「傷寒頭痛」に対応して「時気病頭痛」「熱病頭痛」の項がそれぞれの病因別に論じられています。「傷寒頭痛」は「傷寒に伴う頭痛」「時気病頭痛」は「時気病に伴う頭痛」、「熱病頭痛」は「熱病の頭痛」を論じたものと認識できます。

『金匱要略』の「百合狐惑」は『諸病源候論』、『太平聖恵方』などでは「傷寒百合」「傷寒狐惑」と記載されており、「傷寒に伴う百合」[50]「傷寒に伴う狐惑」を論じたものと解釈すべきではないでしょうか。「雑病」は「傷寒にあらざる雑病（慢性疾患）」ではなく、あくまで「傷寒に伴った雑（卒）病」＝「傷寒の付随症候」を論じたものと解釈するのが受当なのではないかと推察されます。

以上をふまえると、『金匱要略』が論じる「雑（卒）病」はあくまで「傷寒の雑病」＝「傷寒付随症候」であって、「慢性病一般」を取り上げたものではないということは明白のように推察されます。

4.『医心方』に引用された傷寒論

日本の医学は、明治政府がドイツ医学の採用を決定するまで、東洋医学が主流でした。[3]中国系伝統医学が日本に招来する以前に、わが国に独自の民族医学体系が存在していたか否かについては不明ですが、すでに五～六世紀頃には東洋医学は中国大陸より他の諸文化とともに輸入され、行われていたことが記録されています。大宝律令（七〇一）には唐の制度にならった医療制度が定められており、養老律令（七一〇）中の「医疾令」には医針生（現在の医学生にあたる）の教科書として『甲乙経』『脈経』『黄帝内経』その他の中国医書が指定されています。中国医書の日本人向けの再編纂作業も行われ、九八四年には丹波康頼《たんばのやすより》によって『医心方《いしんほう》』が著されています。

『医心方』は中国伝来の医書の集大成であり、当時日本に舶来された医学書が多数引用されています。『医心方』に引用された中国の古医書の多くはすでに失われており、引用された条文からその片鱗が窺われるという点で、『医心方』は古代中国医学を窺い知る貴重な資料であるとされています。古伝の書写本をもとにした『医心方』の木版印刷が江戸医学館において行われています。『医心方』は中国においても重要視されており、今日江戸医学館本の影印が中国で出版され、日本に逆輸入されている状況です。

『医心方』巻十四「傷寒証候第二十三」以降に、傷寒の記載が見られます。以下に項目を示します。

傷寒証候第二十三　傷寒不治候第二十四　避傷寒病方第二十五　治傷寒困篤方第二十六
治傷寒一二日方第二十七　治傷寒三日方第二十八　治傷寒四日方第二十九　治傷寒五日方第三十
治傷寒六日方第三十一　治傷寒七日方第三十二　治傷寒八日方第三十三　治傷寒十日以上方第三十四
治傷寒陰毒方策三十五　治傷寒陽毒方第三十六　治傷寒干出後不除方第三十七　治傷寒鼻衄方第三十八
治傷寒口干方第三十九　治傷寒唾血方第四十　治傷寒吐方第四十一　治傷寒噦方第四十二
治傷寒後嘔方第四十三　治傷寒下利方第四十四　治傷寒飲食労復方第四十五　治傷寒洗梳労復方第四十六
治傷寒交接労復方第四十七　治傷寒病後頭痛方第四十八　治傷寒病後不得眠方第四十九
治傷寒病後汗出方第五十　治傷寒後目病方第五十一　治傷寒後黄疸方第五十二　治傷寒後虚腫方第五十三
治傷寒手足腫疼痛欲脱方第五十四　治傷寒後下利方第五十五　治傷寒後下部癢痛方第五十六
治傷寒豌豆瘡方第五十七　治傷寒後食禁方第五十八　治傷寒変成百合病方第五十九　治時行変成瘧方第六十

傷寒の症候を論じ、不治症（治療不能＝死症）、予防を論じた後に、傷寒日数に従った治療、傷寒付随症候を論じるという章立てになっています。傷寒一日から十日以上までの記述は、治療方針としては『素問』熱論篇・『諸病源候論』の「陽病発汗、陰病吐下」に従っていますが、『張仲景書』が引用されておらず、『宋板傷寒論』、『金匱玉函経』、『太平聖恵方』巻九などのいずれとも異なる処方が提示されています。傷寒治療にいくつかの流派が存在したことを示すものかもしれません。項目ごとの引用文献を、一覧に示します。

テキストについて

オリエント出版社の影印本あり。筑摩書房から日本語訳（槇佐知子）刊行。

万延元年（一八六〇）初刊の江戸医学館模刻半井本（「安政版」）は、昭和四十八年（一九七三）に日本で復刻。「安政版」の影印本は中国人民衛生出版社からも出版されています。

『医心方』（歴代中医名著文庫）丹波康頼撰・高文鋳等校注、華夏出版社、一九九六年十一月刊（簡体字校注本）

『医心方』巻十四傷寒中の引用文献一覧

傷寒証候第二十三……『諸病源候論』、『素問』（『又云夫熱病者皆傷寒之類也』）、『葛氏方』（「傷寒時行温疫雖有三名同一種」）、『医門方』

傷寒不治候第二十四……『葛氏方』、『太素』熱病死候九

避傷寒病方第二十五……『霊奇方』（避時気疫病法）、『医門方』（避温疫法）、『千金要方』（温病時行令不相染方）、『玉箱方』（屠蘇酒治悪気温疫方：白朮・桔梗・蜀椒・桂心・大黄・烏頭・抜楔・防風）、『葛氏方』（老君神明白散避温疫方、度嶂散）

治傷寒困篤方第二十六……『葛氏方』、『耆婆方』、『集験方』、『雀禹錫食経』、『通玄経』

治傷寒一二日方第二十七……『諸病源候論』（太陽受病）、『葛氏方』（葱豉湯：葱白・豉、又方：葛根・豉、又方：生葛根汁）

治傷寒三日方第二十八……『新録方』（傷寒温疫三日内脈洪浮頭痛悪寒壮熱身体痛者：葱白・豉・梔子・桂心）

治傷寒四日方第二十九　：『玉箱方』（傷寒四日方：瓜蒂）
治傷寒五日方第三十　：『茫汪方』（黄芩湯：黄芩・半夏・人参・桂心・乾姜・大棗）、『通玄（経）』（升麻湯：升麻・黄芩・梔子・大青・大黄・芒消）
治傷寒六日方第三十一　：『范汪方』（治傷寒六七日不大便有瘀血方：桃仁・大黄・水蛭・虻虫）
治傷寒七日方第三十二　：『千金要方』（白獣湯：知母・石膏・甘草・粳米）、『葛氏方』
治傷寒八日方策三十三　：『録験方』（柴胡湯：蝭母・生姜・葳蕤・柴胡・大黄・黄芩・甘草・人参・半夏・桑螵蛸）
治傷寒十日以上方第三十四　：『千金要方』（大青・甘草・阿膠・豆豉）
治傷寒陰毒方第三十五　：『集験方』
治傷寒陽毒方第三十六　：『集験方』
治傷寒汗出後不除方第三十七　：『集験方』（桂心・芍薬・生姜・甘草・大棗・麻黄・杏仁）
治傷寒鼻椒方第三十八　：『千金要方』（傷寒鼻衄：牡蛎・石膏）、僧深方（熱病鼻衄）
治傷寒口干方第三十九　：『集験方』（治傷寒熱病口乾喜唾方：干棗・烏梅）
治傷寒唾血方第四十　：『范汪方』（熱病）
治傷寒吐方第四十一　：『集験方』
治傷寒噦方第四十二　：『諸病源候論』（傷寒所以噦者胃中虚冷故也）、『葛氏方』、『小品方』（時行寒毒）、『救急方』（天行病）
治傷寒後嘔方第四十三　：『集験方』
治傷寒下利方第四十四　：『葛氏方』（熱病不解：大青・甘草・膠・豉）
治傷寒飲食労復方第四十五　：『諸病源候論』、『医門方』（温病）、『葛氏方』、『小品方』、『千金要方』
治傷寒洗梳労復方第四十六　：『千金要方』、『医門方』（温病）

治傷寒交接労復方第四十七‥『医門方』（温病）、『僧深方』、『葛氏方』、『千金要方』
治傷寒病後頭痛方第四十八‥『千金要方』（黄龍湯）
治傷寒病後不得眠方第四十九‥『諸病源候論』、『千金要方』（温胆湯）、『玉箱要録』
治傷寒病後汗出方第五十‥『諸病源候論』、『葛氏方』、『集験方』、『小品方』
治傷寒後目病方第五十一‥『葛氏方』（煮蜂巣による洗眼）、『耆婆方』（温病後目黄）
治傷寒後黄疸方第五十二‥『葛氏方』（時行病発黄：茵蔯・大黄・梔子）、『千金要方』（傷寒熱出発黄：麻黄・清酒）
治傷寒後虚腫方第五十三‥『千金要方』
治傷寒手足腫疼痛欲脱方第五十四‥『千金要方』、『集験方』
治傷寒後下利方第五十五‥『小品方』、『経心方』、『医門方』
治傷寒後下部療痛方第五十六‥『葛氏方』、『范汪方』
治傷寒豌豆瘡方第五十七‥『諸病源候論』、『千金要方』、『葛氏方』（時行皰瘡）、『救急単験方』、『新録方』
治傷寒後食禁方第五十八‥『養生要集』、『養生志』、『七巻食経』
治傷寒変成百合病方第五十九‥『千金要方』
治時行変成瘧方第六十‥『録験方』

5．『太平聖恵方』巻八に引用された傷寒論（「淳化本傷寒論」）

『太平聖恵方』巻八には『宋板傷寒論』を構成する各篇のうち、霍乱病篇、陰陽易差後労復病篇および発汗後、発汗吐下後病篇を除いた各篇がそろっており、三陰三陽篇は『素問』「陽病発汗、陰病吐下」を正治法としながらも、陽明病下法や太陰病温裏法を記載するなど、『宋板傷寒論』や『金匱玉函経』の雛形ともいうべきテキストです。(11)

淳化年間に成立した『傷寒論』という意味で「淳化本傷寒論」とも呼ばれます（野渕紘：『太平聖恵方』所出の傷寒論の異本（淳和本傷寒論について）・漢方の臨床、二十五（十一・十二）：二十三、一九七八）。

『太平聖恵方』について

『太平聖恵方』は北宋初期に成立した処方数一万六千八百三十四方を擁する大部の医学全書です。成立年代が早く（王懐隠らが九九二年に編纂）、校正医書局における宋儒（林億ら）の校訂作業（宋改）を経ていないという点で、宋以前（隋・唐時代）の旧態を保持している可能性が高いと考えられます。『太平聖恵方』巻八〜十八が「傷寒門」とされており、巻八〜十四が「傷寒」、巻十五〜十六に「時気病」、巻十七〜十八に「熱病」を論述しています。これらは隋唐時代の「傷寒」概念の集大成といえます。

テキストについて

オリエント出版社の影印あり。本書の巻八〜十八は筆者が活字化し、インターネット上で公開中です。http://members.jcom.home.ne.jp/1639705511/text/index.htm
（本稿「『太平聖恵方』の処方数について」は、オリエント出版社影印本収載の「『太平聖恵方』解説」宮下三郎著を参照しました。）

人民衛生出版社版（簡体字）は書写本を底本にしているため、誤字、条文逸脱多数。対校資料としては不適。『傷寒論文献通考』（銭超塵著、学苑出版社）に引用された『太平聖恵方』巻八は、人民衛生出版社版を用いているため、過誤多。

『太平聖恵方』巻第八の構成

傷寒叙論：傷寒の病態論。「陽病発汗、陰病吐下」、病初期の附子剤発汗と柴胡単味発汗が論じられます。

弁傷寒脈候：傷寒の脈診法。『宋板傷寒論』弁脈法と相似。
傷寒受病日数次第病証：傷寒日数に従った病態と治療方針「陽病発汗、陰病吐下」を明示。
弁太陽病形証　**弁陽明病形証**　**弁少陽病形証**：「陽明病胃中寒宜桂枝湯」と「陽明下法・少陽不可発汗」を併記。
弁太陰病形証　**弁少陰病形証**　**弁厥陰病形証**：「陰病吐下」を明記。「太陰病温裏」にも論及。
弁傷寒熱病両感証候：陰陽「両感」について論じた篇。一部『宋板傷寒論』傷寒例と類似。
弁傷寒熱病不可治形候：治療不能の病態を論じた篇。
弁可発汗形証：発汗法の適応十条。
弁不可発汗形証：裏証や営衛不足での発汗禁忌を論じる。十二条。
弁可吐形証：胸中の邪（結胸、胸満）に対する吐法の適応。六条。
弁不可吐形証：太陽、少陰その他の吐法禁忌。妊産婦への吐法の禁忌を記載。六条。
弁可下形証：陰病および日数の経過した病態への下法の適応。
弁不可下形証：陽病、結胸、四逆における下法禁忌。十二条。
弁可灸形証：灸法の適応四条。
弁不可灸形証：脈状による灸法禁忌一条。
弁可火形証：下痢後の腹部温罨法一条。『宋板傷寒論』にはない条文ですが、『脈経』巻七、『千金翼方』巻十傷寒宜忌などに類似条文が存在し、古来行われていた救急医療法であったことが窺われます。
弁不可火形証：脈状と陽病での温罨法の禁忌。四条。
弁可水形証：飲水による治療法、今日の補液に相当する病態論。三条。
弁不可水形証：喘や腹中熱の存在に対する飲水禁忌。三条。
弁可温形証：陽病、陰病それぞれについて、「寒の存在」に対する温裏法の適応を論じる。七条。
傷寒三陰三陽応用湯散諸方五十道：巻末処方集五十処方。

6．『太平聖恵方』巻九から巻十八に引用された傷寒論

「傷寒」は狭義には「寒邪の侵襲」を意味しますが、『素問』に「熱病者皆傷寒之類也」とあるように、邪の性質によらず、伝染性発熱性疾患全般を「傷寒」（広義の傷寒）と呼称する場合もあり、『太平聖恵方』では狭義の傷寒から時気病・熱病（広義の傷寒）まで含めた巻八から巻十八までの全体を「傷寒門」としています。『太平聖恵方』巻八は「陽病発汗、陰病吐下」と「陽明下法、太陰病温裏」を両論併記した、『宋板傷寒論』の先駆的テキスト（「高継沖本」）であるのに対して、巻九は「傷寒陽病附子発汗、陰病吐下」と『素問』に忠実な「狭義の傷寒」治療が論じられています。巻十以降巻十四までは傷寒中風および傷寒付随症候が論じられ、巻十五・十六で時気病、巻十七・十八で熱病が記載され、隋唐時代の『傷寒論』が集大成されています。

『太平聖恵方』巻第九(12)

治傷寒一日諸方［二十四道］治傷寒二日諸方［十四道］治傷寒三日諸方［十一道］治傷寒四日諸方［二十一道］治傷寒五日諸方［十七道］治傷寒六日諸方［十四道］治傷寒七日諸方［五道］治傷寒八日諸方［五道］治傷寒九日已上諸方［七道］治傷寒発汗通用経効諸方［十四道］

本書は『素問』熱論や『諸病源候論』の傷寒治療原則「陽病発汗、陰病吐下」に忠実な『傷寒論』です。傷寒一日の第一処方は桂枝湯ですが、『宋板傷寒論』の桂枝湯とは処方内容が異なります。

聖9－1－2　治傷寒一日。太陽受病。頭痛。項強。壮熱。悪寒。宜服桂枝湯方

桂枝［半両］附子［半両炮裂去皮臍］乾姜［半両炮裂剉］甘草［半両炙微赤剉］麻黄［二両去根節］

右件薬。擣篩為散。毎服四銭。以水一中盞。入葱白二茎。煎至六分。去滓。不計時候稍熱服如人行五里。以稀葱粥投之。衣蓋取汗。如末汗一依前法再服

感染症発症初期に、高熱を呈しながら悪寒戦慄を訴える患者は今日でも経験されます。このような症例では発症初期（傷寒一日太陽病）の附子や細辛の使用は当然と考えられます。江戸時代日本の名医たちは、麻黄附子細辛湯の傷寒初期の適応を経験的に見出しながら、『注解傷寒論』系統のテキストとの整合性を保つために、「少陰直中」という概念を案出したのですが、本書を目にしていたらどう感じたでしょうか。

第二処方麻黄散（頭痛身体百節酸疼悪寒）は『宋板傷寒論』桂麻各半湯＋附子芎藭。第三処方解肌湯は『宋板傷寒論』大青龍湯＋芍薬葛根。第四処方細辛散（壮熱頭目四肢疼痛）は桂枝加附子湯＋細辛乾姜。第十七処方に『宋板傷寒論』傷寒例が非難する神丹圓（頭痛遍身壮熱時時悪寒宜服発汗：人参・川烏頭・半夏・赤茯苓・朱砂）など、二十四処方中八処方に附子・烏頭が配され、「傷寒初期の附子発汗」が強調されています。陽明・少陽も発汗法一色で、少陽病最終条文は薫蒸法。薫蒸法は『宋板傷寒論』以外の傷寒例で論じられ、『太平御覧』にも引用された当時の標準的治療法です。

聖9－3－12　治傷寒三日。服薬之後。不得汗。宜用蒸法
右以薪火。焼地。良久掃去火。微用水。洒地。取蚕沙。桃葉。栢葉糠。及麦麩等。皆可用之。鋪著地上。令厚二三寸。布席。臥上蓋覆。以汗出為度。不得過熱。当審細消息汗出。周身良久不止後。以粉粉之。勿令汗出過多

陰病における吐下法

『太平聖恵方』巻九では陰病において吐下法が展開されます。『太平聖恵方』巻九では太陰病の条文数が太陽

病に次ぎ、多くは吐法の条文です。『太平聖恵方』巻九を参照する限り、太陰病に吐法を用いる治療が確実に存在していたと考えられます。『太平聖恵方』巻八や『宋板傷寒論』で太陰病の条文が少ないのは、吐法条文が削除された影響でしょうか。また、大青竜湯、小青竜湯は『太平聖恵方』巻九では『太平聖恵方』巻八同様、太陰病の処方とされています。

『太平聖恵方』巻九少陰病、厥陰病の主治は下法です。『宋板傷寒論』にも少陰病、厥陰病に承気湯類があり、『素問』熱論篇の「陰病下法」は温存されているのですが、宋以降、成無己『注解傷寒論』の「陽明転属」という解説が踏襲されたため、下法が陰病の本治法の一つであったことは認識されなくなってしまったようです。

『太平聖恵方』巻十(28)

治傷寒中風諸方［十八道］	治傷寒陰陽剛柔痓病諸方［十七道］	治傷寒汗後熱不除諸方［十六道］
治傷寒煩躁諸方［十三道］	治傷寒煩渇諸方［十八道］	治傷寒譫語諸方［十四道］
治傷寒発斑瘡諸方［十二道］	治傷寒発豌豆瘡諸方［十三道］	治傷寒鼻衄諸方［十九道］
治傷寒熱毒攻眼諸方［十五道］	治傷寒咽喉痛諸方［十一道］	

『太平聖恵方』巻十は「治傷寒中風諸方」以下十一の門からなり、中風その他の各種疾患について、まず『諸病源候論』の病態論が引用され、引き続いて病状と適応する処方を提示するという構成で記述されています。病態条文は現在伝えられている『諸病源候論』の記載とは必ずしも一致しておらず、宋以前の『諸病源候論』がどのような内容であったかを示す資料でもあります。

第一門「治傷寒中風諸方」前半には麻黄湯（麻黄、桂心、甘草、杏仁）、葛根湯（葛根、麻黄、甘草、赤芍薬、桂心、生妻、大棗）、猪苓散（猪苓、沢瀉、赤茯苓、桂心、白朮、葛根）など、『宋板傷寒論』の「傷寒」処方が論じられ、後半には附子剤が論じられています。寒邪の侵襲（狭義の傷寒）に附子剤の応用を論じた後半部分は、新校正を経た『外台秘要方』巻第二「傷寒中風方九首」には見当りません。削除されたのでしょうか。

『太平聖恵方』巻十、『素問』熱論篇、『諸病源候論』、『外台秘要方』などを通覧すると、宋以前には「傷寒中風」は、「傷寒日数」を論じた「傷寒」の三陰三陽論とは区別して記述されるのが通常であったようです。

『宋板傷寒論』は「傷寒」三陰三陽論中に「傷寒中風」論が併記され、さらに「傷寒煩繰」などの「傷寒付随症候」の病態条文も三陰三陽篇の病態定義に混入しているのが特徴である、ともいえます。

「傷寒中風」の条文や処方として元来傷寒三陰三陽と区別されていたものが、『宋板傷寒論』の編纂過程で三陰三陽篇へ混入したと考えると、宋以前は「傷寒中風」の処方とされていた麻黄湯や葛根湯が「傷寒」の基本処方である、という従来の解説は見直す必要があるのかもしれません。[56)(62]

『太平聖恵方』巻第十一[29]

治陽毒傷寒諸方［一十六道］　治陰毒傷寒諸方［二十五道］　治傷寒頭痛諸方［九道］
治傷寒食毒諸方［一十道］　治傷寒心狂熱諸方［一十一道］　拾傷寒潮熱不退諸方［一十三道］
治傷寒心悸諸方［七道］　治傷寒煩喘諸方［九道］　治傷寒上気諸方［七道］
治傷寒乾嘔諸方［一十二道］　治傷寒嘔噦諸方［一十道］　治傷寒口瘡諸方［一十二道］
治傷寒吐血諸方［一十二道］　治傷寒舌腫諸方［八道］

『太平聖恵方』巻十は、傷寒中風・傷寒陰陽剛柔痙病・傷寒汗後熱不除・傷寒煩躁・傷寒煩渇・傷寒譫語など、傷寒の進行経過（三陰三陽）ではなく「傷寒の随伴症候」（＝傷寒雑病）に関する論述でした。

巻十一も、傷寒において現れる種々の症候を論じています。本巻ではまず傷寒陽毒・傷寒陰毒の項が立てられていますが、この陽毒・陰毒の表現は現伝『金匱要略』百合病篇後半に見られるものです。『太平聖恵方』巻十と、本篇および巻十二を並べると、『金匱要略』に類似した構成となります。

『傷寒論』は元来『傷寒雑病論』という書物であり、傷寒の部分を『傷寒論』として校刊した。雑病に関しては『金匱玉函要略方』の雑病および婦人病の巻から『金匱要略』を編集した」という林億らの記載があります。『太平聖恵方』巻十「治傷寒陰陽剛柔痓病諸方」から巻十二までの「傷寒随伴症候」の配列は『金匱要略』の構成に類似しているようです。

『太平聖恵方』巻十二(30)

治傷寒欬嗽諸方［二十一道］　治傷寒余熱不退諸方［九道］　治傷寒胸膈痰滞諸方［八道］
治傷寒霍乱諸方［九道］　治傷寒心腹痞満諸方［一十六道］　治傷寒心腹張痛諸方［一十一道］
治傷寒厥逆諸方［八道］　治傷寒後不得臥諸方［七道］　治傷寒虚汗不止諸方［一十五道］
治傷寒毒気攻手足諸方［一十六道］　治傷寒欬嗽諸方

巻十一同様に、傷寒罹患時における咳嗽、熱の係留などの病態の治法が論じられています。傷寒においては、発熱、疼痛などの継時的に変化する傷寒の主要症候に対する配慮と同時に、傷寒に伴う咳嗽（呼吸器症状）・嘔吐下痢（消化器症状）などの随伴症候に対する対応も必要になります。

巻十二においては傷寒咳嗽を邪熱（肺）と水停（心下）の関係で捕え、射干、麻黄などの清熱解表の剤と茯苓、枳殻、杏仁など水滞をさばく剤、潤肺の麦門冬、百合を配した処方（射干散）や知母、石膏を柴胡と配合した処方（柴胡散）など、「熱を伴う咳嗽」への対応が多く論じられています。『金匱要略』の咳嗽の認識（痰飲咳嗽篇、肺萎肺癰咳嗽上気篇など、寒湿に伴う咳嗽）と対照的です。現伝『宋板傷寒論』、『金匱要略』とは異なった角度から傷寒を論じた本巻は、今日の臨床現場に新しい視点を提供するものです。痰滞篇における前胡の多用は、追試の価値が十分あると考えられます。

傷寒霍乱における訶梨勒、猪苓の使用は『金匱要略』嘔吐噦下痢篇に相通じており、霍乱の病態認識が現伝

『宋板傷寒論』よりも幅広いものであったことを示唆しています。

心腹痞満篇において「太陽少陰の併病」が論じられています。『太平聖恵方』が編纂された十世紀頃には併病の病態認識がすでに存在していたということは驚嘆に値します。宋代以降このような概念は忘れられ、故・藤平健先生が「陽病と陰病の併病」という概念を発表するまで湮没していたのです。宋代以前の医学認識が相当の高水準であったこと、藤平先生の慧眼が歴史的にも肯定されることなど、重要な一文であるといえましょう。

傷寒後虚煩不得眠篇は、今日われわれが経験する「Post infectious syndrome」(感冒などの発熱後、だるさ・不眠・食欲不振などが残存する）に相当する病態のようです。黄耆、人参、酸棗仁などの使用は現代の漢方治療にも相通じるところがあるようです。

『太平聖恵方』巻第十三：主に傷寒における胃腸症状が記載されています。(31)

治両感傷寒諸方［一十一道］　治傷寒結胸諸方［一十五道］　治傷寒百合病諸方［一十七道］
治傷寒狐惑諸方［二十一道］　治壊傷寒諸方［九道］　治傷寒後脾胃気不和諸方［一十一道］
治傷寒宿食不消諸方［一十二道］　治傷寒下痢諸方［一十五道］　治傷寒下膿血痢諸方［一十二道］
治傷寒下部䘌瘡諸方［一十七道］　治傷寒大便不通諸方［一十道］　治傷寒小便不通諸方［八道］

『太平聖恵方』第十四：主に傷寒羅患後の症候が論じられます。(32)

治傷寒後虚羸諸方［一十一道］　治傷寒後心虚驚悸諸方［一十四道］　治傷寒後夾労諸方［一十二道］
治傷寒後虚羸盗汗諸方［一十道］　治傷寒後虚損夢洩諸方［一十四道］　治傷寒後発瘧諸方［一十道］
治傷寒後肺萎労欬嗽諸方［一十三道］　治傷寒後脚気諸方［一十七道］　治傷寒後腰脚疼痛諸方［一十三道］
治傷寒後発豌豆瘡滅瘢痕諸方［一十二道］　治傷寒後労復諸方［一十四道］　治傷寒後陰陽易諸方［二十一道］

『太平聖恵方』には傷寒（狭義）に対して、三陰三陽の経過に従った治療（巻八、九）、中風や傷寒に伴う諸症候への対応（巻十以降）、病後の後遺症対策（巻十四）をも論じた一大治療体系が集大成されており、重要かつ貴重な資料として今後も研究・応用されるべきものと考えられます。

以下、『太平聖恵方』傷寒門には「広義の傷寒」として、時気病・熱病が記載されています。

『太平聖恵方』巻第十五(54)

時気論［一道］　治時気一日諸方［六道］　治時気二日諸方［五道］　治時気三日諸方［六道］
治時気四日諸方［六道］　治時気五日諸方［六道］　治時気六日諸方［五道］　治時気七日諸方［四道］
治時気八九日諸方［五道］　治時気頭痛諸方［一十道］　治時気譫言諸方［八道］
治時気発狂諸方［一十四道］　治時気発斑諸方［七道］　治時気発豌豆瘡諸方［一十道］
治時気口瘡諸方［七道］　治時気結胸諸方［七道］　治時気欬嗽諸方［一十一道］
治時気口乾諸方［八道］　治時気熱毒攻喉咽諸方［一十道］　治時気嘔逆諸方［一十四道］
治時気心腹痞満諸方［九道］　治時気宿食不消諸方［八道］

『太平聖恵方』巻第十六(55)

治時気煩躁諸方［九道］　治時気煩渇諸方［一十四道］　治時気鼻衄諸方［七道］
治時気熱毒攻眼諸方［九道］　治時気余熱不退諸方［一十四道］　治時気発黄諸方［九道］
治時気毒気攻手足諸方［一十道］　治時気下痢諸方［九道］　治時気下部䘌瘡諸方［六道］
治時気大便不通諸方［六道］　治時気小便不通諸方［五道］　治時気令不相染易諸方［六道］
治時気労復諸方［一十一道］　治時気瘴疫諸方［二十六道］

『太平聖恵方』巻第十七[56]

熱病論［一首］　治熱病一日諸方［一十道］　治熱病二日諸方［七道］　治熱病三日諸方［七道］
治熱病四日諸方［七道］　治熱病五日諸方［六道］　治熱病六日諸方［四道］　治熱病七日諸方［五道］
治熱病頭痛諸方［一十道］　治熱病煩躁諸方［七道］　治熱病狂言諸方［九道］
治熱病煩渇諸方［一十八道］　治熱病喘急諸方［九道］　治熱病発狂諸方［一十一道］
治熱病嘔逆諸方［六道］　治熱病噦候諸方［九道］　治熱病汗後余熱不退諸方［九道］
治熱病心腹脹満諸方［七道］

『太平聖恵方』巻第十八[57]

治熱病欬嗽諸方［九道］　治熱病咽喉腫痛諸方［一十道］　治熱病口乾諸方［七道］
治熱病鼻衄諸方［一十道］　治熱病口瘡諸方［一十四道］　治熱病吐血諸方［一十道］
治熱病熱毒攻眼諸方［八道］　治熱病発班諸方［一十二道］　治熱病生熱毒瘡諸方［八道］
治熱病発疱瘡諸方［一十道］　治熱病発黄諸方［一十三道］　治熱病後脾胃虚不思飲食諸方［七道］
治熱病大便不通諸方［七道］　治熱病小便不通諸方［九道］　治熱病痢下膿血諸方［一十四道］
治熱病後虚労諸方［七道］

時気病・熱病はいずれも「日期（病期）別治療＋付随症候の治療」で編纂されています。「頭痛」「煩躁」「煩渇」「咳嗽」「鼻衄」「口瘡」「熱毒攻眼」「発班（斑）」「大便不通」「小便不通」などは傷寒・時気病・熱病いずれも症候名一致。「傷寒譫語・時気譫言・熱病狂言」「傷寒発心狂・時気発狂・熱病発狂」「傷寒嘔噦・時気嘔逆・熱病嘔逆・熱病噦」「傷寒発汗後熱不除・傷寒余熱不退・時気余熱不退・熱病汗後余熱不退」「傷寒咽喉痛・熱病咽喉腫痛・時気熱毒攻喉咽」などは多少表現が異なりますが、同様の症候を論じています。

いずれも病因によって治法が異なり、「病因と症候の組み合わせで治療を選択する」原則が示される一方、「傷寒○○」「時気病○○」「熱病○○」という表現は、それぞれの「雑病」＝「付随症候」を論じたものであることを示しています。

3．北宋の林億らの校訂を経た傷寒論

1．『脈経』に引用された傷寒論（『宋板傷寒論』可不可篇および『金匱要略』の原本？）

『脈経』はおよそ千七百年前に王叔和によって著されたとされる医学書です。王叔和は『傷寒雑病論』の校訂者でもあるとされています。書名からたんなる脈診の専門書と思われがちですが、経絡の概念、望診などの診断法、治療法（処方）にも言及しており、脈を中心とした総合医学書とみなすべきでしょう。

テキストについて

「何大任本」（一二一七）にもとづく最善本は、オリエント出版社より影印出版。

『脈経』巻七・八については筆者が活字化し、インターネット上で公開（URL前出253頁）。

中国商務印書館一九五六年版の影印を、『脈経索引』（たにぐち書店、一九九二）の文末に掲載。これは「広西漕司本」（一二〇九）にもとづくものであり、資料としての価値は「何大任本」系統の版に劣るとされています（小曽戸洋先生による）。

『脈経』巻第七（王叔和本傷寒論）[14]

病不可発汗証第一　病可発汗証第二　病発汗以後証第三　病不可吐証第四　病可吐証第五
病不可下証第六　病可下証第七　病発汗吐下以後証第八　病可温証第九　病不可灸証第十
病可灸証第十一　病不可刺証第十二　病可刺証第十三　病不可水証第十四　病可水証第十五
病不可火証第十六　病可火証第十七　熱病陰陽交并少陰厥逆陰陽竭尽生死証第十八
重實重虛陰陽相附生死証第十九　熱病生死期日証第二十　熱病十逆死日証第二十一
熱病五蔵気絶死日証第二十二　熱病至脈死日証第二十三　熱病損脈死日証第二十四

可不可篇型式の傷寒論について[38][44]

『脈経』巻七のような、発汗・吐・下などのそれぞれの治療法について適応（可）と禁忌（不可）を論じる方式を「可不可型式の傷寒論」と呼びます。可不可型式の傷寒論は『脈経』や『千金要方』などに引用されており、『千金翼方』、『太平聖恵方』巻八・九などの三陰三陽型式の傷寒論よりも時代的に先行しています。

しかしながら、宋代以降、『傷寒論』研究は三陰三陽篇のみに力点が置かれ、可不可篇はほとんど顧みられていなかったという歴史があります。可不可篇が顧みられなかった理由には以下の点が指摘できます[1]。

①宋代以降に流布したのは『注解傷寒論』とその後発本でした。

『注解傷寒論』の可不可篇はわずか六十条文です。『注解傷寒論』は、『宋板傷寒論』可不可篇条文で、三陽三陰篇と同一（実際は細部に相異あり）の条文を削除しています。さらに、『宋板傷寒論』可不可篇にしか存在していない十条文をも削除しています。そのため、『注解傷寒論』（あるいはその後発本）を研究対象とした場合、可不可篇の全体像を窺い知ることは困難であり、その重要性も理解されなかったことでしょう。

②『宋板傷寒論』可不可篇正文（編首の一字低格下条文に続く条文）第1条文に、

夫以為疾病至急。倉卒尋按。要者難得。故重集諸可与不可方治。

此之三陰三陽篇中。此易見也。又時有不止是三陽三陰。出在諸可与不可中也

とあり、可不可篇は三陽三陰篇の重集（再編集）である、とされています。このため、『宋板傷寒論』系統のテキストを得た場合でも、研究者の注目をあまり引かなかったことが推定されます。成無己の『注解傷寒論』において、可不可諸篇の大幅な削除が行われていなければ、十二世紀以降の伝統的中国医学は随分異なった展開をしていたであろうことが想像されます。

このような意味でも『脈経』巻七は『宋板傷寒論』可不可篇およびその他の医学書との接点として重要です。以下に、各種テキストの可不可篇の対応関係を一覧に示します（表1）。『宋板傷寒論』可不可篇は項目が少ないようです。

表1．『脈経』巻七、『宋板傷寒論』、『千金翼方』巻十、『金匱玉函経』、『太平聖恵方』巻八の可不可篇の対応表

『宋板傷寒論』可不可篇	『脈経』巻七	『千金翼方』巻十	『金匱玉函経』可不可篇（宜忌第四）	『太平聖恵方』巻八
弁不可発汗病脈証并治第十五	病不可発汗証第一	忌発汗第一	弁不可発汗病形証治第十三	
弁可発汗病脈証并治第十六	病可発汗証第二	宜発汗第二	弁可発汗病形証治第十四	弁可発汗形証
				弁不可発汗形証
弁発汗後病脈証并治第十七	病発汗以後証第三			
弁不可吐第十八	病不可吐証第四	忌吐第三	弁不可吐病形証治第十五	

弁可吐第十九	病可吐証第五	宜吐第四	弁可吐病形証治第十六	弁可吐形証
				弁不可吐形証
弁不可下病脈証并治第二十	病不可下証第六	忌下第五	弁不可下病形証治第十七	
弁可下病脈証并治第二十一	病可下証第七	宜下第六	弁可下病形証治第十八	弁可下形証
				弁不可下形証
弁発汗吐下後病脈証并治第二十二	病発汗吐下以後証第八		弁発汗吐下後病形証治第十九	
	病可温証第九	宜温第七	弁可温病形証治第二十	
		忌火第八	弁不可火病形証治第二十一	
		宜火第九	弁可火病形証治第二十二	
	病不可灸証第十	忌灸第十	弁不可灸病形証治第二十三	
	病可灸証第十一	宜灸第十一	弁可灸病形証治第二十四	弁可灸形証
				弁不可灸形証
				弁可火形証
				弁不可火形証
	病不可刺証第十二	忌刺第十二	弁不可刺病形証治第二十五	
	病可刺証第十三	宜刺第十三	弁可刺病形証治第二十六	

	病不可水証第十四	忌水第十四	弁不可水病形証治第二十七	
	病可水証第十五	宜水第十五	弁可水病形証治第二十八	弁可水形証
				弁不可水形証
				弁可温形証
	病不可火証第十六			
	病可火証第十七			
	熱病陰陽交并少陰厥逆		論熱病陰陽交併生死証第二十九	
	陰陽竭尽生死証第十八			
		発汗吐下後病状第五		

（注：『千金翼方』巻十は「宜忌第四」各篇のあとに、別項として「発汗吐下後病状第五」が配置されています）

『脈経』巻第七各篇の解説

（1）「病不可発汗証第一」（以下、不可汗と略記。）

発汗法の禁忌を論じた篇。『宋板傷寒論』可不可篇とほぼ同文が並びますが、細部に異同があります。不可汗第4〜13条までと、26・27条など、『宋板傷寒論』三陰三陽篇に未採用の条文が多数存在します。不可汗11条の文末は『宋板傷寒論』、『脈経』ともに「腹中復堅」です。『宋板傷寒論』で珍しく「鞕」への置換[59]がなされていません。三陰三陽篇不採用条文であるため、林億らが気を抜いてしまったのでしょうか。

不可汗21条「冬時発其汗必吐利口中爛生瘡」は『宋板傷寒論』には三陰三陽篇・可不可篇ともに収載されていませんが、他のテキストでは『千金翼方』、『太平聖恵方』巻八可不可篇、『金匱玉函経』可不可篇にそれぞれ見られる条文です。

不可汗25条は『千金翼方』三陰三陽篇、『外台秘要方』と『宋板傷寒論』三陰三陽篇に見られますが、『宋板傷寒論』可不可篇を含む可不可篇テキスト諸本には見られません。

最終二条文は『宋板傷寒論』三陰三陽篇・可不可篇ともに存在しません。『金匱玉函経』可不可篇に同文があります。

(2)「病可発汗証第二」(以下、可汗と略記。)

発汗法の適応を論じた篇。

可汗1~4条までは『千金要方』、『千金翼方』、『太平聖恵方』巻八、『金匱玉函経』のいずれも可不可型式の傷寒論に引用されていますから、隋唐時代に広汎に認識されていた病態認識を示す条文群と考えられます。

これらの条文は『宋板傷寒論』可不可篇にも、成無己『注解傷寒論』可不可篇にも記載されており、重要条文であるという認識が宋時代まではあったことが窺えます。

上記四条文のほか、可汗8・22条は『宋板傷寒論』三陰三陽篇に存在していませんが、他の条文はほぼ三陰三陽篇に存在しており、「発汗法を用いる条文群」としては三陰三陽型式、可不可型式でも条文に疎漏があまり出ないことが認められます。一方で、先の不可汗では可不可篇型式でのみにみとめられる条文が多数存在していました。

このことは、「治療法(発汗吐下)の選択には三陰三陽型式でも対応できるが、治療法の適否(適応と禁忌)を知るためには可不可篇型式が便利で論じやすい」ということを示唆しているのかもしれません。

不可汗 21・22・23条は、『宋板傷寒論』可不可篇・『金匱玉函経』では「不可発汗」ですが、『金匱要略』の原本と考えられる『脈経』巻八まで対比すると、『素問』熱論篇流陰病の下法」の条文であることが判明します。

脈 7－1－21 冬時。　　発其汗。必吐利。口中爛生瘡
脈 7－1(不可汗)－23 欬而小便利。若失小便。不可攻其表。汗出則　厥逆冷。汗出多極発其汗亦堅
宋 可24(不可汗24) 下利　不可　発汗。汗出必脹満
宋 可25(不可汗25) 欬而小便利。若失小便者。不可　発汗。汗出則四肢厥逆冷
玉 可24(不可汗24) 冬温。　　発其汗。必吐利。口中爛生瘡
玉 可25(不可汗25) 下利清穀不可攻其表。汗出必張満
玉 可26(不可汗26) 欬而小便利。若失小便者。不可攻其表。汗出則　厥逆冷
翼 宜13(忌汗13) 冬時忌発其汗。発其汗。必吐利。口中爛生瘡（脈 7－1－21）
欬而小便利。若失小便。　忌攻其表。汗　則厥逆冷（脈 7－1－23）

脈 7－1(不可汗)－22 下利清穀不可攻其表。汗出必脹満
宋 可24(不可汗24) 下利　不可　発汗。汗出必脹満
宋 可25(不可汗25) 下利清穀不可攻其表。汗出必張満（再掲）
翼 331 下利清穀不可攻其表。汗出必脹満
宋 364 下利清穀不可攻　表。汗出必脹満
金 17－33 下利清穀不可攻其表。汗出必脹満（『金匱要略』嘔吐噦下利病脈証治第十七）
脈 8－14－29 下利清穀不可攻其表。汗出必脹満其蔵寒者当下之（『脈経』巻八平嘔吐噦下利脈証第十四）

玉376（嘔噦36）　下利清穀不可攻其表。汗出必脹満

表2．条文番号の対応表

『金匱玉函経』可不可	玉不可汗24	玉不可汗25	玉不可汗26（配列は『脈経』に近い）
『脈経』巻七	脈7－1－21	脈7－1－22	脈7－1－23
『宋板傷寒論』可不可	なし	宋可24	宋可25
『千金翼方』傷寒宜忌	翼宜13（前半）	なし	翼宜13（後半）
（三陽三陰篇）	（翼331）		

脈7－1－23の「汗出多極発其汗亦堅」に対する治療が、脈8－14－29の「其蔵寒者当下之」となります。すなわち、「傷寒下痢において、（例えば宋32太陽陽明合病自下痢の葛根湯証として）発汗法を行った。しかし、汗出脹満したのみで癒えない。このような例で咳嗽を目標に発汗させてはいけない。汗出によって四肢厥逆、冷えを招き（宋可24＋25）、「汗出多極、発其汗」による脱水、津液枯燥より大便もまた堅となる（脈7－1－23）。病態が「其蔵寒」によるものでは、「当下之」下法を用いる（脈8－14－29）。

この例では傷寒（狭義傷寒：病邪は寒邪）による下痢清穀が初発症状であり、不可発汗の陰病（裏病）として四逆湯類などの温裏法が今様の、成無己以降の『傷寒論』解釈に従えば適応するように考えられます。

一方で、「陽病発汗、陰病吐下」という『素問』熱論篇の傷寒治療原則に従うと、陰病であれば症状が下痢であっても下法を適応する場合がありえ、必ずしも陰病温補だけではないという病態論が想定されます。この考え方は、少陰病や厥陰病の承気湯類と軌を一にするものであり、熱化（陽明転属）ではなく、寒邪が裏に入り、「臓

寒裏実大便堅」という「急下証」を呈している病態を論じたものであろうと考えられます。

北宋の林億らの時代には熱化の程度の強い熱病・時気病（広義の傷寒）が大勢を占めていたため、陽明病ですでに熱化枯燥による胃家実を呈し、下法の適応する病態が認識されています。狭義傷寒における陰病下法についてはむしろ体気損耗を招くとして忌避する傾向が『宋板傷寒論』には滲み出ているようです。

『脈経』巻八を除いた新校正テキストで、「下利清穀（陰病）↓其蔵寒者当下之（下法）」という『素問』準拠治療が削除されたと考えると、林億らの『宋板傷寒論』の新校正における考え方の一端が読み取れるようです。

（3）「病発汗以後証第三」（以下、汗後と略記。）

発汗法を用いた後の変化に対応する条項を収録。発汗以後と、発汗吐下後とを論じる型式は『脈経』と『宋板傷寒論』可不可篇で見られます。この篇では汗後28条を除いた全条文が三陰三陽篇に存在しています。

汗後28　発汗多亡陽譫語者不可下与柴胡桂枝湯和其栄衛以通津液後自愈

この条文は『宋板傷寒論』、『金匱玉函経』では可不可篇に記載されていますが、『千金翼方』では三陰三陽篇の条文（太陽病用柴胡湯法第四の第10条）です。この条文が『宋板傷寒論』で三陰三陽篇から除外されたのは、「発汗多亡陽譫語は発汗後ではなく陽明病で、柴胡桂枝湯ではなく承気湯類の下法の適応（広義の傷寒熱病の治療法）である」という北宋時代の新しい傷寒概念に対応した処置なのかもしれません。

（4）「病不可吐証第四」

吐法の禁忌を論じています。『金匱玉函経』可不可篇、『宋板傷寒論』可不可篇とほぼ同文。

（5）「病可吐証第五」

吐法の適応についての論説。脈7－5－1「大法春宜吐」は、『宋板傷寒論』も含めて可不可篇傷寒論を引用したどのテキストにも引用されていますが、三陰三陽篇傷寒論では見られない条文です。春の吐法とは食中毒対策でしょうか。

『宋板傷寒論』可不可篇とともに、太陽病桂枝湯証の吐法（脈7－5－3、宋可119）と厥陰病の吐法（脈7－5－7、宋可123）が示され、三陽三陰の広範な病位における吐方の適応、寒熱に関わらない「膈上の病邪の存在」が重視されているようです。新校正において『脈経』、『宋板傷寒論』ともに手が入ったものでしょうか。

（6）「病不可下証第六」

下法の禁忌を収録。『脈経』の条文は『金匱玉函経』に近いものが多いようです。脈7－6－21「太陽与少陽併病」は、宋171は「併病」、宋可145は「合病」と『宋板傷寒論』でも三陰三陽篇と可不可篇で異なり、テキスト間でも混乱があり、「合病・併病」の間にはさほど区別はなかったのかもしれません。

脈7－6－21	太陽与少陽併病。心下痞堅頸項強而眩。		勿下之
玉可111	太陽与少陽合病。心下痞堅頭項強而眩。		勿下之
玉太陽185	太陽与少陽併病。心下痞堅頭項強而眩。	当刺大椎第一間肺兪肝兪慎	勿下之
宋可145	太陽与少陽合病者心下　鞕頸項強而眩者。		不可下
宋171	太陽　少陽併病。心下　鞕頸項強而眩者。	当刺大椎肺兪肝兪。	慎勿下之
翼宜103	太陽与少陽合病。心下痞堅頸項強而眩。	宜刺大椎肺兪肝兪。	勿下之
翼宜46	太陽与少陽合病。心下痞堅頸項強而眩。		忌下
聖8－可56	太陽与少陽合病。心下　堅頸項強而眩。		不可下也

脈7－6（不可下）－43は『脈経』巻七で三回、『金匱玉函経』可不可篇ではじつに四回も登場する超重要

条文です。

玉可272（吐下後91）　下利其脈浮大　此為虚　以強下之故也設脈浮革故爾腸鳴。　当帰四逆湯証
玉可135（不可下45）　下利其脈浮大　此為虚　以強下之故也設脈浮革因爾腸鳴。　属当帰四逆湯証
玉可285（可温9）　下利其脈浮大　此為虚　以強下之故也設脈浮革因爾腸鳴当温之与水者噦　当帰四逆湯
玉可335（不可水4）　下利其脈浮大　此為虚　以強下之故也設脈浮革因爾腸鳴当温之与水者噦
脈7－6（不可下）－43　下利其脈浮大　此為虚　以強下之故也設脈浮革因爾腸鳴　属当帰四逆湯
脈7－9（可温）－9　下利其脈浮大。此為虚。以強下之故也設脈浮革因爾腸鳴当温之　宜当帰四逆湯
脈7－14（不可水）－5　下利其脈浮大。此為虚。以強下之故也設脈浮革因爾腸鳴当温之与水即噦
脈8－14（嘔噦）－41　下利。脈浮大者。　虚也以強下之故也設脈浮革因爾腸鳴当温之
翼宜75（宜温5）　下利。　脈浮大者此為虚。　以強下之故也　宜温之与水必噦
翼宜108（忌水2）　下利其脈浮大。　此為虚。　以強下之故也設脈浮革因爾腸鳴当温之与水必噦
宋可166（不可下43）　下利。　脈　大者。　虚也以強下之故也設脈浮革因爾腸鳴者。　属当帰四逆湯方三

これほどの重要条文でありながら、『宋板傷寒論』および『金匱玉函経』三陽三陰篇には採用されず、『金匱要略』にも未収載です。『宋板傷寒論』可不可篇でかろうじて採用された条文にしても、「脈浮」はなく「脈大」のみです。『宋板傷寒論』と『金匱要略』の共通の編集者である林億らは「強下↓下利其脈浮大」という病態概念を葬り去りたかったのでしょうか。

（7）「病可下証第七」

下法の適応。『千金要方』宜下第八から、「太陽病の下法：太陽病の初期に、狂状を呈し、下法を適用すべき

特殊な病態がある」という認識が隋唐代に存在していたことが窺えますが、過激な攻法を禁じ手とする林億らの流派としては触れたくない治療法だったようで、『脈経』、『宋板傷寒論』、『金匱玉函経』ともに削除されています。

『備急千金要方』巻第九　傷寒上方　宜下第八［例一首　諸証十二条　方八首］

1条　例曰大法秋宜下凡下以湯勝丸散中病便止不必尽剤也（宋可170）

2条　傷寒有熱而少腹満応小便不利今反利者此為有血也当下之宜抵当丸（宋可193、宋126）

3条　太陽病身黄脈沈結少腹堅満小便不利者為無血也小便自利其人如狂者為血証諦也属抵当湯下之（宋可192、宋125）：傷寒太陽病の狂状に攻下法を用いる。

4条　太陽病不解熱結在膀胱其人如狂其血自下即愈其外不解尚未可攻当先解其外外已解但少腹結者可攻之（宋可46、宋可202、宋106）：傷寒太陽病の狂状に攻下法を用いる。

（8）「病発汗吐下以後証第八」（以下、吐下後と略記。）

『宋板傷寒論』発汗吐下後病脈証并治篇と同様の条文構成です。吐下後16条は、『宋板傷寒論』可不可篇と『脈経』のみに存在。よほど林億らは「太陽病の下法」を嫌っていたのでしょうか。

太陽病発熱初期に狂状を呈する患者への下法の適応について

前項『千金要方』宜下第八では、「太陽病発熱初期に狂状を呈する患者への下法（抵当丸や桃核承気湯）の適応」が傷寒三陰三陽治療の変則として認識されていたことが窺えます。傷寒の正攻法（「陽病発汗、陰病吐下」）は『素問』・『諸病源候論』・『宋板傷寒論』いずれも同様ですが、『宋板傷寒論』では陽明病下法、陰病温裏法という、隋唐～北宋初期に導入された「新しい傷寒概念」が主張されています。

これとは別に、熱病初期に発狂・譫語といった精神症状を伴い、下法を用いるべき特殊な病態が存在することについては、『宋板傷寒論』太陽病の「医下之」や傷寒例の「甘遂妄攻」という語句に暗示されており、林億らはこれを「過激な攻法」として戒め、狭義傷寒の附子発汗と同様に禁じ手としていたことが窺われます。

『宋板傷寒論』傷寒例　第21条

夫陽盛陰虚。汗之則死下之則愈。陽虚陰盛。汗之則愈下之則死。夫如是。則神丹安可以誤発。甘遂何可以妄攻虚盛之治。相背千里。吉凶之機。応若影響。豈容易哉。況桂枝下咽。陽盛即斃。承気入胃。陰盛以亡。死生之要在乎須臾。視身之尽。不暇計日。此陰陽虚実之交錯。其候至微。発汗吐下之相反。其禍至速。而医術浅狭懵然不知病源。為治乃誤。使病者殞没。自謂其分。至令冤魂塞於冥路。死屍盈於広野。仁者鑑此。豈不痛歟

宋版『外台秘要方』巻一傷寒諸論　第3条

又曰夫表和裏病［一作陽盛陰虚］。下之而愈。汗之則死。裏和表病［一作陽虚陰盛］汗之而愈。下之則死。如是則神丹不可以誤発［神丹丸在此巻崔氏部中六味者是也］甘遂何可以妄攻［甘遂者水導散也在第三巻天行狂語部中甘遂等二味者是也出千金方］表裏之治。相背千里。吉凶之機。応若影響。然則桂枝下咽。表和則斃［桂枝湯在此巻仲景日数部中桂枝等五味者是也］承気入胃。裏平則亡［承気湯在此巻仲景日数部中三味者是也］此表裏虚実之交錯。其候至微。発汗吐下之相反。其禍至速。而医術浅狭。為治乃誤。使病者殞没。自謂其分。至令冤魂塞於冥路死尸盈於広野。仁者鑑此。豈不痛歟［千金同］

神丹丸（狭義の傷寒の発汗剤）と水導散（広義の傷寒の攻下剤）

「神丹丸」：狭義の傷寒発熱に対する発汗剤

又療傷寒勑色悪寒発熱体疼発汗神丹丸　人参　烏頭　半夏　茯苓　朱砂　附子

（『外台秘要方』巻一　傷寒上　崔氏方）

神丹丸治傷寒勑濇悪寒発熱体疼者方　附子　烏頭　人参　茯苓　半夏　朱砂

（『千金要方』巻九　傷寒上　発汗丸）

治傷寒一日頭痛遍身壮熱時時悪寒宜服発汗神丹圓方　人参　川烏頭　半夏　赤茯苓　朱砂

（『太平聖恵方』巻九）

水導散（甘遂）：広義の傷寒（時気病・熱病）の狂状に用いる攻下法

千金水道散療天行病煩熱如火狂言妄語欲走方　白芷　甘遂（『外台秘要方』巻三　天行狂語方）

水導散治時気病煩熱如火狂言妄語欲走方　甘遂　白芷（『千金要方』巻九　傷寒上　宜吐第七）

水導散治時気病煩熱如火狂言妄語欲走方　甘遂　白芷　大黄　黄芩　厚朴　枳実　芒消

（『医方類聚』巻四十五(傷寒門)、『千金要方』宜吐）

治時気煩熱如火譫語欲走方　人参　甘遂（『太平聖恵方』巻十五　治時気譫言諸方）

治熱病煩熱如火狂言妄語欲走宜服此方　黄芩　甘遂　竜胆

（『太平聖恵方』巻十七　治熱病狂言諸方）

注：「狭義の傷寒」と「広義の傷寒」

黄帝問曰。今夫熱病者、皆傷寒之類也（『素問』熱論篇第三十一）

傷寒有五。有中風、有傷寒、有湿温、有熱病、有温病。其所苦各不同（『難経』五十八難）

などより、「傷寒」は寒邪による「狭義の傷寒」、熱性疾患全般「広義の傷寒」の両義で用いられます。

上記のように、『外台秘要方』、『太平聖恵方』を参照しますと、『宋板傷寒論』傷寒例第21条「神丹安可以誤発。甘遂何可以妄攻」は傷寒の発汗・吐・下による過激な攻法を戒めた条文でした。『千金要方』その他に引用された傷寒例には神丹丸の用法（狭義傷寒の発汗法）を論じた条文が存在しているのですが、『宋板傷寒論』傷寒例

では神丹丸への非難決議条文のみが掲載され、徹底して「傷寒初期の附子による発汗法」を否定していました。(52)
広義の傷寒（熱病・時気病）太陽病の狂状における甘遂を用いた下法に対しても、狭義傷寒発熱に対する附子による発汗法同様に、『宋板傷寒論』の編者・林億らは否定的なスタンスであったことが示されているようです。

(9)「病可温証第九」（以下、可温と略記。）
この病可温証以降は、『宋板傷寒論』可不可篇には収録されていない篇です。しかしながら、温、灸、刺、水、火などの諸編は先の表の如く『千金翼方』、『太平聖恵方』巻八、『金匱玉函経』可不可篇などにも存在しており、宋以前の可不可篇型式傷寒論ではけっして珍しくない章編であったと考えられます。

可温1 大法冬宜服温熱薬及灸　〈翼宜71、聖8－可79、玉可277（可温1）〉
可温7 下利欲食者就当温之　〈翼宜80、玉可283（可温7）〉
可温8 下利脈遅緊為痛未欲止当温之得冷者満而便腸垢　〈翼宜74、聖8－可83、玉可284（可温8）〉

この三条文は『宋板傷寒論』可不可篇に記載がありません。

(10)「病不可灸証第十」
灸法の禁忌を論じる。『宋板傷寒論』三陰三陽篇では太陽病中篇に収録されている条文群です。

(11)「病可灸証第十一」（以下、可灸と略記。）
灸法の適応を論じる。大部分が『宋板傷寒論』三陰三陽篇収録条文ですが、可灸5条は『金匱玉函経』可不可篇のみに掲載。

可灸5　諸下利皆可灸足大都五壮［一云七壮］商丘陰陵泉皆三壮

(12)「病不可刺証第十二」
刺法の禁忌を論じる。『千金翼方』、『千金要方』、『金匱玉函経』可不可篇に同文が収載されています。『素問』にも記載のある由緒正しい条文であることが窺われます。日本の江戸時代には『千金要方』が広く読まれており、この刺法禁忌は一般に認識されていたものかもしれません。

(13)「病可刺証第十三」
刺法の適応。前半は『宋板傷寒論』三陰三陽篇収録条文、後半は『素問』『霊枢』が引用されています。

(14)「病不可水証第十四」（以下、不可水と略記。）
飲水に関する禁忌事項。不可水5・7・8条は『宋板傷寒論』三陰三陽篇不採用条文です。

(15)「病可水証第十五」（以下、可水と略記。）
飲水の適応状況についての論述。可水5条は『金匱要略』の条文です。

(16)「病不可火証第十六」（以下、不可火と略記。）
火法（火針法あるいは温針法）の禁忌事項。不可火6条は『金匱玉函経』可不可篇と『脈経』のみ採用。

(17)「病可火証第十七」
下痢に対する温罨法一条文。

下利穀道中痛当温之以為宜熬木塩熨之一方灸枳実熨之

この条文は『太平聖恵方』巻八、『千金翼方』、『金匱玉函経』いずれにも収録されている重要条文です。

(18)「熱病陰陽交并少陰厥逆陰陽竭尽生死証第十八」

前半は『素問』評熱論篇および『金匱玉函経』に見られます。後半は『宋板傷寒論』および『千金翼方』の少陰、厥陰篇と『霊枢』に見られます。

(19)「重実重虚陰陽相附生死証第十九」

『素問』通評虚実論篇二条。

(20)「熱病生死期日証第二十」

熱病の死期を示す。『素問』刺熱篇、熱論篇、熱病篇の条文。

(21)「熱病十逆死日証第二十一」

熱病の逆証(十逆)についての論述。

(22)「熱病五蔵気絶死日証第二十二」

熱病で五臓それぞれの気が絶えた状況と死期についての論述。

(23)「熱病至脈死日証第二十三」

至脈(数脈)の死生について。「四至」とは通常の四倍?という意味でしょうか。

（24）「熱病損脈死日証第二十四」
損脈（遅脈）の死生について。三条文とも『宋板傷寒論』傷寒例の条文です。

『脈経』巻第八——王叔和本『傷寒雑病論』（『金匱要略』[15]）

『脈経』巻第八は以下の目次に示すように『金匱要略』巻上・巻中に近しい構成となっており、類似条文が多数存在します。『脈経』巻第七前半、発汗・吐・下の部分と巻八の目次を並べると、あたかも東洋学術出版社版『傷寒雑病論』の『傷寒論』可不可篇・『金匱要略』の目次のようになります。

各篇ごとの構成条文を検討しますと、『脈経』巻八が『金匱要略』のほぼ全条文を網羅した篇もあれば、『金匱要略』の各篇の理論部分のみを掲載した篇もあります。この場合、『脈経』掲載以外の条文はしばしば『外台秘要方』に引用された『仲景傷寒論』や、『千金要方』に見られる条文です。すなわち、『脈経』巻八を基本骨格にして、『外台秘要方』その他で補完することにより、現伝『金匱要略』は構成可能となります。[53]『金匱要略』は、林億らが「雑病」に関する節略本を他書で補って新たに構成した書であるとされています。林億らが手にした節略本は、ちょうど『脈経』巻八のようなものであったのでしょうか。

『脈経』巻第八の構成

『脈経』巻第八は以下の十六篇から構成されます。

平卒尸厥脈証第一　平痓湿暍脈証第二　平陽毒陰毒百合狐惑脈証第三　平霍乱転脈証第四
平中風歴節脈証第五　平血痹虚労脈証第六　平消渇小便利淋脈証第七　平水気黄汗気分脈証第八
平黄疸寒熱瘧脈証第九　平胸痹心痛短気賁豚脈証第十　平腹満寒疝宿食脈証第十一　平五蔵積聚脈証第十二
平驚悸衄吐下血胸満瘀血脈証第十三　平嘔噦下痢脈証第十四　平肺痿肺癰欬逆上気喘飲脈証第十五

平癰腫腸癰金瘡侵淫脈証第十六

『脈経』巻第八と『金匱要略』巻上・中

ここで、『脈経』巻八と関連の深い『金匱要略』巻上・中を、併せて解説します。[20]

巻上：臓腑経絡先後第一　痓湿暍第二　百合狐惑陰陽毒第三　瘧病第四　中風歴節第五
血痹虚労第六　肺痿肺癰欬嗽上気第七　奔豚気第八　胸痹心痛短気第九　腹満寒疝宿食第十

巻中：五臓風寒積聚第十一　痰飲欬嗽第十二　消渇小便利淋第十三　水気病第十四　黄疸病第十五
驚悸吐衄下血胸満瘀血第十六　嘔吐噦下利第十七　瘡癰腸癰浸淫第十八
趺蹷手指臂腫転筋陰狐疝蚘虫第十九

各篇の配列に多少の相異はありますが、『脈経』巻八は以下のように現伝『金匱要略』と酷似しています。

平卒尸厥脈証第一：『脈経』巻七後半の死脈に通じる条文。一条。『金匱要略』臓腑経絡先後第一の11条文。

平痓湿暍脈証第二：『金匱要略』および『傷寒論』の痓湿暍篇と同文。二十八条文中、二十七条文が『金匱要略』と同文。

平陽毒陰毒百合狐惑脈証第三：百合病、狐惑の病について。[50]
『脈経』巻八には『金匱要略』の第1条および第9～15条までが掲載されています。

平霍乱転筋脈証第四：霍乱と転筋について。霍乱は『宋板傷寒論』霍乱篇の条文。
転筋については『脈経』巻八は『金匱要略』趺蹷手指臂腫転筋陰狐疝蚘虫第十九の第3条を掲載。

平中風歴節脈証第五：『金匱要略』平中風歴節脈証第五中の八条文(1、2、4および8以降)と中風の脈状一条文。

平血痹虚労脈証第六：『金匱要略』血痹虚労第六の前半十三条文（1～9および11～14。10の天雄散は『外台秘要方』）。
平消渇小便利淋脈証第七：消渇と小便利、淋病について。『金匱要略』消渇小便利淋第十三の五条。
平水気黄汗気分脈証第八：『金匱要略』水気病第十四のほぼ全文を収録。
平黄疸寒熱瘧脈証第九：『脈経』巻八に『金匱要略』黄疸病第十五の大部分を網羅。
平胸痹心痛短気賁豚脈証第十：『金匱要略』胸痹心痛短気病脈証治第九編首三条、奔豚気病脈証治第八の第2、3、5条[51]
平腹満寒疝宿食脈証第十一：『金匱要略』腹満寒疝宿食病脈証治第十の大部分を掲載。
平五蔵積聚脈証第十二：『金匱要略』巻中五蔵風寒積聚病脈証并治第十一掲載文は、脈8－12（五臓）－1・2のみ。『金匱要略』巻中五蔵風寒積聚病脈証并治第十一は、『外台秘要方』にも条文なし。『脈経』巻六に類似文散在。
平驚悸衄吐下血胸満瘀血脈証第十三：『金匱要略』驚悸吐衄下血胸満瘀血病脈証治第十六が十条文。
平嘔噦下痢脈証第十四：『金匱要略』嘔吐噦下利病脈証治第十七の前半七条文と第13条猪苓散、後半の『金匱要略』第17～24条以降の下痢条文群を掲載。下痢条文群は『傷寒論』厥陰病篇にも見られます。
平肺痿肺癰欬逆上気喘飲脈証第十五：『金匱要略』肺痿肺癰欬嗽上気第七の六条と痰飲欬嗽第十二の十八条。
平癰腫腸癰金瘡侵淫脈証第十六：『金匱要略』瘡癰腸癰浸淫第十八のうち六条を収載。第7条は古代の症例報告。

2.『千金要方』に引用された傷寒論（傷寒例と可不可篇）

『千金要方』は孫思邈によって選述された医方書で、六六五年前後に成立したとされています。『千金要方』巻第九（傷寒方上）には「傷寒例」が引用されています。『宋板傷寒論』では傷寒例第11条で傷寒総論が終わり、傷寒例第12条からは「両感の病」の条文となります。『宋板傷寒論』傷寒例第11～12条の間に、『太平聖恵方』巻八、『外台秘要方』、『千金要方』にはそろってさらに条文が存在し（次頁表3）、『宋板傷寒論』には記載のない傷寒総論が論じられています。[52]

表3．条文番号の対応表

『宋板傷寒論』傷寒例	『太平聖恵方』巻八叙論	『外台秘要方』傷寒諸論	『千金要方』巻九
11	4	2	
	5	13	1−1
	6	5a	1−3a
	7	6・5b	1−3b
	8	7	1−3c
	9	8	1−3d
	9	9	1−5a
	10	10	1−5b
21	11		1−4a
	12	14・15a	1−4c
	13	15b	1−4d
12			

傷寒例第11条に続けて『太平聖恵方』巻八、『外台秘要方』、『千金要方』が等しく論じている内容は、発汗法（神丹丸や薫蒸法）・吐法など、『宋板傷寒論』が忌避したい「狭義の傷寒」に対する過激な攻法の適応と禁忌についての条文です。『宋板傷寒論』では非難決議文のみ記され、用法不明の「幻の処方」である神丹丸の処方内容や適応、五苓散（猪苓散）が吐剤としても用いられること[58]など、『宋板傷寒論』のみでは知りえない情報が記されています。『宋板傷寒論』は傷寒例7・8条で他のテキストでは時気病・天行病（広義の傷寒）の病態を論じた条文を採用し、附子による発汗などの狭義の傷寒に対する治療を削除・否定するなどの書き換えが施されています。

このような書き換えが行われた背景には、当時流行した「傷寒」の病態が従来の寒邪の侵襲による「狭義の傷寒」によるものよりも、熱状を帯びた痰飲がらみの「広義の傷寒」に変化しており、当時の実情に応じた「新しい傷寒論の確立」が時代の要請として求められていた、という事情があるのかもしれません。[63]

『千金要方』巻第九可不可篇[9]

『千金要方』巻九傷寒上には、可不可篇型式の傷寒論も引用されています。傷寒論の引用方法が、三陰三陽の型式ではなく、可不可篇に近い編集方式に従っていることより、孫思邈が『千金要方』編集時に目にした『傷寒論』がどのような構成であったかが窺われ、古本『傷寒論』に迫る一つの資料を提供するものです。

「発汗散第三」には五苓散（ここでは五苓散が発汗剤として認識されています）、「発汗湯第五」には桂枝湯の条文十四首、麻黄湯の条文と処方などが掲載されています。

「発汗丸第六」には現伝『傷寒論』では傷寒例中に処方名のみ記載されて、処方内容の記載がない「神丹丸」（附子・烏頭・人参・茯苓・半夏・朱砂）の処方が見られます。『宋板傷寒論』の不備（というか、林億らがあえて削除したであろう部分）を補うことができるようです。

「宜下第八」では今本『宋板傷寒論』「弁可下病脈証并治第二十一」の条文が、より整然と配列されています。193→192→202→210→211→195→194→173→174（条文番号は『傷寒雑病論』東洋学術出版社、一九八七年刊に従いました）。

『千金要方』巻九および十には現伝『傷寒論』・『金匱要略』に見られる条文が多数掲載され、より詳しい部分があるにもかかわらず、巻九の終わりに「江南諸師、秘仲景要方不伝」（江南の諸師は張仲景の処方を秘密にしているために伝わらない）と述べています。この追求心が後年、『千金翼方』を生むことになります。

テキストについて

現存する『千金要方』の版本は、宋改を経た「宋版『千金要方』」とその後発本（現在流布しているのはほとんどこの版）、および宋改を経ていない真本『千金方』および新雕孫真人『千金方』の残巻が知られています。

傷寒を論じた『千金要方』巻第九は、宋改を経ない『千金要方』の残巻中には残っておらず、宋改以降の版でしか研究できません。

宋改によってどの程度の改変がなされたかは不明で、『宋板傷寒論』に近い部分は林億らの編集が加わっている可能性を否定できません。しかし、表現の細部を検討してみますと、『宋板傷寒論』と異なる部分の表現が、『千金翼方』、『外台秘要方』、『太平聖恵方』巻八などと同様の傾向を示していることが認められ、『宋板傷寒論』よりは古態を維持している可能性が示唆されます。

最善本：『備急千金要方』（国立歴史民族博物館所蔵：重要文化財）影印本（オリエント出版社、一九八九）

中国人民衛生出版社版『備急千金要方』（江戸医学館模刊本影印本）

筆者は、『千金要方』巻第九発汗湯第五から発汗吐下後第九までを、活字化してインターネット上で公開（URL前出253頁）。

3．『千金翼方』に引用された傷寒論（「唐本傷寒論」）

『千金翼方』は『千金要方』の続編として孫思邈が著したとされる医学全書で、巻九・巻十を「唐本傷寒論」と呼ぶ向きもあります。[10] 伝本中、最善本とされる『千金翼方』（元大徳版）は全三十巻。巻九傷寒上・巻十傷寒下は三陰三陽および可不可型式の傷寒論が展開されます。『宋板傷寒論』との相異点は、太陽病篇が処方単位で構成されており、陽明病は「胃家実」ではなく「胃中寒」であることなどです。『千金翼方』は新校正を経ており、唐時代の『千金翼方』そのものではないことを勘案する必要がありますが、『千金翼方』巻九・巻十に記載された多数の『宋板傷寒論』の類似条文は、『宋板傷寒論』と細部において異同があり、『宋板傷寒論』の対校資料として重要です。[59][60]

『千金翼方』巻第九　傷寒上

序論　太陽病用桂枝湯法第一［五十七証方五首］　太陽病用麻黄湯法第二［一十六証方四首］
太陽病用青竜湯法第三［四証方二首］　太陽病用柴胡湯法第四［一十五証方七首］
太陽病用承気湯法第五［九証方四首］　太陽病用陥胸湯法第六［三十一証方一十六首］
太陽病雑療法第七［二十証方十三首］　陽明病状第八［七十五証方十一首］　少陽病状第九［九証］

『千金翼方』巻第十　傷寒下

太陰病状第一［八証方二首］　少陰病状第二［四十五証方十六首］　厥陰病状第三［五十六証方七首］
傷寒宜忌第四［十五章］
忌発汗第一：発汗法の禁忌。十四条。
忌吐第三：吐法の禁忌。三条。
忌下第五：下法の禁忌。十四条。
宜温第七：温裏法の適応。十条。
忌火第八：火針（薫蒸）法の禁忌。六条。
忌灸第十：灸法の禁忌。三条。
忌刺第十二：刺法の禁忌。長文一条。
忌水第十四：与（飲）水法の禁忌。三条。
宜発汗第二：発汗法の適応。十三条。
宜吐第四：吐法の適応。七条。
宜下第六：下法の適応。十九条。
宜火第九：火針（薫蒸）法の適応。一条。

宜灸第十一：灸法の適応。六条。

宜刺第十三：刺法の適応。九条。

宜水第十五：与（飲）水法の適応。三条。

発汗吐下後病状第五……発汗吐下の治療を行った後の対応を論じる。

霍乱病状第六……霍乱に関する条文。条文配列は『宋板傷寒論』よりも『金匱玉函経』に近似。

陰易病已後労復第七……『宋板傷寒論』の弁陰陽易差後労復病脈証第十四に相当。

雑方附……華佗の引用に始まるこの篇は『千金翼方』傷寒論の真骨頂ともいう「呪術」篇です。


孫思邈は道教を極めた仙人であったとの伝承があります。ですので、われわれには荒唐無稽に思われる呪符・呪術の類も守備範囲と考えるのが妥当でしょう。『千金要方』にも呪符は記載されています。本篇の書生丁季受殺鬼丸・劉次卿弾鬼丸・務成子蛍火丸は薬を携帯することで身を守るという呪符。薬を身に着ける（服する）ことで治療を行う方法は「服薬」の語源に通じるものでもあり、現在でも「握薬の法」として中国では行われている治療法です。務成子蛍火丸は道教経典『雲笈七籖』にも引用。度瘴散・老君神明白散は瘴気（毒ガス）や疫病に対する処方（『医心方』にも引用あり）。度瘴散は麻黄附子細辛湯の加味法。エキス剤で麻黄附子細辛湯＋桂枝加朮附湯＋大建中湯（＋防已黄耆湯＋荊芥防風湯）を常備しておけば、サリンなどの毒ガス対策になるのかもしれません。

テキストについて

『千金翼方』巻九・十は、筆者が活字化してインターネット上で公開（URL前出253頁）
『千金要方』『千金翼方』最善本の影印本は、オリエント出版社から「東洋医学善本叢書」として出版。
『千金要方』『千金翼方』江戸医学館本の影印本は、中国人民衛生出版社より出版。

巻九・十の部分は校注を附して、前出『傷寒論文献通考』に収録。
『千金要方』『千金翼方』は最善本を底本に各種版本による校勘を施した簡体字版が『華夏版近期医学新書』として中国華夏出版社より一九九三年に出版されており、入手可能。『千金要方』『千金翼方』が合冊されているので便利。

4. 『外台秘要方』に引用された傷寒論

『外台秘要方』は唐の王燾によって七五二年に成立したとされる医学全書であり、後代に多大な影響を与えました。編集方式はその後の医学全書の範となり、各項始めに『諸病源候論』を引用して病因・病態を論じ、次に種々の方書に記された治療法を列記するという編集法は、わが国の『医心方』や宋代の『太平聖恵方』、『聖済総録』などに踏襲され、その影響は明初の『普済方』、朝鮮の『医方類聚』に及んだとされています。

この書は、その記載のほとんどすべてがそれ以前の医学文献からの引用で、引用文献の書名とその引用部分の巻次数が明記されていることを特徴としている（小曽戸洋先生による）とされています。

『外台秘要方』巻第一（傷寒上十二門）では、「王叔和曰」として現伝『傷寒論』の傷寒例第三の条文を紹介しています。

「論傷寒日数病原并方二十一首」では『仲景傷寒論』として、「傷寒一二日、心中悸而煩者、小建中湯主之。療太陽病三日、発其汗、病不解、蒸蒸発熱者、属調胃承気湯。傷寒四五日、身熱悪風、頭項強、脇下満、手足温而渇者、小柴胡湯主之方　柴胡・括楼根・桂心・黄芩・牡蛎・甘草・乾姜。療傷寒不大便六七日、頭痛有熱、与承気湯。其人小便反青者、知不在裏、仍在表也、当須発汗。若頭痛者、必衄、宜桂枝湯」が引用されています。

巻第二（傷寒下二十一門）では「傷寒中風方九首」に「桂枝湯、療太陽中風、陽浮陰弱、陽浮者熱自発、陰弱者汗自出、嗇々悪寒、淅々悪風、翕々発熱、鼻鳴乾嘔」の条文に続いて麻黄湯、葛根湯の条文が紹介されています。条文・処方内容ともに『太平聖恵方』巻十傷寒中風に同じですが、『太平聖恵方』で後半に論じられている附子剤はすべて削除されています。

『外台秘要方』は、巻一では傷寒受病日数による分類、巻二以降では「傷寒中風」を論じた後に、「傷寒結胸」「傷寒嘔吐」などの傷寒付随症候が記載されています。傷寒随伴症候は傷寒病期のいずれの時期でも付随症候として起こりうるのですから、三陰三陽の病期とは区別して論じるのが適当なのかもしれません。『宋板傷寒論』三陰三陽篇は、「傷寒中風」(傷寒同様に三陰三陽篇の変化があるが、傷寒とは別に論じられていた)や、「結胸」「嘔吐」などの、どの病期にも起こりうる傷寒付随症候を、三陰三陽のいずれかの病期に当てはめて論じようとしたために、雑然となってしまった弁証体系であるといえるのかもしれません。

また、『外台秘要方』では『金匱要略』の条文の多くが『仲景傷寒論』として引用されており、仲景書の旧態がどのようなものであったかが示唆されます。『金匱要略』の基本骨格である理論部分は『脈経』巻八(『金匱要略』巻上・中)、『脈経』巻九(『金匱要略』巻下)とほぼ一致します。一方で現伝『脈経』には処方名のみが論じられており、処方内容は残されていません。『脈経』の条文で理論骨格を整備し、処方内容の情報を『外台秘要方』(一部を『小品方』や『宋板傷寒論』)から引用すると、『金匱要略』はほぼ構成可能となります。『金匱要略』は古代の『傷寒雑病論』の「雑病」部分を論じたもので、この「雑病」は傷寒(急性疾患)に対する慢性疾患を指すものである、と巻間言われていますが、『外台秘要方』では『金匱要略』相当条文も『仲景傷寒論』として引用されており、『諸病源候論』や『太平聖恵方』の「時気病(時行病)」「熱病」などの記述も参考にすると、ここでいう「雑病」とは「傷寒雑病」=「傷寒付随症候」のことであると認識するべきなのかもしれません。

テキストについて

オリエント出版社から「東洋医学善本叢書」として最善本が影印出版されており、入手可能。ただし、印刷の都合で文字が小さく、難読部分あり。

一般に出回っている『外台秘要方』の影印復刻本は、江戸時代に山脇東洋が『金匱要略』などを用いて補修したものを復刻したものが多く、校勘資料としては不適。

最善本を底本に、各種版本による校勘を施した簡体字版が、『華夏版近期医学新書』として中国華夏出版社より出版されており、入手可能。

『金匱要略』、『脈経』と『外台秘要方』の条文関係については既出論文[53]を参照ください。

5.『宋板傷寒論』について

『宋板傷寒論』[4]~[7]や『金匱玉函経』は、宋以前の傷寒論（『素問』熱論篇の「陽病発汗、陰病吐下」に忠実）に比して特殊なテキストです[62]。「傷寒例」でその特殊性が暗示されています（282頁参照）。陽病初期の附子剤による発汗を否定し、他のテキストで「時気病」の病態とされる条文を「傷寒例」（傷寒治療総論）に組み入れることで、「従来時気病や熱病と区別して〈狭義の傷寒〉を論じていた『傷寒論』を、時気病・熱病も含めた〈広義の傷寒〉に対応できるように改変しました」という林億らの意図が読み取れる仕組みとなっているのです[52]。

「附子発汗の否定」と「陽病下法の導入」が、「広義の傷寒」への対応を可能としています[61]。陽病期の附子発汗の否定は、時気病・熱病での誤治を未然に防ぐのに有用です。狭義の傷寒では陽病初期の附子発汗が常法（『千金要方』）で、「傷寒初期の麻黄附子細辛湯」は狭義の傷寒（＝古方）の正攻法（『太平聖恵方』巻九の桂枝湯参照）なのですが、一方熱化の強い熱病・時気病では附子は発汗過多による津液枯渇をもたらし危険です。

さらに、「陽明病の下法」は『太平聖恵方』巻八にも論じられています。陽明下法は元来熱病系統の治療（『太平聖恵方』巻十七）です。感染性熱性疾患として、早期熱化傾向を有する「広義の傷寒」が流行した時代背景が窺われます[63]。『太平聖恵方』巻八は傷寒陽明下法を論じるものの、陽明病定義は胃中寒、主治は発汗桂枝湯です。『宋板傷寒論』も陽明桂枝湯を論じはしますが、病態定義は胃家実、下法主治という熱化痰飲を強調したものに書き換えられています。

また、『宋板傷寒論』三陰三陽篇は『太平聖恵方』巻八を引き継ぐ形で「陰病の（陽）虚証」の附子剤による温裏法を提起しています。『太平聖恵方』巻九や『千金要方』の「狭義の傷寒初期の附子発汗」と組み合わせると、「附子剤は狭義の傷寒では陰陽両病期に応用可能」という、附子剤の応用範囲の拡大がもたらされることになります。(62)

狭義の傷寒に限って陽病期に附子発汗（『太平聖恵方』巻九）、病態によって治療法を選択すること（狭義の傷寒陽明病——胃中寒——は発汗、熱化や痰飲がある陽明病——胃家実——では下法。陰病邪実証では下法——承気湯——、陰病虚証では温裏）によって、「熱病（広義の傷寒）全般に対応可能なマルチ傷寒論」が成立するのです。

テキストについて

『宋板傷寒論』：「趙開美本」（『仲景全書』に収録）（明、一五九九）

『仲景全書』の明・趙開美本の初版（一五九九、真本）の影印が、中医古籍出版社より発行されています（一九九七）。紅葉山文庫本は真本ではなく、「海賊版」に位置付けられる（真柳誠先生による）と考えられます。

明・趙開美本『宋板傷寒論』にもとづく復刻本とその影印本および校注本「堀川本」（江戸医学館、一八五六）

その影印本：『漢方医薬学』（廣川書店、一九八四）巻末付録

『復刻版翻刻宋版傷寒論』（自然と科学社、一九九一）

『傷寒論校注』（劉渡舟主編、中国人民衛生出版社、一九九三）

『日本医家傷寒論注解輯要』（郭秀梅・岡田研吉編集、崔仲平審訂、人民衛生出版社、一九九六）

『現代語訳・宋本傷寒論』（劉渡舟・姜元安・生島忍著、東洋学術出版社、二〇〇〇）

『傷寒雑病論（三訂版）』（東洋学術出版社、二〇〇〇）

『傷寒論考注附金匱要略考注残巻上下冊』（森立之著、郭秀梅・岡田研吉校点、学苑出版社、二〇〇一）

『宋板傷寒論』の旧態を最も色濃く反映しているとされている趙開美本と考えられていた、紅葉山文庫本の翻刻は江戸時代に一回だけ（堀川本）。趙開美本そのものと従来考えられていた幕府紅葉山文庫本（現・内閣文庫本）の影印出版は、一九八八年の燎原書店本が世界初です。

中国では、『傷寒論校注』が趙開美本最初の活字化です。「敦煌文書」『太平聖恵方』『脈経』『千金要方』『千金翼方』『外台秘要方』との語句の異同を校勘。ただし、弁脈法条文は『注解傷寒論』に準拠しており、注意が必要。

『日本医家傷寒論注解輯要』は、日本の江戸時代の研究集成。資料として趙開美本全文を活字化。

『現代語訳・宋本傷寒論』は『宋板傷寒論』をほぼ忠実に活字化し、翻訳しています。細字注記については「異本ではこのように記載している」の程度で考察なし。傷寒三陰三陽の解釈は従来通りの成無已流を踏襲。

『傷寒雑病論（三訂版）』は、明・趙開美本『宋板傷寒論』、『金匱要略』のほぼ完全な活字化。太陽病上篇以降の各篇初頭の一字低格下条文も収載してあり、現時点で最善のテキスト。「後序」は略。

『傷寒論考注附金匱要略考注残巻上下冊』は、日本江戸末期の医家・考証学者、森立之の『傷寒論攷注』手稿本（国立国会図書館蔵）の繁体字活字化本。『宋板傷寒論』の正文全般を考証した空前絶後の研究書。一字低格下条文は記載なし。オリエント出版社から『傷寒論攷注』手稿本の影印本が出ていますが、国会図書館所蔵本の付箋が一部抜けており、この活字化本と併せて検討する必要があります。

6．陳世傑本『金匱玉函経』について

『金匱玉函経』は書名から『金匱要略』と混同されがちですが、内容は『傷寒論』の異本です。現存する『金匱玉函経』は宋時代に校訂出版された刊本の写本をもとに清時代に再構成されたものです。傷寒三陰三陽の病態・治療概念は時代によって異なり、再構成された当時流布していた出版物や医学概念の影響を受けているこ

とは十分に予想され、相当の改変が加わっている可能性が否定できません。

趙開美本『宋板傷寒論』は明時代の刊本です。明以前の対校資料として、『太平聖恵方』(宋)、『千金翼方』(元刊本)、『脈経』(明刊倣宋本)、『外台秘要方』(宋刊本)、『諸病源候論』(宋刊本)などが現存しており、これらとの比較により、宋本の旧態と宋以前の傷寒概念の考察が可能でした。[33]〜[40] すなわち、①明趙開美本の細字注記が『千金翼方』や『太平聖恵方』と一致すること、②『脈経』や『千金翼方』あるいは『宋板傷寒論』可不可篇と三陰三陽篇との異同には規則性があること(『宋板傷寒論』三陰三陽篇の表現は基本的に『千金翼方』に近く、可不可篇の表現は『脈経』に近い)、[60] ③傷寒例は『宋板傷寒論』のみの欠文、付加があること、などが認められました。

これらの事実より、特に『宋板傷寒論』傷寒例及び三陰三陽篇において、書き換え・移動・改変が多く行われたことが示唆されました。[21][52]

また、条文中の細字注記を無視し、可不可篇の条文を大幅に削除した『注解傷寒論』系統のテキストでは、『宋板傷寒論』の旧態を認識することは困難で、この系統の後発本(康平本・康治本・現行中医学教科書)も含め、これらのテキストで宋以前の傷寒概念を論じることは不可能に近いことも指摘できるようです。

『金匱玉函経』も宋改によって、『宋板傷寒論』同様に改変された可能性があります。さらに、現存する陳世傑本は清時代の再構成本です。『注解傷寒論』にもとづいた『傷寒論』解釈が一般的であったと考えられる清時代の再構成本である以上、当時の傷寒三陰三陽の概念の影響を受けている可能性があることは否定できません。

『金匱玉函経』は証治総例、痓湿暍、弁脈の独立した各篇と、三陰三陽篇、可不可篇としてまとめられる章篇群、最後に処方集という構成の医書です。[22][26]

冒頭の証治総例は『金匱玉函経』の総論部分で、内容的には陰陽五行論を骨子とした生理観・疾病観・病理観が論じられており、治療方法は湯液のみならず針、灸の施術についても論じています。証治総例が張仲景の手になるものだとして、証治総例を読む限り、張仲景の医術は湯液のみならず針灸の応用にも長けていた、当時の総合医療であったように考えられます。三陰三陽篇、可不可篇は針灸について少数しか触れていないことと考え合わせると、総論の証治総例と、各論の三陰三陽篇、可不可篇との間には若干の溝が存在するようです。[22]『金匱玉函経』には宋代以前の旧態を維持している文字使い（「鞕」に代わる「堅」の使用）[59]も認められますが、逐条検討を行うと、『千金翼方』、『脈経』と『宋板傷寒論』の表現が混在するいわば「ハイブリッド条文」が多く、また、三陰三陽の病態概念に関しては『注解傷寒論』を踏襲した編集がなされています。[41]～[49]

一方で、厥陰病篇は「弁厥陰病形証治第九」として『宋板傷寒論』厥陰病篇の初頭四条文のみを厥陰病条文とし、『宋板傷寒論』第330条以降は「弁厥利嘔噦病形証治第十」として別立てとしており、六経概念に重要な示唆を与えるものでしょう。

また、宋版『金匱玉函経』のみに見られる条文が存在し、『宋板傷寒論』を補う重要な資料といえます。以下に示します。

弁厥利嘔噦病形証治第十

玉―嘔噦364　表熱裏寒者脈雖沈而遅手足微厥下利清穀此裏寒也所以陰証亦有発熱者之表熱也

玉―嘔噦365　表寒裏熱者脈必滑身厥舌乾也所以少陰悪寒而踡此表寒也時時自煩不欲厚衣此裏熱也

弁陰陽易差後労復病形証治第十二

玉―労復411　病後労復発熱者麦門冬湯主之

弁発汗吐下後病形証治第十九

玉―発汗後261　太陽病五日下之六七日不大便而堅者属柴胡湯証

玉―発汗後271　趺陽脈微弦而如此為強下之

テキストについて

『金匱玉函経』:「陳世傑本」(清、一七一七)燎原書店影印本(一九八八)
筆者が全文を活字化して、インターネット上で公開(URL前出253頁)。
人民衛生出版社影印本(一九五六)(原本にない句読点付加)
上記を、『意釈医経解惑論』巻末に収録 (築地書館、一九八一)

7.『金匱要略』について

『金匱要略』は新校正によって新たに編纂された書物です。その成立について考察します。

1.『金匱要略』巻上・巻中の構成と『脈経』巻八

順不同ですが、同名の諸篇が存在します。

『金匱要略』巻上

臓腑経絡先後第一　痓湿暍第二　百合狐惑陰陽毒第三　瘧病第四　中風歴節第五　血痹虚労第六
肺痿肺癰欬嗽上気第七　奔豚気第八　胸痹心痛短気第九　腹満寒疝宿食第十

『金匱要略』巻中

五臓風寒積聚第十一　痰飲欬嗽第十二　消渇小便利淋第十三　水気病第十四　黄疸病第十五
驚悸吐衄下血胸満瘀血第十六　嘔吐噦下利第十七　瘡癰腸癰浸淫第十八
趺蹶手指臂腫車転筋陰狐疝蚘虫第十九

『脈経』巻第八

平卒尸厥脈証第一　平痓湿暍脈証第二　平陽毒陰毒百合狐惑脈証第三　平霍乱転筋脈証第四
平中風歴節脈証第五　平血痹虚労脈証第六　平消渇小便利淋脈証第七　平水気黄汗気分脈証第八

平黄疸寒熱瘧脈証第九　平胸痹心痛短気賁豚脈証第十　平腹満寒疝宿食脈証第十一
平五蔵積聚脈証第十二　平驚悸衄吐下血胸満瘀血脈証第十三　平嘔噦下痢脈証第十四
平肺痿肺癰欬逆上気喘飲脈証第十五　平癰腫腸癰金瘡侵淫脈証第十六

2．『金匱要略』巻下と『脈経』巻九

『金匱要略』巻下の婦人病三篇は『脈経』巻九の婦人病諸篇と対応します。

『金匱要略』巻下

婦人妊娠第二十　婦人産後病第二十一　婦人雑病第二十二　雑療第二十三　禽獣虫魚禁忌第二十四
菓実菜穀禁忌第二十五

『脈経』巻第九

平妊娠分別男女将産諸証第一　平妊娠胎動血分水分吐下腹痛証第二
平産後諸病鬱冒中風発熱煩嘔下利証第三　平帯下絶産無子亡血居経証第四
平鬱冒五崩漏下経閉不利腹中諸病証第五　平咽中如有炙腐喜悲熱入血室腹満証第六
平陰中寒転胞陰吹陰生瘡脱下証第七　平婦人病生死証第八　平小児雑病証第九

3．仲景書（『傷寒論』『金匱要略』）の成立について（『脈経』巻七・八・九との関連から）

（1）『脈経』巻七は『宋板傷寒論』可不可篇あるいは他の『傷寒論』テキストの可不可篇同様の条文で構成されています。現伝本の『脈経』巻七は条文に処方名は記載されていますが、処方内容の記載は欠落しています。

（2）『脈経』巻八は『金匱要略』巻上・巻中各篇の病態（骨格）条文と一部の処方条文とで構成されています。『金匱要略』の『脈経』以外の条文および処方内容の多くは『外台秘要方』、『千金要方』の条文。『外台秘要方』引用条文は多く『仲景傷寒論』としてあり、唐代には『仲景傷寒論』の一部と認識されていたことが示唆されます。

（3）『脈経』巻九は『金匱要略』巻下の婦人病部分の条文で構成されています。

以上より、『宋板傷寒論』可不可篇は『脈経』巻七に処方内容を付加することで構成可能であり、『金匱要略』は『脈経』巻八・巻九（一部巻六）を基本骨格にして、『外台秘要方』などで補完することにより、ほぼ構成可能となります。[53]

『金匱要略』は、林億らが『金匱王函要略方』を他の書物で補って編纂したテキストです。『金匱王函要略方』は上・中・下の三巻構成で、上巻は傷寒、中巻は雑病、下巻は処方と婦人病であったと記載されています。

一方『脈経』の巻七は傷寒（可不可型式）、巻八は雑病（傷寒付随症候）、巻九は婦人病篇でした。

表4.『金匱玉函要略方』と『脈経』巻七・八・九と『傷寒論』・『金匱要略』の相関

『金匱玉函要略方』	『脈経』	『傷寒』・『金匱』
巻上：傷寒	巻七（可不可型式の傷寒論）	『傷寒論』可不可篇
巻中：雑病	巻八（『金匱要略』上巻・中巻に相当）	『金匱要略』上巻・中巻
巻下：婦人病	巻九（婦人病・小児病）	『金匱要略』巻下婦人病

『脈経』巻七・八・九は林億らが『金匱要略』序文でいう『金匱王函要略方』と重なり合うような構成で編纂されているようです。仲景書（『傷寒』『金匱』）の原型の一つが示されているのではないでしょうか。

テキストについて

鄧珍本『金匱要略』影印本　燎原書店（一九八八）

筆者が活字化して、インターネット上で公開（ＵＲＬ前出253頁）。

東洋学術出版社『傷寒雑病論』は明・趙開美本の模写本である内閣文庫本であり、鄧珍本全文活字化は筆者の作業のみのようです。

『日本医家金匱要略注解輯要』（郭秀梅・岡田研吉編集、雀仲平審訂、中国学苑出版社、一九九九）

謝辞：全般にわたり、小曽戸洋先生、真柳誠先生、岡田研吉先生の多数の先行論文を参考にさせていただきました。伏して感謝申し上げます。

3．傷寒三陰三陽の病態論について

【牧角和宏：傷寒三陰三陽の病態論について．福岡医師漢方研究会会報，二〇〇四．七】
より抜粋・一部訂正・転載。

1．はじめに

『素問』熱論篇の「陽病発汗、陰病吐下」は『諸病源候論』にも引き継がれた、隋唐時代の傷寒三陰三陽治療のスタンダードであったようである。『宋板傷寒論』三陰三陽篇には[1]『素問』の思想とは異なる「陽病発汗吐下、陰病温裏」が論じられていると説明されることが多いが、はたしてそうであろうか。

本稿では傷寒三陰三陽の病態論について、各種古典資料を比較・対照して検討を試みる。さらに、傷寒概念を補足するものとして、時気病・熱病・温病にも論及する。

2．漢～隋唐～宋初期のテキストにみる、傷寒三陰三陽の概念

まず、『黄帝内経素問』熱論篇（明・顧従徳本より太字部分を収録）および『太素』を引用する。（傍線筆者）

1．『黄帝内経』

『素問』巻第九　熱論篇第三十一

黄帝問曰。今夫熱病者、皆傷寒之類也。或愈或死
　其死皆以六七日之間、其愈皆以十日以上者、何也。不知其解。願聞其故
岐伯対曰。巨陽者、諸陽之属也。其脈連於風府。故為諸陽主気也
　人之傷於寒也、則為病熱、熱雖甚不死。其両感於寒而病者、必不免於死
帝曰。願聞其状
岐伯曰。傷寒一日巨陽受之。故頭項痛、腰脊強
　二日陽明受之。陽明主肉、其脈俠鼻、絡於目。故身熱、目疼而鼻乾、不得臥也
　三日少陽受之。少陽主胆、其脈循脇、絡於耳。故胸脇痛而耳聾
　三陽経絡皆受其病、而未入於蔵者、故可汗而已
　四日太陰受之。太陰脈布胃中、絡於嗌。故腹満而嗌乾
　五日少陰受之。少陰脈貫腎、絡於肺、繋舌本。故口燥舌乾而渴
　六日厥陰受之。厥陰脈循陰器而絡於肝。故煩満而嚢縮
　三陰三陽、五蔵六腑、皆受病、栄衛不行、五蔵不通、則死矣

其不両感於寒者、七日巨陽病衰、頭痛少愈。八日陽明病衰、身熱少愈
九日少陽病衰、耳聾微聞。十日太陰病衰、腹減如故、則思飲食
十一日少陰病衰、渇止不満、舌乾已而嚔
十二日厥陰病衰、嚢縦、少腹微下。大気皆去、病日已矣

帝曰。治之奈何
岐伯曰。治之各通其蔵脈、病日衰已矣。其未満三日者、可汗而已。其満三日者、可泄而已
帝曰。熱病已愈、時有所遺者、何也
岐伯曰。諸遺者、熱甚而強食之。故有所遺也
若此者、皆病已衰而熱有所蔵、因其穀気相薄、両熱相合、故有所遺也
帝曰。善。治遺奈何
岐伯曰。視其虚実、調其逆従、可使必已矣
帝曰。病熱当何禁之
岐伯曰。病熱少愈、食肉則復、多食則遺。此其禁也
帝曰。其病両感於寒者、其脈応与其病形何如
岐伯曰。両感於寒者、病一日、則巨陽与少陰倶病、則頭痛、口乾而煩満
二日則陽明与太陰倶病、則腹満、身熱、不欲食、譫言
三日則少陽与厥陰倶病、則耳聾、嚢縮而厥。水漿不入、不知人、六日死
帝曰。五蔵已傷、六府不通、栄衛不行。如是之後、三日乃死、何也
岐伯曰。陽明者、十二経脈之長也。其血気盛。故不知人。三日、其気乃尽。故死矣
凡病傷寒而成温者、先夏至日者為病温、後夏至日者為病暑。暑当与汗皆出。勿止

（筆者注：最終行「凡病傷寒而成温者」以下は、『太素』には記載なし）

『素問』熱論篇は「陽病発汗、陰病瀉法（下法）」を論じている。『素問』の別本、『太素』を次に紹介する（京都仁和寺本より太字部分を収録）。

『黄帝内経太素』巻第十五　熱病決

黄帝問於岐伯曰。今夫熱病者、皆傷寒之類也。或愈或死

皆以病六七日間。其愈皆以十日以上、何也。不知其解。願聞其故

岐伯対曰。巨陽者、諸陽之属也。其脈連於風府。故為諸陽主気

人之傷於寒也、則為病熱、熱雖甚不死。其両感於寒而病者、必不免於死

黄帝曰。願聞其状

岐伯曰。傷寒一日巨陽受之。故頭項痛、腰脊皆痛

二日陽明受之。陽明主肉、其脈俠鼻、習於目。故身熱、而鼻乾、不得臥

三日少陽受之。少陽主骨、其脈循脅、絡於耳。故胷脅痛耳聾

三経皆受病、未入通於府也、故可汗而已

四日太陰受之。太陰脈布胃中、習於嗌。故腹満而嗌乾

五日少陰受之。少陰脈貫腎、習肺、繫舌本。故口熱舌乾而渴

六日厥陰受病。厥陰脈循陰器而習於肝。故煩満而囊縮

三陰三陽、五蔵六府、皆病、営衛不行、府蔵不通、則死矣

其不両感於寒者、七日巨陽病衰、頭痛少愈。八日陽明病衰、身熱少愈

九日少陽病衰、耳聾微聞。十日太陰病衰、腹如故、則思食飲欲食

　　十一日少陰病衰、渇止不満、舌乾已而欬
　　十二日厥陰病愈、嚢従、少腹微下。大気皆去、病日已矣
黄帝曰。治之奈何
岐伯曰。治之各通其蔵脈、病日衰已。其未満三日者、可汗而已。其満三日者、可洩而已
黄帝曰。𤍠病已愈、時有所遺者、何也
岐伯曰。諸遺者、𤍠甚而強食之。故有所遺
　此者、皆病已衰而𤍠有所蔵、因其穀気相薄而𤍠相合、故有所遺
黄帝曰。善。治遺奈何
岐伯曰。視其虚実、調其逆順、可使必已矣
黄帝曰。病𤍠当何禁
岐伯曰。病𤍠少愈、食肉則復、多食則遺。此其禁也
黄帝曰。其両感於寒者、其脈応与其病形如何
岐伯曰。両傷於寒者、病一日、則巨陽与少陰倶病、則頭痛、口乾煩満
　病二日則陽明与太陰倶病、則腹満、身𤍠、不食、譫言
　病三日則少陽与厥陰倶病、則耳聾、嚢縮、厥。水漿不入、則不知人。六日而死
黄帝曰。五蔵已傷、六府不通、営衛不行。如是之後、三日乃死、何也
岐伯曰。陽明者、十二経之長也。其気血盛。故不知人。三日、其気乃尽。故死。

傷寒一日は巨陽の頭痛であるが「膀胱・小腸」などの主たる臓腑の記載はない。傷寒二日は『素問』、『太素』ともに陽明主肌肉と共通する。傷寒三日少陽は『素問』では「胆」、『太素』では「骨」と主る臓腑が異なる。

『素問』：三陽経絡皆受其病、而未入於蔵者、故可汗而已

『太素』：三経皆受病、未入通於府也、故可汗而已

このように、版によって記載内容が多少は異なっていても、陽病治療の原則は「陽病発汗」が論じられている。

『素問』：其未満三日者、可汗而已。其満三日者、可泄而已

『太素』：其未満三日者、可汗而已。其満三日者、可洩而已

『素問』、『太素』ともに「陽病発汗、陰病排泄（吐下）」であり、瀉法が主体であり、補法は論じられていない。

2．『諸病源候論』

次に、『諸病源候論』の傷寒候を引用する（宮内庁書陵部本より）。

宋版『諸病源候論』巻七　傷寒諸病上

傷寒一日候

傷寒一日太陽受病。太陽者膀胱之経也。為三陽之首。故先受病
其脈絡於腰脊。主於頭項
故得病一日、而頭項背髆腰脊痛也

傷寒二日候

傷寒二日陽明受病。陽明胃経也
主於肌肉。其脈絡鼻入目
故得病二日、肉熱鼻乾不得眠也
諸陽在表、表始受病、在皮膚之間。可摩膏、火灸、発汗而愈

傷寒三日候

傷寒三日少陽受病。少陽者胆之経也。其脈循於脇上、於頸耳

故得病三日、胷脇熱而耳聾也
三陽経絡始相伝病、未入於蔵。故可汗而解

傷寒四日候

傷寒四日太陰受病。太陰者脾之経也。為三陰之首
是故三日已前陽受病。訖伝之陰而太陰受病焉
其脈絡於脾、主於喉嗌
故得病四日、腹満而嗌乾也。其病在胷鬲。故可吐而愈

傷寒五日候

傷寒五日少陰受病。少陰者腎之経也。其脈貫腎絡肺繋於舌
故得病五日、口熱舌乾渇而引飲也。其病在腹。故可下而愈

傷寒六日候

傷寒六日厥陰受病。厥陰者肝之経也。其脈循陰器絡於肝
故得病六日煩満而嚢縮也。此則陰陽倶受病。毒気在胃。故可下愈

傷寒七日候

傷寒七日病法当小愈。陰陽諸経伝病竟故也
今七日已後病反甚者。欲為再経病也
再経病者、是陰陽諸経絡重受病故也

傷寒八日候

傷寒八日病不解者、或是諸陰陽経絡重受於病、或因発汗吐下之後、毒気未尽
所以病証猶有也

傷寒九日候

傷寒九日已上。　病不除者、或初一経受病即不能相伝、或已伝三陽訖而不能伝於陰致停滞累日。病証不罷者。或三陽三陰伝病已竟、又重感於寒名為両感傷寒。則府蔵倶病。故日数多而病候改変

『諸病源候論』傷寒では一日太陽は膀胱、二日陽明は胃、三日少陽は胆（『素問』に一致）、とそれぞれの臓腑配当が記載される。『素問』熱論篇よりも一歩踏み込んだ記載である。『諸病源候論』も傷寒の治療原則は「陽病発汗、陰病吐下」である。邪を追い出すための瀉法が主体の治療方針であり、補法は論じられていない。

3.『外台秘要方』および『太平聖恵方』

この思想を敷延したテキストに、『外台秘要方』[8]および『太平聖恵方』巻八[11]（高継沖本『傷寒論』）がある。『外台秘要方』傷寒では、簡単に三陰三陽の治療に触れている。

外1－傷寒日数2　帝曰。治之奈何。岐伯曰。治之各通其蔵脈病日衰已矣
其未満三日者。可汗而已
其満三日者可泄而已

さらに、『太平聖恵方』巻八の傷寒日数次第を引用する。

『太平聖恵方』巻八

聖8－日　傷寒受病日数次第病証

聖8－日1　傷寒一日。足太陽受病。太陽者膀胱之経也。為三陽之首。故先受病。其脈絡於腰脊。主於頭項
故得病一日。頭項腰脊痛也

聖8－日2　傷寒二日。足陽明受病。陽明者胃之経也。主於肌肉。其脈絡於鼻入於目
故得病二日。肉熱鼻乾。不得眠也。諸陽在表。表始受病。在皮膚之間。故可摩膏火灸。発汗
而愈也

聖8－日3　凡五臓不和。六腑不通。栄衛不行。如是之後三日乃死。何也
夫足陽明者胃之脈也。十二経之長也。其気血盛故不通
三日其気乃尽故死爾。其未満三日者。可汗而已。其満三日者。可下而已也

聖8－日4　傷寒三日。足少陽受病。少陽者胆之経也。其脈循於脇上於頸耳
故得病三日。胷脇熱而耳聾也。三陽経絡始相伝病。未入於臓。可汗而解也

聖8－日5　傷寒四日。足太陰受病。太陰者脾之経也。為三陰之首
是故三日已後。陽受病訖。伝之於陰而太陰受病焉。其脈絡于脾。主於喉嗌
故得病四日。腸満而嗌乾。其病在胷膈。故可吐而愈也

聖8－日6　傷寒五日。足少陰受病。少陰者腎之経也。其経貫腎絡肺繋於舌
故得病五日口熱舌乾渇。而引水也。其病在腸。故可下而愈矣

聖8－日7　傷寒六日。足厥陰受病。厥陰者肝之経也。其脈循陰絡於肝
故得病六日。煩満而陰縮也。此則陰陽倶受病。毒気在胃。可下而愈矣

聖8－日8　七日。太陽病衰。頭痛小愈。又傷寒七日。病法当小愈。陰陽諸経伝病終故也
今七日已後病反甚者。欲為再経病也。再経病者。経絡重受病也

聖8－日9　傷寒八日。陽明病衰。身熱小愈
又八日不解者。或是諸陰陽経絡重受於病。或因発汗吐下之後毒気未尽。所以病証猶在也
聖8－日10　傷寒九日。少陽病衰。耳聾微聞。又傷寒九日已上。病不除者。或初一経受病。則不能相伝
或已伝三陽訖。而不能伝於陰。致停滞累日。病証不解。故日数多。而病候改変也
聖8－日11　傷寒十日。太陰病衰。腸胃如故。則思欲飲食
聖8－日12　傷寒十一日。少陰病衰。渇止不煩満。舌乾已也
聖8－日13　傷寒十二日。厥陰病愈。嚢縦。少腹微下。毒気皆去。病日已矣

以上より、伝統的中国医学最古の基礎医学書（解剖・生理学書）とされる『黄帝内経素問』および『太素』は、それぞれ系統の異なる伝本であるが、傷寒三陰三陽の治療の要諦は「三陽病の発汗」「三陰病の排泄（瀉法）」であった。

伝統的中国医学最古の病態生理学書とされる『諸病源候論』の傷寒治療の要諦は、『素問』熱論篇同様の「陽病発汗」であり、「陰病の瀉法」の手段としては「下法」のみならず太陰病における「吐法」の応用も論じている。

唐時代の医学書の集大成とされる『外台秘要方』、北宋初期に編纂された『太平聖恵方』巻八においても傷寒の病態論は『黄帝内経』および『諸病源候論』の「陽病発汗、陰病吐下」が論じられている。これらの文献を見る限り、傷寒三陰三陽における「陽病発汗、陰病吐下」は隋唐時代のスタンダードであったと言っても過言ではなかろう。治療は邪に対する瀉法が中心で、補法や誤治対策が正攻法としては論じられていないのも特徴である。

3．『仲景傷寒論』（『宋板傷寒論』）にみる、三陰三陽の概念について

はじめに、『宋板傷寒論』（明・趙開美本）の三陰三陽の概念[1]を把握するために、傷寒例[5]の中の傷寒日数（三陰三陽）を論じた条文を引用する。

宋 傷寒例13

尺寸倶浮者。太陽受病也。当一二日発。以其脈上連風府。故頭項痛。腰脊強
尺寸倶長者。陽明受病也。当二三日発。以其脈夾鼻絡於目。故身熱目疼。鼻乾不得臥
尺寸倶弦者。少陽受病他。当三四日発。以其脈循脅。絡於耳。故胷脅痛而耳聾
此三経皆受病。未入於府者。可汗而已
尺寸倶沈細者。太陰受病也。当四五日発。以其脈布胃中。絡於嗌。故腹満而嗌乾
尺寸倶沈者。少陰受病也。当五六日発。以其脈貫腎。絡於肺繋舌本。故口燥舌乾而渇
尺寸倶微緩者。厥陰受病也。当六七日発。以其脈循陰器。絡於肝。故煩満而嚢縮
此三経皆受病。已入於府。可下而已

この傷寒例13条は、「陽病発汗、陰病下法」の『素問』流傷寒論を論じた条文である。『仲景傷寒論』における傷寒三陰三陽の要諦は、「太陽病早期の発汗」「陽明病の下法」「少陽病の発汗禁忌」「陰病の温裏」であると一般に解説されているが、この思想は『注解傷寒論』以降に普及した新概念である（詳細は後述）。

『宋板傷寒論』（明・趙開美本）の一字低格下条文や条文の細字注記、可不可篇を総合すると、『宋板傷寒論』三陰三陽篇は、①『素問』熱論篇流の「陽病発汗、陰病下法」の思想で論じられた条文と、②陽病での発汗過

多や、陰病でのドグマチックな吐・下などの過激な攻法を忌避する条文、③『素問』の原則になじまない治療（「陽病吐下、陰病温裏」）が併記されており、『宋板傷寒論』はこれらの「ハイブリッド傷寒論」ともいうべきものである。[18]

『宋板傷寒論』三陰三陽篇の記載内容で、『素問』熱論篇に準じた治療（「陽病発汗、陰病吐下」）として認識されるものに、陽明病の桂枝湯・麻黄湯、太陰病の桂枝加芍薬大黄湯、少陰病・厥陰病の承気湯類がある。

『素問』熱論篇にそぐわないものとしては、傷寒例で詳述される陽病初期の附子発汗の忌避、三陰三陽篇での太陽病の吐法、陽明病の下法、陰病の温裏法（附子・四逆湯類）などがある。

続いて、『宋板傷寒論』[18]三陰三陽篇に記載されている治療法と、『素問』熱論篇・『諸病源候論』の傷寒治療を比較してみる（表1）。

表1．傷寒日期・六経における治療法の比較

『素問』熱論篇		『諸病源候論』		『宋板傷寒論』三陰三陽篇	
傷寒一日	巨陽	太陽	発汗法	太陽病	桂枝湯・麻黄湯・葛根湯
傷寒二日	陽明	陽明	発汗法	陽明病	234・240条（桂枝湯）235条（麻黄湯）
傷寒三日	少陽	少陽	発汗法	少陽病	264条（少陽不可吐下→消去法で発汗法）
傷寒四日	太陰	太陰	吐下法	太陰病	桂枝加芍薬大黄湯
傷寒五日	少陰	少陰	下法	少陰病	320・321・322条（小承気湯）324条（吐法）
傷寒六日	厥陰	厥陰	下法	厥陰病	355条（瓜蒂散：吐法）373条（小承気湯）

一般に、陽明病は調胃承気湯などの下法が主体であると解説されているが、『宋板傷寒論』陽明病篇には桂枝湯・麻黄湯などの発汗剤も記載されている。

また、陰病では太陰病の人参湯、少陰病の真武湯、厥陰病の当帰四逆加呉茱萸生姜湯（あるいは烏梅丸）などの温補・温裏法が主体であると解説されることが多いが、実際には太陰病に人参湯の記載はなく、論じられているのは桂枝加芍薬湯・桂枝加芍薬大黄湯であり、少陰病・厥陰病にはいずれも承気湯類が論じられているのである。

成無己以降の注解をひとまず横に置いて、虚心坦懐に『宋板傷寒論』を俯瞰すると、これらの条文は『素問』流の「陽病発汗、陰病吐下」に素直に従った「正調古方」の遺物であるのかもしれない。

以下にさらに詳しく、『宋板傷寒論』三陰三陽各篇の病態概念について検討する。[6]

太陽病篇

『宋板傷寒論』太陽病篇は上・中・下の三編で構成されている。[1][6]

太陽上篇では桂枝湯による発汗法がまず論じられ、発汗の禁忌、発汗したが治癒しない場合の対処法などが主に論じられている。

太陽中篇では、葛根湯・麻黄湯・小青竜湯などの麻黄含有処方による治療がまず論じられる。太陽陽明合病の下痢など、消化器症状が多く取り上げられている。発汗過多に対する対応法が引き続いて論じられている。

太陽下篇では、結胸への対応がまず論じられている。上記二編と異なり、大陥胸丸、瀉心湯類などによる瀉下法や瓜蒂散による吐法などが論じられている。

太陽病三編を総覧すると、発汗法の処方として上篇では桂枝湯加減、中篇では麻黄湯・葛根湯加減による発汗法が正攻法として論じられ、発汗法でうまくいかない場合の対応が付記された構成であり、下篇で吐下法を論じ、発汗だけではなく「発汗・吐・下」がすべて太陽病で行われるような記載になっている。

陽明病篇

陽明病は今日一般には承気湯による下法主体の病態が論じられている。

成無己『注解傷寒論』以降では陽明病の定義条文は「陽明病胃家実」であって、瀉すべき邪が胃中に存在し、承気湯類で瀉下法を行うのが陽明病の正攻法であると論じる向きが多いようである。これは『素問』熱論篇の「三陽病すべて発汗」と異なる論であり、古来「仲景方は『素問』とは別論」という誤解を生じる部分でもある。明・趙開美本仲景全書『宋板傷寒論』の該当部分は、180条「陽明之為病。胃家実［一作寒］是也」であって、細字注記で「一作寒」（胃家「実」ではなく「寒」とするテキストも存在する）と明記してある。「陽明病胃中寒」説は、宋代以前に傷寒三陰三陽を論じたテキストにはしばしば見られる表現である。

宋180－陽明2	陽明之為病。	胃家実［一作寒］		是也
玉193－陽明1－19	陽明之為病。	胃家実		是也
翼153－陽明1－12	陽明之為病。	胃	中寒	是也
聖8－36－陽明13	傷寒二日。明受病。陽明者	胃	中寒	是也。宜桂枝湯

北宋林億の宋改を受けた『宋板傷寒論』は、「胃家実」の下に細字注記で「胃中寒」を併記している。また、同じく宋改を受けた『金匱玉函経』は「胃家実」と論じるが、その底本は清代の陳世傑本であり、清代には『注解傷寒論』以降（陽明病胃家実のみ）の系統の版本が主流を占めていたことを考慮すると、当時の傷寒概念による書き換えが行われた（清代には一般に「胃中寒」は認識されていない）と考えるのが妥当であろう。『千金翼方』も林億らの宋改を受けているが、これは「胃中寒」となっている。『千金翼方』の底本は元版であり、清代ほど『注解傷寒論』一辺倒ではなかった時代には「胃中寒」説が受け入れられていた証左であろう。そして、林億らの宋改を受けず、宋以前の文体を最も忠実に引用していると考えられる『太平聖恵方』巻八は「胃

中寒」であり、桂枝湯での発汗法を指示しているのである。

隋唐から宋代にかけての傷寒書は多くが『素問』熱論篇流の「陽病発汗、陰病吐下」に従っていたことから考えても、古来陽明病の治療は桂枝湯・麻黄湯などによる発汗法がメインであって、邪の熱化に伴う胃中枯燥が生じた場合に、特殊例として承気湯の使用が適応になると論じられているのである。陽明病で熱状を呈するのは病邪の性質が熱化しやすいことを暗示する。この場合の病邪はそもそも寒邪というよりも熱邪に近いものであろう。

『素問』熱論篇で「其熱病者皆傷寒類也」とあり、寒邪による傷寒（狭義の傷寒）のみならず熱邪による熱病、温邪による温病も「広義の傷寒」の範疇に入ると認識されている。純粋な「寒邪」のみによる「狭義の傷寒」であれば「陽明病胃中寒」寒性の強い寒邪が陽明胃中に存在するという表現が妥当であろう。しかし、熱化しやすい、熱状を帯びた「熱邪」も視野に捉えた「広義の傷寒」（伝染性熱性疾患全般）を論じる場合には「陽明病胃家実承気湯」を強く押し出す必要があったのであろう。

この辺りの事情を、民国末期の伝統的中国医学研究者・丙樸荘は『世補斎医書全集』中の『傷寒論註』巻三で以下のように論じている。

『傷寒論註』巻三（呉県王、丙樸荘著、元和陸懋修九芝校）**陽明病状第八［七十五証方十一首］**

即病之陽明病。皆中風也。風挟寒気。従経而入府。及其為病。必兼中気之化中気者。太陰湿土也。故胃家便見飽満之像。至病変之推移。而為燥結。為湿鬱。種種不同。蓋可因之而識彼焉。陽明之為病。胃家実是也。［一作胃中寒。懋修案。千金作胃中寒。当亦以胃中有寒飲。而推本言也。病至陽明。寒既化熱。熱即成実。故成無己直改之曰胃家実耳。］

著者は『千金翼方』をベースに成無己『注解傷寒論』（当時のスタンダードテキスト）を注釈しているが、『宋板傷寒論』（当時はきわめて希覯本であった）系統のテキスト（「一作胃中寒」）をも認識していたことが窺える。

寒邪による「狭義の傷寒」であれば、陽明胃に寒邪が入り込む「胃中寒」はきわめて素朴かつ自然な病理であって、これはすでに存在する当時のテキストの共通概念であったことから、「胃中寒」を細字注記にして、「胃中寒が寒邪による狭義傷寒では当たり前だが、これはすでに各種テキストで論じられているので、熱の関与した胃家実下法をわれわれの『宋板傷寒論』では中心に論じる」というのが林億らの意図であろう。

この「細字注記による古伝『傷寒論』と林億らの考える新時代の傷寒概念のハイブリッド」は成無己の細字削除[1]（成無己は「本文正字部分を注解したのであるから、細字注記部分の削除は当然であるともいえるが、結果として彼が行った細字注記の削除が「古伝と新概念のミッシングリンク」を作ってしまったことは事実である）によって吹き飛ばされてしまい、「陽明病胃家実下法」のみが一人歩きしてしまう。これが宋代以降の傷寒概念のスタンダードになってしまった。そのような感慨・悲憤慷慨が、「成無己直改」という語句に表現されているようである。

要するに、林億らは『宋板傷寒論』（明・趙開美本）で細字注記という形ではあっても「『素問』熱論篇流傷寒概念である陽明病の発汗法」を論じ、本文中に陽明病篇の桂枝湯・麻黄湯も記載しているのである。「陽明病胃家実下法」のみが取り沙汰されるようになり、あたかも『素問』熱論篇とは別系統の傷寒三陰三陽概念がはるかいにしえの時代から存在していたというような誤解がまかり通るようになる。

なお、陽明病で下法を用いるのは時気病・熱病などの「広義の傷寒における陽明病の治療法」であったことは、『太平聖恵方』巻十五時気病、巻十七熱病の傷寒門の記載から示唆される。

少陽病篇

「少陽病は柴胡剤にて和す」が通り相場であるが、柴胡はそもそも発汗剤として認識されていたものである。『太平聖恵方』巻八、『千金要方』[9]、『外台秘要方』いずれの「傷寒例」にも「柴胡単味の発汗法」が記載されているのである。

聖8－叙8

又　春夏無大吐下。秋冬無大発汗。若冬及始春天寒
宜服神丹圓。亦可摩膏火灸
若末春夏月初秋。凡此熱月。不宜火灸。又不宜厚覆。宜服六味青散
若無圓散及煎。但用柴胡数両煎服
傷寒時行。皆可服也。亦可以発汗薬発汗。不但一也
直至再三発汗不解者。当与湯。実者宜転下之
其脈朝夕駃者為実癖也。朝平夕駃非癖也
転湯可早与服。但当少与。勿令下多其間

千9－1－3c

春夏無大吐下。秋冬無大発汗。発汗法。冬及始春大寒時
宜服神丹丸。亦可摩膏火灸
若春末及夏月始秋。此熱月。不宜火灸及重覆。宜服六味青散
若崔文行度瘴散。亦赤散。雪煎亦善
若無丸散及煎者。但単煑柴胡数両
傷寒時行。亦可服以発汗
至再三発汗不解。当与湯。実者転下之
其脈朝夕駃者。為癖癖実也
朝平夕駃者。非癖也
転下湯為可早与。但当少与。勿令大下耳。少与当数其間也

外1－傷寒諸論－7

又云春夏無大吐下。秋冬無大発汗。発汗法。冬及始春天寒

宜服神丹丸。亦可摩膏火灸［膏在雑療中。黄膏七味。白膏四味。並范汪方是也］
若末春夏月初秋。凡此熱月。不宜火灸。又不宜厚覆。宜服六物青散
［青散在雑療中范汪方六物者是也］
若崔文行度障散［度障散在雑療中范汪方四味者是也］
赤散［赤散在雑療中范汪方七味者是也本出華佗］
雪煎亦善［雪煎在雑療中古今録験方三味者是也］
若無丸散及煎。但単煮柴胡数両
傷寒時行。並可服也。不但一也
至再三発汗不解。当与湯。実者転下之
其脈朝夕駃［疏吏切疾也下同］者為実澼也。朝平夕駃非澼也
転湯可早与。但当少与。勿令下多耳。少与当数其間

少陽病の柴胡証「少陽病→不可汗吐下（三禁）→小柴胡湯」は『太平聖恵方』巻八にも論じられているが、「汗吐下を行わない→柴胡の和方」という概念以前は「柴胡は熱病系統の発汗剤」であるというのが宋以前の常識であったようである。そもそも「発汗・吐・下」という攻法で「邪を瀉す」のであるから、「和方」の旧態は、下法による和方、すなわち「下之和」（承気湯下法による和方：この条文は多数存在する）であったのではなかろうか。

太陰病篇

前述の如く、『宋板傷寒論』、成無已『注解傷寒論』のいずれにも太陰病に人参湯の記載はなく、実際に論じられているのは桂枝加芍薬湯・桂枝加芍薬大黄湯である。「四逆輩」を人参湯とするのは、甘草・乾姜の組み

合わせが共通しているとはいうものの、牽強付会のそしりを免れないであろう。

少陰病篇

少陰病篇には、下法と温裏法が両論併記されている。

傷寒（広義）陽明病の一部（胃中の熱化＝胃家実）に下法を適応するとする『宋板傷寒論』においても、『素問』熱論篇流の「陰病の下法の重要性」は論じられている。このことは三陰三陽篇に承気湯類が記載されていることから明白であるが、成無己『注解傷寒論』で「陰病の承気湯は陽明転属」という解釈がまかり通る宋以降には、「目隠し」状態に陥っていたのであろうか。

さらに、『宋板傷寒論』が「陰病下法」を重要視していることは、可不可篇(7)を見ても明白である。

弁可下病脈証并治第二十一［合四十四法方一十一首］

林可72（可下1）　陽明病。汗多者急下之。宜大柴胡湯。第一［加大黄八味一法用小承気湯前別有二法］

林可73（可下2）　少陰病。得之二三日。口燥咽乾者急下之。宜大承気湯。第二［四味］

林可74（可下3）　少陰病六七日。腹満不大便者。急下之。宜大承気湯。第三［用前第二方］

林可75（可下4）　少陰病下利清水心下痛口乾者。可下之。宜大柴胡大承気湯。第四
［大柴胡湯用前第一方大承気湯用前第二方］

林可76（可下5）　下利三部脈平。心下鞕者急下之。宜大承気湯。第五［用前第二方］

林可77（可下6）　下利。脈遅滑者内実也。利未止。当下之。宜大承気湯。第六［用前第二方］

林可78（可下7）　陽明少陽合病。下利脈不負者順也。脈滑数者。有宿食。当下之
宜大承気湯第七［用前第二方］

林可79（可下8）寸脈浮大反濇。尺中微而濇。故知有宿食。当下之。宜大承気湯。第八［用前第二方］

林可80（可下9）下利不欲食者。以有宿食当下之。宜大承気湯。第九［用前第二方］

林可81（可下10）下利差。至其年月日時復発者以病不尽。当下之。宜大承気湯。第十［用前第二方］

林可82（可下11）病腹中満痛。此為実。当下之。宜大承気大柴胡湯第十一
［大承気用前第二方大柴胡用前第一方］

（以下略）

可下篇では陽明病の下法が第1条に来るものの、第2条以降は少陰病の下法である。次章で検討している『医方類聚』引用文献を通覧しても「陰病の下法（承気湯類）は陽明転属」という解説を採用した書物はなく、「陽明転属の説」は成無己の発明ではなかろうか。「少陰病の下法条文」は、『素問』熱論篇流の少陰病下法（裏実に対する下法）が、新概念である「裏虚に対する温裏」とともに両論併記されていると素直に読むほうが自然であろう。

なお、成無己『注解傷寒論』においては、可不可篇条文は三陰三陽篇条文と重複するものが大部分削除されているため、このような検討は不可能である。成無己が削除したために、宋以降には研究対象となりえなかった可不可篇を通覧すると、林億らが「陽明病への下法の適応」を主張することに並々ならぬ執念を抱いていたことが窺える。

弁不可下病脈証并治第二十［合四法方六首］

林可68（不可下1）陽明病潮熱。大便微鞕。与大承気湯。若不大便六七日恐有燥屎
与小承気湯和之。第一［大承気湯四味小承気三味前有四十病証］

林可69（不可下2）傷寒中風。反下之。心下痞。医復下之。痞益甚。属甘草瀉心湯。第二［六味］

林可70（不可下3）

下利脈大者。虚也。以強下之也。設脈浮革腸鳴者属当帰四逆湯。第三［七味下有陽明病二証］

林可71（不可下4）

陽明病汗自出。若発汗。小便利。津液内竭。雖鞕不可攻。須自大便宜蜜煎若土瓜根猪胆汁導之。第四［蜜煎一味猪胆汁二味］

「不可下（下法の禁忌）」を論じた不可下篇には処方条文は四条文のみであるが、その第一処方が「陽明病の承気湯の適応」なのである。「世の中にはいろいろと下法を用いてならない場合があるが、陽明病潮熱にだけは承気湯がとてもよく効くのです」と不可下篇の中でまで陽明病の下法適応を擁護しているのである。この部分も成無己『注解傷寒論』では削除され、宋以降検討の対象として認識すらされていない。

厥陰病篇

少陰病同様に、下法条文あり。

このように『宋板傷寒論』を通覧し、成無己の注解をひとまず横に置いて条文（成無己『注解傷寒論』以降では削除されている細字注記も含めた条文）に虚心坦懐に向かうと、『宋板傷寒論』三陰三陽篇にはかなり『素問』熱論篇流の傷寒思想が反映されている」といえそうである。

ではなぜ、『宋板傷寒論』において陽病初期の附子による発汗が削除され、「陽明病下法・陰病温裏」が付加されたのか、その事情について考察してみる。傷寒初期(太陽病)において発汗法を用いることは『黄帝内経』『諸病源候論』『千金要方』『外台秘要方』に共通しており、[52]『太平聖恵方』『宋板傷寒論』も同様である。『千金要方』、『太平聖恵方』巻八、『外台秘要方』、『諸病源候論』などに残された隋唐時代の傷寒例では薫蒸法や神丹丸などの、陽病の発汗法、陰病の吐下法などの攻法が、傷寒に対する正統的治療手法であった。用薬には相異があり、

『千金要方』『太平聖恵方』巻九[12]では附子剤による発汗法が明記され、『太平聖恵方』巻八、『外台秘要方』では附子発汗の記載はあっても少数であり、『宋板傷寒論』にいたっては傷寒例[52]において附子による陽病初期の発汗を明確に否定している。

傷寒例の論じる陽病初期の附子発汗の忌避や、三陰三陽篇太陽病での過発汗への記載は、はなはだしい熱化状態で、津液が枯渇した場合における発汗法の危険を論じており、たんなる「寒邪の侵襲による発熱」よりは、さらに熱性を帯びた病態が想定される。三陰三陽篇での陽明病の下法の記載は、胃中で熱化した邪を瀉下法により排除するものである。傷寒で寒邪が胃中に侵入し、熱化するという病態解説が成無己以降、一般になされているが、邪の性質が寒性よりも熱性を帯びている（熱化しやすい）ことが前提とされていることが窺えよう。『宋板傷寒論』も基本思想は「陽病発汗、陰病下法」であるが薫蒸法や神丹丸など、過激な発汗法についてはこれらを削除し、附子剤の主な使用時期を陰病に置き換え、陰病の治療を温裏法と下法の併用としてマイルドに書き換えていると解釈すべきであろう。

陽病初期で過度の発汗を戒め、陰陽両病期にわたって附子を使わない治療は『太平聖恵方』では時気病[54][55]・熱病[56][57]の用薬法であった。また、陽病期の下法は熱病[16]で論じられる治法であった。これらの条文を大量に採用する『宋板傷寒論』は「邪の性質が熱状を帯びている」という点で、「狭義の傷寒」ではなく「熱病・時気病などを含む広義の傷寒」を論じた典籍であるといえるのかもしれない。

一方、陰病での附子剤・四逆湯類による温裏法は、隋唐以前の陰病の治療が瀉法（吐下法）主体であったものを補足するものである。すなわち、陰病には実証（邪実：用いるのは瀉法）のみでなく虚証（正気虚：用いるのは温補法）も存在することに留意し、「裏（陰）実瀉下」を補足するものとして、「裏（陰）虚温裏」という新しい概念が北宋初期頃に確立され、傷寒治療に導入されたのである。『宋板傷寒論』は発汗・吐・下などの「瀉法」を主体に組み立てられた『素問』熱論篇流の傷寒概念に、「補法（裏虚の温裏）」を補足した典籍でもあるのである。

さて、隋唐時代、寒邪の有無により傷寒（狭義の傷寒）とその他の熱病（広義の傷寒）とを厳密に区別した場合の最大の相異点は治療法における附子の使用の有無であった。[61]『宋板傷寒論』の陽病における附子による発汗法の否定は、狭義傷寒独自の立場を失う。その一方で、陽病の発汗において附子剤を用いない用薬を行えば、これは傷寒のみならず熱病・時気病・天行病・温病などの「寒邪をさし夾まない（附子を必要としない）感染性熱性疾患（＝広義の傷寒）」にも応用可能となる。

時気病・温病などの寒邪の関与しない感染性熱性疾患（広義の傷寒）と、狭義の傷寒の鑑別は、実際上困難な場合が多々あり、附子による脱汗誤治などを考えると、陽病期における附子発汗の否定は誤治を減らし、安全性を確立するという点で評価できよう。

一方で、狭義の傷寒における陽病初期の附子・柴胡などによる発汗が隋唐医学における常識であったことは『太平聖恵方』『外台秘要方』『千金要方』『諸病源候論』などの傷寒例・傷寒諸論より明らかであろう。今日でも附子剤が傷寒初期に有用な治療手段であることは、麻黄附子細辛湯の臨床事実からも明白である。

4．『医方類聚』引用文献にみる三陰三陽の治療方針

中国大陸では、北宋初期に『太平聖恵方』において隋唐医学の集大成がなされており、多数の巻次を割いて傷寒が論じられている。『太平聖恵方』は中国で後世に影響を与えることは少なかったが、李氏朝鮮に伝来し、唐医学の基本典籍として多大の影響を与えた（三木栄『朝鮮医学史及疾病史』による）。ここでは『医方類聚』に引用された諸文献から、成無己以降の「陽病発汗吐下、陰病温裏」ではなく、『素問』熱論篇流の「陽病発汗、陰病吐下」が傷寒三陰三陽の概念として一般的なものとして認識されていたことについて検証する。[19]

『医方類聚』（一四四二編集着手、一四七七刊行）は李氏朝鮮で刊行された、中華文化圏最大の医学全書であ

り、宋代前後の多数の医学書が引用され、実用に供されている。『医方類聚』には、『太平聖恵方』が大量に引用されている。

『医方類聚』傷寒門は、総論（病態論）と各論（処方集）別に編集されている。傷寒総論の引用書を列記すると、『傷寒論注解』『巣氏病源』『千金要方』『千金翼方』『千金月令』『太平聖恵方』『和剤指南』『三因方』『神巧万全方』『通真子傷寒括要詩』『無求子活人書』『傷寒活人書』『傷寒百問歌』『傷寒百証歌』『傷寒発微論』『簡易方』『王氏易簡方』『傷寒類書』『直指方』『厳氏済生方』『管見大全良方』『傷寒明理論』『儒門事親』『治病百法』『十形三療』『雑記九門』『治法雑論』『傷寒直格』『傷寒医鑑』『宜明論』『傷寒指掌図』『衛生宝鑑』『澹寮方』『聖済総録』『医方大成』『永類鈐方』『事林広記』『玉機微義』『金匱方』の三十八書である。

『千金要方』の傷寒例、『太平聖恵方』巻八の傷寒例は『素問』熱論篇あるいは『諸病源候論』流の「陽病発汗・陰病（吐）下」である。

他の傷寒総論引用文献を、以下に紹介する。

（1）『素問』熱論篇流の「陽病発汗、陰病下法」を論じるテキスト

『神巧万全方』では三陽病での発汗、三陰病（裏病）での吐下が論じられている。三陰病の吐下を論じるテキストは他に『傷寒直格』『宜明論』がある。『通真子傷寒括要詩』は太陰吐法。『諸病源候論』流の太陰病吐法は他に『傷寒百問歌』中「傷寒解或論」で「未満三日可汗太陰可吐満三日可泄」。『厳氏済生方』（一二五三）中『傷寒論治大要』で「三陽病発汗、太陰可吐、少陰厥陰宜下」とある。

『千金月令』には「得傷寒壮熱宜発汗、増寒宜吐、五日六日已上宜瀉」と論じ、陽病であっても増寒時には吐法が応用可能であるとの記載がある。表現は若干異なるが、「病在表発汗、在上吐、在裏瀉下」と論じるテキストに、『儒門事親』（一二二一）『聖済総録』『医方大成』がある。

（2）陽病発汗、陰病で下法と温裏法を併記したテキスト

『永類鈐方』（一三三一）は「陽明病胃中寒桂枝湯宜」と『太平聖恵方』巻八を肯定。太陰病は青竜（発汗）・四逆（温裏）・承気湯（下法）を併記している。

（3）『宋板傷寒論』とも『素問』熱論篇とも異なる用薬を示すテキスト

『和剤指南』「論傷寒症候」では、表証（得病一二日）に五積散、聖散子、葱白散が用いられている。また裏証に小柴胡湯など、『宋板傷寒論』、『素問』流傷寒論のいずれとも異なる傷寒概念が存在したことを示唆している。

（4）陽明病での下法を認め、陰病で下法・温裏法併記のテキスト

『無求子活人書』（一一二四〇）は、陽明病に汗・下法の両論併記。陰病は「大抵傷寒陽明証宜下、少陰証宜温、然仲景於少陰証口燥咽乾即云急下之」。そして「傷寒表証当汗、裏証当下、不易之法也」と論じ、『宋板傷寒論』流の陽明病下法、陰病温裏法は一般的（大抵）な治療法ではあるが、仲景の陰病（裏証）下法こそが不易之法であるとしている。

『傷寒類書』は書中「六経用薬格法」で陽病「汗下和」と新概念を支持。陰病は「三陰皆有下証」。同書中「表裏虚実弁義」で「裏実者脈伏而牢心腹痛結或大便堅小承気湯大柴胡湯以下之。裏虚者脈沈而弱自利厥冷理中湯四逆湯以温之」と陰（裏）病の下法・温裏法併存を「裏実の下法」と「裏虚の温裏法」として論じている。他に『傷寒百証歌』『傷寒発微論』『王氏易簡方』『傷寒医鑑』なども同様に陰病の温裏法と下法を併記しているが、これらはいずれも陰病下法の「陽明転属」説を不採用。「陽明転属」説は、成無己『注解傷寒論』独自の新解釈であったことが示唆される。

（5）陰病での発汗法を論じたテキスト

『傷寒活人書』は「傷寒遺事」において、三陰可汗を論じている。

（6）『宋板傷寒論』『注解傷寒論』の特殊性を指摘したテキスト

『玉機微義』（一三九六）は「論傷寒雑病分二科」において、「即病傷寒之伝変、宋医所論為時気変法非真傷寒也」と断じ、『宋板傷寒論』（それに続く『注解傷寒論』）の特殊性（狭義の傷寒でなく、熱病などの広義の傷寒を論じるのは宋臣・林億らの手による改編であること）を指摘している。

以上『医方類聚』収載の傷寒書を通覧すると、『素問』流傷寒、『宋板傷寒論』以降の新概念、その他の傷寒概念が併存していたことが理解できる。『医方類聚』によって大量の中国医書を後代に伝え得た李氏朝鮮では、『素問』と拮抗する「陽明下法、陰病温裏」という当時少数派の新思想を主張する『注解傷寒論』が広まらなかったのは当然の流れであったといえよう。

林億らの新校正による『宋板傷寒論』が成立した当初は、隋唐の常識と宋板の新概念がせめぎ合っていたことであろう。だがその後、北宋・新校正本『宋板傷寒論』が中国本土では希少となり、傷寒に関しては『注解傷寒論』およびその後発本を頼りとせざるをえない時代が招来する。[1] この時期から、伝統的中国医学の変容が訪れたのではなかろうか。

5．「傷寒」と「時気病」「熱病」「温病」

ここで「傷寒」概念を広く捉える目的で、「時気病」「熱病」「温病」について比較検討する。以下に、宋版『諸病源候論』および『外台秘要方』の時気病・熱病・温病を引用する（宮内庁書陵部本より）。

1．『諸病源候論』

『諸病源候論』巻九　時気諸病

時気一日候　時気病一日太陽受病。太陽為三陽之首。於頭項。故得病一日、口頭項腰脊痛

時気二日候　時気病二日陽明受病。陽明主於肌肉。其脈絡鼻入目。故得病二日、肉熱鼻乾不得眠
諸陽在表、始受病、故可摩膏、火灸、発汗而愈

時気三日候　時気病三日少陽受病。少陽脈循於脇上、於頸耳。故得病三日、胷脇熱而耳聾也
三陽経絡始相伝病、未入於蔵。故可汗而愈

時気四日候　時気病四日太陰受病。太陰為三陰之首。三日已後諸陽受病。訖即伝之陰
太陰之脈主於喉嗌。故得病四日、腹満而嗌乾。其病在胷鬲。故可吐而愈也

時気五日候　時気病五日少陰受病。少陰脈貫腎絡肺繋於舌。故得病五日、口熱舌乾而引飲
其病在腹。故可下而愈

時気六日候　時気病六日厥陰受病。厥陰脈循陰器絡於肝
故得病六日煩満而陰縮。此為三陰三陽倶受病。毒気入於腸胃。故可下而愈

時気七日候　時気病七日病法当小愈。所以然者。陰陽諸経伝病竟故也。今病不除者。欲為再経病也
再経病者、謂経絡重受病也

時気八九日已上候　時気八九日已上不解者、或是諸経絡重受於病、或已発汗吐下之後、毒気未尽
所以病不能除。或一経受病未即相伝。致停滞累日。病証不改者。故皆当察其証候而治之

『諸病源候論』巻九　熱諸病

熱病一日候　熱病一日病在太陽。太陽主表。謂皮膚也。病在皮膚之間。故頭項腰脊疼痛

熱病二日候　熱病二日陽明受病。病在肌肉。故肉熱鼻乾不得眠。故可摩膏、火灸、発汗而愈

熱病三日候　熱病三日諸陽相伝。訖病猶在表。未入於蔵。故胷脇熱而耳聾。可発汗而愈

熱病四日候　熱病四日太陰受病。太陰者三陰之首也

三陽受病訖伝入於陰。故毒気已入胷鬲。其病喉乾腹満。故可吐而愈

熱病五日候　熱病五日少陰受病。毒気入腹内。其病口舌乾而引飲。故下而愈

熱病六日候　熱病六日厥陰受病。毒気入腸胃其人煩満而陰縮。故可下而愈

熱病七日候　熱病七日三陰三陽伝病訖病法当愈。今病不除者。欲為再経病也。再経者謂経絡重受病也

熱病八九日已上候　熱病八九日已上不解者、皆由毒気未尽。所以病証不除也

『諸病源候論』巻十　温諸病

温病一日候　温病一日太陽受病。諸陽主表。表謂皮膚也。病在皮膚之間。故頭項腰脊痛

温病二日候　温病二日陽明受病。病在於肌肉。故肉熱鼻乾不得眠。故可摩膏、火灸、発汗而愈

温病三日候　温病三日少陽受病。故胷脇熱而耳聾。三陽始伝。病訖未入於蔵。故可発汗而愈

温病四日候　温病四日太陰受病。太陰者三陰之首也

三陽受病訖伝入於陰。故毒気入胷鬲之内。其病咽乾腹満。故可吐而愈

温病五日候　温病五日少陰受病。毒気入腹。其病口熱舌乾而引飲。故下而愈

温病六日候　温病六日厥陰受病。毒気入腹胃其病煩満而陰縮。故可下而愈

温病七日候　温病七日病法当愈。此是三陰三陽伝病竟故也。今七日病不除者。欲為再経病也

再経病者、是経絡重受病也

温病八日候　温病八日已上病不解者、或是諸経絡重受於病、或経発汗吐下之後、毒気未尽
所以病証猶不罷也

温病九日已上候　温病九日已上。病不除者、或初一経受病即不能相伝、或已伝三陽訖而不能伝於三陰
所以停滞累日。病証不罷。皆由毒気未尽。表裏受邪。経絡損傷。府蔵倶病也

このように、傷寒・時気病・熱病・温病で表現形に若干の差異があり、「傷寒・時気病」「熱病・温病」に相似性が認められるものの、いずれの病態においても三陰三陽の治療原則は「陽病発汗、陰病吐下」が貫かれている。

『諸病源候論』では傷寒・時気病・熱病・温病と細かく細分類した病態論が提示されるが、基本的に病邪の性質にかかわらず三陰三陽では「陽病発汗、陰病吐下」が原則である。「太陽膀胱・陽明胃・小腸胆・太陰脾」が明記されるのは傷寒のみであり、「傷寒は消化器系統に影響を与えやすい病邪である」と認識されていたのであろうか。

2．『外台秘要方』に引用された『諸病源候論』

一方、宋版『外台秘要方』にも『諸病源候論』が引用されているが、現伝宋版『諸病源候論』とは若干の相異があるので以下に紹介する。宋版『外台秘要方』では、実際には処方条文の初頭に病態条文が編纂されているが、ここでは閲覧の便を図り、傷寒日数条文のみを抜粋した。ちなみに、『外台秘要方』では傷寒一日は「胆」でなく「小腸」である。

『外台秘要方』巻第一　論傷寒日数　病源幷方二十一首

病源傷寒一日太陽受病。太陽者小腸之経也。為三陽之首。故先受病。其脈絡於腰脊。主於頭項

故得病一日、而頭項背膊腰脊痛也
又傷寒二日陽明受病。陽明者胃之経也。主於肌肉。其脈絡鼻入目。故得病二日、肉熱鼻乾不得眠也
諸陽在表、表始受病、在皮膚之間。故可摩膏、火灸、発汗而愈。出第七巻中
病源傷寒三日少陽受病。少陽者胆之経也。其脈循於脅上、於頸耳。故得病三日、胷脅熱而耳聾也
三陽経絡始相伝。病未入於蔵。故皆可汗而解。出第七巻中
病源傷寒四日太陰受病。太陰者脾之経也。為三陰之首。是知三日以前陽受病訖伝之於陰而太陰受病焉
其脈絡于脾、主於喉嗌。故得病四日、腹満而嗌乾也。其病在胷膈。故可吐而愈
又傷寒五日少陰受病。少陰者腎之経也。其脈貫腎絡肺繋於舌
故得病五日、口熱舌乾渇而引飲也。其病在腹。故可下而愈。出第七巻中
病源傷寒六日厥陰受病。厥陰者肝之経也。其脈循陰器絡於肝
故得病六日煩満而嚢縮也。此則陰陽倶受病。毒気在胃。故可下愈。
又傷寒七日病太陽病衰。頭痛小愈
傷寒七日病当小愈。陰陽諸経伝病尽故也。今七日以後病反甚不除者。欲為再経病也
再経病者是陰陽諸経絡重受病故也。出第七巻中
病源傷寒八日陽明病衰。身熱小愈
傷寒八日病不解者、或是諸陰陽経絡重受於病、或因発汗吐下之後、毒気未尽。所以病証猶存也
又傷寒九日少陽病衰。耳聾微聞
傷寒九日以上。病不除者、或初一経受病。即不能相伝。或已伝三陽訖而不能伝於陰。致停滞累日
病証不罷者。或三陽三陰伝病已畢、又重感於寒。故日数多而病候改変。出第七巻中

以下、『外台秘要方』に引用された「天行病」および「病源温病」の日数次第を抜粋引用する。天行病は「養

生方導引法」に続く部分であるが、内容からして『諸病源候論』の引用と考えられる。

『外台秘要方』巻第三　天行病日数

又時気病一日太陽受病。太陽為三陽之首。主於頭項。故得病一日、頭項腰脊痛

又時気二日陽明受病。陽明主於肌肉。其脈絡鼻入目。故病二日、肉熱鼻乾不得眠

　夫諸陽為表、表始受病、皮膚之間。故可摩膏、火灸、発汗而愈

又時気病三日少陽受病。少陽脈循於脅上、於頸耳。故得病三日、胷脅熱而耳聾也

　三陽経絡始相伝。病未入於蔵。故可汗之而愈

又時気四日太陰受病。太陰為三陰之首。是知三日已後諸陽受病。訖即伝之陰。而太陰受病焉

　其脈主於咽嗌。故得病四日、腹満而嗌乾。其病在胷膈。故可吐而愈也

　又云夫得病四日毒在胷膈故宜吐有得病二三日便止煩満之為毒気已入或有五六日已上

　毒気猶在上焦者其人有淡実故也所以復宜取吐也

又時気病五日少陰受病。少陰脈貫腎絡肺繋於舌本

　故得病五日、口熱舌乾渇而引飲。其病在腹。故可下而愈

又時気病六日厥陰受病。厥陰脈循陰器絡於肝

　故得病六日煩満而嚢縮也。此為三陰三陽倶受病。毒気入於腸胃。故可下而愈

又時気病七日法当小愈。所以然者。陰陽諸経伝病竟故也。今病不除者。欲為再経病

　再経病者、謂陰陽諸経重受病也

又時気病八九日以上不解者、或是陰陽諸経重受於病、或已発汗吐下之後、毒気未尽。所以病不能除

　或一経受病未即相伝。致使停滞累日。病証不改者。故皆当察其証候而治之並出第九巻中

『外台秘要方』巻第四　温病論病源一十首　温病日数

又温病一日太陽受病。諸陽主表。表謂皮膚也。病在皮膚之間。故頭項腰脊痛
又温病二日陽明受病。在於肌肉。故肉熱鼻乾不得臥。故可摩膏、火灸、発汗而愈
又温病三日少陽受病。其脈循脅絡於耳。故胷脅痛而耳聾。陽始伝。病訖未入於蔵。故可発汗而愈也
又温病四日太陰受病。太陰者三陰之首也
　三陽受病訖伝入於陰。故毒気入胷膈之内。其病咽乾腹満。故可吐
　温病大法四日病在胷膈当吐之愈。有得一日至二日便心胷煩満為毒未入兼有痰実亦宜吐之
又温病五日少陰受病。毒気入腹。其病口熱舌乾引飲。故下之而愈也
又温病六日厥陰受病。毒気入腸胃其病煩満而陰縮。故可下而愈
又温病七日病法当愈。此是三陰三陽伝病終故也。今七日病不除者。欲作再経病也
　再経病者、経絡重受於病
又温病八日以上不解者、或是諸経絡重受於病、或経発汗吐下之後、毒気未尽。所以病証不罷也
又温病九日以上。病不除者、或初一経受病則不能相伝、或已伝三陽訖而不能伝於三陰
所以致停滞累日。病証不罷。皆由毒気未尽。表裏受邪。経絡損傷。腑臓倶病也。並出第十巻中

『外台秘要方』では「傷寒・天行病・温病」の三区分で論じており、『諸病源候論』のように「傷寒・時気病・熱病・温病」の四区分と異なる。天行病は『諸病源候論』の時気病に相当する論述のようである。宋版『外台秘要方』を編纂する際に「熱病は記載不要」と判断されたものであろうか。（筆者注：『外台秘要方』時気四日の「又云」以下二行・温病四日の最終行は、『諸病源候論』に記載なし。）

6．傷寒・時気病・熱病に対する用薬の違いについて

次に、『太平聖恵方』の傷寒日期（巻九）・時気病日期（巻十五）・熱病日期（巻十七）の各日期における代表的な生薬の使用回数について比較検討する（表2）。

表2．傷寒・時気病・熱病の各日期における各生薬の使用回数の比較

		附子	麻黄	桂心	大黄	黄芩	犀角	石膏	柴胡
聖9－1（傷寒一日）	治傷寒一日諸方［二十四道］	8	13	11	1	1	0	4	3
聖15－2（時気一日）	治時気一日諸方［六道］	0	5	1	0	2	0	4	0
聖17－2（熱病一日）	治熱病一日諸方［一十道］	0	5	1	1	5	0	5	5
聖9－2（傷寒二日）	治傷寒二日諸方［十四道］	7	7	6	0	3	0	3	1
聖15－3（時気二日）	治時気二日諸方［五道］	0	3	2	1	2	1	1	1
聖17－3（熱病二日）	治熱病二日諸方［七道］	0	6	3	2	2	0	3	1
聖9－3（傷寒三日）	治傷寒三日諸方［十一道］	3	8	5	0	2	0	4	0
聖15－4（時気三日）	治時気三日諸方［六道］	0	3	4	2	2	1	2	1
聖17－4（熱病三日）	治熱病三日諸方［七道］	0	4	2	2	3	0	3	5
聖9－4（傷寒四日）	治傷寒四日諸方［二十一道］	2	4	4	5	5	2	5	5

聖15－5（時気四日）	治時気四日諸方［六道］	0	1	1	1	0	1	0	1
聖17－5（熱病四日）	治熱病四日諸方［七道］	0	2	2	2	2	0	2	1
聖9－5（傷寒五日）	治傷寒五日諸方［十七道］	0	2	2	11	9	4	1	2
聖15－6（時気五日）	治時気五日諸方［六道］	0	0	0	3	4	1	1	2
聖17－6（熱病五日）	治熱病五日諸方［六道］	0	0	0	4	5	1	3	1
聖9－6（傷寒六日）	治傷寒六日諸方［十四道］	1	0	5	5	9	0	3	8
聖15－7（時気六日）	治時気六日諸方［五道］	0	0	0	3	3	0	0	2
聖17－7（熱病六日）	治熱病六日諸方［四道］	0	0	0	2	0	0	2	1
聖9－7（傷寒七日）	治傷寒七日諸方［五道］	0	1	1	2	1	0	2	2
聖15－8（時気七日）	治時気七日諸方［四道］	0	1	1	2	3	0	0	0
聖17－8（熱病七日）	治熱病七日諸方［五道］	0	0	2	1	2	0	2	1
聖9－8（傷寒八日）	治傷寒八日諸方［五道］	2	0	2	2	2	2	0	3
聖15－9（時気八日）	治時気八九日諸方［五道］	0	2	1	2	3	0	0	1
聖9－9（傷寒九日）	治傷寒九日已上諸方［七道］	0	1	1	4	4	1	2	3
聖9－10（傷寒発汗）	治傷寒発汗通用経効諸方［十四道］	10	10	9	2	0	0	0	0

傷寒・時気病・熱病それぞれの日期においては、病因によって使用される生薬が異なっていることが表に示

されている。附子の使用が特に象徴的である。附子は熱病・時気病では用いられない。「傷寒のみに附子を用いる」ことが「熱病・時気病では附子は禁忌」であるのか、あるいは「傷寒における新発明」であるのかについてはさらなる考察を要する。

なお、ここでの比較においては『太平聖恵方』巻八は除いた。これは『太平聖恵方』巻八の編纂方式が『太平聖恵方』巻九以降と異なり、巻末に処方集がまとめられた型式であり、同列に論じるには難があるからである。この方式は『金匱玉函経』も同様である。『脈経』は条文に処方名のみ記載され、処方内容の提示がないが、『太平聖恵方』巻八や『金匱玉函経』の事例を参照すると、巻末の処方集が欠落したものであろうことが推測される。処方集で処方内容が規定されるようになると、「処方名によって処方内容は規定される」という「約束処方」概念が生まれ、それが『千金翼方』傷寒・『宋板傷寒論』などに踏襲されていると考えられる。

一方、『太平聖恵方』巻九〜十八までの傷寒門における記載は条文ごとに処方が提示される様式で、同一処方名であっても処方内容は異なるのが通常である。そこで、『太平聖恵方』巻九以降では生薬の使用回数が意味をもつことになる。

『太平聖恵方』巻九では傷寒陽病初期における附子・麻黄・桂心の多用が特徴的である。これらは『千金要方』傷寒発汗湯における附子の使用と相通じるものがあり、傷寒発汗には附子の応用が一般的であったことが示されている。一方、時気病・熱病では三陰三陽の六病期を通じて附子は使用されず、「附子の使用は傷寒のみ」(傷寒以外には附子禁止）が徹底している。『太平聖恵方』時気病は巻十五では附子処方ゼロ。巻十六の最終章(治時気瘴疫諸方）で四処方（瘴疫辟毒朱砂散・瘴疫老君神明白散・瘴疫赤散・犀角散）のみに烏頭・附子配剤。巻十七・十八の熱病全体で附子配合方剤は一処方（巻十七治熱病発狂諸方、鉄粉圓方に白附子）のみである。

「傷寒以外は附子不使用」は、『外台秘要方』でも見られる。すなわち、『外台秘要方』巻三天行病、巻四温病中、巻三全体で附子剤は二処方(生瘡と下痢)。巻四温病は巻頭「辟温方二十首」に烏頭・附子剤四処方。「辟温」は、「冬時肌骨中蔵寒毒」の「春変温病」対する予防で、附子は寒邪対策。巻四中では他に一処方（深師療温病差愈食復病、麻黄散方）に附子が配剤されているのみであり、『外台秘要方』においても天行病・温病に附子はほとんど使用されていないのである。隋唐代の傷寒（広義）世界では、附子は傷寒（狭義）に特化された生薬だったようである。

『太平聖恵方』巻九では附子は傷寒陽病初期の発汗剤。『太平聖恵方』巻八では陰病に少数応用され、『太平聖恵方』巻八・九を通覧すると「傷寒（狭義）陰陽両病期の附子の適応」（狭義の傷寒であれば病期に関わらず附子の適応がありえる）が示される。陰病における附子剤の多用は『千金翼方』で顕著となり、『宋板傷寒論』に引き継がれる。

『宋板傷寒論』は『千金翼方』同様に陰病での温裏法を強調するテキストであるが、同時に太陽病から附子剤が記載されていることも事実である。『太平聖恵方』巻八・九の事情を勘案すると、『宋板傷寒論』は「傷寒（狭義）陰陽両病期の附子の適応」を論じながら、陽病初期の附子発汗を忌避する傾向を併せ持つテキストであるということになる。

附子の用法に的を絞って論じると、

①附子を使わない『医心方』の傷寒論

②陽病期・陰病期を通じて附子剤を主体としない『太平聖恵方』巻八の傷寒論

③陽病期に附子発汗を多用する『太平聖恵方』巻九や『千金要方』の傷寒論

④陽病期の附子発汗を嫌い、陰病期に附子温裏を多用する『宋板傷寒論』・『千金翼方』

となる。附子を陽病の発汗剤ではなく陰病の温裏剤とした『宋板傷寒論』や『千金翼方』は、従来の傷寒治療に「傷寒陰病温裏の附子」という附子剤の新展開をもたらしたものと解釈できるようである。

また、時気病・熱病の病二日・三日の大黄は、『宋板傷寒論』の陽明病承気湯の下敷きとなる思想のようである。一方、柴胡は熱病の陽病期、特に熱病初期と少陽病期に多用されている。傷寒二日三日では柴胡の出番は少なく、「少陽の柴胡」は熱病に対する処方運用であったようである。傷寒においては柴胡の使用は、陰病期、特に六日（厥陰病期）に多用されている。

先に傷寒例の項（282頁参照）で論じた如く、『宋板傷寒論』傷寒例は附子による発汗法を忌避し、時気病の条文を傷寒例に登場させていた。そして、『宋板傷寒論』三陰三陽篇は陽明病の下法を論じる。これらの事例は「『宋板傷寒論』は、『太平聖恵方』巻九に見られる狭義の傷寒治療よりも広範な時気病・熱病をも含んだ傷寒治療を展開している」ことを示唆するものではなかろうか。

7．「広義の傷寒」（陽病附子禁忌）と補法（陰病温裏）について

『宋板傷寒論』の傷寒例・三陰三陽篇は、『素問』熱論篇の「陽病発汗、陰病吐下」に則った治療を論じていた。一方、『素問』の原則になじまない治療（「陽病吐下、陰病温裏」）も『宋板傷寒論』には併記されていた。またこのような両論併記は、『太平聖恵方』巻八にも認められた。

『素問』熱論篇に準じた治療として認識されるものに、陽明病の桂枝湯・麻黄湯、太陰病の桂枝加芍薬大黄湯、少陰病・厥陰病の承気湯類がある。『素問』熱論篇にそぐわないものとしては、傷寒例で詳述される陽病初期の附子発汗の忌避、三陰三陽篇で論じられる太陽病の吐法、陽明病の下法、陰病の温裏法（附子・四逆湯類）などがある。傷寒例の論じる陽病初期の附子発汗の忌避や、三陰三陽篇太陽病での過度の発汗への記載は、甚だしい熱化状態で、津液が枯渇した場合における発汗法の危険を論じており、たんなる「寒邪の侵襲による発熱」よりは、さらに熱性を帯びた病態が想定される。三陰三陽篇での陽明病の下法の記載は、胃中で熱化した邪を瀉下法により排除するものである。

これら、陽病初期に過度の発汗を戒め、陰陽両病期にわたって附子を使わない治療は『太平聖恵方』では時

気病・熱病の治療法であった。また、陽病期の下法は熱病で論じられる治法であった。陰病に対する附子剤・四逆湯類による温裏法は、隋唐以前の瀉法（吐下法）を主体とした陰病治療を補足するものである。すなわち、陰病には実証（邪実：用いるは瀉法）のみでなく、虚証（正気虚：用いるは温補法）も存在することに留意し、「陰実瀉下」を補足するものとしての「陰虚温裏」という新しい概念が北宋初期頃に確立され、傷寒治療に導入されたのである。

このように、従来の「陽病発汗、陰病吐下」に対して、陰陽両病期の病態論に新たな概念を補足し、再構成したものが『宋板傷寒論』の三陰三陽篇であると考えられる。

北宋の新校正が行われた時代には、『素問』の思想が常識であり、林億らの『宋板傷寒論』は旧思想に新思想を上書きする形で、新時代の『傷寒論』として提示されたものと考えられる。『素問』流の旧思想は、条文中に細字注記あるいは可不可篇条文として温存されていたのであるが、成無己『注解傷寒論』によって条文から細字注記が削除され、可不可篇条文が大部分抹消されたために、これらの旧思想は伝承の手掛かりを失う。そして、成無己『注解傷寒論』以降は林億らが主唱する新概念が「古方」であると誤認識されるようになった。

さて、『太平聖恵方』巻十五時気病・巻十七熱病で俯瞰したように、「陽病発汗、陰病吐下」は傷寒のみならず、感染性熱性疾患全般に共通した治療原則でもあった。『太平聖恵方』巻八から巻十八は「傷寒門」として編成されているが、「傷寒門」の後半四巻は時気病・熱病という、「寒邪」とは性質の異なる伝染性熱性疾患についての記載であった。『素問』熱論篇において「傷寒」の用語は、「寒邪の侵襲による伝染性熱性疾患」という「傷寒」の本義で用いられるだけではない。寒邪による「傷寒」のみならず、時気病・熱病・温病など、病邪の性質の異なる伝染性熱性疾患全般を総称する目的で「傷寒」の用語が用いられる場合がある。『素問』熱論篇第三十一冒頭に「黄帝問曰、今夫熱病者、皆傷寒之類也、或愈或死」とあり、寒邪の侵襲による狭義の傷寒を論じるのみならず、病邪の性質を問わず、伝染性熱性疾患全般を広く「傷寒」（広義の傷寒）と呼ぶ場合があるのである。

従来の傷寒論は「狭義の傷寒」を論じるものであった（『太平聖恵方』巻八、巻九から巻十四までの傷寒論がこれに相当する）。『宋板傷寒論』には『太平聖恵方』時気病・熱病で論じられる処方や条文が混在しており、さらには「傷寒中風[28]」や「傷寒咳嗽[30]」などの「傷寒付随症候」まで含められている。すなわち、「『宋板傷寒論』は従来の「狭義の傷寒」のみを扱っていた傷寒論と違い、より広い視野で時気病や熱病も含めた「広義の傷寒」と「傷寒付随症候」を等し並みに論じた、新時代のテキストである」と認識すると理解しやすい。

8．文献考証的立場からみた『宋板傷寒論』の臨床的有用性について

筆者は過去、『宋板傷寒論』および多くの『傷寒論』関連テキストを紹介してきた。そして、これらにもとづく条文の比較対照表を発表してきた。

傷寒三陰三陽の概念の変遷と『宋板傷寒論』の特殊性について、『宋板傷寒論』（明・趙開美本）三陰三陽篇および可不可篇を『千金翼方』『千金要方』『脈経』『外台秘要方』『諸病源候論』などの宋代以前、漢～隋唐代にかけての医学書と、北宋初期の『太平聖恵方』および『医方類聚』を比較検討した結果として、前記の要約を得た。『宋板傷寒論』の傷寒の基本概念が、『素問』熱論篇と矛盾するものではないことについては先行論文[52]でも論じているので参照されたい。同論文中でも論じているが、傷寒概念の変遷について李氏朝鮮の総合医学書『医方類聚[19]』を渉猟しても同様の結果が得られ、普遍性のある解釈と考える。

これらの検討から得られた「隋唐時代の傷寒概念(古方)」と「林億らが提唱した新概念」を念頭に置きながら、『傷寒論』を繙《ひもと》くことによって、より自由度の高い漢方臨床が可能になると信じる。自由度の高まる一例として、附子の傷寒（狭義）への応用の拡大があげられよう。『太平聖恵方』巻九で展開される傷寒論は傷寒一日から附子剤が多用される。『千金要方』傷寒発汗丸でも同様に附子剤による発汗が論じられている。これらは『宋

板傷寒論』傷寒例では「過発汗をもたらす危険度の高い治療」として忌避されるが、狭義の傷寒においてはきわめて有用な治療法でもある。『宋板傷寒論』では少陰病の薬方とされる麻黄附子細辛湯が傷寒初期に有用であることは江戸時代の漢方家も見出しており、今日でも多用されている事実がある。少陰病の薬方が傷寒初期（太陽病期）に用いられる事実を解釈するために、江戸時代の漢方家は「直中少陰」という新概念を提起することで、テキストとの整合性を見出したのであった。

『太平聖恵方』傷寒門のように、「狭義の傷寒」と「時気病」「熱病」を区別して記載する場合には病初期から傷寒（狭義）では附子が多用され、一方「時気病」「熱病」では陰陽両病期において附子は使用されない。『千金要方』[9]においても、発汗法として附子剤の記載が[11][12][28]〜[30]なされている。『千金要方』や『太平聖恵方』巻九によれば「狭義の傷寒」であれば病初期の附子発汗は常道である」ことを認知していれば、「直中少陰」などの新概念を持ち出さなくとも傷寒初期における附子剤の臨床応用が可能となる。

一方で、『素問』熱論篇によれば、傷寒は「瀉するべき邪が存在している病態（実証）」であると認識されており、陰陽両病期において瀉法（発汗吐下）が指示されている。「正気を補うべき病態（虚証）が陰病期に生じる」という認識は示されていない。この点、『宋板傷寒論』や『千金翼方』が論じる陰病期の温裏（附子・人参など）は重要な意味合いをもつ。

『太平聖恵方』巻九の附子による傷寒陽病発汗と、『宋板傷寒論』の陰病温裏を手中に収めると「狭義の傷寒であれば陰陽両病期において附子は使用可能」という根拠が得られることになり、臨床応用の可能性が飛躍的に拡大するのである。傷寒（狭義）と判断できる場合には附子が有用であるが、臨床の現場において邪の性質を明確に判別することが実際には困難な場合も多く存在する。このような場合には「過発汗・過吐下」による誤治を戒める『宋板傷寒論』は、有用な水先案内人（書）ともなりうる。状況に応じて、用いるテキストを選択すればよいのである。

このような文献的検討は、成無己『注解傷寒論』以降の版本では条文や文字の削除のため不可能である。林億らが取捨選択を行った結果である『宋板傷寒論』だけを見ても、理解は困難である。『宋板傷寒論』がどのように編纂されたかについて、『宋板傷寒論』が細字注記で暗示する部分」や「可不可篇で採用しながら三陰三陽篇で削除した条文」などを手掛かりとしながら検討し、『宋板傷寒論』に書かれていない部分」および「書き換え以前の姿」を探求する必要があるのである。各種対校資料との対比検討が必要な所以である。

9．結語

以上、駆け足で傷寒三陰三陽の概念について検討を行った内容を、以下にまとめる。

一．「傷寒」は伝染性熱性疾患全般を指す用語である。寒邪の侵襲による傷寒（狭義の傷寒）のみならず熱邪、時気（流行り病）など邪の性質が必ずしも寒状を帯びない熱病であっても、これをひとまとめに「傷寒」と呼称する場合がある（広義の傷寒）。

二．狭義の傷寒、広義の傷寒（熱病・時気病・温病）のいずれも、太陽・陽明・少陽・太陰・少陰・厥陰の順序で進展し、治療方針は「陽病発汗、陰病吐下」を用いるのが、『素問』熱論篇や『諸病源候論』『外台秘要方』などに見られる隋唐代以前のスタンダードであった。

三．「陽病発汗、陰病吐下」の基本方針は同様であっても、邪の性質によって病状・病態は異なり、用薬には隔たりがある。『太平聖恵方』で比較すると陽病初期に附子を発汗法として用いる傷寒（狭義の傷寒）・陽病初期から下法を積極的に適応する熱病などの特徴がある。隋唐時代、これらの治療はあくまで邪実に対する攻法、すなわち「汗・吐・下による邪の駆逐」に主眼が置かれており、「虚状を補う」という視点はあまり論じられていない。陽病初期から津液の枯燥をもたらす熱病では陰病期に虚状への言及が若干認められるが、傷寒（狭義）においてはあくまで攻法が主体であった。

四・傷寒に関する隋唐～宋時代の多数の医学書を引用した『医方類聚』傷寒門を検討すると、『素問』熱論篇流の「陽病発汗、陰病吐下」に「裏実の瀉下・裏虚の温裏」という新概念が歴史的に補足されてきた経緯が読み取れる。

五・『宋板傷寒論』で陽明病下法を声高に論じるのは、『宋板傷寒論』が治療対象とする「傷寒」が従来の「狭義の傷寒」のみでなく、時気病・熱病などの「広義の傷寒」までをもその範疇に見据えたものだからであろう。『宋板傷寒論』傷寒例の検討で、傷寒例条文の削除、非傷寒条文の挿入（『千金要方』『諸病源候論』『太平聖恵方』巻八で共通する狭義傷寒の初期に用いる附子発汗条文を削除し、他のテキストでは時気病の病態論とされている条文を「傷寒例」として挿入）がなされていることを報告したが、[52] これらの事実は『宋板傷寒論』が従来の「狭義の傷寒」から「広義の傷寒」へと視野を拡大した、「新しい傷寒論」であることを如実に示すものであろう。

六・『宋板傷寒論』の三陰三陽概念を整理すると、『素問』熱論篇流の「陽病発汗、陰病吐下」で論じられた「正調古方」の条文に、「陽明病の下法、陰病の温裏」などの「新時代の傷寒概念」が上書きされたものと解釈できる。陽明病の下法は早期に熱化する性質をもった邪（熱病・時気病などの「広義の傷寒」）に対応するための手法であり、「陰病温裏」はそれまで攻法主体であった傷寒治療に虚状への対応を付加したものであると考えられる。

傷寒三陰三陽の概念は基本的には『素問』熱論篇の「陽病発汗、陰病吐下」が主流であって、それぞれの場合に応じて個別の対応がなされてきたということのようである。成無己が『注解傷寒論』で行った細字注記の削除や条文の削除のために、『宋板傷寒論』の特殊な新概念のみが浮き彫りにされたため、「『素問』と仲景書は傷寒概念が異なる」といった誤解を生じたものであろうと考えられる。『宋板傷寒論』は影印本が入手可能であり、活字化テキストも整備されている。[1] 成無己の呪縛に縛られ続ける必要はないのではなかろうか。

4.『宋板傷寒論』の特殊性
――三陰三陽篇・可不可篇条文の比較検討――

【牧角和宏：傷寒論の検討―四―．福岡医師漢方研究会会報，二〇〇五．十一】
より抜粋・一部訂正・転載。

はじめに

『宋板傷寒論』は漢方臨床の基本古典とされています。『宋板傷寒論』の現存する最も信頼できるテキストとされている明・趙開美本は、真本ではありませんが模刻本の影印本が燎原書店から、活字化したものが東洋学術出版社から（『傷寒雑病論（三訂版）』）、それぞれ出版されており、入手は容易です[1]。

『宋板傷寒論』は隋唐時代から受け継がれてきた各種の『傷寒論』テキスト（『宋板傷寒論』林億序文によれば「節度師・高継沖のもたらした『傷寒論』」、『金匱要略』序文によれば『傷寒卒病論』『金匱玉函要略方』など）を元に、北宋の校正医書局で林億らが再編集したもので、いたる所に細字注記でテキストクリティークがなされています。また、三陰三陽篇[6]と可不可篇[7]という二つの傷寒論が併記されており、これらを読み込むことで『注解傷寒論』（細字注記や可不可篇を大部分削除）からは得られないさまざまな情報を獲得することができます。

現行の『傷寒論』解説は成無己『注解傷寒論』の三陰三陽篇の正文部分のみに終始したものが大半で、『宋板傷寒論』の細字注記や可不可篇・三陰三陽篇の相異にまで踏み込んだ研究解説は皆無です。

『宋板傷寒論』を、『脈経』[14][15]『千金要方』[9]『千金翼方』[10]『外台秘要方』[8]『金匱玉函経』[21]〜[26]（これらは新校正を経てはいますが貴重な宋以前医学資料です）や『小品方』『医心方』『太平聖恵方』（新校正を経ていないという点でより重要な資料です）[11][12]などに引用された『傷寒論』と比較対校することで、宋以前の『傷寒論』の姿を推測することがある程度可能になります。

『宋板傷寒論』の特殊性として、以下の二つの点を指摘してきました[65][66]。

①従来の「狭義の傷寒」から「広義の傷寒（熱病一般）」へと治療対象が広がった『傷寒論』である[62]。

②邪を去るための瀉法とともに、虚状（正気損耗）への対応（補法）が重視された『傷寒論』である。

今回は、『宋板傷寒論』三陰三陽篇・可不可篇それぞれの条文について、『宋板傷寒論』がどのようなテキストであるかを理解するのに役立ついくつかのポイントをご紹介します。

（1）「主之・宜・属」などの処方指示語句の意味合い[60]：これらは引用したテキストの系統によるもので、必ずしも「条文と処方の重み」を表現したものではない。

（2）一条文に複数の処方が提示される「一条文二処方」が細字注記や可不可篇で多く見られる：「条文と処方は鍵と鍵穴」のような関係ではなく、病態に応じた治療が提示されている。

（3）特殊な文字の使用：「心下痞鞕」＝「心下痞堅」[59]などの文字の書き換えが行われている。

（4）陽明病（陽病）の発汗、陽明病胃中虚冷の下痢（自痢）などの書き換え・条文移動：陽明病「胃中寒」から「胃家実」への方針転換に伴う語句の書き換えと条文の移動がなされている。

（5）陰病の吐下法の温裏法への書き換え：同様に、陰病での治療方針を吐下法から温裏法とするための語句の書き換え、条文移動がなされている。

これらの点について、各種テキストとの比較を通じて条文ごとに検証してみます。

1．「属す」「宜し」「主る」の系統：処方指示語句について（その一）

まず、『宋板傷寒論』太陽病上篇12条の条文と、その他のテキストから抜粋した関連条文を比較・対照します。

林1（太陽上1）	a	太陽 中風。 陽浮 陰 弱。 熱発 汗 出。 悪寒
	b	鼻鳴乾嘔者。桂枝湯主之。第一［五味。前有太陽病一十一証］
林可20（可汗19）	a	太湯 中風。 陽浮 陰 弱。 熱発 汗 出。 悪寒
	b	悪風。鼻鳴乾嘔者。属桂枝湯証。第十九［用前第一方］
宋12（太陽上12）	**a**	**太陽 中風。 陽浮而陰 弱。陽浮者熱自発。陰弱者汗自出。嗇嗇悪寒**
	b	**淅淅悪風。翕翕発熱。鼻鳴乾嘔者。 桂枝湯主之。方一**
翼29（太陽桂枝29）	a	太陽 中風。 陽浮而陰濡弱。 浮者熱自発。濡弱者汗自出。濇濇悪寒
	b	淅淅悪風。翕翕発熱。鼻鳴乾嘔者。 桂枝湯主之
翼宜24（宜汗10）	a	太陽 中風。 陽浮而陰濡弱。 浮者熱自発。濡弱者汗自出。濇濇悪寒
	b	淅淅悪風。翕翕発熱。鼻鳴乾嘔。 桂枝湯主之
玉18（太陽18）	a	太陽 中風。 陽浮而陰濡弱。陽浮者熱自発。濡弱者汗自出。嗇嗇悪寒
	b	淅淅悪風。翕翕発熱。鼻鳴乾嘔。 桂枝湯主之
宋可57（可汗25）	a	太陽 中風。 陽浮而陰 弱。陽浮者熱自発。陰弱者汗自出。嗇嗇悪寒
	b	淅淅悪風。翕翕発熱。鼻鳴乾嘔者。属桂枝湯証。十九［用前第一方］
玉可62（可汗24）	a	太陽 中風。脈 陽浮而陰濡弱。 浮者熱自発。濡弱者汗自出。嗇嗇悪寒
	b	淅淅悪風。翕翕発熱。鼻鳴乾嘔。 属桂枝湯

脈7－2(可汗)－24
a　太陽　中風。　陽浮而陰濡弱。浮者熱自発。濡弱者汗自出。嗇嗇悪寒
b　淅淅悪風。翕翕発熱。鼻鳴乾嘔。属桂枝湯証

聖8－3(太陽3)
a　太陽病中風。脈其陽浮而　弱。浮者熱自発。弱者汗自出。濇濇悪寒
b　翕翕発熱。鼻鳴乾嘔。宜桂枝湯

諸
a　中風傷寒之状
b　陽浮。熱自発。陰弱　汗自出。嗇嗇悪寒
c　淅淅悪風。翕翕発熱。鼻鳴乾嘔。此其候也

外(2－1b)
a　病源。中風傷寒之状
b　太陽　中風。　陽浮。陰　弱。陽浮者熱自発。陰弱者汗自出。濇濇悪寒
c　淅淅悪風。翕翕発熱。鼻鳴乾嘔。此其候也

外(2－2b)
a　仲景傷寒論桂枝湯療
b　太陽　中風。　陽浮。陰　弱。陽浮者熱自発。陰弱者汗自出。嗇嗇悪寒
c　淅淅悪風。翕翕発熱。鼻鳴乾嘔方

聖15－1(中風)－11
a　治傷寒中風。　陽浮。熱自発。陰弱　汗自出。濇濇悪寒
b　翕翕発熱。鼻鳴乾嘔宜服此方

千5(発汗湯)－15
a　桂枝湯
b　治中風。其脈陽浮而陰　弱。陽浮者熱自発。陰弱者汗自出。濇濇悪風
c　淅淅悪寒。嗡嗡発熱。鼻鳴乾嘔方

さらに比較のため、宋12(太陽上12)を分割して以下に再掲し、検討します。

1．「陽浮かつ陰弱」について

諸		a	中風傷寒之状				
外	(2－1b)	a	病源。中風傷寒之状				
千	5(発汗湯)－15	a	桂枝湯				
千	(2－2b)	a	仲景傷寒論桂枝湯療				
外	(2－2b)	a	仲景傷寒論桂枝湯療				
林	1(太陽上1)	a	太陽 中風。	陽浮 陰 弱。	熱 発	汗 出。	悪寒
林	可20(可汗19)	a	太湯 中風。	陽浮 陰 弱。	熱 発	汗 出。	悪寒
宋	**12(太陽上12)**	**a**	**太陽 中風。**	**陽浮而陰 弱。**	**陽浮者熱自発。**	**陰弱者汗自出。**	**嗇嗇悪寒**
翼	29(太陽桂枝29)	a	太陽 中風。	陽浮而陰濡弱。	浮者熱自発。	濡弱者汗自出。	濇濇悪寒
翼	宜24(宜汗10)	a	太陽 中風。	陽浮而陰濡弱。	浮者熱自発。	濡弱者汗自出。	濇濇悪寒
玉	18(太陽18)	a	太陽 中風。	陽浮而陰濡弱。	陽浮者熱自発。	濡弱者汗自出。	嗇嗇悪寒
宋	可57(可汗25)	a	太陽 中風。	陽浮而陰 弱。	陽浮者熱自発。	陰弱者汗自出。	嗇嗇悪寒
玉	可62(可汗24)	a	太陽 中風。	脈陽浮而陰濡弱。	浮者熱自発。	濡弱者汗自出。	嗇嗇悪寒
脈	7－2(可汗)－24	a	太陽 中風。	陽浮而陰濡弱。	浮者熱自発。	濡弱者汗自出。	嗇嗇悪寒
聖	8－3 (太陽3)	a	太陽病中風。	脈其陽浮而 弱。	浮者熱自発。	弱者汗自出。	濇濇悪寒
諸		b			陽浮。熱自発。	陰弱 汗自出。	嗇嗇悪寒
外	(2－1b)	b	太陽 中風。	陽浮。陰 弱。	陽浮者熱自発。	陰弱者汗自出。	濇濇悪寒
外	(2－2b)	b	太陽 中風。	陽浮。陰 弱。	陽浮者熱自発。	陰弱者汗自出。	嗇嗇悪寒
聖	10－1(中風)－11	a	治傷寒中風。		陽浮。熱自発。	陰弱 汗自出。	濇濇悪寒

千 9－5－15　b　治中風。其脈　陽浮而陰　弱。陽浮者熱自発。陰弱者汗自出。濇濇悪風

『宋板傷寒論』の「陽浮而陰弱」は、難解な語句として古来諸説紛々です。『太平聖恵方』巻八のみ「脈其陽浮而弱。浮者熱自発。弱者汗自出」（陽の脈が浮き、かつ弱い）としており、他本の「陽浮而陰弱」あるいは「陽浮而陰濡弱」（陽の脈が浮き陰〈濡〉の脈が弱い）と異なります。『太平聖恵方』巻八のように、単純に「脈其陽浮而弱」とすると臨床的においても理解しやすいようです。『太平聖恵方』巻十の表現は「陽浮。熱自発。陰弱汗自出」であって、陽・陰が脈状であることを断っていません（『太平聖恵方』巻十で脈状に触れるときは「脈」字の記載があります）。『太平聖恵方』以外の「陽浮而陰弱」が脈状として統一されたのは『太平聖恵方』以降のことであり、林億らの宋改時であったのかもしれません。

2．「属す」「宜し」「主る」などの処方指示語句について

林 1（太陽上1）　b　鼻鳴乾嘔者。　桂枝湯主之。第一［五味。前有太陽病一十一証］

宋 12（太陽上12）　b 淅淅悪風。翕翕発熱。鼻鳴乾嘔者。　桂枝湯主之。方一

翼 29（太陽桂枝29）　b 淅淅悪風。翕翕発熱。鼻鳴乾嘔者。　桂枝湯主之

翼 宜24（宜汗10）　b 淅淅悪風。翕翕発熱。鼻鳴乾嘔。　桂枝湯主之

玉 18（太陽18）　b 淅淅悪風。翕翕発熱。鼻鳴乾嘔。　桂枝湯主之

林 可20（可汗19）　b　悪風。　鼻鳴乾嘔者。属桂枝湯証。第十九［用前第一方］

宋 可57（可汗25）　b 淅淅悪風。翕翕発熱。鼻鳴乾嘔者。属桂枝湯証。　十九［用前第一方］

玉 可62（可汗24）　b 淅淅悪風。翕翕発熱。鼻鳴乾嘔。属桂枝湯

脈 7－2（可汗）－24　b 淅淅悪風。翕翕発熱。鼻鳴乾嘔。属桂枝湯証

聖 8－3（太陽3）　b　翕翕発熱。鼻鳴乾嘔。宜桂枝湯

諸（2－1b）　b淅淅悪風。翕翕発熱。鼻鳴乾嘔。　此其候也
外（2－2b）　c淅淅悪風。翕翕発熱。鼻鳴乾嘔。　此其候也
外（2－2b）　c淅淅悪風。翕翕発熱。鼻鳴乾嘔　方
聖10－1（中風）－11b　翕翕発熱。鼻鳴乾嘔　宜服此方
千5（発汗湯）－15　c淅淅悪寒。噏噏発熱。鼻鳴乾嘔　方

可不可篇系統は「属～証」「属」、三陰三陽篇系統は「主之」「宜」と、処方指示語句に相異があります。そこで、処方指示語句について検討してみます。

まず、次頁表1に『宋板傷寒論』三陰三陽篇の各篇の条文数と、別文献中のそれらに対応する条文数を示します。次に、表2に『宋板傷寒論』可不可篇の条文数と、別文献中のそれらに対応する条文数を示します。さらに、表3および表4に、『宋板傷寒論』三陰三陽篇および可不可篇中の処方指示条文の数と、その中で使われている各用語の使用頻度を示します。

『宋板傷寒論』三陰三陽篇三百九十八条文のうち、百九十条文が可不可篇にも収載されています（表1）。このうち処方指示のある条文は百四十八条文であり、そのうち三陰三陽篇と可不可篇とで処方指示語句が異なるものは百九条文（そのうち「主之」が「属」に変わっているものが最多で六十八条文）、一致するものは三十九条文です（表3）。

一方、『千金翼方』巻九・十と『宋板傷寒論』三陰三陽篇を比較しますと、対応条文三百四十七条文中、処方指示条文は二百十二条文であり、「主之」「宜」「与」の一致が百七十七条文で認められます（表1）。さらに、『脈経』巻七と『宋板傷寒論』可不可篇との比較では、可不可篇二百八十七条文中、二百七十五条文が対応しており、対応する処方指示条文百五十条文中の百条文に、「属」「与」「宜」の一致が認められます（表4）。

条文文末の表現（処方指示語句）は、『宋板傷寒論』三陰三陽篇と可不可篇とでは多くの条文で一致せず、

表1．『宋板傷寒論』三陰三陽（六経）各篇の対応条文数一覧表[60]

篇名		太陽上	太陽中	太陽下	陽明	少陽	太陰	少陰	厥陰	霍乱	労復後	総数
条文数		30	97	51	84	10	8	45	56	10	7	398
『宋板傷寒論』	可不可	15	78	29	43	1	3	9	11	1	0	190
『千金翼方』	六経	25	48	45	62	10	8	45	56	0	0	299
	宜忌	6	51	5	5	0	2	13	8	10	7	107
『脈経』	巻七	15	9	34	47	1	4	24	20	2	0	156
	巻八	0	0	0	0	0	0	0	16	3	0	19
『太平聖恵方』巻八	六経	8	28	9	39	6	6	25	2	0	0	23
	可不可	6	21	5	12	0	2	8	6	0	0	60
『外台秘要方』		7	23	22	12	1	1	14	13	0	2	95
『千金要方』		7	18	10	6	0	0	3	0	1	0	45
『金匱要略』		0	0	2	1	0	0	1	20	0	0	24

表2.『宋板傷寒論』可不可篇諸篇の対応条文数一覧表(60)

篇名	条文数	『宋板傷寒論』六経	『千金翼方』六経	『千金翼方』宜忌	『脈経』巻七	『脈経』巻八	『太平聖恵方』巻八 六経	『太平聖恵方』巻八 可不可	『外台秘要方』	『千金要方』	『金匱要略』
不可発汗	32	17	11	15	31	2	4	15	0	0	2
可発汗	47	40	38	17	47	1	26	11	10	16	1
発汗後	33	32	16	20	32	0	13	4	6	6	0
不可吐	4	3	1	3	4	0	1	4	0	1	0
可吐	7	3	3	7	7	1	1	7	1	7	1
不可下	46	21	21	17	46	2	8	15	6	4	1
可下	46	35	35	18	37	8	13	16	13	11	8
発汗吐下後	72	66	49	15	71	0	18	4	16	6	0
総数	287	217	174	112	275	14	84	76	52	51	13

表3.『宋板傷寒論』三陰三陽篇処方指示条文の指示用語(60)

篇名	処方指示条文数	指示用語				『千金翼方』と一致する処方数	『宋板傷寒論』可不可と一致する処方数
		「主之」	「与」	「宜」	その他		
太陽上（30）	15	9	2	3	1	12	2
太陽中（97）	64	41	7	15	1	46	12
太陽下（51）	33	27	4	4		30	2
陽明（84）	44	17	7	19	1	36	17
少陽（10）	1		1			1	0
太陰（8）	3	1	2			2	0
少陰（45）	23	16	1	5	1	22	4
厥陰（56）	19	13		6		16	1
霍乱（10）	6	5		1		6	0
労復後（7）	6	5		1		6	0
総数（398）	214	134	22	56	4	177	38

＊（ ）内は各篇の全処方数。

表4．『宋板傷寒論』可不可篇処方指示条文の指示用語(60)

篇名	処方指示条文数	指示用語「属」	「宜」	「与」	「主之」	「以」	なし	『脈経』巻七と一致する処方数	『宋板傷寒論』六経と一致する処方数
不可発汗（32）	1		1					0	0
可発汗（47）	41	24	11	5	2		1	32	7
発汗後（33）	25	18	3	4				19	3
不可吐（4）	0								
可吐（7）	0								
不可下（46）	4	2	2					3	1
可下（46）	43	14	25		2	2		8	17
発汗吐下後（72）	48	36	5	5	2			38	11
総数（287）	162	94	47	14	6	2	1	100	39

＊（ ）内は各篇の全処方数。

むしろ『宋板傷寒論』三陰三陽篇と『千金翼方』、『宋板傷寒論』可不可篇と『脈経』巻七とが大部分一致しています（表3・4）。対応条文数からも同様の傾向が認められます（表1・2）。

以上より、「主之」「宜」「属」「与」の表現の違いは、各篇を編纂する際に参照したテキストの相異（『脈経』系統であれば「属」、『千金翼方』系統は「主之」、『太平聖恵方』巻八系統は「宜」）にもとづくものであったことが推察されます。

「主之」「宜」の相異は条文の重みを表現したものであるという従来の解釈は、成無己が可不可篇を大量に削除し、可不可篇本来の姿が知られなくなったために出てきた新解釈であったと考えられます。(60)

2. 桂枝加附子湯は発汗剤？ 止汗剤？ 付：処方指示語句について（その二）

宋20（太陽上20）　太陽病発　汗遂漏　不止。其人　悪風小便難四肢微急難以　屈伸者
桂枝加附子湯主之方七

林7（太陽上7）　太陽病発　汗遂漏　悪風小便難四肢　急難以　屈伸
桂枝加附子湯主之第七［六味］

翼52（太陽桂枝52）　太陽病発其　汗遂漏而　不止。其人　悪風小便難四肢微急難以　屈伸
桂枝加附子湯主之　桂枝中加附壹枚。炮。即是

玉28（太陽28）　太陽病発其　汗遂漏而　不止。其人　悪風小便難四肢微急難以　屈伸
桂枝加附子湯主之

林可43（汗後1）　太陽病発　汗遂漏　不止。　悪風小便難四肢　急難以　屈伸者属
桂枝加附子湯。第一［六味前有八病証］

宋可88（汗後9）　太陽病発　汗遂漏　不止。其人　悪風小便難四肢微急難以　屈伸者属
桂枝加附子湯。方一

脈7—3（汗後）—9　太陽病発其　汗遂漏而　不止。其人　悪風小便難四肢微急難以　屈伸　属
桂枝加附子湯

玉可198（汗後17）　太陽病発其　汗遂漏　不止。其人　悪風小便難四肢微急難以　屈伸　属

　　　　　　　　　　　桂枝加附子湯証
聖8－6（太陽6）　太陽病発其　汗。汗出　　不止者其人必悪寒小便難四肢拘急　　者宜
　　　　　　　　　桂枝附子湯
外（集験）　　又　　　汗後　遂漏　不止。其人　悪風小便難四肢微急難以　屈伸
　　　　　　　　　桂枝加附子湯。方
（外23－45 a「雑療汗出不止方一十首」の第二処方）

（1）処方指示語句について（その二）

『宋板傷寒論』『金匱玉函経』『千金翼方』『太平聖恵方』巻八にはいずれも処方指示用語がありますが、『外台秘要方』のみ処方指示に「主之」「宜」「属」のいずれもありません。『外台秘要方』は唐時代の医学書の引用から成り立っており、唐時代の医学書のスタイルを伝えている面が多いとされています。『外台秘要方』の現伝本は宋改本ですが、宋改本でありながら処方指示部分が欠損しているということは、元来のテキストにも処方指示語句がなかったことが推測されます。
隋唐時代には「主之」「宜」「属」を明確にしない表記方法もまかり通っていたことが示唆されます。

（2）傷寒一日発汗の附子について：桂枝加附子湯は発汗剤？止汗剤？

『太平聖恵方』巻九には附子を含む「桂枝湯」が記載されています。また、同書には傷寒陽病期における積極的な附子の使用が論じられています。

聖9－1－2　治傷寒一日。太陽受病。頭痛。項強。壮熱。悪寒。宜服桂枝湯方
　　　　　桂枝［半両］附子［半両炮裂去皮臍］乾姜［半両炮裂剉］甘草［半両炙微赤剉］　麻黄［二

両去根節〕
右件薬。搗篩為散。毎服四銭。以水一中盞。入葱白二茎。煎至六分。去滓。不計時候稍熱服
如人行五里。以稀葱粥投之。衣蓋取汗。如未汗一依前法再服

聖9－1－3
治傷寒一日。頭痛。身体百節酸疼。悪寒。宜服麻黄散方
麻黄〔一両去根節〕　桂心〔三分〕　甘草〔半両炙微赤剉〕　杏仁〔三分湯浸去皮尖双仁麸炒微黄〕　附子〔三分炮裂去皮臍〕　芎窮〔一両〕　赤芍薬〔三分〕　白朮〔三分〕
右件薬。搗篩為散。毎服四銭。以水一中盞。入生姜半分。棗三枚。煎至六分。去滓。不計時候稍熱服。如人行五六里再服。厚覆取汗

『太平聖恵方』巻九は三陽病期に附子を多用し、傷寒（狭義）で寒邪が存在していれば陽病期にも附子の使用が可能であることが示唆されます。麻黄附子細辛湯（『宋板傷寒論』では少陰病の処方）が傷寒初期に有用であることは経験的な事実であります。傷寒初期（本来なら陽病期）の少陰病という矛盾を、江戸時代の先哲は「直中少陰」という新解釈で説明したのですが、『太平聖恵方』巻九の「寒邪が存在していれば病期にかかわらず附子の使用が可能である」という立場に立てば、陽病期の附子剤使用は当然のことでしょう。「傷寒発汗の附子剤」は『千金要方』、『外台秘要方』でも論じられており、隋唐時代のスタンダードであったようです。

『備急千金要方』巻第九　傷寒上方　発汗丸第六（方一首）

千9－6－1
神丹丸治傷寒勑濇悪寒発熱体疼者方
附子　烏頭〔各四両〕　人参　茯苓　半夏〔各五両〕　朱砂〔一両〕
右六味末之蜜丸以真丹為色。先食服如大豆二丸生姜湯下日三須臾進熱粥二升許重覆汗出止。若不得汗汗少不解復服如前法。若得汗足応解而不解者当服桂枝湯。此薬多毒熱者令飲水寒

者温飲解此。治瘧先発服二丸［要略用細辛不用人参別有射罔棗大一枚名赤丸主寒気厥逆］

外1－25a（崔氏方）発汗神丹丸
又療傷寒勑色悪寒発熱体疼発汗神丹丸 人参 烏頭 半夏 茯苓 朱砂 附子

『宋板傷寒論』は傷寒例において「陽病における附子発汗の忌避」を論じ[25]、三陰三陽篇では陽病で附子抜きの桂枝湯・葛根湯・麻黄湯などでの発汗を行い、陰病の温裏を目的として附子剤を用いています。『宋板傷寒論』太陽病篇に論じられる多数の附子剤は、「発汗後・下後などの（誤治による）変証への対応」であると論じられることが一般的ですが、『太平聖恵方』巻九などの傷寒概念で考えると、桂枝加附子湯・桂枝去芍薬加附子湯などの附子剤こそが本来の傷寒太陽病の処方なのかもしれません。

ここで、桂枝加附子湯が発汗剤なのか、止汗剤なのかについて、『太平聖恵方』巻八から検討してみます。『太平聖恵方』巻八を順を追って読むと、第1条で、まず桂枝湯と宣言しています。第2条は発熱悪寒に桂枝湯（これは『宋板傷寒論』もそのまま）、第3条「汗自出」でも桂枝湯です。さらに、第4条「発熱汗出」でも桂枝湯、「気の上衝」にも桂枝湯と、ここまですべて「発汗の桂枝湯」を論じています。

聖8－1（太陽1）傷寒一日太陽受病。若脈静者未伝。諸臓煩躁。欲吐。脈急数者。乃伝別臓也。宜桂枝湯

聖8－2（太陽2）太陽為病。頭痛項強而悪寒。其脈浮数。宜桂枝湯。太陽中風。発熱而悪寒。宜桂枝湯

聖8－3（太陽3）太陽病中風。脈其陽浮而弱。浮者熱自発。弱者汗自出。生生悪寒。翕翕発熱。鼻鳴乾嘔宜桂枝湯

聖8－4（太陽4）太陽病。発熱汗出。此為栄弱衛強。故使汗出。欲去其邪。便宜服桂枝湯

聖8－5（太陽5）太陽病。若下之。其気必上衝。可与桂枝湯

続く第6条が、発汗か止汗かということですが、第7条以下の条文を見ると、全部桂枝湯（発汗）です。

聖8－6（太陽6） 太陽病。発其汗。汗出不止者。其人必悪寒小便難。四肢拘急者。宜桂枝附子湯
聖8－7（太陽7） 太陽病。若下之。其脈促至中満。宜桂枝湯
聖8－8（太陽8） 太陽病。外証未解。不可下也。宜服桂枝湯発其汗
聖8－9（太陽9） 陽病。下之不愈。其脈浮者。為在外。汗之則愈。宜桂枝湯
聖8－10（太陽10） 太陽病。服桂枝湯。煩熱不解者。当先針刺風池風府穴。乃与桂枝湯。即愈

第11条以降の三条文は「汗が出た後も桂枝湯で発汗」を論じています。

聖8－11（太陽11） 太陽病。自汗出。此為栄気和衛気不和。栄行脈中。衛行脈外。復発其汗。表和即愈。宜桂枝湯
聖8－12（太陽12） 太陽病。時自発熱。汗出不愈者。此衛気不和也。当発汗即愈。宜桂枝湯
聖8－13（太陽13） 太陽病。発汗已解。半日後復煩躁。其脈浮数者。可復発其汗。宜桂枝湯

第11条は、自汗出でも、さらに発汗となっており、12条は、汗出してもなお治らない、だからもう一度桂枝湯で発汗となっています。そして13条は、発汗した後、煩躁しているものは、脈数ならやはりもう一度桂枝湯で発汗させるというように、すべて「発汗法」が並ぶ中に、唯一「止汗法」が紛れ込むとは考えがたく、『太平聖恵方』巻八の段階では桂枝加附子湯は「発汗剤」と認識されていたと考えるほうが妥当と考えられます。臨床的には、「だらだらと流れていた汗がすぐに引っ込む」という感じではなく、「だらだらと出ていた脂汗が、服薬後ちょっと汗が出た後に徐々に引いていく」というイメージでしょうか。

3．第26条白虎加人参湯は本来陽明病篇条文？（条文の前方移動）

『千金翼方』傷寒宜忌119条や可不可篇を参照すると、『宋板傷寒論』26条は元来211条（陽明病篇33条）の後方に位置する発汗後の条文であったことが推測されます。以下に、宋26と宋211の前後関係を示します。

宋211（陽明33）	発汗多若重発　汗者。亡其陽。讝語。脈短者死。脈自和者不死
翼宜119a	**発汗後。重発其汗。亡　陽。譫語。其脈反和者不死**
翼宜119b	**服桂枝湯。汗出。大煩渇　不解若脈洪大。与白虎湯［方見雑療中］**
宋26（太陽上26）	服桂枝湯　大汗出後大煩渇　不鮮。脈洪大者。白虎加人参湯主之。方十三
林13（太陽上13）	服桂枝湯。大汗出。大煩渇。不鮮。脈洪大者。白虎加人参湯主之。第十三［五味］
林可46（汗後4）	服桂枝湯　汗出後。煩渇　不鮮。脈洪大者。属白虎加人参湯。第四［五味］
脈7－3（汗後）－6	発汗多又復発其汗　此為亡　陽皆譫語。脈短者死。脈自和者不死
脈7－3（汗後）－11	服桂枝湯。大汗出。大煩渇　不解若脈洪大。属白虎湯
宋可85（汗後6）	発汗多若重発　汗者。亡其陽。讝語。脈短者死。脈自和者不死
宋可91（汗後12）	服桂枝湯。大汗出後大煩渇　不鮮若脈洪大者　属白虎加人参湯。方四
玉227（陽明35）	発汗多。重発其汗。若已下。復発其汗。亡其陽。讝語。脈短者死。脈自和者不死
玉34（太陽34）	服桂枝湯。大汗出後大煩渇　不解若脈洪大者。白虎加人参湯主之
玉可192（吐下後11）	発汗後。　重発其汗。　亡　陽。讝語。　其脈反和者不死
玉可197（汗後16）	服桂枝湯。大汗出。大煩渇　不解若脈洪大。　属白虎湯証
外（仲景傷寒論）	療服桂枝湯。大汗　後　煩渇熱不解。脈洪大者。属白虎加人参湯方（2－13b）

すなわち、各条文の前後関係は、次のようになります。

翼宜119＝宋211＋26＝玉227＋34＝玉可192＋197＝宋可85＋91＝脈7－3－6＋7－3－11

各条文の前後関係が複雑なので、以下に整理して再掲します。

翼宜119a	**発汗後。重発其汗。亡陽。譫語。其脈反和者不死**
脈7－3(汗後)－6	発汗多又復発其汗　此為亡陽皆譫語。脈短者死。脈自和者不死
宋可85(汗後6)	発汗多若重発　汗者。亡其陽。譫語。脈短者死。脈自和者不死
宋211(陽明33)	発汗多若重発　汗者。亡其陽。譫語。脈短者死。脈自和者不死
玉227(陽明35)	発汗多。重発其汗。若已下。復発其汗。亡其陽。譫語。脈短者死。脈自和者不死
玉可192(吐下後11)	発汗後。重発其汗。亡陽。譫語。其脈反和者不死
翼宜119b	**服桂枝湯。汗出。大煩渇不解若脈洪大。与白虎湯〔方見雑療中〕**
脈7－3(汗後)－11	服桂枝湯大汗出。大煩渇不解若脈洪大。属白虎湯
玉可197(汗後16)	服桂枝湯大汗出。大煩渇不解若脈洪大。属白虎湯証
宋26(太陽上26)	**服桂枝湯大汗出後。大煩渇不鮮。脈洪大者。白虎加人参湯主之。方十三**
林13(太陽上13)	服桂枝湯大汗出。大煩渇不鮮。脈洪大者。白虎加人参湯主之。第十三〔五味〕
玉34(太陽34)	服桂枝湯大汗出後。大煩渇不解若脈洪大者。白虎加人参湯主之
宋可91(汗後12)	服桂枝湯大汗出後。大煩渇不鮮若脈洪大者属白虎加人参湯。方四
林可46(汗後4)	服桂枝湯　汗出後。煩渇　不鮮。脈洪大者属白虎加人参湯。第四〔五味〕
外(仲景傷寒論)	療服桂枝湯大汗後　煩渇熱不解　脈洪大者属白虎加人参湯方（2－13b）

翼宜119＝宋211＋26＝宋可85＋91＝脈7－3－6＋7－3－11

翼宜119a、bを原型と考えると、宋可・玉可・脈7でも、条文間に他の条文は入りますが前後関係は保たれています。宋26は元来宋211の後方に位置していた条文で、発汗後亡陽の条文であったことが推測されます。すなわち宋211→宋26であり、宋26は本来陽明病の桂枝湯発汗の指示条文であったのを、『宋板傷寒論』三陰三陽篇編集時に太陽病上篇に移動させたものではないしょうか。ここで桂枝湯による「大汗出」が論じられます。『宋板傷寒論』の「桂枝・芍薬・生姜・甘草・大棗」の桂枝湯で「大汗出」が起きるとは考えがたく、この桂枝湯は『太平聖恵方』巻九の麻黄・附子入りの桂枝湯ではないしょうか。

また、古伝『傷寒論』の白虎湯が『宋板傷寒論』『外台秘要方』では白虎加人参湯となっています。『千金翼方』は条文は白虎湯ですが、処方内容に白虎加人参湯を併記しています。『金匱玉函経』は可不可篇が白虎湯と古伝を守り、三陰三陽篇では白虎加人参湯となっています。『千金翼方』『脈経』『金匱玉函経』で白虎湯であったものに人参を加え、補気の効力を強化したのは、『外台秘要方』を編集した王燾の時代であったか、宋改を行った林億たちであったのかもしれません。すなわち、攻法主体の傷寒治療に補法が加わってきた歴史的経緯が示唆されているように感じられます。

4．条文の乗り換え現象

『宋板傷寒論』27条と83条は元来一条文、あるいは隣り合った二条文であったと考えられます。

林14（太陽上14）　太陽病発熱　悪寒。熱多寒少脈微弱者。　宜桂枝二越婢一湯第十四［七味］

宋27（太陽上27）　太陽病発熱　悪寒。熱多寒少脈微弱者此無陽他。不可　発　汗宜桂枝二越婢一湯方十四
宋83（太陽中53）　咽喉乾燥者不可発　汗
宋可17（不可汗17）　太陽病発熱　悪寒。熱多寒少脈微弱者。無陽也。不可　発　汗
宋可18（不可汗18）　咽喉乾燥者不可発　汗
脈7―1（不可汗）―15　太陽病発熱　悪寒。熱多寒少脈微弱。則無陽也。不可復発其汗
　咽　乾燥者不可発　汗
玉可17（不可汗17）　太陽病発熱　悪寒。寒多熱少脈微弱。則無陽也。不可復発其汗
玉可18（不可汗18）　咽喉乾燥者不可発其汗
玉35（太陽35）　太陽病発熱而悪寒。熱多寒少脈微弱者此無陽他。不可復発其汗宜桂枝二越婢一湯
玉91（太陽91）　咽喉乾燥者。不可発其汗
翼56（太陽桂枝56）　太陽病発熱　悪寒。熱多寒少脈微弱。則無陽也。不可　発　汗　桂枝二越婢一湯主之
翼宜6（忌汗6）　太陽病発熱　悪寒。寒多熱少脈微弱。則無陽也。忌　復発其汗
翼宜7（忌汗7）　咽喉乾燥者忌　発其汗

脈7－1－15＝宋可17＋18＝玉可17＋18＝翼宜6＋7＝宋27＋83＝玉35＋91

宋可17、18および翼宜6、7は、脈7－1－15が分割された形になっています。宋可18、翼宜7および宋83は、これだけでは理解困難な条文ですが、脈7－1－15のように前文を受ける条文と考えると理解が容易です。おそらく『脈経』のように元来一条文、あるいは可不可篇のように隣り合った二条文であったのではないでしょうか。三陰三陽篇の編集過程において後半部分が脱落し、前半部分が桂枝二越婢一湯の指示条文とされたのでしょうか。『千金翼方』の三陰三陽篇が前半部分しか掲載されていないこ

とから、『千金翼方』編纂の時点でこの条文の「前後泣き別れ現象」が成立したと推定されます。『金匱玉函経』および『宋板傷寒論』三陰三陽篇では、太陽病中篇に後半部分が掲載されていますが、これは『宋板傷寒論』太陽病中篇編集時に、『宋板傷寒論』可不可篇（あるいは『脈経』）の不可発汗篇の条文をまとめてもってきたため、たまたま後半部分の条文が離れて出現したということではないでしょうか。

宋27と宋83が対を成すとすると、本来の条文配列は以下のようなものであったかもしれません。

宋27（太陽上27）　太陽病発熱。悪寒。熱多。寒少。脈微弱者。此無陽他。不可発汗。宜桂枝二越婢一湯
宋83（太陽中53）　咽喉乾燥者。不可発汗
宋84（太陽中54）　淋家。不可発汗。発汗必便血
宋85（太陽中55）　瘡家。雖身疼痛。不可発汗。汗出則痓
宋86（太陽中56）　衄家。不可発汗。汗出必額上陥。脈急緊。直視不能眴［音喚。又胡絹切。下同。一作瞬］不得眠
宋87（太陽中57）　亡血家。不可発汗。発汗則寒慄而振

宋27は、太陽病における不可発汗（発汗禁忌）を論じた条文群の筆頭条文であったようです。

5.「属す」「宜し」「主る」には違いがない？：処方指示語句について（その三）

林29（太陽中13）　太陽病。下之微喘者。表未鮮。桂枝加厚朴杏子湯主之。第十三［七味］
宋43（太陽中13）　太陽病。下之微喘者。表未鮮故也。桂枝加厚朴杏子湯主之。方十三

林可10（可汗9）　太陽病。下之微喘者。表未鮮。　宜桂枝加厚朴杏子湯。第九［七味］
宋可47（可汗15）　太陽病。下之微喘者。表未鮮　也。宜桂枝加厚朴杏子湯。方九
千5（発汗湯）－8　太陽病。下之微喘者。表未解　也。宜桂枝加厚朴杏仁湯
林可140（吐下後25）　太陽病。下之微喘者。表未鮮　也。属桂枝加厚朴杏子湯。第二十五［七味］
宋可264（吐下後49）　太陽病。下之微喘者。表未鮮　也。属桂枝加厚朴杏子湯。方二十五
脈7－2（可汗）－15　太陽病。下之微喘者。表未解故也。属桂枝加厚朴杏子湯証
玉50（太陽50）　太陽病。下之微喘者。表未解故也。　桂枝加厚朴杏仁湯主之
玉可251（汗後70）　太陽病。下之微喘者。表未解故也。属桂枝湯証一云麻黄湯証
玉可53（可汗15）　太陽病。下之微喘者。表未解故也。宜麻黄湯又云桂枝加厚朴杏子湯
翼41（太陽桂枝41）　太陽病。下之微喘者。表未解故也。宜桂枝湯［一云麻黄湯］
翼69（太陽麻黄12）　太陽病。下之微喘者。外未解故也。宜麻黄湯［一云桂枝湯］
聖8－可9（可汗9）　太陽病。下之微喘者。外未解　也。宜発汗

ここにあげた条文群は、『宋板傷寒論』で、「主之」「属」「宜」がそれぞれ同一内容の条文の中で用いられている例です。興味深いことに、『千金翼方』では発汗法の桂枝湯、麻黄湯と二条文があります。また、『太平聖恵方』巻八も同様に「宜発汗」としています。玉50では「桂枝加厚朴杏仁湯主之」であるのに、玉可では桂枝湯・麻黄湯指示と、示唆に富む条文です。

6．桂枝湯は麻黄湯？：一条文二処方の例（その一）

1．『宋板傷寒論』における一条文二処方の例（その一）

林33（太陽中17）　脈浮者。病在表。可発汗。　宜麻黄湯。　第十七〔用前第五方一法用桂枝湯〕
宋51（太陽中21）　脈浮者　病在表。可発　汗。宜麻黄湯。　十七〔用前第五方。法用桂枝湯〕
林可15（可汗14）　脈浮者。病在表　可発　汗。属麻黄湯証。第十四〔用前第七方一法用桂枝湯〕
宋可52（可汗20）　脈浮者　病在表。可発　汗。属麻黄湯証。　十四〔用前第七方一法用桂枝湯〕
脈7－2（可汗）－20　脈浮者　病在表。可発其汗。属桂枝湯証
翼宜19（宜汗5）　凡脈浮者　病在外。宜発其汗
玉58（太陽58）　脈浮者　病在表。可発　汗。宜麻黄湯。一云桂枝湯
千5（発汗湯）－2　夫脈浮者　病在外。可発　汗。宜桂枝湯

『宋板傷寒論』三陰三陽篇における「一条文二処方」条文です。『宋板傷寒論』の細字注が『金匱玉函経』では大字正文になっています。

「脈浮病在表可発汗」というおおまかな発汗法の指示条文であるために桂枝湯と麻黄湯の二つの処方が出てきたので、さらに鑑別していけばこれらは分かれるというように「証と処方は鍵と鍵穴」の関係として理解してもいいのでしょうが、それよりもむしろ、「証（＝病態）に応じていれば複数の処方が可能である」という柔軟な姿勢が『傷寒論』には示されていると考えられるのではないでしょうか。『宋板傷寒論』には、他にも「一条文二処方」条文が出現します。

「一条文二処方」条文は可不可篇に多く、三陰三陽篇では細字注記で表されていることが多いのです。条文中の細字注記は成無己『注解傷寒論』ではほとんど削除されています。また、成無己『注解傷寒論』では三陰三陽篇と重複する可不可篇の条文も削除されています。そのため成無己本以降、「一条文二処方」条文が存在すること自体が認識されなくなってきたのであろうと考えられます。

2.『千金翼方』でも陽明病発汗を支持している条文

林34（太陽中18）　脈浮　数者。可発　汗。宜麻黄湯。第十八［用前第五方］

宋52（太陽中22）　脈浮而数者。可発　汗。宜麻黄湯。　十八［用前第五方］

林可3（可汗2）　脈浮而数者。可発　汗。属桂枝湯証。第二［用前第一方一法用麻黄湯］

宋可38（可汗6）　脈浮而数者。可発　汗。属桂枝湯証。証二［用前第一方一法用麻黄湯］

玉59（太陽59）　脈浮而数者。可発　汗。宜麻黄湯

翼66（太陽麻黄9）　脈浮而数者。可発其汗。宜麻黄湯

玉可44（可汗6）　太陽病。脈浮而数者。可発　汗。宜桂枝湯。一云麻黄湯

脈7－2（可汗）－6　太陽病。脈浮而数者。可発其汗。属桂枝湯証

翼宜20（宜汗6）　太陽病。脈浮而数者。宜発其汗

聖8－可4（可汗4）　太陽病。脈浮　数者。宜発　汗也

聖8－17（太陽17）　太陽病。脈浮而数者。可発其汗。宜麻黄湯

翼宜21（宜汗7）　陽明病。脈浮。虚者。宜発其汗

聖8－可7（可汗7）　陽明病。脈浮　数者。宜発　汗。太陽病。病常自微微汗出。更宜発汗

『宋板傷寒論』、『金匱玉函経』ともに可不可篇で「一条文二処方」を指示しています。さらに『宋板傷寒論』

の細字注記は、『金匱玉函経』では大字正文となっています。『千金翼方』傷寒宜忌・『太平聖恵方』は、太陽病および陽明病いずれも「脈浮数ならば可発汗」としています。

一方、『宋板傷寒論』（三陰三陽篇・可不可篇）および『金匱玉函経』三陰三陽篇、『千金翼方』三陰三陽篇では文頭を消去し、太陽病か陽明病かの区別を明らかにしない（陽明病胃家実を主旨とすると、陽明病発汗は論じたくない）方針に転じたことが、『千金翼方』傷寒宜忌、『太平聖恵方』可不可篇での陽明病条文から文頭を消去した林億らの操作であったことが窺えます（『千金翼方』も林億らの宋改を経ています）。

7．承気湯を与えて窺うのは小便？ 大便？

林38（太陽中22）　傷寒不大便六七日。頭痛有熱。　与承気湯。　小便清者。　知不在裏
当　発　汗。　宜桂枝湯。第二十二［用前第十二方］

宋56（太陽中26）　傷寒不大便六七日。頭痛有熱者　与承気湯。其小便清者［一云大便青］知不在裏
仍在表也。当須発汗。若頭痛者。必衄。宜桂枝湯。　二十二［用前第十二方］

林可16（可汗15）　傷寒不大便六七日。頭痛有熱者。与承気湯。其小便清者。　知不在裏
続在表。　属桂枝湯証第十五［用前第一方］

宋可53（可汗21）　傷寒不大便六七日。頭痛有熱者。与承気湯。其小便清者［一云大便青］知不在裏
続在表也。当須発汗。若頭痛者。必衄。属桂枝湯証。十五［用前第一方］

林可141（吐下後26）　傷寒不大便六七日。頭痛有熱者。与承気湯。　小便清者［一云大便青］知不在裏
当　発　汗。　宜桂枝湯。第二十六［用前第三方］

宋可265（吐下後50）　傷寒不大便六七日。頭痛有熱者。与承気湯。其小便清者［一云大便青］知不在裏

脈7－2(可汗)－21　続在表也。当須発　汗。若頭痛者。必衄。宜桂枝湯。　二十六［用前第三方］
傷寒不大便六七日。頭痛有熱。与承気湯。其大便反青［一作小便清者］　此為不在裏
故在表也。当　発其汗。　頭痛者。必衄。属桂枝湯証

翼46（太陽桂枝46）　傷寒不大便六七日。頭痛有熱。　与承気湯。其大便反青。　此為不在裏
故在表也。当　発其汗。　頭痛者。必衄。宜桂枝湯

玉63（太陽63）　傷寒不大便六七日。頭痛有熱者。未可与承気湯。其小便反清。　此為不在裏
而在表也。当　発其汗。　頭痛者。必衄。宜桂枝湯

玉可58（可汗20）　傷寒不大便六七日。頭痛有熱者。不可与承気湯。其小便　清　者此為不在裏
仍在表也。当　発其汗。　頭痛者。必衄。宜桂枝湯

外（仲景傷寒論）　療傷寒不大便六七日頭痛有熱。与承気湯。其人小便反清［一本作大便反清］者知不在裏
仍在表也。当須発　汗。若頭痛者。必衄。宜桂枝湯方（1－12a）

『千金翼方』や『脈経』は承気湯を与えて大便の性状を窺う、と解読しうるのですが、『宋板傷寒論』になると承気湯を与えて小便を見る、となり、素直な読み方では解釈不能となるため、従来「与承気湯」までで区切って承気湯を与える場合と、在表の桂枝湯との区別を示した条文であるとする解説が一般的ですが、文意としては『千金翼方』や『金匱玉函経』のほうが理解容易なようです。

小便を見るとしながらも、細字注記で「大便を見るというテキストもある」と断ってあるのですが、この細字注記は成無己『注解傷寒論』では削除されています。『金匱玉函経』のみ「不可与承気湯」あるいは「未可与承気湯」です。『注解傷寒論』には「大便を見る」の注記はありませんから、「承気湯を与えて小便を見るのは理に合わないから、ここは承気湯を与えずに小便を見るの誤記であろう」としたものでしょうか。

8．五苓散は猪苓散：猪苓散の出典は『太平聖恵方』巻十の傷寒中風

林 50（太陽中34）　太陽病。発汗後。大汗出。胃中乾躁。不能眠。欲 飲水。
小便不利者。　五苓散主之

宋 71（太陽中42）　太陽病。発汗後。大汗出。胃中乾。煩燥不得眠。欲得飲水者
第三十四［五味。即猪苓散是］
少少与飲之。令胃気和則愈。若脈浮。小便不利。微熱消渇者。五苓散主之
方三十四　［即猪苓散是］

林 可57（汗後15）　太陽病。発汗後。大汗出。胃中乾煩躁。不得眠。
若脈浮。小便不利。　渇者。属五苓散。第十五［五味］

宋 可102（発汗後23）　太陽病。発汗後。大汗出。胃中乾。煩燥不得眠。欲得飲水者
少少与飲之。令胃気和則愈。若脈浮。小便不利。微熱消渇者。属五苓散。方十五

林 可42（可汗41）　脈浮。小便不利。微熱消渇者。与五苓散第四十一［五味］

宋 可79（可汗47）　脈浮。小便不利。微熱消渇者。与五苓散。利小便発汗
四十一

玉 可79（可汗41）　脈浮。小便不利。微熱消渇者。与五苓散。利小便発汗

脈 7－2（可汗）－46　脈浮。小便不利。微熱消渇。与五苓散。利小便発汗

脈 7－3（発汗後）－20　太陽病。発汗。　若大汗出。胃中　燥。煩　不得眠。其人欲　飲水
当稍　飲之。令胃中和則愈

脈 7－15（可水）－1　太陽病。発汗後。若大汗出。胃中乾燥。煩　不得眠。其人欲　飲水

当稍　飲之。令胃中和則愈

玉77（太陽77）
太陽病。発汗後。　大汗出。胃中乾。　煩燥不得眠。其人欲　飲水
当稍　飲之。令胃中和則愈。若脈浮。小便不利。微熱　渇者。与五苓散主之

玉可207（吐下後26）
太陽病。発汗後。　大汗出。胃中乾燥。煩　不得眠。其人欲　飲水
当稍　飲之。令胃中和即愈

玉可341（可水1）
太陽病。発汗後。若大汗出。胃中乾燥。煩　不能眠。其人欲　飲水
当稍　飲之。令胃中和則愈

翼宜110（宜水1）
太陽病。発汗後。若大汗出。胃中乾燥。煩　不得眠。其人欲　飲水
当稍　飲之。令胃気和則愈

聖8－28（太陽28）
太陽病。発汗。　大汗出。胃　乾。　煩燥不得眠。其人欲　飲水
当稍稍飲之。令胃気和即愈。　脈浮。小便　利。微熱　渇者。宜五苓散

聖8－可73（可水1）
太陽病。　差後。　　胃中乾燥。　不得眠睡。渇欲　飲水
当稍稍飲之。　　即愈也
若嘔吐。熱在膈上。思水者。与五苓散。即可飲水也

宋71＝脈15－1＋2－46＝脈3－20＋2－46＝宋可102≒聖8－28

聖8－可73＝脈15－1＋15－5＝翼宜110＋宜112

いずれも、共通の脈15－1を骨格としたバリエーションと考えられます。

翼宜と脈には、「翼宜110＝脈15－1、翼宜111＝宋329≒脈15－2、翼宜112≒脈15－5」の対応関係があります。

翼宜110　太陽病。発汗後。若大汗出。胃中乾燥。煩不得眠。其人欲飲水。当稍飲之令胃気和則愈

脈7－15－1　太陽病。発汗後。若大汗出。胃中乾燥。煩不得眠。其人欲飲水。当稍飲之令胃中和則愈

翼宜111　厥陰。渇欲飲水。与水飲之即愈

脈7－15－2　厥陰病渇欲飲水者与水飲之即愈（宋329）
太陽病寸口緩関上小浮尺中弱其人発熱而汗出復悪寒不嘔但心下痞者此為医下也
若不下其人復不悪寒而渇者為転属陽明小便数者大便即堅不更衣十日無所苦也
欲飲水者但与之当以法救渇宜五苓散（宋244）（脈7－15－2＝宋329＋宋244）

翼宜112　嘔而吐。膈上者。必思煮餅。急思水者。与五苓散飲之。水亦得也

脈7－15－5　嘔吐而病在膈上。後必思水者。急与猪苓散飲之。水亦得也

参考：『外台秘要方』巻三　天行狂語方三首　千金

『外台秘要方』では「天行熱病」の「狂言煩躁不安精采」という「狂状」に、五苓散を用いています。

外3－25a　又五苓散主天行熱病但狂言煩躁不安精采言語与人不相主当方
猪苓〔三分〕白朮〔三分〕沢瀉〔五分〕茯苓〔三分〕桂心〔二分〕
右五味擣篩為散水服方寸匕日三服多煖水汗出愈忌大酢生葱桃李雀肉等張仲景論深師同出第九巻中

ここで、宋71五苓散の細字注記に「即猪苓散是」とあります。この細字注記は成無己『注解傷寒論』では削除されていますので、ほとんど解説されることはありませんが、猪苓散は『太平聖恵方』巻十[28]に記述があります。その条文は宋74と同文です。

聖10－1（傷寒中風）6　治傷寒中風発熱六七日不解而煩渇欲飲水而吐逆猪苓散方
　猪苓［一両去黒皮］　沢瀉［一両］　赤茯苓［一両］　桂心［半両］　白朮［半両］
　葛根［一両剉］
　右件薬搗篩羅為散毎服四銭以水一中盞煎至六分去滓温温頻服

林53（太陽中37）中風発熱六七日不鮮而煩。有表裏証。渇欲飲水。水入則吐。名曰水逆。五苓散主之
第三十七［用前第三十四方。下別有三病証］

宋74（太陽中44）中風発熱六七日不鮮而煩。有表裏証。渇欲飲水。水入則吐者。名曰水逆。五苓散主之
三十七［用前第三十四方］

玉80（太陽80）中風発熱六七日不解而煩。有表裏証。渇欲飲水。水入即吐。此為水逆。五苓散主之

翼133（太陽雑1）中風発熱六七日不解而煩。有表裏証。渇欲飲水。水入而吐。此為水逆。五苓散主之
［方見結胷悶中］

外（千金翼方）（傷寒中風九首）
　千金翼療中風発熱六七日不解而煩有表裏証渇欲飲水飲水而吐此為水逆五苓散主之方
［論云猪苓散也］
　猪苓［三分］沢瀉［五分］茯苓［三分］桂心［二分］白朮［三分］
　右五味擣篩水服方寸匕日三多飲煖水汗出愈忌桃李酢物生葱雀肉等（2－4a）

宋74は『金匱玉函経』『千金翼方』の三陰三陽篇のみに記載された条文で、可不可篇にはいずれも存在しません。一方、『外台秘要方』はこれを『千金翼方』の条文として紹介し、［論云猪苓散也］と細字注記があります。現伝医書の記載としては、『太平聖恵方』巻十傷寒中風候第五処方に猪苓散が見られます。『外台秘要方』の［論云］が王燾の引いた『仲景傷寒論』を示しているとすると、『太平聖恵方』巻十傷寒中風候が元来の『仲景傷寒論』

（傷寒中風論）であったということを示唆するものでしょうか。

９．条文の相対的位置関係から由来を考える

『宋板傷寒論』第75条と76条は次のような条文です。

宋75（太陽中45）　未持脈時。病人手叉自冒心。師因教試令欬。而不　欬者。此必両耳聾無　聞也
所以然者。以重発　汗。虚故如此
発汗後。飲水多。　必喘。以水灌之。亦喘

宋76（太陽中46）　発汗後。水薬不得入口。為逆。若更発　汗。必吐下不止、
発汗吐下後。虚煩不得眠。若劇者必反覆顛倒［音到下同］心中懊憹、
［上烏浩下奴多切下同］　梔子豉湯主之。若少気者。梔子甘草豉湯主之
若嘔者。梔子生姜豉湯主之。　三十八

他の文献でこれに対応する条文を見ていくと、それぞれの構成と配列の違いと特徴がわかります。各文献中の対応し合う条文の相対的位置関係を次頁表５に示し、その後ろに条文をあげて検討しました。

表5．各文献の対応条文

『宋板傷寒論』三陰三陽篇	宋75		宋76	
『宋板傷寒論』可不可篇	宋可81	宋可82	宋可83	宋可245
『金匱玉函経』三陰三陽篇	玉81	玉82	玉83	玉84
『金匱玉函経』可不可篇	玉可184	玉可183	玉可182	玉可217
『千金翼方』傷寒宜忌篇	翼宜114	翼宜107	翼宜113	翼宜132
『脈経』巻七	脈7－3－2	脈7－3－3	脈7－3－4	脈7－8－25
『太平聖恵方』巻八可不可篇		聖8－可76		
『太平聖恵方』巻八三陰三陽篇			聖8－115	

宋75（太陽中45）　未持脈時。病人手叉自冒心。師因教試令欬。而不　欬者。此必両耳聾無　聞也
所以然者。以重発　汗。虚故如此（ここまで玉可184）
発汗後。飲水多。　必喘。以水灌之。亦喘（玉可183）

宋可81（発汗後2）　未持脈時。病人叉手自冒心。師因教試令欬。而不即欬者。此必両耳聾無　聞也
所以然者。以重発　汗。虚故如此

宋可82（発汗後3）　発汗後。　飲水多。　必喘。以水灌之。亦喘

玉81（太陽81）　未持脈時。病人叉手自冒心。師因教試令欬。而不即欬者。此必両耳聾無　聞也
所以然者。以重発其汗。虚故　也

玉82（太陽82）　発汗後。　飲水多者。必喘。以水灌之。亦喘

玉 可184（吐下後3） 未持脈時。病人叉手自冒心。師因教試令欬。而不即欬者。此必両耳　無所聞也
所以然者。　重発　汗。虚故　也

玉 可183（吐下後2） 発汗後。飲水多者。必喘。以水灌之。亦喘

玉 可332（不可水1） 発汗後。飲水多者必喘。以水灌之。　亦喘

脈 7－3（発汗後）－2 未持脈時。病人叉手自冒心。師因教試令欬。而不即欬者。此必両耳　無所聞也
所以然者。　重発其汗。虚故　也

脈 7－3（発汗後）－3 発汗後。　飲水多者。必喘。以水灌之。　亦喘

脈 7－14（不可水）－1 発汗後。　飲水多者。必喘。以水灌之。　亦喘

翼 宜114（吐下後2） 未持脈時。病人手叉自冒心。師因教試令欬。而不即欬者。此必両耳　無所聞也
所以然者。　重発其汗。虚故　也

翼 宜107（忌水1） 発汗後。　飲水多者。必喘。以水灌之。　亦喘

聖 8－可76（不可水1） 凡発汗後。飲水。　　水灌之。其人必喘。水薬不得入口。入則為逆
傷寒結胷無熱証者。宜与平和之薬。若以水灌之。益令熱不得出。当汗而不汗。即煩
假令汗出後。腹中痛。可服和気止痛之薬

玉 83（太陽83） 発汗後。水薬不得入口。為逆

玉 可182（吐下後1） 発汗後。水薬不得入口。為逆

翼 宜113（吐下後1） 発汗後。水薬不得入口。為逆

脈 7－3（発汗後）－4 発汗後。水薬不得入口。為逆。若更発其汗。必吐下不止

宋 可83（発汗後4） 発汗後。水薬不得入口。為逆。若更発　汗。必吐下不止

宋 76（太陽中46） 発汗後。水薬不得入口。為逆。若更発　汗。必吐下不止、
発汗吐下後。虚煩不得眠。若劇者必反覆顚倒［音到下同］心中懊憹、

［上烏浩下奴多切下同］　**梔子豉湯主之。若少気者。梔子甘草豉湯主之**
若嘔者。梔子生姜豉湯主之。　三十八

林54（太陽中38）　発汗吐下後。虚煩不得眠。　心中懊憹
梔子豉湯主之。若少気者。梔子甘草豉湯主之
若嘔者。梔子生姜豉湯主之。第三十八［梔子豉湯二味梔子甘草豉湯梔子生姜豉湯並三味］

林可122（吐下後7）　発汗吐下後。虚煩不　眠。若劇者。反覆顛倒。　心中懊憹
属梔子豉湯。　少気者。梔子甘草豉湯
嘔者。梔子生姜豉湯第七［梔子豉湯二味梔子甘草豉湯梔子生姜豉湯並三味］

宋可245（吐下後30）　発汗吐下後。虚煩不得眠。若劇者必反覆顛倒。　心中懊憹
属梔子豉湯。　若少気者。梔子甘草豉湯
若嘔者。梔子生姜豉湯。七

脈7—8（吐下後）—25　傷寒。発汗吐下後。虚煩不得眠。　劇者。反覆顛倒。　心中懊憹
属梔子　湯。　若少気。　梔子甘草　湯
若嘔。　梔子生姜　湯。　若腹満者梔子厚朴湯

玉84（太陽84）　発汗吐下後。虚煩不得眠。　劇者。反覆顛倒。　心中懊憹
梔子豉湯主之。若少気。　梔子甘草豉湯主之
若嘔者。梔子生姜豉湯主之

玉可217（吐下後36）　発汗吐下後。虚煩不得眠。　劇者。反覆顛倒。　心中懊憹、
属梔子　湯。　若少気。　梔子甘草　湯
若嘔者。梔子生姜　湯証

翼宜132（吐下後20）　発汗吐下後。虚煩不得眠。　劇者。反覆顛倒。　心中懊憹

梔子　湯主之。若少気。　梔子甘草　湯主之

若嘔者。梔子生姜　湯主之

『脈経』巻七、『千金翼方』傷寒宜忌、『宋板傷寒論』可不可篇の対応する条文がすべて同一であり、そのうえ『脈経』と『宋板傷寒論』可不可篇は配列順番まで一緒です。

一方、『千金翼方』傷寒宜忌は条文の区切りは一緒ですが配列に相異が見られます。また、『宋板傷寒論』三陰三陽篇のみ、文の区切りも異なります。

これらの現象を説明するのに、「『宋板傷寒論』三陰三陽篇の条文を『脈経』巻七に林億らが挿入した」という解釈よりは、『脈経』や『宋板傷寒論』可不可篇の条文が本来の『傷寒論』の旧態に近いと考えるほうが妥当でしょうか。

本条文では『脈経』のみ「腹満者梔子厚朴湯」に言及しています。複数のテキストを渉猟することで、より多くの臨床的示唆が得られる好例のようです。

10．三陰三陽篇と可不可篇の間の処方互換：一条文二処方の例（その二）

『宋板傷寒論』三陰三陽篇と可不可篇で、正文と注記に記されている二つの処方が入れ換わっている例を示します。

林62（太陽中46）　太陽病未解。脈陰陽倶停

陰脈微　者。下之。解　宜調胃承気湯

宋 94（太陽中64）

第四十六〔用前第三十三方。一云用大柴胡湯。前有太陽病一証〕
太陽病未鮮。脈陰陽倶停〔一作微〕必先振慄汗出而鮮。但陽脈微者。先汗出而鮮
但陰脈微〔一作尺脈実〕者。下之而鮮。　若欲下之　宜調胃承気湯
　四十六〔用前第三十三方一云用大柴胡湯〕

林 可87（可下16）

太陽病未鮮。脈陰陽倶停。　先振慄汗出而鮮
陰脈微　者。下之　鮮。　宜大柴胡湯

宋 可187（可下18）

第十六〔用前第一方一法用調胃承気湯〕
太陽病未鮮其脈陰陽倶停〔一作微〕必先振慄汗出而鮮
但陰脈微〔一作尺脈実〕者。下之而鮮。　宜大柴胡湯
　十六〔用前第一方一法用調胃承気湯〕

翼 49（太陽桂枝49）

太陽病未解其脈陰陽倶停。　必先振　汗出而解。但陽　微者。先汗之而解宜桂枝湯

翼 94（太陽承気2）

太陽病未解其脈陰陽倶停。　必先振　汗出而解。但陽　微者。先汗出而
　陰　微　　者先下之而解。　宜承気湯〔一云大柴胡湯〕

脈 7－7（可下）－12

太陽病未解其脈陰陽倶停。　必先振　汗出　解。但陽　微者。先汗之而解
但陰　微　　者先下之而解。　属大柴胡湯証〔陰微一作尺実〕

玉 102（太陽102）

太陽病未解　脈陰陽倶停。　必先振　汗　而解。但陽　微者。先汗之而解
　陰　微　　者先下之而解。　汗之　宜桂枝湯
　下之　宜承気湯

玉 可154（可下19）

太陽病未解其脈陰陽倶停。必先振。汗出而解
但陽脈微者。先汗之而解
陰脈微　　者先下之而解　宜承気湯。一云大柴胡湯

ここで注目したいのは、『宋板傷寒論』『千金翼方』の細字注記が、『金匱玉函経』では大字正文となっている点です。また、「太陽病未解。脈陰陽倶停」の病態で、「先汗」の桂枝湯と「先下」の承気湯の両方の処方をそろえて記載しているのは、『千金翼方』と『金匱玉函経』のみです。

11．小建中湯は陽病の処方？ 陰病の処方？：厥陰病条文の前方移動

『宋板傷寒論』100条小建中湯の条文は、太陽病篇の条文ですが、『太平聖恵方』巻八では厥陰病の条文に見られます。

林67（太陽中51） 傷寒陽脈濇。陰脈弦。法当腹中急痛。先与小建中湯。不差者。 小柴胡湯主之

宋100（太陽中70） 傷寒。陽脈濇陰脈弦。法当腹中急痛。先与小建中湯。不差者。 小柴胡湯主之

第五十一［用前方。小建中湯六味。下有嘔家不可用建中湯。并服小柴胡一証］

五十一［用前方］

玉108（太陽108） 傷寒。陽脈渋陰脈弦。法当腹中急痛。先与小建中湯。不差。即与小柴胡湯主之

翼81（太陽柴胡4） 傷寒。陽脈渋陰脈弦。法当腹中急痛。先与小建中湯。不差。 与小柴胡湯

［小建中湯見雑療門中］

聖8－114（厥陰5） 傷寒六日陽脈渋陰脈弦。当腹中急痛。先与小建中湯。不差。 宜大柴胡湯

傷寒日数がテキストによって異なる現象は、宋102でも見られます。

林68（太陽中52）　傷寒二三日。心中悸而煩者。小建中湯主之。第五十二［用前第五十一方］
宋102（太陽中72）　傷寒二三日。心中悸而煩者。小建中湯主之。　五十二［用前第五十一方］
玉111（太陽111）　傷寒二三日。心中悸而煩。小建中湯主之
翼134（太陽雑2）　傷寒二三日。心中悸而煩者。小建中湯主之方
外（仲景傷寒論）　傷寒一二日。心中悸而煩者。小建中湯主之方（1－11a）

小建中湯に限らず、『太平聖恵方』巻八、巻九で傷寒六日厥陰病にある条文および処方が、『宋板傷寒論』では太陽病の条文・処方とされているものが多数存在しています。

例をあげると、『太平聖恵方』巻八で傷寒六日厥陰病に記載されている、小柴胡湯（「傷寒六日身体熱悪風頸項強脇下満手足温而渇」：宋99文頭は傷寒四五日）、小建中湯・大柴胡湯（「陽脈渋陰脈弦当腹中急痛先与小建中湯不差宜大柴胡湯」：宋100）、梔子湯（「発汗吐下後虚煩不得眠劇者心神顛倒」：宋76）、柴胡桂枝湯（「已発汗及下之其人胷脇満大腸微結小腸不利而不嘔但頭汗出往来寒熱而煩此為未解」：宋147。「発熱微悪寒肢節煩疼心下支満外証未去」：宋146）、梔子湯（「大下乃後身熱不去心中結痛此為欲解」：宋78）、柴胡湯（「下之胷満煩驚小便不利譫語一身不可転側」：宋107）、白虎湯（「不解結熱在裏倶熱時時悪風大渇舌乾煩燥」：宋168）、朮附湯（「風湿相搏身体疼痛不能転側脈浮虚而濇」：宋174）、桂枝麻黄湯（「傷寒病六日後至八日九日如瘧熱多寒少一日再発其脈微緩者為欲愈脈微而悪寒者為陰陽倶虚不可復吐下也発汗面色赤有熱者為欲解」：宋23）などが、『宋板傷寒論』では太陽病篇に論じられています。

また、『太平聖恵方』巻九傷寒六日に論じられる柴胡桂枝湯（「発熱悪寒肢節疼痛微嘔心下痞結外証未去」：桂枝・柴胡・芎藭・人参・黄芩・赤芍薬・枳殻・甘草・半夏・生姜・棗：宋146柴胡桂枝湯加芎藭枳殻）、牡蛎散（「其人已発汗而不解胷脇満小便不多利渇而不嘔但頭汗出往来寒熱而煩：牡蛎・甘草・乾姜・柴胡・木通・桂心・黄芩・栝楼根・厚朴」：宋147柴胡桂枝乾姜湯加木通厚朴）なども『宋板傷寒論』では太陽病の条文になっ

ています。

これらを「陰陽の逆転」現象、あるいは「条文の前方移動」現象と仮称しています。

12．『千金翼方』・『宋板傷寒論』間の傷寒病態概念の変化

『千金翼方』と『宋板傷寒論』の対応する条文の間で、病態概念が異なる例を示します。

林 83（太陽下1） 結胷。 項　強。如柔痓状。　　下　則和。宜大陥胷丸。第一
［六味。前後有結胷蔵結病六証］

宋 131（太陽下4） 病発於陽。而反下之。熱入　因　作結胷。　病発於陰而反下之［一作汗出］因作痞也
所以成結胷者。以下之太早故也
結胷者。項亦強。如柔痓　状。下之則和。宜大陥胷丸。方一

翼 105（太陽陥胸4） 夫病発於陽。而反下之。熱入　因　作結胷。　　発於陰而反汗之　　因作痞
結胷者。　下之　早故。令結胷
結胷者其項亦強。如柔痓　状。下之即和。宜大陥胷丸

玉 可156（可下21） 結胷者。項亦強。如柔痙　状。下之即和。宜　陥胷圓

玉 143（太陽143） 結胷者其項亦強。如柔痙　状。下之即和。宜大陥胷圓

林 可89（可下18） 結胷者。項亦強。如柔痓　状。下之　和。第十八［結胷門用大陥胷丸］

宋 可189（可下20） 結胷者。項亦強。如柔痓　状。下之則和。　十八［結胷門用大陥胷丸］

脈 7－7（可下）－14 結胷者。項亦強。如柔痓　状。下之即和

外2－5b
病発於陽。而反下之。熱入 因 作結胷。 病発於陰。而反下之［一作汗之］因作痞也
所以成結胷者。以下之太早故也（宋131前半）
結胷証。悉具。煩躁者。亦死（宋133）
結胷証。其脈浮大者。不可下也。下之則死（宋132）
夫結胷病。項亦強。如柔痓［音熾悪也］状。下之則和。宜大陥胷丸方
（宋131後半、宋可189）

聖8－可60（不可下10）夫病発於陽。而反下之。熱入於咽。作結胷也
脈7－6（不可下）－25 病発於陽。而反下之。熱入 因 作結胷。 発於陰而反下之。 因作痞
痞脈浮堅。而 下之。緊反入裏。因作痞（宋可150・可229）
玉可115（不可下25） 夫病発于陽。而反下之。熱入 因 作結胸。 発于陰。而反下之。 因作痞
玉可116（不可下26） 脈浮 緊。而 下之。緊反入裏。則作痞
宋可149（不可下26） 病発於陽。而反下之。熱入 因 作結胷。病発於陰。而反下之。 因作痞
宋可150（不可下27） 病脈浮而緊。而復下之。緊反入裏。則作痞
宋可229（吐下後14） 脈浮而緊。而復下之。緊反入裏。則作痞。按之自濡但気痞耳
宋151（太陽下24） 脈浮而緊。而復下之。緊反入裏。則作痞。按之自濡但気痞耳
翼119（太陽陥胸18） 脈浮 緊。而 下之。緊反入裏。則作痞。按之自濡但気痞耳
脈7－8（吐下後）－12 脈浮 緊。而 下之。緊反入裏。則作痞。按之自濡但気痞耳

宋131＝翼105＝宋可149＋「結胷者下之早故令結胷結胷者其項亦強如柔痓状下之即和。宜大陥胷丸」
宋可189（＝脈7－14） 宋可189細字
脈7－6－25＝宋可149＋可150

脈7－6－25＋「按之自濡但気痞耳」＝宋可149＋脈7－8－12
宋可150＋「按之自濡但気痞耳」＝宋可229＝宋151＝翼119＝脈7－8－12

「病発於陽。而反下之。熱入因作結胷」は共通しており、『太平聖恵方』巻十三の引く『諸病源候論』も同様です。しかし、「病発於陰」については表現に相異が認められ、『宋板傷寒論』と『千金翼方』の傷寒病態概念の相異がみられます。すなわち、

宋131では、　病発於陰。而反下之［一作汗出］因作痞
翼105では、　発於陰。而反汗之。　　　　　因作痞

と、『宋板傷寒論』では下法を反治とし、『千金翼方』では発汗法を反治としているのです。『素問』熱論篇、『諸病源候論』の傷寒概念においては、「陽病発汗、陰病吐下」、すなわち「陰病は下す」ものですから、下方が順治となり、陰病の発汗方は反治。『千金翼方』の条文はこのような『素問』流の思想を反映するものでしょう。

一方、『宋板傷寒論』においては、陰病の治療方針として温裏法を重んじます。『素問』流の激烈な治療法を嫌う傾向があり、ここでは、下方を反治としているようです。しかし、『宋板傷寒論』の編集者らが古来の病態概念をすべて否定しているわけではありません。細字注記に［一作汗出］として、発汗法を反治とする考え方もある、としているのです。これは陽明病の「胃家実［一作胃中寒］」と同様の注記と考えられるようです。

また、宋131後半に相当する宋可189の細字部分［結胷門用大陥胷湯］の「結胷門」は『宋板傷寒論』には存在せず、『千金翼方』巻九に立てられている門です。すなわち、「『千金翼方』の結胸門に見られる同一条文では大陥胸湯を指示している」と注記しているものです。

このような細字の注記は林億ら『宋板傷寒論』編集者によるもので、これらの細字注記は、林億らの編集意

図の表出、すなわち、「林億らの考える新しい『傷寒論』（ここでは陰病における『素問』流儀の下法を嫌い、温裏法を主唱する）」と、「従来のテキストの相異（ここでは『素問』熱論篇に忠実な陰病下法のテキストもあることを細字注記で示す）」を示唆するポイントであろうと考えられます。

13．『宋板傷寒論』に特徴的な文字（その一）「鞕」＝「堅」　付：併病＝合病？

1．「心下痞堅＝心下痞鞕」について

宋171（太陽下44）　太陽　少陽併病。心下　鞕。頸項強而眩者。当刺大椎。　肺兪肝兪。慎勿下之

宋可145（不可下）　太陽与少陽合病者心下　鞕。頸項強而眩者。　不可下

玉185（太陽185）　太陽与少陽併病。心下痞堅。頸項強而眩。当刺大椎。第一間。肺兪肝兪。慎勿下之

玉可111（不可下21）　太陽与少陽合病。心下痞堅。頸項強而眩。　勿下之

脈7－6（不可下）－21　太陽与少陽併病。心下痞堅。頸項強而眩。　勿下之

脈7－13（可刺）－7　太陽与少陽併病。頭痛。頸項強而眩。時如結胷
心下痞堅。当刺大杼。第一間。肺輸肝輸慎不可発汗。発汗則譫語。譫語則脈弦。譫語五日不止。当刺期門

翼宜103（宜刺6）　太陽与少陽合病。心下痞堅。頸項強而眩。宜刺大椎。肺兪肝兪。勿下之

翼宜46（忌下9）　太陽与少陽合病。心下痞堅。　項強而眩。　忌下

聖8－可56（不可下6）　太陽与少陽合病。心下　堅。頸項強而眩。　不可下也

『宋板傷寒論』に特徴的に使用されている「心下痞鞕」は、他のテキストでは「心下痞堅」と表現されており[59]、宋改で書き換えたものと考えられます。「鞕」の文字は『宋板傷寒論』（およびそれ以降の『傷寒論』）に特徴的に用いられている文字です。

『宋板傷寒論』条文中の「鞕」は、各種古伝『傷寒論』では「堅」とされています（「大便鞕」→『宋板傷寒論』以外の『傷寒論』では「大便堅」。「脇下鞕満」→「脇下堅満」。「胸中痞鞕」→『太平聖恵方』巻八では「胸中痞満」、『脈経』『千金翼方』では「胸中痞堅」。「小腹当鞕」→『宋板傷寒論』以外の『傷寒論』では「小腹当堅」など）。これらの事実からも、「鞕」と「堅」の異同を証（病態）の差異を意味するものとして論じることは、仲景書の研究においては不適当と考えられます。「堅」の文字は『金匱要略』では「鞕」に書き換えずにそのまま使用されています。

したがって、「心下痞堅」（『金匱要略』）と「心下痞鞕」（『傷寒論』）の二つの表現が仲景書に存在することになるのですが、「堅」＝「鞕」であることより、「心下痞鞕」と「心下痞堅」は同一の用語である、ということになり、この二つを別のものとして立論することは文献学的には困難なようです。

「堅」→「鞕」の書き換えは、次頁表6に示すように多数あります。

表6に示した如く、『宋板傷寒論』の「鞕」は他のテキストでは「堅」と表現されています。『宋板傷寒論』は宋改によって成立した本ですから、宋以前の「堅」を何らかの理由で「鞕」に書き換えた、ということになります。「堅」を「鞕」に書き換えた理由に、「諱名」（皇帝の名前と同じ文字は避ける）だとする説がありますが、「堅」の字は『宋板傷寒論』可不可篇に2回（13および134条）、『宋板傷寒論』全体で4回使用されています。「諱字を一字でも用いた著者は磔獄門」であった当時の風潮を考えると、「諱名」説は採用しがたいようです。

表6．『宋板傷寒論』の心下痞鞕に対応する古伝『傷寒論』の条文中の表現一覧[59]

『宋板傷寒論』六経	『宋板傷寒論』可不可	『宋板傷寒論』の表現	『千金翼方』六経	『千金翼方』傷寒宜忌	『脈経』	『太平聖恵方』巻八　可不可
96	75	脇下痞鞕	脇下痞堅	脇下痞堅		
134	275	心下因鞕	心下因堅	心下因堅		
142	29	心下痞鞕	心下痞而堅	心下痞堅		
149	276	心下満而鞕	心下満而堅			
150	228	心下鞕	心下堅	心下堅		
152	201	心下痞鞕	心下痞堅	心下痞堅		
157	106	心下痞鞕	心下痞堅	心下痞堅	心下痞堅	
158	165・278	心下痞鞕	心下痞堅	心下痞堅		
		故使鞕也	故使之堅	故使之堅		
159	279	心下痞鞕	心下痞堅	心下痞堅		
160	230	心下痞鞕	心下痞堅	心下痞堅		
161	250	心下痞鞕	心下痞堅	心下痞堅		
163	280	心下痞鞕	心下痞堅	心下痞堅	心下痞満	
165	107・204	心中痞鞕	心中痞堅	心中痞堅		

166	119	胸中痞鞕	胸中痞堅	胸中痞堅	胸中痞堅	胸中痞満
171	145	心下鞕	心下痞堅	心下痞堅	心下堅	
205	168	心下鞕満	心下堅満	心下堅満	心下堅満	心下堅満
230		脇下鞕満	脇下堅満	脇下堅満		
251	161・200	心下鞕（可不可篇は心下痞）	心下堅	心下堅		
		但初頭鞕	但頭堅	但頭堅		
		定成鞕	定成其堅	定成其堅		
		屎定鞕	定堅	定堅		
266		脇下鞕満	脇下堅満	脇下堅満		
273	154・235	胸下結鞕	胸下堅結	胸下結堅	心胸堅満	
124		心下痞鞕	心下痞堅	心下痞		
	141	心下反鞕	心下反堅			
		溲数則大便鞕	溲数則堅			
	176	心下鞕	心下堅	心下堅	心下堅	
	188	心下鞕	心下堅	心下堅		

2.『宋板傷寒論』に特徴的に用いられている文字とその使用回数

「鞕」の字と同様に、『宋板傷寒論』で特徴的に用いられている文字について以下に示します。(61) これらの文字を手掛かりにした文献考証も、今後必要であると考えられます。

表7.『宋板傷寒論』で特徴的に用いられている文字と使用回数

煑（煮の異体字）	296回（『宋板傷寒論』で煮は1回）
𤍠（熱の異体字）	80回（『宋板傷寒論』で熱は517回）
觧（解の異体字）	304回（『宋板傷寒論』で解は2回）
鞕（堅の置き換え）	173回（『宋板傷寒論』で堅は4回）
胷（胸・胷の異体字）	174回（『宋板傷寒論』で胷・胸の使用なし）

3.「併病」と「合病」に関して

『宋板傷寒論』『金匱玉函経』のいずれも、三陰三陽篇と可不可篇で「併病」と「合病」が混在しています。両者の可不可篇の元本と考えられる『脈経』が「併病」であるのに、両者とも可不可篇は「合病」を取り、三陰三陽篇で「併病」としています。林億らの改編の手間のかかり方の比重（三陰三陽篇にはかなり手が入り、可不可篇はさほどではない）を考慮すると、元来「合病」であった表現を、『宋板傷寒論』三陰三陽篇で「併病」に書き換え、可不可篇では旧来の表現を残しておいたものでしょうか。

『金匱玉函経』三陰三陽篇は『宋板傷寒論』に従って、陳世傑が「併病」に書き換えたか、あるいは陳世傑が入手する以前に書き換えられていたのかもしれません。『脈経』の条文も宋改時に書き換えられたのでしょうか。あるいは『脈経』の表現に、『宋板傷寒論』『金匱玉函経』の三陰三陽篇の表現が引っ張られたものでしょうか。そうすると可不可篇で合病としていることが不合理に感じられます。合理的に解釈すれば、「合病」と「併病」についての厳密な差異は『宋板傷寒論』編集時点あるいはそれ以前にはあまり考えられておらず、どちらも同じような病態概念であったということではないでしょうか。

そうであることを伝えるために、三陰三陽篇と可不可篇に、同一条文でありながら異なる表現をわざわざ残したものかもしれません。三陽三陰篇と可不可篇を併せて研究する必要性が示唆されます。

14.「陽明病胃中寒」の説

宋180（陽明2）　　　陽明之為病。　胃家実［一作寒］是也
玉193（陽明1）　　　陽明之為病。　胃家実　　　　是也
翼153（陽明1）　　　陽明之為病。　胃中寒　　　　是也
聖8－36（陽明1）　傷寒二日陽明　受病。陽明者　胃中寒　　是也。宜桂枝湯

『千金翼方』や『太平聖恵方』巻八の陽明病の第一条文では、「陽明病胃中寒是也」と記されています。『宋板傷寒論』では、第1条に陽明病の分類条文が先に置かれ、一歩引いた表現となっています。第2条の細字注記の［一作寒］より、陽明病の定義は「胃家実」のみではないことを表明しています。この［一作寒］は『注解傷寒論』で削除され、それ以降は忘れられています。(62)

『金匱玉函経』で「胃家実」となっているのは、新時代の思想（『注解傷寒論』系統の傷寒概念）が反映されたものでしょう。

15．冬陽明・各陽明・陽明病について

宋197（陽明19）　陽明病反無汗。而　小便利。二三日嘔而欬。手足　厥者　必苦頭痛
若不欬不嘔。手足不厥者。頭不痛［一云冬陽明］

玉211（陽明19）　各陽明病反無汗。而但小便。　二三日嘔而欬。手足若厥者其人頭必　痛
若不嘔不欬。手足不厥者。其頭不痛

翼171（陽明19）　冬陽明病反無汗。　但小便利。二三日嘔而欬。手足若厥者其人頭必　痛
若不嘔不欬。手足不厥者。　頭不痛

聖8－44（陽明9）　冬陽明病反無汗。　但小便利。　嘔而欬。手足　厥。其　頭必　痛。宜建中湯

宋198（陽明20）　陽明病。但頭眩不悪寒。故能食而欬。其人咽必痛。若不欬者咽不痛［一云冬陽明］

玉212（陽明20）　各陽明病。但頭眩不悪寒。故能食而欬。其人咽必痛。若不欬者咽不痛

翼172（陽明）　冬陽明病。但頭眩不悪寒。故能食而欬者其人咽必痛。若不欬者咽不痛

宋201（陽明23）　陽明病。脈浮而緊者。　必　潮熱。発作有時。但浮者必盗汗出

玉213（陽明21）　陽明病。脈浮而緊。其熱必　潮。発作有時。但浮者必盗汗出

翼173（陽明）　陽明病。脈浮而緊。其熱必　潮。発作有時。但浮者必盗汗出

聖8－45（陽明10）　冬陽明病。脈浮而緊。　必発潮熱。　其脈浮者宜黄芩湯

『宋板傷寒論』細字注記の「一云冬陽明」について見てみると、『千金翼方』に「冬陽明」とある条文（翼172）のみに『宋板傷寒論』で細字注記がされており、『太平聖恵方』巻八のみ「冬陽明」とある条文（聖8－45）（『千金翼方』で陽明病）では細字注記がないことより、この細字注記は『千金翼方』系統のテキストを意識したものであると考えられます。『千金翼方』、『太平聖恵方』巻八より、「冬陽明病」という病態概念が隋唐時代には存在したことが推察されます。

『金匱玉函経』は「各陽明」としています。現存する『金匱玉函経』は清時代の版であり、三陰三陽篇では『注解傷寒論』の傷寒新思想に影響されたと考えられる改編が多く認められます。この部分も、陳世傑が手にした『金匱玉函経』の原本には「冬陽明」とあったものを、当時流布していた成無己『注解傷寒論』（細字注記が削除されている）に影響され、「各陽明」と逃げたものでしょうか。

16．『宋板傷寒論』に特徴的な文字（その二）：「堅」→「固」の書き換え例

『宋板傷寒論』三陰三陽篇は特に「堅」の文字を嫌います。「堅」→「鞕」以外の書き換えについて示します。

宋191（陽明13）　陽明病若中寒者。不能食。小便不利。手足濈然汗出。此　欲作固瘕。必大便初鞕後溏
所以然者。以胃中冷。水穀不別故也

翼165（陽明13）　陽明病　中寒。不能食而小便不利。手足濈然汗出。此為欲作堅瘕也。　必頭堅後溏
所以然者。　胃中冷。水穀不別故也

聖8－40（陽明5）陽明　中寒。不能食。小便不利。手足濈然汗出。　欲作堅癥也
所以然者。　胃中。　水穀不化故也。宜桃人承気湯

玉205（陽明13）陽明病 中寒。不能食而小便不利。手足濈然汗出。此 欲作堅瘕。必大便初堅後溏
所以然者。胃中冷。水穀不別故也

本例では「堅瘕」→「固瘕」に書き換え、「大便初堅」は「大便初鞕」に書き換えています。「堅」字を残している点では、『金匱玉函経』のほうが旧態を維持しているといえそうです。

17．『宋板傷寒論』に特徴的な文字（その三）：「堅」→「緊」の書き換え例

宋192（陽明14）陽明病。初 欲食。 小便反不利。大便自調。其人骨節疼。翕翕如有熱状
奄然発狂。濈然汗出而鮮者。此 水不勝穀気。与汗共并。脈緊 則愈

玉206（陽明14）陽明病。初 欲食食之。小便反不数。大便自調。其人骨節疼。翕翕如有熱状
奄然発狂。濈然汗出而解。 此為水不勝穀気。与汗共併。 堅者即愈

翼166（陽明14）陽明病。初為欲食 之。小便反不数。大便自調。其人骨節疼。翕翕如有熱状
奄然発狂。濈然汗出而解。 此為水不勝穀気。与汗共併。 堅者即愈

本例では文末の「堅者即愈」が、『宋板傷寒論』のみ「脈緊則愈」と変化しています。「堅者即愈」の「堅者」は脈状なのでしょうか。

18.「胃中虚冷」の陽明病とは？：194条と226条

宋 194（陽明16）
陽明病不能食
攻其熱。必噦。所以然者。胃中虚冷故也。以其人本虚。攻其熱必噦

宋 可231（吐下後16）
陽明病。能食。下之不鮮者其人不能食
若攻其熱。必噦。所以然者。胃中虚冷故也。以其人本虚。攻其熱必噦

玉 208（陽明16）
陽明病不能食
攻其熱。必噦。所以然者。胃中虚冷故也。其人本虚。故攻其熱必噦

玉 可269（発汗後88）
陽明病不能食。下之不解。其人不能食
攻其熱。必噦。所以然者。胃中虚冷故也

脈 7－8（吐下後）－14
陽明病不能食。下之不解。其人不能食
攻其熱。必噦。所以然者。胃中虚冷故也

翼 168（陽明16）
陽明病不能食。下之不解。其人不能食
攻其熱。必噦。所以然者。胃中虚冷故也。其人本虚。攻其熱必噦

聖 8－41（陽明6）
陽明病。能食。下之不解。其人不能食
攻其熱。必噦者。胃中虚冷也。宜半夏湯

陽明病の胃中虚冷、すなわち熱化していない寒邪の存在という概念が、『宋板傷寒論』陽明病篇に認められます。『太平聖恵方』と『宋板傷寒論』可不可篇には基本的に同様の記載が見られます。可不可篇の条文のほうが他の本に近く、三陰三陽篇の条文が可不可篇、『脈経』あるいは『千金翼方』などを参考に校訂されたも

のであることを窺わせます。

「陽明病の胃中虚冷」は、宋226でも論じられています。

宋226（陽明48）　若胃中虚冷。　不能食者。飲水則噦

翼211（陽明59）　胃中虚冷。其人不能食者。飲水即噦

玉240（陽明48）　若胃中虚冷。其人不能食。飲水即噦

玉可334（不可水3）　脈浮而遅表熱裏寒下利清穀。胃中虚冷。其人不能食。飲水即噦

脈7－14（不可水）－4　陽明病　若胃中虚冷。其人不能食。飲水即噦

本条文は三陰三陽篇では文頭が消去され、陽明病篇にありながら一般的な「胃中虚冷」の病態論を論じた条文になっていますが、『脈経』で文頭に「陽明病」が残存しており、元来「陽明病の胃中虚冷」を論じた条文であったことが窺われます。

19．231条と232条は、元来一条文？

林139（陽明18）　陽明中風。脈弦浮大。短気腹満。脅下及心痛。
鼻乾。不得汗。　嗜臥。身　黄。小便難。　潮熱而　噦
与小柴胡湯。第十八［用上方］

林140（陽明19）　脈但浮無余証者与麻黄湯。第十九［四味］

宋231（陽明53）　陽明中風。脈弦浮大而短気。腹都満脅下及心痛。久按之気不通

宋232（陽明54）

鼻乾。不得汗。　嗜臥。一身及目悉黄。小便難。有潮熱時時噦。耳前後腫
刺之小差。　外不鮮。病過十日脈続浮者。与小柴胡湯十八
脈但浮無余証者与麻黄湯。　若不尿腹満。加噦者不治。麻黄湯。方十九

林可33（可汗32）

陽明中風。脈弦浮大　短気。腹　満脅下及心痛。
鼻乾。不得汗。　嗜臥。　身　黄。小便難。　潮熱
　外不鮮。　過十日脈　浮者。与小柴胡湯
脈但浮無余証者与麻黄湯。第三十二　［小柴胡湯七味麻黄湯用前第七方］

宋可70（可汗38）

陽明中風。脈弦浮大而短気。腹都満脅下及心痛。久按之気不通
鼻乾。不得汗。　嗜臥。一身及目悉黄。小便難。有潮熱時時噦。耳前後腫
刺之小差。　外不鮮。　過十日脈続浮者。与小柴胡湯（宋231）
脈但浮無余証者与麻黄湯［用前第七方］不溺腹満。加噦者不治。三十二（宋232）

玉245（陽明53）

陽明中風。脈弦浮大而短気。腹都満脅下及心痛。久按之気不通
鼻乾。不得汗。其人嗜臥。一身及目悉黄。小便難。有潮熱時時噦。耳前後腫
刺之小差。其外不解。病過十日脈続浮者。与小柴胡湯（宋231）
　但浮無余証者与麻黄湯。　若不溺腹満。加噦者不治（宋232）

翼216（陽明64）

陽明中風。脈弦浮大而短気。腹都満脅下及心痛。久按之気不通
鼻乾。不得汗。其人嗜臥。一身及目悉黄。小便難。有潮熱時時噦。耳前後腫
刺之小差。　外不解。病過十日脈続浮。　与小柴胡湯（宋231）
　但浮無余証。与麻黄湯。　不溺腹満。加噦。不治［方見柴胡湯門］（宋232）

脈7－2（可汗）－40

陽明中風。脈弦浮大而短気。腹都満脇下及心痛。久按之気不通［一作按之不痛］
鼻乾。不得汗。　嗜臥。一身及目悉黄。小便難。有潮熱時時噦。耳前後腫

刺之小差。外不解。病過十日脈続浮。与小柴胡湯（宋231）
但浮無余証。与麻黄湯。不溺腹満。加噦。不治（宋232）

『宋板傷寒論』231条と232条の条文は、三陰三陽篇では林億一字低格下条文においても二条文として条文番号が付与され、別条文とされています。しかし、『宋板傷寒論』可不可篇、『金匱玉函経』三陰三陽篇、『千金翼方』では合わせて一条文となっており、さらに『注解傷寒論』までも一条文です。本来一条文であったものを、林億ら（あるいは趙開美?）があえて三陰三陽篇で二条文に分割したものでしょうか。

20．『宋板傷寒論』三陰三陽篇のルーツ　付：一条文二処方の例（その三）

宋216（陽明38）　陽明病下血。讝語者此為熱入血室但頭汗出者。刺期門。随其実而寫之濈然汗出　則愈

玉232（陽明40）　陽明病下血。讝語者此為熱入血室但頭汗出者当刺期門。随其実而瀉之濈然汗出　則愈

脈7－13（可刺）－5　陽明病下血而譫語。此為熱入血室但頭汗出者当刺期門。随其実而瀉之濈然汗出者則愈

翼191（陽明39）　陽明病下血而譫語者此為熱入血室但頭汗出者当刺期門。随其実而寫之濈然汗出者則愈

玉可326（可刺5）　陽明病下血而讝語。此為熱入血室但頭汗出者。刺期門。随其実而瀉之濈然汗出　則愈

宋237（陽明59）　陽明証。其人喜忘者。必有畜血。所以然者。本有久瘀血。故令喜忘。屎雖鞕
大便反易。其色必黒者。宜抵当湯下之。方二十四

宋可195（可下26）　陽明証。其人喜忘者。必有畜血。所以然者。本有久瘀血。故令喜忘。屎雖鞕
大便反易。其色必黒。　宜抵当湯下之。二十四

玉250（陽明58）　陽明証。其人喜忘者。必有畜血。所以然者。本有久瘀血。故令喜忘。屎雖堅

大便反易。其色必黒。　抵当湯主之

玉 可162（可下27）　陽明証。其人喜忘。　必有畜血。所以然者。本有久瘀血。故令喜忘。屎雖堅
大便　　必黒。　属抵当湯証

翼 222（陽明70）　陽明証。其人喜忘。　必有畜血。所以然者。本有久瘀血。故令喜忘。　雖堅
大便　　必黒。　抵当湯主之

聖 8－69（陽明34）　陽明病。其人喜妄。　必有稸血。　　為本有瘀熱。大便必秘。宜抵党湯

脈 7－7（可下）－20　陽明証。其人喜忘。　必有畜血。所以然者。本有久瘀血。故令喜忘。　雖堅
大便　　必黒。　属抵当湯証（宋237）

汗　出而譫語者。　有燥屎在胃中。此　風也。　過経乃可下之
下之若早。語言　乱。以表虚裏実故也。下之則愈。属大柴胡湯　承気湯証（宋217）

宋 217（陽明39）　汗［汗一作臥］出　譫語者。以有燥屎在胃中。此為風也。須下者。過経乃可下之
下之若早。語言必乱。以表虚裏実故也。下之　愈。宜　大承気湯。八
［用前第二方一云大柴胡湯］

玉 233（陽明41）　汗　出　譫語者。以有燥屎在胃中。此為風也。須下之。過経乃可下之
下之若早。語言必乱。以表虚裏実故也。下之則愈。宜　大承気湯

玉 可163（可下28）　汗　出而譫語者。　有燥屎在胃中。此為風也。　過経乃可下之
下之若早。譫語而乱。以表虚裏実故也。下之則愈。宜大柴胡湯承気湯

宋 可196（可下27）　汗［一作臥］出　譫語者。以有燥屎在胃中。此為風也。須下者。過経乃可下之
下之若早者。語言必乱。以表虚裏実故也。下之　愈。宜大柴胡　大承気湯。二十五

翼 192（陽明40）　汗　出而譫語者。　有燥屎在胃中。此　風也。　過経乃可下之
下之若早。語言必乱。以表虚裏実。　下之則愈。宜　承気湯

脈7—20＝宋可195＋可196＝玉可162＋可163＝宋237＋217＝翼222＋192

宋216・217は一連の条文のように見えますが、『脈経』を参照すると宋217の前に存在するのは宋237となります。『宋板傷寒論』可不可篇では宋可195・196と続いており、『脈経』の旧態が保持されています。これは、『脈経』巻七が『宋板傷寒論』あるいは『金匱玉函経』の可不可篇のオリジナル（に近い）条文であり、『千金翼方』を参考に三陰三陽篇を改編したという推論が補強される所見のようです。

21・可不可篇、『脈経』の一条文二処方の例（その四）：240条と251条

林147（陽明26）　病人煩㸃。汗出　觧。如瘧状。日晡　発熱。　脈実者宜大承気湯
脈浮虚者。　宜桂枝湯第二十六
［大承気湯用前第二方。桂枝湯用前二十一方］

宋240（陽明62）　病人煩熱。汗出則解又如瘧状。日晡所発熱者属陽明也。脈実者宜下之
脈浮虚者宜発　汗。下之与大承気湯。発汗。宜桂枝湯　二十六
［大承気湯用前第二方桂枝湯用前第二十一方］

翼196（陽明44）　病者煩熱。汗出即解復如瘧状。日晡所発　者属陽明。　脈実者当下之
脈浮虚者当発其汗。下之宜　承気湯。発汗。宜桂枝湯［方見桂枝湯門］

玉253（陽明61）　病人煩熱。汗出即解復如瘧状。日晡所発熱者属陽明也。脈実者当下之
脈浮虚者当発　汗。下之宜大承気湯。発汗。宜桂枝湯

翼宜70（宜下19）　病者煩熱。汗出即解復如瘧。　日晡所発　者属陽明。　脈実者当下之

脈7－7(可下)－21 病者煩熱。汗出即解復如瘧状。日晡所発　者属陽明。脈実者当下之。属大柴胡湯承気湯証
林可97（可下26） 病人煩熱。汗出。　如瘧状。日晡　発熱　脈実者可下之。宜大柴胡　大承気湯
第二十六［大柴胡用前第一方大承気用前第二方］
宋可197（可下28） 病人煩熱。汗出則鮮又如瘧状。日晡所発熱者属陽明也。脈実者可下之。宜大柴胡　大承気湯
二十六［用前第一第二方］
玉可164（可下29） 病者煩熱得汗出即解復如瘧状。日晡所発熱者属陽明。脈実者当下之。宜大柴胡湯大承気湯
林可5（可汗4） 病人煩熱。汗出鮮。又如瘧状
脈浮虚者当発　汗。　属桂枝湯証。第四［用前第一方］
宋可42（可汗10） 病人煩熱。汗出即鮮又如瘧状。日晡所発熱者属陽明也
脈浮虚者当発　汗。　属桂枝湯証。　四
脈7－2(可汗)－10 病者煩熱。汗出即解復如瘧状。日晡所発熱此属陽明
脈浮虚者当発其汗。　属桂枝湯証
玉可48（可汗10） 病者煩熱。汗出則解復如瘧状。日晡　発熱者属陽明
脈浮虚者当発其汗。　宜桂枝湯
聖8－70（陽明35） 陽明病。脈実者当下。脈浮虚者当汗。下者。宜承気湯。汗者。宜桂枝場

宋可197、『脈経』、玉可164が、いずれも正文大字で「大柴胡湯・大承気湯」と「一条文二処方」を提示。この可不可篇条文は、成無己『注解傷寒論』では三陰三陽篇と重なる条文として削除され、「一条文二処方」の条文が存在したことはわからなくなっています。

『太平聖恵方』巻八では陽明病に下法（脈実：承気湯）を用いる場合と、発汗法（脈浮：桂枝湯）を用いる場合があり、その鑑別として脈状を論じたシンプルな条文になっています。『宋板傷寒論』三陰三陽篇でも陽

明病篇に記載されていますが、文頭から「陽明病」を削除しています。同一病態を論じた条文が、可不可篇では発汗法のみを記載した条文（宋可42）となっています。「陽明病汗出瘧状の桂枝湯発汗（陽病発汗）」という病態が存在していることを可不可篇で温存し、三陰三陽篇では陽明病下法を強調した林億らの意図が滲み出ているようです。

林157（陽明36）　傷寒六七日。目中不了了。睛不和。無表裏証。大便難
宜大承気湯。第三十六［用前第二方］

宋252（陽明74）　傷寒六七日。目中不了了。睛不和。無表裏証。大便難。身微熱者。此為実也。急下之
宜大承気湯。　三十六［用前第二方］

玉265（陽明73）　傷寒六七日。目中不了了。睛不和。無表裏証。大便難。身微熱者。此為実。急下之
宜大承気湯

翼200（陽明48）　傷寒七八日。目中不了了。睛不和。無表裏証。大便難。微熱者。此為実。急下之
宜承気湯

脈7－7（可下）－11　傷寒六七日。目中不了了。睛不和。無表裏証。大便難。微熱者。此為実。急下之
属大柴胡湯。承気湯証

宋可186（可下17）　傷寒六七日。目中不了了。睛不和。無表裏証。大便難。身微熱者。此為実也。急下之
宜大承気。大柴胡湯十五［用前第一第二方］

玉可153（可下18）　傷寒六七日。目　不了了。睛不和。無表裏証。大便難。微熱者。此為実。急下之
宜大柴胡湯。承気湯

翼宜67（宜下16）　傷寒六七日。目中不了了。睛不和。無表裏証。大便難。微熱者。此為実。急下之

聖8－可42（可下8）　傷寒六七日。目中瞳子不明。　無外　証。大便難。微熱者。此為実。宜急下之

ここでも、可不可篇および『脈経』が「一条文二処方」です。可不可篇や『脈経』などの三陰三陽篇以外のテキストや、『宋板傷寒論』条文中の細字注記を視野に入れると「処方と条文は鍵と鍵穴」というよりも、「証（＝病態）に応じていれば複数の処方の可能性がある」という臨機応変な対応こそが『宋板傷寒論』の真骨頂なのかもしれません。

22．三陰三陽篇の細字注記による、一条文二処方の表示例

林158（陽明37）　陽明病発熱汗多者。急下之。宜大承気湯。第三十七［用前第二方］

宋253（陽明75）　陽明病発熱汗多者。急下之。宜大承気湯。　三十七［用前第二方。一云大柴胡湯］

林可72（可下1）　陽明病。　汗多者。急下之。宜大柴胡湯。第一［加大黄八味一法用小承気湯前別有二法］

宋可172（可下3）　陽明病発熱汗多者。急下之。宜大柴胡湯。方一　［一法用小承気湯］

翼201（陽明49）　陽明病発熱汗多者。急下之。宜　承気湯

翼宜55（宜下4）　陽明病発熱汗多者。急下之

脈7－7（可下）－3　陽明病発熱汗多者。急下之。属大柴胡湯

玉266（陽明74）　陽明病発熱汗多者。急下之。宜大承気湯

玉可138（可下3）　陽明病発熱汗多者。急下之。宜　承気湯　［一云大柴胡湯］

『宋板傷寒論』三陰三陽篇に細字注記で別処方を示し、可不可篇で互換となる例が見られます。ただし三陰三陽篇の大承気湯が、可不可篇では小承気湯となっています。また『金匱玉函経』可不可篇にも、［一云大柴

胡湯」の細字注記があります。この『宋板傷寒論』条文中の細字注記、および可不可篇条文のいずれも、成無己『注解傷寒論』以降は削除されています。

23．可不可篇に残された一条文二処方と、陽明病「寒」→「実」の書き換え？

『太平聖恵方』巻八71条の「陽明病汗不解。腹満痛。宜承気湯」をキーワードにして関連条文をくくると、三陰三陽篇、可不可篇の双方に見られる「腹満痛。急下之。宜承気湯」（宋254・宋可111・翼202・玉267）の条文群と、可不可篇だけに見られる「病腹中満痛者。此為実（又は寒）也当下之。宜大承気」の条文群が存在しています。

聖8－71（陽明36）　陽明病発作有時
　　　　　　　　　汗　不解。腹　満痛。　　　宜　承気湯

林159（陽明38）　発汗　不鮮。腹　満痛者。急下之。宜大承気湯。第三十八［用前第二方］

宋254（陽明76）　発汗　不鮮。腹　満痛者。急下之。宜大承気湯三十八［用前第二方］

林可66（汗後24）　発汗後不鮮。腹　満痛者。急下之。宜大承気湯。第二十四［四味］

宋可111（汗後32）　発汗後不鮮。腹　満痛者。急下之。宜大承気湯方二十四

翼202（陽明50）　発汗　不解。腹　満痛者。急下之。宜　承気湯

玉267（陽明75）　発汗　不解。腹　満痛者。急下之。宜大承気湯

玉可199（汗後18）　発汗　不解。腹　満痛者。急下之。宜　承気湯一云大柴胡湯

林可82（可下11）　病腹中満痛。此為実。当　下之。宜大承気　大柴胡湯第十一

宋可182（可下13）　［大承気用前第二方大柴胡用前第一方］
　病腹中満痛者。此為実也当下之。宜大承気　大柴胡湯　十一

玉可150（可下15）　［用前第一第二方］
　病腹中満痛者。為実。当下之。宜　大柴胡湯

翼宜65　凡病腹中満痛者。為寒。宜下之

聖8－可40（可下6）　傷寒病腹中満痛者。為寒。当宜下之

脈8－11（腹満）－5　病腹中満痛。為実。当下之
（『脈経』巻八平腹満寒疝宿食脈証第十一）

金10（腹満）－12　按之心下満痛者。此為実也当下之。宜大柴胡湯
（『金匱要略』腹満寒疝宿食病脈証治第十）

玉可199、宋可182がそれぞれ「一条文二処方」を示しています。

陽明病は『太平聖恵方』では「胃中寒」、病態認識は聖8－可40のように「腹中満痛者為寒」です。『千金翼方』宜忌、『太平聖恵方』から可不可篇への編集過程で「寒」→「実」の書き換えがなされた可能性が示唆されるようです。宋可182は対応する条文が三陰三陽篇に存在しないにもかかわらず、『注解傷寒論』では削除されています。

なお、同文が『脈経』巻八平腹満寒疝宿食脈証第十一に見られ、対応条文が『金匱要略』腹満寒疝宿食病脈証治第十に見られます。これらも「実」の字が用いられており、処方は大柴胡湯です。

24．可不可篇のみ一条文二処方の例

林160（陽明39）　腹満不減。減不足言。当　下之。宜　　大承気湯。第三十九［用前第二方］
宋255（陽明77）　腹満不減。減不足言。当　下之。宜　　大承気湯。　三十九［用前第二方］
林可84（可下13）　腹満不減。減不足言。当　下之。宜大柴胡　大承気湯。第十三
［大柴胡用前第一方大承気用前第二方］
宋可184（可下15）　腹満不減。減不足言。当　下之。宜大柴胡。大承気湯。　十三［用前第一第二方］
玉可151（可下16）　腹満不減。減不足言。当　下之。宜大柴胡湯。承気湯
翼203（陽明51）　腹満不減。減不足言。当　下之。宜　　承気湯
玉268（陽明76）　腹満不減。減不足言。当　下之。宜　　大承気湯
翼宜66（宜下15）　腹満不減。減不足言。宜　下之
金10（腹満）－13　腹満不減。減不足言。当須下之。宜　大承気湯
脈8－11（腹満）－6　腹満不減。減不足言。当　下之

本条文も『宋板傷寒論』、『金匱玉函経』ともに可不可篇では正文大字で「一条文二処方」が提示されています。『金匱要略』、『脈経』巻八より、この条文は元来「腹満寒疝宿食」というカテゴリーに属する「傷寒付随症候」（傷寒雑病）の条文であり、『千金翼方』、『宋板傷寒論』編纂の過程で傷寒三陰三陽条文に格上げされたことが示唆されます。

25．『金匱玉函経』陽明病収載、『宋板傷寒論』未収載条文（『金匱要略』）

玉269（陽明77）　傷寒腹満。按之不痛者為虚。痛者為実。当下之。舌黄未下者。下之黄自去。宜大承気湯

金10（腹満）－2　病者腹満。按之不痛　為虚。*実者為実。可下之。舌黄未下者。下之黄自去

脈8－11（腹満）－2　病者腹満。按之不痛　為虚。痛者為実。可下之。舌黄未下者。下之黄自去
腹満時減減復如故此為寒当与温薬（金10－3）

＊明・趙開美本では「痛者為実」、元・鄧珍本『金匱要略』では「実者為実」。

宋254・255・256などは『金匱要略』と同一の条文がありますが、ここに示した玉269の陽明病条文も同一の条文があります。『金匱要略』が『傷寒雑病論』の「雑病」部分に相当し、「雑病」とは「傷寒付随症候」を指すこと、また「雑病」部分も含めて『傷寒論』が形成されていることについては、すでに言及していますが、[53] 陽明病の宿食・痰飲について、『金匱要略』と三陰三陽篇で条文が重なることに不都合はないと考えられます。

宋256（陽明78）　陽明　少陽合病。必下痢。其脈不負者為順也。負者　失也。互相剋賊。名為負也
脈滑而数者。有宿食也。当下之。宜大承気湯。四十

宋可178（可下9）　陽明　少陽合病。必下痢。其脈不負者為順也。負者　失也。互相剋賊。名為負也
脈滑而数者。有宿食。当下之　宜大承気湯。七

脈7－7（可下）－8　陽明与少陽合病。而　利。脈不負者為順。負者　失也。互相刻賊。為負

脈7－7（可下）－9　滑而数者。有宿食。当下之。属大柴胡承気湯証

翼204（陽明52）　陽明与少陽合病。而　利。脈不負者為順

滑而数者。　有宿食。　宜　承気湯

翼宜61（宜下10）　陽明与少陽合病。　利而　脈不負者為順
脈数而滑者。　有宿食。　宜下之

玉270（陽明78）　陽明与少陽合病。必下痢。其脈不負者為順。　負者為失。　互相尅賊。　名為負
若滑而数者。　有宿食也。当下之。　宜大承気湯

玉可144（可下9）　陽明与少陽合病。而　利。　不負者為順。　負者　失也。互相尅賊。　為負

玉可145（可下10）　脈滑而数者　有宿食也。当下之。　宜大柴胡湯承気湯

脈8－11（腹満）－23　脈滑而数者。実也。有宿食。　当下之（『脈経』巻八　腹満寒疝宿食第十一）

金10（腹満）－25　脈数而滑者。実也此有宿食。　下之　愈。宜大承気湯（『金匱』腹満寒疝宿食第十）

このように考えると、『金匱要略』腹満寒疝宿食病脈証治第十の以下にあげた条文も、陽明病宿食痰飲（腹満寒疝宿食）の条文として捉えることができるようです。

金10（腹満）－24　問曰。人病有宿食。何以別之
師曰。寸口脈浮而大。按之反濇。尺中亦微而濇。故知有宿食。大承気湯主之

脈8－11（腹満）－20　問曰。人病有宿食。何以別之
師曰。寸口脈浮　大。按之反渋。尺中亦微而渋。故知有宿食

金10（腹満）－25　脈数。而滑者。　実也。此有宿食。下之愈。宜大承気湯

脈8－11（腹満）－23　脈　　滑而数者実也。　有宿食当下之（宋可178後半）

金10（腹満）－26　下利。不飲食者。有宿食也。当下之。宜大承気湯。大承気湯方［方見前痓病中］（宋可180）

脈8－11（腹満）－24　下利。不欲食者。有宿食　当下之

金10（腹満）－27　宿食在上脘。当吐之。宜瓜蔕散　瓜蔕散方　瓜蔕［一分熬黄］　赤小豆［一分煮］
右二味杵為散以香豉七合煮取汁和散一銭匕温服之不吐者少加之以快吐為度而止［亡血及虚者不可与之］

脈8－11（腹満）－26　宿食在上管。当吐之

金10（腹満）－28　脈緊。如転索　無常者。有宿食也

脈8－11（腹満）－21　寸口脈緊。如転索左右無常者。有宿食

金10（腹満）－29　脈緊。頭痛。風寒。腹中有宿食不化也［一云寸口脈緊］

脈8－11（腹満）－22　寸口脈緊即頭痛。風寒。或腹中有宿食不化

26．可不可篇が三陰三陽篇を補う例

脈7－7（可下）－15　病者無表裏　証。発熱七八日。雖脈浮数。可下之。属大柴胡湯証

林可90（可下19）　病人無表裏　証。発熱七八日。雖脈浮数者可下之。宜大柴胡湯。第十九［用前第一方］

宋可190（可下21）　病人無表裏　証。発熱七八日。雖脈浮数者可下之。宜大柴胡湯。　十九［用前第一方］

翼92（太陽柴胡15）　病人　表裏無証。発熱七八日。雖脈浮数。可下之。宜大柴胡湯方

玉可157（可下22）　病者無表裏　証。発熱七八日。雖脈浮数。可下之。宜大柴胡湯

林162（陽明41）　病人無表裏　証。発熱七八日。　脈　数。可下之。　仮令已下
不大便者。有瘀血。宜抵当湯。第四十一
［用前第二十四方下有二病証］

宋257（陽明79）　病人表裏無　証。発熱七八日。雖脈浮数者可下之。　仮令已下。脈数不解

合熱則消穀喜飢。至六七日不大便者。有瘀血。宜抵当湯。　四十一［用前第二十四方］

宋258（陽明80）
若脈数不鮮。而下不止。必協熱。便膿血也

宋可284（吐下後69）
病者無表裏　証。発熱七八日。脈雖浮数者可下之。　假令已下。脈数不鮮
今熱則消穀喜飢。至六七日不大便者。有瘀血。属抵当湯。方四十五

玉271（陽明79）
病人表裏無　証。発熱七八日。脈雖浮数者可下之。　假令下已。脈数不解
合熱則消穀善饑。至六七日不大便者。有瘀血。宜抵当湯（宋257）
若脈数不解。而下不止。必挟熱。便膿血（宋258）

脈7－8（吐下後）－58
病者無表裏　証。発熱七八日。脈雖浮数者可下之。　假令下已。脈数不解
今熱則消穀喜飢。至六七日不大便者。有瘀血。属抵当湯（宋257）
若脈数不解。而　不止。必夾血。便膿血（宋258）

翼223（陽明71）
病者無表裏　証。発熱七八日。雖脈浮数。可下之。　假令下已。脈数不解
而合熱　消穀喜飢。至六七日不大便者。有瘀血。　抵当湯主之（宋257）
若　数不解。而下不止。必挟熱。便膿血［方見雑療中］（宋258）

玉可241（汗後60）
病者無表裏　証。発熱七八日。脈雖浮数者可下之。　假令已下。脈数不解
而合熱則消穀善飢。至六七日不大便者。有瘀血。属抵当湯証（宋257）
若脈数不解。而下不止。必挟熱。便膿血（宋258）

宋257のみでは、条文前半の「可下之」の指示処方は不明です。宋可190を参照すると、大柴胡湯で下しても脈数不解の場合には抵当湯に切り替える、という条文であったことが判明します。また、三陰三陽篇「合熱則消穀喜飢」は解釈困難ですが、可不可篇および『脈経』の「今熱則消穀喜飢」によれば解釈はしやすくなるようです。

27．「陽病発汗、陰病吐下」条文群 vs.『宋板傷寒論』

宋273　太陰之為病。腹満而吐食不　下。自利益甚。時腹自痛。若下之。必胷下結鞕
玉284（太陰1）　太陰之為病。腹満而吐食不　下。自利益甚。時腹自痛。若下之。必胸下結堅
宋可154　太陰之為病。腹満而吐食不　下。自利益甚。時腹自痛。　下之。必胷下結鞕
宋可235　太陰之為病。腹満而吐食不　下。自利益甚。時腹自痛。若下之。必胷下結鞕
翼240　太陰之為病。腹満。吐食不　下。下之益甚。時腹自痛。　胷下　堅結
玉可120（不可下30）　太陰之為病。腹満而吐食不　下。下之益甚。腹時自痛。　胸下痞堅
聖8－可61　太陰病　其人腹満。吐食不可下。下之益甚
脈7－6－29　太陰之為病。腹満而吐食不　下。下之益甚。腹時自痛。　胷下結堅
聖8－80　傷寒四日太陰受病。腹満吐食。下之益甚。時時腹痛。心胷　堅満
若脈浮者。可発其汗。沈者宜攻其裏也。発汗者宜桂枝湯。攻裏者宜承気湯

宋276　太陰病。脈浮者。可発　汗　宜桂枝湯。方一
宋可50　太陰病。脈浮者。可発　汗　属桂枝湯証。十二
脈7－2－18　太陰病。脈浮者。可発其汗　属桂枝湯証
玉285（太陰2）　太陰病。脈浮者。可発其汗　宜桂枝湯
玉可56（可発汗18）　太陽病。脈浮者。可発其汗　宜桂枝湯
翼241　太陰病。脈浮。　可発其汗

表8．各文献の対応条文

文献	条文	条文
『太平聖恵方』巻八	聖8—80	
『宋板傷寒論』三陰三陽篇	宋273	宋276
『金匱玉函経』三陰三陽篇	玉284	玉285
『千金翼方』	翼240	翼241

この条文は、『太平聖恵方』によると(聖8—80)、「太陰病腹満吐食」の際に下法を用いたが解せず、むしろ「下之益甚」となり、「腹痛心胸堅満」を来した状態における治療の鑑別を脈の浮沈で示した条文です。『脈経』『千金翼方』『太平聖恵方』では「下之益甚」、すなわち太陰病腹満吐食の際に下法をまず正攻法として用いるという、『素問』熱論篇流の「陰病の下法」が示されています。『太平聖恵方』では、脈の浮沈の鑑別より、「沈者宜攻其裏也。攻裏者宜承気湯」と、あらためて攻下法を行う場合があることを示しています。「下之益甚」であっても承気湯で下しなさい、という強烈な攻下法です。重症の感染性腸炎のように、「止めてはいけない下痢」もあると考えられます。

『宋板傷寒論』の傷寒病態概念では陰病は寒に属し、温補法を原則とし、攻下法を基本的に否定するものですから、下法による「下之益甚」ではなく、裏寒により自ら下痢をして、吐き下しが止まらない「自利益甚」という霍乱に近い表現に書き換えられた可能性が考えられます。『金匱玉函経』可不可篇には「自利益甚」ではなく、「下之益甚」という『脈経』や『千金翼方』、『太平聖恵方』と同じ表現が保存されています。これから考えると、玉284の表現は、『宋板傷寒論』、成無己『注解傷寒論』以降の傷寒概念（陰病における攻下法の否定）に影響されて書き換えられたものと考えられます。また、玉可56は文頭が太陽病です。『宋板傷寒論』その他を参照すると、この条文は太陰病の条文です。陳世傑が「脈浮」→「太陽病」と考えて改めたものでしょうか。

28．『太平聖恵方』における「太陽病、其蔵有寒、当温之」の認識

宋277（太陰5）　自利　不渇者属太陰。以其蔵有寒故也。当　温之。宜服四逆輩。二

脈7－9（可温）－4　自利　不渇者属太陰。其蔵有寒故也。当　温之。宜　四逆輩

翼244（太陰5）　自利　不渇者属太陰。其蔵有寒故也。当　温之。宜　四逆輩

翼宜77（宜温7）　自利　不渇者属太陰。其蔵有寒故也。　宜温之

玉288（太陰5）　自利　不渇者属太陰。以其蔵有寒故也。当　温之。宜　四逆輩

玉可280（可温4）　自利　不渇者属太陰。其蔵有寒故也。当　温之。宜　四逆輩

聖8－82（太陰3）　太陰病　利而不渇者。其臓有寒。当　温之。以　四逆湯

聖8－可82（可温4）　太陽病下利　不渇。　其臓有寒。　当宜温之
其人飲食。入則吐。手足寒。脈弦遅。此為中寒。不可吐下也。当宜温之

聖8－可82は誤植ではなく、文頭は「太陽病」です。「傷寒」は寒の邪に傷られるのですから、太陽病であっても附子（温法）の適応があるとするのは、『太平聖恵方』巻九において傷寒第一日の桂枝湯に附子、細辛が入ることに通じるように感じられます。聖8－可82の太陽病が聖8－82で太陰病に書き換えられたと考えると、「陰病吐下（瀉法主体）から陰病温裏（補法の付加）」へと陰病の病態概念が歴史的に変遷してきたという仮説と合致する所見です。

可不可篇で太陽病条文であったものを、三陰三陽篇で文頭を変更し太陰病の条文としたのは『太平聖恵方』

巻八が嚆矢で、林億らがこの「陰陽の逆転」を宋改で大幅に採用したとすると、『太平聖恵方』巻八が林億らの言う「節度使・高継沖」のもたらした『傷寒論』に近いテキストである傍証にもなります

林億らは『太平聖恵方』巻八の可不可篇と三陰三陽篇の矛盾を覆い隠す目的で『宋板傷寒論』の文頭を削除したのかもしれません。宋改を経ない、元来の『脈経』の条文文頭に何と書いてあったか、興味があるところです。

29.「陽病発汗、陰病吐下」の病態論の宋改における書き換え？

宋 278（太陰6）　傷寒脈浮而緩手足自温者。　繋在太陰。　太陰当発身黄
　若小便自利者。　不能発黄
　至七八日雖暴煩下利日十余行。必自止。以脾家実。腐穢当去故也

玉 289（太陰6）　傷寒脈浮而緩手足自温者。　繋在太陰。　太陰当発身黄
　若小便自利者。　不能発黄
　至七八日雖暴煩下利日十余行。必自止。所以然　者此脾家実。腐穢当去　也

翼 245（太陰6）　傷寒脈浮而緩手足　温。是為繋在太陰。　太陰当発　黄
　小便自利。利者不能発黄
　至七八日雖煩暴　利　十余行。必自止。所以自止者　脾家実。腐穢当去故也

聖 8―83（太陰4）　傷寒脈浮而緩手足自温。是為繋在太陰。小便不利。　其人当発　黄。宜茵陳湯

聖 8―84（太陰5）　太陰病不解雖暴煩下利　十余行。而自止。所以自止者　脾家実。腐穢已去故也宜橘皮湯

宋278＝翼245＝聖8－83＋84

『太平聖恵方』では、「繫在太陰、小便不利」↓「発黄」＝「茵陳湯」という処方を指示する条文であるのに対し、『宋板傷寒論』『千金翼方』では「繫在太陰」↓「発黄」と「小便不利」を略し、「小便自利者不能発黄」と対句をくっつけて、病態説明の条文としています。

聖8－84を見ると、文頭は「太陰病」となっています。すなわち、太陰病において「脾家実、腐穢」が存在すれば攻下法、あるいは自利によって治癒するという「太陰病の脾家実（瀉下法の適応）」の病態を論じているようです。これは、『素問』熱論篇の治療原則「陽病発汗、陰病吐下」に準じた、下法による太陰病の治療法です。しかし、『金匱玉函経』『宋板傷寒論』『千金翼方』では聖8－83・84条の二条文を結合し、聖8－84の文頭を「至七八日」と書き換え、「太陰病（傷寒四日）から再伝経した陽明病・少陽病（至七八日）」とすることによって「脾家実、腐穢」を「陽明病胃家実」の病態として整合性を保とうとしているようです。『金匱玉函経』では、前半は『宋板傷寒論』と同文ですが、後半の「所以然者此脾家実」は『千金翼方』や『太平聖恵方』に類似しています。

30．陰病における下法の適応と不適応

1．適応を示した条文群

宋285（少陰5）　少陰病。脈細沈数。病為在裏。不可発汗

宋可2（不可汗2）　少陰病。脈細沈数。病為在裏。不可発汗

玉 296（少陰5） 少陰病。脈細沈数。病為在裏。不可発其汗

脈 7－1(不可汗)－1 少陰病。脈細沈数。病為在裏。不可発其汗

翼 251（少陰4） 少陰病。脈細沈数。病 在裏。不可発其汗

翼 宜1（忌汗1） 少陰病。脈細沈数。病 在裏。 忌発其汗

聖 8－88（少陰3） 少陰病。脈細沈数。病 在裏。不可発其汗。宜承気湯

聖 8－可11（不可汗1） 凡脈。沈数。病 在裏。不可発 汗。無陽故也

『太平聖恵方』では『素問』流「陽病発汗、陰病下法」ですから「陰病不可発汗」↓承気湯となります。宋改を経たテキストでは、少陰病の下法は忌避したい治療法ですので、『太平聖恵方』巻八の承気湯を削除したのでしょうか。

2. 不適応を示した条文群

宋 286（少陰6） 少陰病脈微。 不可発 汗。亡陽故也。陽已虚尺脈弱濇者復不可下之

宋 可4（不可汗4） 少陰病脈微。 不可発 汗。亡陽故也

宋 可139（不可下16） 少陰病脈微。 不可発 汗。亡陽故也。陽已虚尺中弱濇者復不可下之

玉 297（少陰6） 少陰病脈微。 不可発 汗。亡陽故也。陽已虚尺脈弱渋者復不可下之

玉 可105（不可下15） 少陰病脈微。 不可発其汗。無陽故也。陽已虚尺中弱渋者復不可下之

脈 7－1(不可汗)－3 少陰病脈微［一作濡而微弱］不可発其汗。無陽故也

脈 7－6(不可下)－15 少陰病脈微。 不可発其汗。無陽故也。陽已虚尺中弱渋者復不可下之

翼 252（少陰5） 少陰病脈微。 不可発其汗。無陽故也。陽已虚尺中弱渋者復不可下之

翼 宜3（忌汗3） 少陰病脈微。 忌発其汗。無陽故也

翼 宜41（忌下4）　尺中弱渋者復　忌下

聖 8－可13（不可汗3）　凡脈微。　軟　弱者不可発　汗

聖 8－可53（不可下3）　傷寒脈浮。　濡　弱。不得発　汗。無陽故也。陽亡虚尽中弱渋者。不可下

少陰病（『素問』熱論篇では吐下法）においても、「陽虚尺中弱渋」であれば不可下であることがわかります。

3．『太平聖恵方』のみ瀉下法が残る条文の予後

宋 289（少陰9）　少陰病。悪寒而踡。時自煩。欲去　衣被者。可治

脈 7－18（陰陽交）－20　少陰病。悪寒而踡時時自煩。欲去其衣被者。可治

翼 255（少陰8）　少陰病。悪寒而踡。時自煩。欲去其衣被。不可治

玉 300（少陰9）　少陰病。悪寒而踡。時自煩。欲去　衣被者。可治

聖 8－90（少陰5）　少陰病。悪寒而踡時時自煩不欲厚　衣。宜大柴胡湯

『宋板傷寒論』では「可治」、『千金翼方』では「不可治」と意見が別れます。『太平聖恵方』を見ると処方が示されており、「可治」であることが示されます。ただし瀉下法（大柴胡湯）であるために、宋改では処方を削除したのでしょうか？

31．陰病の一条文二処方

宋 321（少陰41）　少陰病。自利清水色純青。心下必痛。口乾燥者。可下之。宜　大承気湯

［用前第十九方一法用大柴胡］

宋可175（可下6）　少陰病。下利清水色純青。心下必痛。口乾燥者。可下之。宜大柴胡 大承気湯

玉可141（可下6）　少陰病。下利清水色　青者。心下必痛。口乾燥者。可下之。宜大柴胡湯 承気湯

脈7―7（可下）―6　少陰病。下利清水色　青者。心下必痛。口乾燥者。可下之。属大柴胡湯 承気湯証

翼宜58（宜下7）　少陰病。下利清水色　青者。心下必痛。口乾　者。宜下之

翼288（少陰41）　少陰病。　利清水色　青者。心下必痛。口乾燥者。可下之。宜　承気湯［一云大柴胡］

玉332（少陰41）　少陰病。下利清水色純青。心下必痛。口乾燥者。急下之。宜　大承気湯

聖8―105（少陰20）　少陰病。　利清水色　青者。心下必痛。口乾燥者。　宜大柴胡湯

『脈経』、『宋板傷寒論』可不可篇、『金匱玉函経』可不可篇は、いずれも「一条文二処方」となっています。宋321も翼288も、細字注記では二処方条文であることを明示しています。

32．陰病の吐下法について

『太平聖恵方』巻八・『宋板傷寒論』における吐法↓温裏法への概念の変化について、宋324を通じて見てみます。『宋板傷寒論』には太陰病の吐法（『諸病源候論』）を論じた条文はありませんが、少陰病吐法の条文が三陰三陽篇にあります。各種テキストを比較対校し、『宋板傷寒論』、『太平聖恵方』巻八のスタンスを検討します。

宋324（少陰44）　少陰病。　飲食入口則吐。心中温温欲吐。復不能吐。始得之手足寒

脈弦遅者。此胷中実。不可下也。当　吐之
若膈上有寒飲。乾嘔者。不可吐也。当温之。宜四逆湯。二十三［方依上法］

玉 335（少陰44）
少陰病。　飲食入口即吐。心下嗢嗢欲吐。復不能吐。始得之手足寒
脈弦遅者。此胸中実。不可下也。当　吐之
若膈上有寒飲。乾嘔者。不可吐。　急温之。宜四逆湯

翼 291（少陰44）
少陰病。其人飲食入　則吐。心中温温欲吐。復不能吐。始得之手足寒
脈弦遅。　此胷中実。不可下也。当遂吐之
若膈上有寒飲。乾嘔者。不可吐。　当温之。宜四逆湯［方見陽明門］

宋 可115（不可吐3）
少陰病。　飲食入口則吐。心中温温欲吐。復不能吐。始得之手足寒
脈弦遅者。此胷中実。不可下也
若膈上有寒飲。乾嘔者。不可吐也。当温之

宋 可156（不可下33）
少陰病。　飲食入口則吐。心中温温欲吐。復不能吐。始得之手足寒
脈弦遅者。此胷中実。不可下也

脈 7－6（不可下）－31
少陰病其人　飲食入　則吐。心中温温欲吐。復不能吐。始得之手足寒
脈弦遅。　此胷中実。不可下也

翼 宜50（忌下13）
少陰病。　　食入　即吐。心中温温欲吐。復不能吐。始得之手足寒
脈弦遅。　此胷中実。忌下

宋 可121（可吐5）
少陰病。　飲食入口則吐。心中温温欲吐。復不能吐者。宜吐之

翼 宜35（宜吐5）
少陰病其人　飲食入　則吐。心中温温欲吐。復不能吐。　宜吐之

脈 7－5（可吐）－5
少陰病。　飲食入　則吐。心中温温欲吐。復不能吐。当遂吐之

聖 8－108（少陰23）
少陰病其人飲食　　則吐。心中温温欲吐。復不能吐。　　手足寒

脈弦遅。此胷中実。不可下也。当宜吐之。宜瓜蒂散

聖8—109（少陰24）
少陰病。若膈上有寒。欲乾嘔者。不可吐。当温之。以四逆湯

聖8—可30（不可吐2）
少陰病其人欲食入　則吐。心中温温欲吐。復不能吐。　手足寒
脈弦遅。　乾嘔
此膈上有寒飲。不可吐之。当宜温也

脈7—4（不可吐）—3
少陰病。　飲食入　則吐。心中温温欲吐。復不能吐。始得之手足寒
脈弦遅。　比胷中実。不可下
若膈上有寒飲。乾嘔者。不可吐。　当温之

翼宜29（忌吐2）
少陰病其人飲食入　則吐。心中温温欲吐。復不能吐。始得之手足寒
脈弦運。若膈上有寒飲。乾嘔。　忌吐。　当温之

翼宜78（宜温8）
少陰病其人飲食入　則吐。心中温温欲吐。復不能吐。始得之手足寒
脈弦遅。若膈上有寒飲。乾嘔。　宜温之

脈7—9（可温）—5
少陰病其人飲食入　則吐。心中温温欲吐。復不能吐。始得之手足寒
脈弦遅。若膈上有寒飲。乾嘔者。不可吐。当温之。宜四逆湯

玉可281（可温5）
少陰病其人飲食入　則吐。心下嗢嗢欲吐。復不能吐。始得之手足寒
脈弦遅。若膈上有寒飲。乾嘔者。不可吐。当温之。宜四逆湯

玉可82（不可吐3）
少陰病。其人飲食入口即吐。心下嗢嗢欲吐。復不能吐。始得之手足寒
脈弦遅者。此胸中実。不可下也。
若膈上有寒飲。乾嘔者。不可吐。　当温之

玉可88（可吐5）
少陰病。其人飲食入　則吐。心中温温。欲吐復不能吐。当遂吐之

玉可122（不可下32）
少陰病。其人飲食。入則吐。心中嗢嗢。欲吐復不能吐。始得之。手足寒。脈遅

此胸中実。不可下之

少陰病の治療原則は、『素問』熱論篇や『諸病源候論』では下法です。少陰病でも「胸中実」の存在する病態では「不可下」となります（【宋】可156、【脈】7－6－31、【翼】宜50）。「胸中実」不可下で、温裏法を選択するのかと思いきや、ここでは「当吐之」（【宋】可121・【脈】7－5－5・【翼】宜35・【聖】8－108）と吐方を指示しています。「陰病温裏」ではなく「陽病発汗、陰病吐下」の『素問』熱論篇に近い選択肢です。このような『素問』系統の『諸病源候論』流「陰病の吐法」を肯定した条文が可不可篇、『脈経』に見られ、処方は瓜蒂散であることが『太平聖恵方』巻八からわかります。

この、『素問』熱論篇や『諸病源候論』に準じた病態に、さらに「若膈上有寒飲。乾嘔」が加わると、「不可吐也。当温之」となり、「陰病の温裏法が特殊例として付加される」ことが示されます。（【聖】8－可30・【脈】7－4－3・【翼】宜29・【翼】宜78・【宋】可115）。また、処方は四逆湯（【玉】335・【宋】324・【聖】8－109・【脈】7－9－5・【翼】291・【玉】可281）です。

条文群は、①**「胸中実不可下」のみの群**：【宋】可156、【脈】7－6－31、【翼】宜50
②**「胸中実不可下」で「当宜吐」の群**：【宋】可121、【脈】7－5－5、【翼】宜35、【聖】8－108
③**「膈上有寒飲乾嘔不可吐当温」の群**：【聖】8可30、【脈】7－4－3、【翼】宜29、【翼】宜78、【宋】可115
④**温法の処方として四逆湯を指示した群**：【宋】324、【聖】8－109、【脈】7－9－5、【翼】291

などに大別されます。

『太平聖恵方』巻八を参考にすると、元来「胸中実不可下」で瓜蒂散による吐法を肯定した条文（【聖】8－108）と、さらにその場合にも、中には吐法を用いてはいけない病態「膈上有寒飲乾嘔不可吐当温（四逆湯）」がある（【聖】8－109）という二つの条文があったものが、『太平聖恵方』巻八可不可篇でドッキングし、瓜蒂散の吐法を曖味にして、四逆湯温裏法を重点的に論じた条文に改変され、それが『宋板傷寒論』や『金匱玉函経』に採用されたものと推測されます。その背景には『太平聖恵方』巻九で論じられているように、傷寒四日の吐法には後処理が必要であり、『諸病源候論』が推奨する治療法ではあっても実際には応用しがたいとの発想があったのかもしれません。

瓜蒂散は『太平聖恵方』巻十七によれば熱病に対する吐法の処方であり、『太平聖恵方』巻八や『宋板傷寒論』、あるいは林億らが手を加えた『脈経』『千金翼方』『金匱玉函経』には、いずれも「広義の傷寒」対応の思想が導入されていることが窺えます。

33．陰病の温裏法（四逆湯）の来源について

宋323（少陰43）	少陰病。脈沈者。急　温之。宜四逆湯。方二十二
玉334（少陰43）	少陰病。脈沈者。急　温之。宜四逆湯
脈7－9（可温）－6	少陰病。脈沈者。急当温之。宜四逆湯
翼290（少陰43）	少陰病其脈沈者。　当温之。宜四逆湯
玉可282（可温6）	少陰病其脈沈者。急当温之。宜四逆湯
翼宜79（可温9）	少陰病　脈沈者宜急　温之
聖8－107（少陰22）	少陰病其脈沈者。急当温之。宜四逆湯
聖8－可83（可温5）	少陰病其脈沈者。急当温之（宋323、脈7－9－6）下利不欲食者。当宜温之（脈7－9－7、翼宜80）

下利脈遅緊為痛未止（脈7－9－8、翼宜74）下利脈浮大者此皆為虚宜温之

（脈7－9－9、翼宜75）

陰病の温裏法はすでに『宋板傷寒論』以前、『太平聖恵方』巻八に記載されていることから、隋唐時代には陰病において温裏すべき病態が存在することが認識されていたことがわかります。

三陰三陽篇で陰病温裏を論じた新校正以前の現存するテキストは、『太平聖恵方』巻八のみであり、時代的関係を考慮すると、『太平聖恵方』巻八が『宋板傷寒論』の三陰三陽篇の祖本の一つであることを示唆する事例といえるでしょう。

『太平聖恵方』巻八では、陰病の主治は『素問』熱論篇に従って下法であり、陰病（陽）虚証の温裏法はオプションと考えられていたようです。『宋板傷寒論』においても、陰病に対しては温裏法一辺倒ではなく、下法も論じられているのですが、成無己以降、陰病の下法は陽明転属であるとされ、温裏法主体の解説に重点が変化していったことが今日の混乱を生む下地になったのではないでしょうか。

34．陽明病の下痢：『外台秘要方』と『諸病源候論』に残存していた文頭

宋可166（不可下43）	下利。	脈　大者		虚也以強下之故也設脈浮革因爾腸鳴者。	属	当帰四逆湯
脈7－6（不可下）－43	下利其	脈浮大。	此	為虚。以強下之故也設脈浮革因爾腸鳴。	属	当帰四逆湯
脈7－9（可温）－9	下利其	脈浮大。	此	為虚。以強下之故也設脈浮革因爾腸鳴当温之。	宜	当帰四逆湯
玉可135（不可下45）	下利其	脈浮大。	此	為虚。以強下之故也設脈浮革因爾腸鳴。		当帰四逆湯証
玉可272（吐下後91）	下利其	脈浮大。	此	為虚。以強下之故也設脈浮革故爾腸鳴。	属	当帰四逆湯証
玉可285（可温9）	下利其	脈浮大。	此	為虚。以強下之故也設脈浮革因爾腸鳴当温之与水者	噦宜	当帰四逆湯

玉可335（不可水4）　下利其　脈浮大。此　為虚。以強下之故也設脈浮革因爾腸鳴当温之与水者　噦

脈7－14（不可水）－5　下利其　脈浮大。此　為虚。以強下之故也設脈浮革因爾腸鳴当温之与水　即噦

翼宜108（忌水2）　下利其　脈浮大。此　為虚。以強下之故也設脈浮革因爾腸鳴当温之与水　必噦

翼宜75（宜温5）　下利。　脈浮大者。此　為虚。以強下之故也　宜温之与水　必噦

脈8－14（嘔噦）－41　下利。　脈浮大者　虚也以強下之故也設脈浮革因爾腸鳴当温之

（外台秘要巻二傷寒下　傷寒下痢及膿血黄赤方一十六首）

外2－24a　陽明病。下痢其人脈浮大　此皆為虚弱。強下之故也

傷寒下利日十余行其人脈反実者死（宋346）出第八巻中

［張仲景傷寒論陽明無下痢証不可下或有云

下利其　脈浮大者　此皆為虚。以強下之故也設脈浮革因爾腸鳴当温之与水　即噦］

諸　陽明病。下痢其　脈浮大　此皆為虚弱。強下之故　（諸病源候論巻八諸病下　傷寒利候）

聖8－可83a　少陰病。其脈沈者。急当温之。下利不欲食者。当宜温之。下利脈遅緊。為痛未止

聖8－可83b　下利　脈浮大者　此皆為虚。　宜温之

聖8－可84　凡脈浮革者自腹鳴若渇之与水者必噦宜温之

宋可166は、『金匱玉函経』可不可篇、『脈経』に各々四回も登場する重要条文ですが、『宋板傷寒論』では可不可篇に一回のみ採用されているだけで、三陰三陽篇には未採用です。『外台秘要方』『諸病源候論』を参照すると本条文の文頭は「陽明病」であることがわかります。すなわち、「陽明病の胃中虚冷の下痢に対する四逆湯による温法」を論じたもので、これは林億らが新校正で主唱した「陽明病胃家実承気湯」とはちょうど正反対の病態概念を示すものであるため、文頭を消去して可不可篇に忍ばせたものでしょうか。

この条文の前後関係について、『宋板傷寒論』三陰三陽篇の諸条文との関係を見てみます。この条文は『外

台秘要方』『諸病源候論』では長文であり、「宋360・宋365・宋293・宋363・宋288・宋可166・宋346」と続いている条文の一節です（次頁参照）。他の条文がいずれも『宋板傷寒論』三陰三陽篇条文であるのに、本条文のみが可不可篇条文であることからして、奇異な感じを否めないのですが、文頭が陽明病であるために、林億らがこれを陽明病条文として採用しなかったと考えると納得できるようです。

外 2－24ａ 傷寒六七日。不利。便発熱而痢。其人汗出。不止者死。但有陰無陽故也（宋346）
下痢有微熱其人渇脈弱者今自愈（宋360）脈沈弦者。下重其脈大者為未止。脈微数者。為欲自止。
雖発熱。不死（宋365）少陰病八九日。而一身手足尽熱。熱在膀胱。必便血（宋293）下利脈反浮数。
尺中自濇。其人必圊膿血（宋363）少陰病。下利。若痢自止。悪寒而欲踡。手足温者。可療（宋288）
陽明病下痢。其人脈浮大此皆為虚弱強下之故也（宋可166）傷寒下利日十余行其人脈反実者死（宋346）
出第八巻中［張仲景傷寒論陽明無下痢証不可下或有云
下利其　脈浮大者　此皆為虚。以強下之故也設脈浮革因爾腸鳴当温之与水　即噦］

諸 傷寒六七日。不利。更発熱而利者其人汗出。不止者死。但有陰無陽故也（宋346）
下利有微熱其人渇脈弱者今自愈（宋360）脈沈弦者。下重其脈大者為未止。脈微数者。為欲自止。
雖発熱。不死（宋365）少陰病八九日。而身手足尽熱。熱在膀胱。必便血（宋293）下利脈浮数。
尺中自滑。其人必清膿血（宋363）若利止。悪寒而拳。手足温者。可治也（宋288）
陽明病下痢。其脈浮大此皆為虚弱強下之故（宋可166）傷寒下利日十余行其脈反実死（宋369）

古本『傷寒論』（『千金翼方』、『太平聖恵方』）の陽明病の病態認識は「陽明病胃中寒」でした。この定義に従うと「陽明病胃中寒（胃中虚冷）の下痢」という病態が想定できます。胃中寒の下痢には温法を用いるべきで、傷寒（狭義）ですから『太平聖恵方』巻九に従えば附子剤の適応が考えられ、「太陽病・陽明病の下痢に四逆湯」

は「狭義の傷寒」に対する正統な治療であることになります。

一方、これを陽明病胃家実と誤認して瀉下法を行うと、「為虚弱強下之故」ということになります。陽明病の発汗法を否定し、瀉下法を治療原則とする傾向にある『宋板傷寒論』にあっては、この条文を三陰三陽篇に採用するのは心苦しいので、条文文頭から陽明病を削除し、下痢一般の病態論としてこっそり可不可篇に残したと考えると理解できるようです。

『太平聖恵方』では文頭は少陰病です。『素問』熱論篇の流儀では「陰病下法」が原則ですが、「其脈沈者。急当温之。下利不欲食者。当宜温之」、すなわち「脈沈・下痢・食思不振などの症候がある場合には（特殊例として）温法を用いる場合がある」という概念の付加が、『太平聖恵方』巻八の段階でなされていたことが窺えます。

『太平聖恵方』は北宋時代初期に隋唐の医学書から編纂されたものですから、隋・唐以降北宋までの間に病態概念の拡大（陰病虚状への対応の付加）が起こっていたと考えられます。

5.『宋板傷寒論』後序について

【牧角和宏：傷寒論の検討―八―．福岡医師漢方研究会会報，二〇〇六：八】より抜粋・一部変更・転載。

1．はじめに

これまで筆者は、張仲景の書とされる『傷寒論』の検討を行うにあたり、『宋板傷寒論』（明・趙開美本仲景全書収載）を中心に、宋以前の隋唐医学書に引用された傷寒概念と『宋板傷寒論』の相異点を明らかにするなかで、『宋板傷寒論』の特異性、時代による傷寒概念・傷寒治療の変遷を論じてきました[62]。

宋以前、隋唐時代の傷寒概念を概略しますと、伝染性発熱性疾患全般を指す「傷寒」（広義の傷寒：病因別に狭義の傷寒・熱病・時気病・温病などが『諸病源候論』『外台秘要方』『太平聖恵方』では「傷寒門」で区別して論じられます。ここではこれらをひっくるめた「広義の傷寒[65]」）は「太陽・陽明・少陽・太陰・少陰・厥陰」の順序で進展するもので、それぞれの病期において、「発汗・吐・下」という「攻法」によって「陽病は発汗、陰病は吐下」を主体に治療を行うのが基本原則でした[66]（『素問』熱論篇、『諸病源候論』、『外台秘要方』、『千金要方』、『太平聖恵方』）。また、治療原則は同様であっても、治療手段・用薬は病因によって異なっていることが『外台秘要方』、『太平聖恵方[56][57]』で論じられています。

以下に宋以前の傷寒治療と比較して、『宋板傷寒論』の治療方針の特徴をあげてみます。

（1）陽病での強烈な発汗法の否定：傷寒（狭義）では陽病の発汗に附子を多用する（『千金要方』、『外台秘要方』、『太平聖恵方』巻九）のに対して、時気病・熱病では附子による発汗は行いません。また、陽明病などの陽病期に大黄による下法を用いるのは熱化の早い熱病・時気病の処方運用であることが『太平聖恵方』傷寒門には示されています。『医心方』の引く『傷寒論』は附子を使っておらず、傷寒（狭義）の附子発汗は隋唐代の新発明と考えられますが、『宋板傷寒論』では、「広義の傷寒」に対応するために、「陽病附子発汗」をあえて禁じ手としていることは、「傷寒例」中に『諸病源候論』『外台秘要方』の時気病条文が混在していることからも示唆されます[25]。

（2）陽明病への下法の採用：陽明病に承気湯の下法が応用されるのは、『太平聖恵方』によれば熱化の程度が強い熱病（広義の傷寒）の治療法・処方運用であり、『宋板傷寒論』が陽明病胃家実を主要定義とするのも、同様の思想によるものと考えられます。また、隋唐時代の攻法主体の傷寒治療は実証（病邪の存在する病態）の治療としては適切ですが、疾患が長期化し、正気損耗を来した場合（虚証）には攻法のみによる治療は虚状を増悪させる点で、むしろ危険です。

（3）陰病への温裏法の応用：陰病の正気損耗による虚状に対して、後代に（隋唐から北宋初期にかけて）「補法」の一環としての附子による温裏法が付加されたことが、吐下法（攻法）のみであった陰病の治療法を劇的に変化させました[66]。陽病においては、熱病・時気病・傷寒でそれぞれ、虚状に陥った状況に対して人参・黄耆などの補薬を用いる手法が取られています（『太平聖恵方』）。一方傷寒（狭義）の陰病に、新校正を経ていない医学書で温裏薬として附子を応用する方法論を論じているものに、『太平聖恵方』巻八[11]があります。新校正を経た傷寒関連医学書では『千金翼方』の陰病に附子剤が多数出現しますが、『千金翼方』は『宋板傷寒論』同様に、林億らによって相当の手が加えられていることが想定されますので、陰病（裏虚）の附子温裏が唐時代すでに一般的であったと考えるよりは、『太平聖恵方』巻八の祖本（節度使・高継沖による）が成立した頃（筆者は隋唐以降、宋成立以前と考えています）から、次第に広まってきた治療手法ではないかと推測しています。

このように『宋板傷寒論』では、「陽病での附子剤などによる強烈な発汗法の否定」「陽（明）病期における下法の採用」「虚状への補法、特に陰病での附子を用いた温裏法」など、『素問』熱論篇および『諸病源候論』『外台秘要方』『太平聖恵方』『医心方』などの残存医書から類推できる、隋唐時代に流布していた傷寒概念とは真っ向から対立するような「新時代の傷寒治療概念」を積極的に採用しています。宋以前の隋唐時代に普及していた医学書とは一見異なった傷寒の病態概念・治療を主張するためには、さまざまな解説・注記が必要となることでしょう。『宋板傷寒論』が通常の医学書の編纂型式（病態論は『諸病源候論』を各編初頭に論じ、後段は病状に応じた処方を列記する）とは掛け離れた、「病態論、処方条文、問答型式の病態解説が混合した医学書」として編纂されているのは、このような「新時代の概念」を説明せんがための苦肉の策であったのかもしれません。

このように考えますと、『宋板傷寒論』三陰三陽篇各篇初頭の一字低格下条文（一般的な医学書同様の、処方条文の列挙）こそが林億らの主張したかった『宋板傷寒論』であったのかもしれません。[69] また、『傷寒雑病論』のいう「雑病」は、「傷寒」に付随して惹起される付随症候を論じたものであり、現伝『金匱要略』巻上・中はこのような傷寒雑病＝傷寒付随症候を論じた書物であるがゆえに、急性疾患への応用が可能であるとも考えられます。[68]『金匱要略』において「雑病」の範疇が『諸病源候論』『太平聖恵方』『外台秘要方』などと微妙に食い違うのは、『宋板傷寒論』可不可篇、『金匱要略』上・中・下巻の祖本（『金匱玉函要略方』）が『脈経』巻七・八・九に類似していたテキストであったためであろうとの推論は、すでに論じました。[68]『宋板傷寒論』の実物は伝わっていませんが、幸い明代の趙開美による「仲景全書」に『翻刻宋板傷寒論』が収載されており、この真本初版（真柳誠先生のご研究による）のリプリントを提示することができるようになりました。『宋板傷寒論』研究の真の第一歩を踏み締める時期が到来したということでしょうか。

ここまで論じてきましたように、『宋板傷寒論』は宋代以前の傷寒教科書とは趣を異にした、「広義の傷寒や、虚状への対応も勘案された新しい『傷寒論』である」と考えるほうが妥当です。『宋板傷寒論』は「数千年の歴史を変わることなく生き抜いてきた医学書のシーラカンス」ではなく、過去のテキストを改編したものであるということは、「仲景全書」中の「傷寒論後序」にも論じられています。この「傷寒論後序」は、和刻本「仲景全書」にも収載されています。また、皮肉なことに、「仲景全書」の中で『宋板傷寒論』の収載されていない版にも「傷寒論後序」だけは残されています。(「仲景全書」にはいくつもの版があり、本来の『翻刻宋板傷寒論』を除いて、張卿子『集注傷寒論』が編入された「仲景全書」のほうが江戸時代にはより多く出回っていたようです。)

しかしながら、『宋板傷寒論』が削除され、成無己『注解傷寒論』と張卿子『集注傷寒論』および『金匱要略』、『傷寒類証』(宋雲公)のみが収められた「仲景全書」では、残念なことに『宋板傷寒論』に残された「隋唐医学への手掛かり」である細字注記や可不可篇条文が存在しておらず、さらに一字低格下条文群もなく、本来注記解説部分であったと考えられる部分(今日「正文」とされている部分)に成無己や張卿子の注釈が散りばめられてしまっています。そのためこの「後序」だけを読んでも、林億『宋板傷寒論』の本来の姿を認識することは困難であったことが十分想定できます。

2. 傷寒論後序

『翻刻宋板傷寒論』(中国中医科学院所蔵本、明趙開美「仲景全書」影印本、中医古籍出版社、一九九七)より、傷寒論後序を翻字します。

傷寒論後序

夫治傷寒之法。歴観諸家方書。得仲景之多者。惟孫思邈。猶曰見大医療傷寒。惟大青知母等諸冷物投之。極与仲景本意相反。又曰。尋方之大意。不過三種。一則桂枝。二則麻黄。三則青竜。凡療傷寒不出之也。嗚呼。是未知法之深者也。奈何仲景之意。治病発於陽者。以桂枝生姜大棗之類。発於陰者。以乾姜甘草附子之類。非謂全用温熱薬。蓋取素問辛甘発散之説。且風与寒。非辛甘不能発散之也。而又。中風自汗。用桂枝。傷寒無汗。用麻黄。中風見寒脈。傷寒見風脈。用青竜。若不知此。欲治傷寒者。是未得其門矣。然則此之三方。春冬所宜用之。若夏秋之時。病多中暍。当行白虎也。故陰陽大論云。脈盛身寒。得之傷寒。脈虚身熱。得之傷暑。又云。五月六月。陽気已盛。為寒所折。病熱則重。別論云。太陽中熱暍是也。其人汗出。悪寒。身熱而渇。白虎主之。若誤服桂枝麻黄輩。未有不黄発斑出。脱血而得生者。此古人所未至。故附于巻之末云。

【意訳】 傷寒の治療について、諸家の医学書を歴訪すると、仲景（張仲景書）から多くのヒントを得たのは孫思邈だけである。名医の傷寒治療を見ると、ただ大青（葉）や知母などの冷やし薬を投与するものであって、仲景の本意とは相反している。また、「傷寒治療の大意は、三種類に過ぎない。一は桂枝（湯）、二は麻黄（湯）、三は青竜（湯）である。およそ傷寒の治療はこれら三者を出ることはない」と論じるものもある。なんと治療の深奥を知らない者の発言であろうか。

仲景の思想は、陽に発する病を治療するには桂枝・生姜・大棗の類を用い、陰に発した病には乾姜・甘草・附子などを用いるのであって、すべて温熱の性質をもつ薬ばかりを用いるというわけではない。これは『素問』の辛味・甘味による発散の説に従ったものであろう。風（邪）や寒（邪）は辛・甘（味）の薬でないと発散させることはできない。さらにまた、中風で自然に発汗している症例には桂枝（湯）を用い、傷寒で汗が出ていない症例には麻黄（湯）を用い、中風で寒（傷寒?）脈を呈する症例や、傷寒において風（中風?）脈を呈する症例では青竜（湯）を応用する。こういったことを知らなければ、傷寒を治療しようとしてもうまくいかない。さて、これら三種は、春や冬に用いられるべき処方である。夏と秋の季節には暍病が多く、白虎（湯）の適応である。

「陰陽大論」には、「脈が盛んで寒気を感じる場合は傷寒（狭義）、脈が虚状を呈し、熱感を自覚する症例は傷暑（広義の傷寒）」と鑑別している。また「五月六月は陽気盛んな時期なので、寒邪に侵襲されると病に際して（陽気が盛んなるゆえに闘病反応としての）発熱が激しくなる」とも論じている。「別論」（著者注：『別論』という医学書が存在したのか、「陰陽大論」所収の「別立ての論」であるかは不明。『素問』の章立てを参照すると「陰陽応象大論」「陰陽別論」が別立てで存在している）では、「病初期（太陽）から熱邪の侵襲を想定させる病状を呈する症例は暍病である。汗が出て、悪寒があり、熱感を感じて口が渇く症例は白虎（湯）の適応である。このような症例を（中風と）誤認して桂枝（湯）や、（傷寒として）麻黄（湯）の類を処方してしまうと、必ず黄疸や発疹、下血、吐血などの急激な治癒機転を経ないと生き残れないような病状に陥ってしまう（桂枝湯や麻黄湯でも治療はできるが、治癒反応が激烈で生命を危うくしかねないから用いるべきではなく、白虎湯を応用するのである）」と論じている。

古人はこれらの認識に到達していないので、巻末にこれを付記する。

3. 解説

この「傷寒論後序」は、「林億らの手になる『宋板傷寒論』の編纂意図がこめられた重要な部分である」と、一部の『傷寒論』研究者には注目されています。

文頭「**得仲景之多者。惟孫思邈**」の「孫思邈」は、唐時代の道士（仙人）です。『千金要方』[9]『千金翼方』[10]などの医学全書の著者とされています。「**猶曰見大医療傷寒。惟大青知母等諸冷物投之**」は、当時行われていた一般的な傷寒治療の概要です。附子や桂枝（湯）、麻黄（湯）類を用いず、大青葉や知母、葱白などを応用した傷寒治療方針を今に伝える資料に、『医心方』の傷寒（各種傷寒医学書からの引用を、丹波康頼が編纂した傷寒論）があります（248頁「『傷寒論』のいくつかのテキストについて」、『医心方』の項参照）。『医心方』は、当時日本に伝来していた数多くの隋唐時代の医学書を集大成した医学全書ですが、三陰三陽篇に相当する傷寒日数では知母・葱白・大青葉などが用いられており、桂心がわずかに見られますが、麻黄・附子の使用はまったくありません。

隋唐時代の傷寒治療のスタンダードがどのようなものであったか、『医心方』から窺い知れる世界はまさに『傷寒論』後序にいう「惟大青知母等諸冷物投之」であったのかもしれません。

「**猶曰見大医療傷寒。惟大青知母等諸冷物投之。極与仲景本意相反**」に引き続いて、「**又曰。尋方之大意。不過三種。一則桂枝。二則麻黄。三則青竜。凡療傷寒不出之也**」とあります。この文章は『千金翼方』の「傷寒序論」に見られます。（以下、元・大徳寺本、オリエント出版社影印本より翻字。）

『千金翼方』巻九傷寒上

論曰。傷寒熱病。自古有之。名賢濬哲。多所防御。至於仲景。特有神功。尋思旨趣。莫測其致。所以医人未能鑽仰。嘗見太医療傷寒。惟大青知母等諸冷物投之。極与仲景本意相反。湯薬雖行百無一効。傷其如此。遂披傷寒大論。鳩集要抄。以為其方。行之以来。未有不験。旧法方証。意義幽隠。乃令近智所迷。覧之者造次難悟。中庸之士。絶而不思。故使閭里之中。歳至夭枉之痛。遠想令人慨然無已。今以方証同条。比類相附。須有検討。倉卒易知。夫尋方之大意。不過三種。一則桂枝。二則麻黄。三則青竜。此之三方凡療傷寒不出之也。其柴胡等諸方。皆是吐下発汗後不解之事。非是正対之法術数未深。而天下名賢止而不学。誠可悲夫。又有僕隷卑下。冒犯風寒。天行疫癘先被其毒。憫之酸心。聊述茲意。為之救法。方雖是旧。弘之惟新。好古君子嘉其博済之利。無嗤誚焉

『千金翼方』では、「惟大青知母等諸冷物投之。極与仲景本意相反」とここまでは「傷寒論後序」と同様ですが、傷寒治療の要諦を「(桂枝・麻黄・青竜の)不過三種」であるとし、柴胡剤などは発汗・吐・下の後に用いるものであって正対の治療法ではない、としています。この『千金翼方』の発言(孫思邈?)を受けて、「傷寒論後序」では「**嗚呼。是未知法之深者也**」(ああ、なんと道理をわきまえぬ人の物言いよ!)と嘆じているようです。「傷寒論後序」は、『医心方』系統の大青葉・知母などを使う傷寒治療(隋唐時代のスタンダード)や、『千金翼方』の引用する桂枝・麻黄・青竜を使いながらも、これらの深奥を究めていない未熟者(!)に対する反論であるとも読めそうです。

さらに、「**奈何仲景之意。治病発於陽者。以桂枝生姜大棗之類。発於陰者。以乾姜甘草附子之類**」というように、陽病には桂枝・生姜・大棗を用いて治療し、陰病には乾姜・甘草・附子(『宋板傷寒論』太陰病篇に論じられる「四逆輩」)を用いて対応するとあります。ここで、隋唐時代(『千金要方』『外台秘要方』)の「陽病附子発汗」は切って捨てられ、『素問』熱論篇、『諸病源候論』流の「陰病の吐下」が「陰病温裏」に転換したことがさらっと論じられています。

張仲景の医学が古来不変のものであり、『素問』熱論篇の「陽病発汗、陰病吐下」に先んじて成立していた、あるいは『素問』熱論篇と同時代に『宋板傷寒論』流の「傷寒でありながら附子発汗を嫌い、陽明病で下し、陰病で温裏する」流派が存在していたのであれば、異なった治療概念を有した流派間での学術論争が姦しく沸き起こったことが容易に想定できるのですが、そのような論争の形跡は知られていません。

一方で、隋・唐から宋・元・明までの、李氏朝鮮に舶来した医学書を集大成した『医方類聚』傷寒門の引用書物から考察しても、(65)「傷寒論後序」の論じる「**治病発於陽者。以桂枝生姜大棗之類。発於陰者。以乾姜甘草附子之類**」という治療方針は、古代の聖人・張仲景による万古不易の法ではなく、『宋板傷寒論』で林億らが示そうとした「新時代の傷寒概念」であったことが指摘できるようです。

そして、「**非謂全用温熱薬。蓋取素問辛甘発散之説。且風与寒。非辛甘不能発散之也**」と、ここでも「傷寒に対して（附子のような）温熱薬を用いるのではなく、辛・甘味で発散させるという『素問』の説を採用」という表現で、狭義傷寒の附子による強力な発汗を傷寒（広義）すべてに用いてはならないとしているようです。

文末には、具体的な処方運用の鑑別点について論じます。

「**中風自汗。用桂枝。傷寒無汗。用麻黄。中風見寒脈。傷寒見風脈。用青竜。若不知此。欲治傷寒者。是未得其門矣。然則此之三方。春冬所宜用之。若夏秋之時。病多中暍。当行白虎也。故陰陽大論云。脈盛身寒。得之傷寒。脈虚身熱。得之傷暑。又云。五月六月。陽気已盛。為寒所折。病熱則重。別論云。太陽中熱暍是也。其人汗出。悪寒。身熱而渇。白虎主之。若誤服桂枝麻黄輩。未有不黄発斑出。脱血而得生者。此古人所未至。故附于巻之末云**」

中風自汗の桂枝、傷寒無汗の麻黄、脈状と病態が錯雑する場合の青竜を論じ、これらは冬から春の用薬であるとしています。

ここで、それぞれに対応する『宋板傷寒論』三陰三陽篇の林億一字低格下条文を提示します。

林1（太陽上1）太陽中風。陽浮陰弱。熱発汗出。悪寒。鼻鳴乾嘔者。桂枝湯主之。第一
［五味。前有太陽病一十一証］

林21（太陽中5）太陽病。頭痛発熱。身疼。悪風。無汗而喘者。麻黄湯主之。第五［四味］

林24（太陽中8）太陽中風。脈浮緊。発熱悪寒。身疼痛。不汗出而煩躁者。大青竜湯主之　第八［七味］

林25（太陽中9） 傷寒脈浮緩。身不疼。但重。乍有軽時。無少陰証。大青竜湯主之。第九［用前第八方］

「夏から秋にかけては暍病が多くなるため、白虎湯（『金匱要略』痓湿暍篇では白虎人参湯）を用いる、桂枝・麻黄の類いは宜しからず」、とあるのは『金匱要略』痓湿暍篇とは若干趣の異なる表現であるようにも感じられます。しかし、「暍病の白虎湯」が「傷寒論後序」の中に論じられていることは特筆に値します。

一般に、「『傷寒論』は急性疾患を、雑病を扱う『金匱要略』は慢性疾患を論じたものである」との解説がなされているようです。しかしながら、『諸病源候論』『外台秘要方』などの隋唐医学書、『太平聖恵方』あるいは『医心方』の傷寒などを併せて検討すると、「傷寒雑病」は慢性疾患ではなく、「傷寒に合併して起きる付随症候」であると考えるのが妥当なようです。(67)(68)

『宋板傷寒論』痓湿暍篇では処方指示条文は提示されておらず、「傷寒論後序」に論じられた「白虎湯」指示条文は『金匱要略』痓湿暍篇掲載条文です。

金2（痓湿暍）−27 太陽中熱者暍是也。汗出悪寒身熱而渴。白虎加人参湯主之

白虎人参湯方　知母［六両］石膏［一斤砕］甘草［二両］粳米［六合］人参［三両］

右五味以水一斗煑米熟湯成。去滓温服一升日三服

このように、『金匱要略』収載の「暍病の白虎湯」を『傷寒論』の「後序」が論じているということは、すなわち『金匱要略』も『傷寒論』の一部（傷寒雑病）であって、『宋板傷寒論』および『金匱要略』で林億らは彼らの時代に適した「新しい傷寒世界」を呈示していることを、「傷寒論後序」は主張していると考えられます。

4．『傷寒論』後序の作者について

「傷寒論後序」には署名・日付などがなく、誰がいつ書いたものかは不明です。ちなみに、新校正を経た『千金要方』『千金翼方』には林億らの「後序」が付記されています。宋臣・林億らによるものと考えたいところですが、そうともいえないようです。

これについて、真柳誠先生は私信の中で、

林億たちの後序なら『千金要方』のように、それなりの書式や堅苦しい言い回しがある。しかし、この序文には「金魚袋云々」という彼らの署名や、独特の表現がない。「嗚呼。是未知法之深者也」という批判的表現、「故附于巻之末云」といういささか乱暴な表現を、型式上でも皇帝に献上し、皇帝の勅命で天下に頒布する書に林億らが書けるでしょうか。

とご指摘されており、誰が書いたかについては今後の検討課題であります。

5．結語

「傷寒論後序」は作者不明ですが、隋唐の定法（大青葉・知母などの冷薬治療や、強烈な附子による発汗法）から脱却した「新しい傷寒概念」（桂枝・麻黄の辛甘発散や、甘草・乾姜・附子による温裏）が、林億らの『宋板傷寒論』『金匱要略』の根底をなす思想であることを示した、重要な文章であると考えられます。

【参考文献】

(1)牧角和宏：宋板傷寒論(明趙開美本)について．中医臨床、一九(三)：五〇〜五五、一九九八
(2)牧角和宏：傷寒論の版本について．福岡医師漢方研究会会報、一五(一二)：五〜一三、一九九四
(3)牧角和宏：本邦における東洋医学の現況　歴史復興の時を迎えて『内科学進歩のトピックス』．九州大学出版会、六五〜六七、一九九八
(4)牧角和宏：傷寒論弁脈法条文対照表．福岡医師漢方研究会会報、二二(三)：七〜二六、二〇〇一
(5)牧角和宏：宋版傷寒論弁脈法・平脈法・傷寒例・痓湿暍編全文．福岡医師漢方研究会会報、一七(四)：一五〜三〇、一九九六
(6)牧角和宏：宋版傷寒論(明趙開美本)六経病編全文．福岡医師漢方研究会会報、一六(九)：七〜四七、一九九五
(7)牧角和宏：宋版傷寒論(明趙開美本)可不可編全文．福岡医師漢方研究会会報、一六(一一)：二三〜五六、一九九五
(8)牧角和宏：外臺(台)秘要方に引用された仲景傷寒論について．福岡医師漢方研究会会報、一七(七)：三七〜六〇、一九九六
(9)牧角和宏：千金方(宋版備急千金要方)に引用された傷寒論．福岡医師漢方研究会会報、一八(四)：二四〜三五、一九九七
(10)牧角和宏：唐本傷寒論(千金翼方巻九・十)全文．福岡医師漢方研究会会報、一六(八)：二五〜五八、一九九五
(11)牧角和宏：淳化本傷寒論(太平聖恵方巻八)全文．福岡医師漢方研究会会報、一六(七)：三六〜五六、一九九五
(12)牧角和宏：太平聖恵方巻九全文．福岡医師漢方研究会会報、一七(二)：四〜三〇、一九九六
(13)牧角和宏：高継沖本と各種傷寒論を比較して．東京中医学報、一五(二)：六七〜一〇一、一九九六
(14)牧角和宏：王叔和本傷寒論(脈経巻七)全文．福岡医師漢方研究会会報、一六(一〇)：三〇〜四七、一九九五
(15)牧角和宏：王叔和本傷寒雑病論(金匱要略)――脈経巻八全文．福岡医師漢方研究会会報、一六(一二)：七〜二一、一九九五
(16)牧角和宏：宋板傷寒論第五篇以下各篇の一字下げ条文について．福岡医師漢方研究会会報、一八(一二)：一〇〜三六、一九九七

(17)牧角和宏：宋板傷寒論可不可篇の成立について．日本医史学雑誌、四四（三）：二二八～二二九、一九九八
(18)牧角和宏：宋板傷寒論の三陰三陽篇の成立について――異本との条文比較による検討．日本医史学雑誌、四三（二）：二八二～二八三、一九九七
(19)牧角和宏：宋以前の傷寒論について――朝鮮古医書医方類聚からの考察．日本医史学雑誌、四五（二）：一八六～一八七、一九九九
(20)牧角和宏：金匱要略（元・鄧珍本）全文．福岡医師漢方研究会会報、一七（六）：七～七六、一九九六
(21)牧角和宏：宋板傷寒論三陰三陽篇の検討　条文比較ダイジェスト．福岡医師漢方研究会会報、一八（一一）：二一～四〇、一九九七
(22)牧角和宏：金匱玉函経巻一（証治総例）全文福岡医師漢方研究会会報、一九（一二）：一三～二〇、一九九八
(23)牧角和宏：金匱玉函経巻第二（弁痙湿暍第一および弁脈第二）．福岡医師漢方研究会会報、一九（一一）：一四～二九、一九九八
(24)牧角和宏：金匱玉函経三陰三陽篇全文．福岡医師漢方研究会会報、二〇（二）：五〇～六八、一九九九
(25)牧角和宏：金匱玉函経可不可篇全文．福岡医師漢方研究会会報、二〇（三）：一四～三六、一九九九
(26)牧角和宏：金匱玉函経巻第七および巻第八「方薬炮製」全文．福岡医師漢方研究会会報、一九（一〇）：一三～二九、一九九八
(27)牧角和宏：宋板傷寒論の条文の出自について：三陰三陽篇398条文および可不可篇287条文の対応条文からの考察．福岡医師漢方研究会会報、一八（一〇）：一四～四二、一九九七
(28)牧角和宏：太平聖恵方巻十（全文）．福岡医師漢方研究会会報、二〇（一）：九～三一、一九九九
(29)牧角和宏：太平聖恵方巻十一（全文）．福岡医師漢方研究会会報、二〇（四）：四九～七一、一九九九
(30)牧角和宏：太平聖恵方巻十二（全文）．福岡医師漢方研究会会報、二〇（五）：二七～四二、一九九九
(31)牧角和宏：太平聖恵方巻十三（全文）．福岡医師漢方研究会会報、二〇（七）：七～二六、一九九九
(32)牧角和宏：太平聖恵方巻十四（全文）．福岡医師漢方研究会会報、二〇（八）：九～三〇、一九九九
(33)牧角和宏：宋版傷寒論（明・趙開美本刻仲景全書本宋版傷寒論）の六経部分と異本傷寒論の比較検討対応条文比較対照表その一――太陽病上．福岡医師漢方研究会会報、一七（一〇）：二〇～三三、一九九六

(34) 牧角和宏：宋版傷寒論（明・趙開美本刻仲景全書本宋版傷寒論）の六経部分と異本傷寒論の比較検討対応条文比較対照表その二――太陽病中（宋31から127まで）．福岡医師漢方研究会会報、一七（一一）：一九～六九、一九九六
(35) 牧角和宏：宋版傷寒論（明・趙開美本刻仲景全書本宋版傷寒論）の六経部分と異本傷寒論の比較検討対応条文比較対照表その三――太陽病下（宋128から178まで）．福岡医師漢方研究会会報、一八（二）：九～三七、一九九七
(36) 牧角和宏：宋版傷寒論（明・趙開美本刻仲景全書本宋版傷寒論）の六経部分と異本傷寒論の比較検討対応条文比較対照表その四――陽明病・少陽病（宋179から272まで）．福岡医師漢方研究会会報、一八（五）：一二～四七、一九九七
(37) 牧角和宏：宋版傷寒論（明・趙開美本刻仲景全書本宋版傷寒論）の六経部分と異本傷寒論の比較検討対応条文比較対照表その五――太陰病・少陰病・厥陰病・霍乱および陰陽易差後労復病（宋273から宋398まで）．福岡医師漢方研究会会報、一八（六）：一四～四九、一九九七
(38) 牧角和宏：宋版傷寒論可不可編の研究　各種版本との条文の比較（第一報）不可発汗第十五より発汗後第十七――可1から可112――までの検討．福岡医師漢方研究会会報、一八（七）：九～六七、一九九七
(39) 牧角和宏：宋版傷寒論可不可編の研究　各種版本との条文の比較（第二報）不可吐第十八より可下第二十一．福岡医師漢方研究会会報、一八（八）：二〇～五六、一九九七
(40) 牧角和宏：宋版傷寒論可不可編の研究　各種版本との条文の比較（第三報）発汗吐下後第二十二（可216から可287までの検討）附：脈経巻七による可不可篇補遺の試み．福岡医師漢方研究会会報、一八（九）：八七～一三五、一九九七
(41) 牧角和宏：金匱玉函経の研究（第一報：太陽病上）．福岡医師漢方研究会会報、一九（一）：七～四八、一九九八
(42) 牧角和宏：金匱玉函経の研究（第二報：太陽病下および陽明病・少陽病）．福岡医師漢方研究会会報、一九（二）：二四～六六、一九九八
(43) 牧角和宏：金匱玉函経の研究（第三報：金匱玉函経巻四　陰病・霍乱）．福岡医師漢方研究会会報、一九（三）：九～三七、一九九八
(44) 牧角和宏：金匱玉函経可不可篇の研究（第一報：不可発汗・可発汗篇および不可吐・可吐篇）．福岡医師漢方研究会会報、一九（四）：六～三五、一九九八
(45) 牧角和宏：金匱玉函経可不可篇の研究（第二報：不可下篇第十七）．福岡医師漢方研究会会報、一九（五）：一四～二九、一九九八

(46)牧角和宏：金匱玉函経可不可篇の研究（第三報：可下篇第十八）．福岡医師漢方研究会会報、一九（六）：七～一九、一九九八
(47)牧角和宏：金匱玉函経可不可篇の研究（第四報：発汗吐下後篇第十九――前編）．福岡医師漢方研究会会報、一九（七）：一三～二九、一九九八
(48)牧角和宏：金匱玉函経可不可篇の研究（第五報：発汗吐下後篇第十九――後編および可温第二十）．福岡医師漢方研究会会報、一九（八）：八～一九、一九九八
(49)牧角和宏：金匱玉函経可不可篇の研究（第六報：可不可篇不可火第二十――以降）．福岡医師漢方研究会会報、一九（九）：一六～三五、一九九八
(50)牧角和宏：医学智環（浅田宗伯）第二篇雑病部第二課論百合狐惑陰陽毒　附編：古文献にみる百合狐惑陰陽毒．福岡医師漢方研究会会報、二二（八）：九～三四、二〇〇一
(51)牧角和宏：医学智環（浅田宗伯）医論第二篇雑病部第八課論胸痺心痛短気　附編：古文献にみる胸痺、心痛、短気について（金匱要略の補遺）．福岡医師漢方研究会会報、二三（三）：一〇～三二、二〇〇二
(52)牧角和宏：宋板傷寒論「傷寒例第三」について――宋板傷寒論（林億）の傷寒概念は傷寒例・三陰三陽篇ともに共通している．福岡医師漢方研究会会報、二三（一二）：二一～六四、二〇〇二
(53)牧角和宏：医学智環（浅田宗伯）医論第二篇雑病部第十八課論婦人妊娠　附編：Ⅰ．金匱要略（元鄧珍本）巻下（全文）の紹介　Ⅱ．仲景書（傷寒論・金匱要略）の成立について（脈経巻七・八・九との関連）．福岡医師漢方研究会会報、二四（一）：七～四三、二〇〇三
(54)牧角和宏：太平聖恵方巻十五（時気病Ⅰ）と解説．福岡医師漢方研究会会報、二四（一二）：一五～五〇、二〇〇三
(55)牧角和宏：太平聖恵方巻十六（時気病Ⅱ）．福岡医師漢方研究会会報、二五（一）：一七～四二、二〇〇四
(56)牧角和宏：太平聖恵方巻十七（熱病Ⅰ）全文および解説（附：傷寒・時気病・熱病の比較検討――Ⅰ）．福岡医師漢方研究会会報、二五（二）：二一～六六、二〇〇四
(57)牧角和宏：太平聖恵方巻十八（熱病Ⅱ）全文と解説．福岡医師漢方研究会会報、二五（三）：一二～五七、二〇〇四
(58)小髙修司：五苓散攷．漢方の臨床、五〇（三）：五五～六八、二〇〇三
(59)牧角和宏：傷寒論（仲景書）の心下痞堅と心下痞鞕の差異についての考察――各種古文献の比較による傷寒論の

条文の検討の試み．漢方の臨床、四三（六）：一九三〜二〇五、一九九六
(60) 牧角和宏：傷寒論における主之・宜・与の意味について（宋版傷寒論三陰三陽篇・可不可篇と金匱玉函経・千金翼方・脈経巻七との比較検討）．漢方の臨床、四六（二）：一九六〜二五九、一九九九
(61) 牧角和宏：宋板傷寒論（明趙開美本）三陰三陽篇の解説―一―．太陽病上福岡医師漢方研究会会報、二五（四）：三〇〜七七、二〇〇四
(62) 牧角和宏：傷寒三陰三陽の病態論について．福岡医師漢方研究会会報、二五（七）：一〜四三、二〇〇四
(63) 小髙修司：蘇軾（東坡居士）を通して宋代の医学・養生を考える――古代の気候・疫病史をふまえて『傷寒論』の校訂を考える．日本医史学雑誌、五〇（三）：三四九〜三七〇、二〇〇四
(64) 松本きか：北宋の医書校訂について．日本中国学会報、四八：一六四〜一八一、一九九六
(65) 牧角和宏：傷寒論の検討―二―「広義の傷寒」と「狭義の傷寒」．福岡医師漢方研究会会報、二〇〇五・七
(66) 牧角和宏：傷寒論の検討―三―虚証と実証・補法と瀉法．福岡医師漢方研究会会報、二〇〇五・八
(67) 牧角和宏：傷寒論の検討―五―可不可篇形式の傷寒論について：（一）脈経巻七の紹介．福岡医師漢方研究会会報、二〇〇六・二
(68) 牧角和宏：傷寒論の検討―六―傷寒雑病について：（一）脈経巻八・九と金匱要略の関連を中心に．福岡医師漢方研究会会報、二〇〇六・六
(69) 牧角和宏：傷寒論の検討―七―宋板傷寒論第五篇以下各篇初頭の一字低格下条文（林億版傷寒論）について．福岡医師漢方研究会会報、二〇〇六・七
(70) 牧角和宏：傷寒論における太陰病と霍乱の関係についての考察．中医臨床、十六（四）：三八四〜三八七、一九九五

各論3

小高修司

各論3は、岡田研吉・牧角和宏の資料を元に筆者がまとめた論文を柱とし、さらに筆者が以前に発表した論文を加えて構成した。したがって、文責はすべて筆者にある。（小髙修司）

1．蘇軾（東坡居士）を通して宋代の医学・養生を考える
――古代の気候史・疫病史から『傷寒論』の校訂について考える

【小高修司：蘇軾（東坡居士）を通して宋代の医学・養生を考える．日本医史学雑誌、五〇（三）：三四九～三七〇、二〇〇四】を一部変更・転載。

宋代は印刷術の発展も相まって、さまざまな分野で学問の発展が見られた。例えば『玉篇』（顧野王、梁、五四三）という字書は、北宋に陳彭年らにより重修されて『大広益会玉篇』となり、多くの版を重ねた。また字音、特に韻により漢字を分類した字書である「韻書」は『切韻』（陸法言、隋、六〇一）から始まるが、同じく陳彭年らが選定した『大宋重修広韻』（一〇〇八）が完本として今日に伝わる。[1] 医学においても例外でなく校正医書局の林億らによる多数の医書の刊行が行われたが、その際どのような操作が加えられたのかを探ることも本稿の目的の一つである。

HIV、SARSそして鳥インフルエンザと新たな感染症が陸続と発見され、その感染拡大にWHOをはじめ各国が対策に追われている。しかし西洋医学的な疾病の理解・対策に疑問点が散見される。例えば二〇〇三年春の中国南部、ベトナム、香港などに端を発するSARS流行をもとにWHOが発表した症状は、高熱と筋肉痛に始まり、ついで重篤な肺炎症状というものであった。ところがNHK報道によれば、実際の患者はインタビューで「毛布を四枚重ねても治まらない寒気」を訴えている。この悪寒については、公式な言及がみられない事実がある。後述するように悪寒の有無は狭義の傷寒病と時行・温熱病を区別する重要な鍵であり、両者の治療法には厳然とした区別がなされるべきなのである。

救急臨床医学書たる『傷寒論』は、当然のことながらその時代に流行した疫病に対応するものであり、張仲景により漢代頃にまとめられたとされる原『傷寒論』と、宋代に林億らにより校訂され印刷された『宋板傷寒論』が同じものであるかどうかは、この疫病史と重ねて考える必要がある。

蘇軾（一〇三六〜一一〇一）はその父（蘇洵）、弟（蘇轍）とともに三蘇と呼ばれ、宋代の代表的な文人であり政治家でもあった。彼の残した数多の詩・詞・文章の中に医学・養生に関するものも比較的多く、しかも清代に生薬・養生に関する詞文をまとめた『東坡養生集』（王如錫、一六六四）[2]を見れば、彼のその分野に関する知識が専門の域にあったことがわかる。この書籍と『蘇東坡集』[3]に見られる詩詞の中の医学関連用語を検証し、蘇軾の医学と養生に関する事跡を考察し、彼を通して『傷寒論』校訂の問題を含め、宋代の医学・養生を概観することが本小論の目的である。蘇軾の医学に関しては優れた論考がすでに発表されているが[4]、観点を異にする論理展開ができるかと思っている。

1. 蘇軾の道教（特に内丹法）との関わり

彼の一生は王安石の新法党と司馬光の旧法党の政争に翻弄され、位階を登りつめたときと失意の内に地方へ流謫された時期の繰り返しであった。その生涯の類似もあってか彼は白居易を好み詩作のうえでも大いに参考とした。それは士太夫階級の基礎教養である儒教に留まらず、白居易と同じく道教や仏教に大きく関わったことにも表れている[5]。

養生面においては道教との関わりが大きく、その代表作である「前赤壁の賦」には「羽化して登仙す」の語も見られ、また「養生訣」には盤足叩歯、握固閉息、内観五蔵、調息漱津などの道教用語が見られる。道教の中でも特に内丹による方法を重視したが、後述するように当時の道教は仏教の知識を採り入れており、彼の仏教への傾倒も内丹法の理解・実践に裨益したと思われる。『東坡養生集』第九巻調摂の中に「竜虎鉛汞説」がある。そこに「坎離交われば則ち生き、分かれれば則ち死す。必然の道なり。離は心為り、坎は腎為り」「竜は汞なり、精なり、血なり、腎に出でて肝これを蔵す、坎の物なり。虎は鉛なり、気なり、力なり、心に出でて肺これを主る、離の物なり。心動けば則ち気力之に随いて作す。腎動いて則ち精血之に随いて流れる」とあり、ここに見られる思想は「心腎相交」の重視である。同様の思想は、同じ巻にある「続養生論」にも見られ、そこではさらに五行や喜怒哀楽との関連をふまえた論が展開されている。水銀や鉛といった有害重金属を用いる外丹法に代わって、体内の精・気・神の三要素を完全無欠の状態にすることで、その役割を果たすという内丹思想が明瞭に示されている。内丹法の歴史は、参考論文[6]を参照されたい。

2．宋までの気候・疫病史

中国は古代よりたびたび伝染性疾患の大流行に見舞われてきた。「疫」とか「瘧」「瘴癘」の語はこの意味で使われていた。『黄帝内経』『傷寒卒病論』における「瘧」の意味もこの観点から再考すべきであろう。疫病の歴史を概観してみる。

『礼記』月令に「孟春の月に秋に発すべき命令を下し、これを行おうとすれば、人民の間に悪病がはやる」[7]「孟秋に夏の命令を下せば、国中に火災が多く、寒暑が入り乱れ、人民の間に悪い病気がはびこる」[8]という古代の考えがある。

前漢後期（紀元前一世紀頃）に疫病は著明に増加し、大小の流行は十八回に及んだ。さらに後漢治世（紀元二五～二二〇年）の一九六年間には正史に記されているだけでも二十二回も疫病は猖獗した。いつの時代でも政治的に安定しているときは、人民は供薬や減税などの恩恵を受けることができるが、戦乱の時期には国家の防疫体制も不十分となり、一層大流行をすることになる。[9] 異常気象と飢饉、疫病の三者は相互に密接な関連を有する。[10]

この間の気候変動を見てみる。基本的に初夏の旱魃と秋の洪水が問題となるが、十年ごとに見ると、前漢後期のうち、特に紀元前五十年以降に洪水と旱魃が増加し始め、紀元百年から百五十年にかけては中国古代で最悪の発生件数となる。そして百四十年から三世紀にかけては「小氷期」と呼ばれる寒冷期が重なる。自然災害の増加は農民などの反乱、地方民族の流入の増加件数とも符合する。こうした混乱状況は初め黄河流域に起こり、徐々に南へと拡大する傾向にあった。魏晋南北朝期三六一年間には七十四回、実に五年に満たずして流行があったが、この間の紀元二五〇年から三四〇年にかけては、古代史上二度目の多くの洪水・旱魃の発生が見られた時期である。[11]

こうした気候は中国・韓国・日本で同じような傾向が見られ、それぞれの史書や理学的研究を相互に参考にすることが役立つ。例えば日本での研究によると、七～九世紀は冷涼期、十～十四世紀は温暖期、そして十五～十九世紀は寒冷期となる。[12]

紀元四六八年十月の豫州疫では実にに十四、五万人が死亡したという。隋代には江南の土地が下湿であり瘴癘に苦しみ夭折する民が多かったという。煬帝が高麗出征に失敗した理由も大水と疫疾による被災といわれている。

唐代末にあたる九世紀半ば以降には農民暴動が頻発し、ウイグル族の侵入もあり、九〇七年に唐は滅ぶことになるが、冷涼期が終わりかける時期に相当する。唐代の二五五年間に大流行は二十一回であり、その特徴は疫病発生の時期に春、夏が多いことである。夏が七回、春が五回である。また史書に「横屍路に満ち、埋瘞する人も無く、臭気は数里も薫り、爛汁は溝洫に満つ」(『南史』侯景列伝)と詠われた如く、[13] 従来放置されていた遺体を、当時から穴に埋める処置が執られ、防疫面で重要な役割を果たしたことも知られている。

宋代には四十二回の疫病流行が見られたが、特に南宋時代に多く、全体の六十七%に当たる二十八回は南宋時代に発生している。北宋時代（九六〇年から）は平均十二年に一度であるのに対し、南宋（一一二〇～一三六八）では五年に一度であった。上記のように気象上、宋代はすべて温暖期に相当するが、南宋は湿潤温暖な土地柄という地理気候上の影響もあり、さらに常に遼民族（金）の圧迫を受け、政情が不安定であった政府の防治政策の不十分さが大きく影響したと考えられる。

宋代の疫病の発生時期を見ると、唐代と同じく春夏の時期が多く二十二回を数え、冬季をはるかにしのぐ。唐代以降、五代・十国時代という混乱期を経て、宋代には温暖期という気象学上の理由が加わり、時行病や温熱病が多発したことが十分示唆される。

別の史料[14]をもとに、具体的な気候変動を見てみよう。

隋唐、宋の時期は現代に比べ年間降水量はかなり多く、寒冷期の終わりから温暖期に移行する時期であり一般には温暖であった。宋初には中原の南陽地区でも熱帯動物の野生の象がいたという。隋唐三〇〇年間に洪水は増加し、旱魃は減少した。それぞれの大きな被害は洪水が旱魃の三倍であったが、温暖期に入る宋以後は旱魃が洪水を上回るようになった[15]。

中原地区の異常気象と、近接する疫病の発生を重ね合わせてみると[16]、比較的近い時期に災害と疫病流行があることがわかる。

「六八七年春（唐）：京師より山東に疫。
「六九三年五月（唐）：黄河下流に洪水。
「七九〇年夏（唐）：淮南、浙西、福建疫。
「七九二年（唐）：秋に大雨洪水。六、七月にも大雨洪水。
「八六一年（唐）：十数カ月に及ぶ旱魃。
「八六九年（唐）：宣歙両浙疫。

八九一年春（唐）：淮南疫。

八九三年秋（唐）：陝、晋、豫に大旱。

九八三年（北宋）：特大洪水。黄河はじめ四水が決壊。溺死者万余。

九九三年秋（北宋）：七月より大雨、九月も止まず、河南に大水。また黄河決壊。

九九四年六月（北宋）：京師疫。

一〇八九年（北宋）：杭州大旱、飢疫。

一〇九三年（北宋）：四月より八月まで大雨、昼夜止まず。畿内、京東西、淮南、河南、北諸路大水。


このように異常気象は各世紀の九〇年代初めに発生するという百年周期性を示した。その多くは暴雨洪水である。その後も同じ傾向は続き、しかも十四世紀以降は毎世紀の五三年と九三年に異常気象が発生した。ほぼ六〇年と四〇年ごとに天災が来ることになる。これは癸丑、癸巳、癸酉年に発生することを示している。

蘇軾在世間（景祐三年～崇寧元年）の疫病の記録を年代順に見ると、(17)

一〇四九年二月、河北疫。使いを遣わし薬を賜う、七月諸州の歳を招き薬を市し、民の疾を療す。

一〇六〇年、京師大疫。四月聖兪疾を得て卒す。

熙寧歳（一〇六八～一〇七七）、呉越大疫。

一〇七五年、南方大疫。両浙富貴の区別無く皆病む。死者十に五、六有り。

一〇七六年春、大疫。凡そ死者は在処に随収せしめ之を瘞《うづ》めるを法とす。

一〇九二～四年、京師疫。


このように少なくとも記録されているだけでも六回疫病流行があったことがわかる。蘇軾は一〇八九年から杭州、一〇九一年京師、さらに潁州、揚州と続く太守在任中、飢饉について「田有るも人無し、糧有るも種無し、種有るも牛無し、殍死の余り、人は鬼臘の如し(18)」と記し、民の困窮見るに忍びず、後述するように政府の援助を度々求めている。

次に、寒冷時期を列記すると、(19)

紀元前七一年（漢）　最大の降雪。

紀元前四三年（漢）　霜降り草木枯れる。

紀元前二一年（漢）　四月（現在の五月）最晩の降雪。

紀元前一一年（漢）　四月（現在の五月十二日から六月十二日の間）最晩の降雪。

　一六年（漢）　最大の降雪。

　五八年（後漢）　六月（現在の八月八日）に早霜。

一九九年（後漢）　夏六月（現在の七月十一日から八月九日の間）寒風冬の如し。

二三五年（三国呉）早霜。

三三六年（後趙）　記録的遅霜。

三七四年（前燕）　八月（現在の九月二十一日から十月二十日の間）暴雨雪により旅役の者凍死者数人、士卒飢凍死者万余。

四八五年（魏）　六月（現在の六〜七月）に一番の遅霜。

七〇三年（唐）　早くから寒気襲う。

八一七年（唐）　夏に河南に雨雹。凍死者あり。

八八二年（唐）　七月（現在の八月十八日から九月十五日の間）に大雪寒甚。


漢代から五胡十六国時代までは基本的に寒冷の気候が多く、狭義の傷寒病に対する治療が奏効すると考えられる。そういう意味からも、張仲景の原『傷寒論』は有効であったと考えられる。それに対し、上記のように隋・唐・宋代は基本的に温暖多雨の時期であり、温熱病系統の治法が必要とされ、その意味からは『宋板傷寒論』の治法の変化が必要とされたであろうことが推測される。しかしその中にあって、このように傷寒もしくは時行寒疫に罹患する可能性が高い気候の混在も明らかである。臨床症状、特に悪寒の有無・程度などの履歴を慎重に問診しないと、治療を誤る危険性が高かったといえよう。

これに対し冬暖や夏の酷暑の記録は、紀元前八六五年（周）、四〇四年（後燕）、九三四年（後唐）に夏の酷暑の記録があるが、次は一五〇八年（明）のみである。また冬暖の記録は一六〇四年（明）十月（現在の十一月二十一日から十二月二十日）に桃花、牡丹が咲き春の如しとあり、冬期の最低気温が十度以上であった。同様の温暖気候は一四六九年（明）、一六三八年（明）といずれも明代に見られる。明清代に温熱病に対する治療書が刊行され、いわゆる「温病」の治法が完成されたのも、こういった時代背景を考えれば当然といえよう。宋代は寒冷期から温暖期へ移行しつつあった時期とはいえ、未だはなはだしい湿熱邪侵襲の時期にはいたっていなかったといえよう。

3. 聖散子方から傷寒と時行寒疫を考える

蘇軾の医学・養生への関心の深さは、『東坡養生集』などから明らかである。例えば巻二の「方薬」では「服胡麻賦」「石芝詩」「松脂」「地黄」「茯苓」「益智」「蒼朮」など多彩な生薬に関する記述が見られる。同巻中に「聖散子叙」の記述があり、彼の詩文はすでに当時の社会に多大の影響力をもっていただけに、この処方への彼の推薦文が、宋代および後世に多大の悪影響を及ぼしたことが知られている。後述する『医方類聚』には、「この薬は寒疫を治するもので、東坡が序を作ったので天下に通行した。辛未の年の永嘉瘟疫の被害者の数は数えられないほど多かった」と記載されている。

本処方は彼が著者の一人とされている『蘇沈良方』（蘇軾・沈括撰、一〇七五）巻三に出ており、『鶏峰普済方』（張鋭、一一三三）巻五には「聖沢湯」として、また『太平恵民和剤局方』（一一五一年に改名して刊行）には「聖散子」として発表されている。両書に多少の字句の相異はあるが、『和剤局方』の記述では「傷寒、時行、疫癘、風温、湿温を治し、一切の陰陽両感を問わず、表裏を未だ弁ぜず、あるいは外熱内寒し、あるいは内熱外寒し、頭項腰脊の拘急疼痛、発熱悪寒、……並びて之を服すに宜し」とある。その構成生薬は附子、麻黄、細辛、高良姜、草豆蔻、藿香などの温熱薬が主であり、後述するように主たる対象疾患は狭義の傷寒であろう。ただ附子などの温熱薬が主薬である以上、『和剤局方』などが記している「広義の傷寒病に広く適応される」とする論は非常に誤解を受けやすく危険である。本処方は『医方類聚』巻五十二和剤局方や『無求子活人書』『永類鈐方』でも取り上げられている。

「聖散子叙」に「もし時疫流行すれば、大釜で之を煮て、老少良賤を問わず、どんぶり一杯飲めば……飲食は常の倍になり、百疾が生ぜず、衛家の宝なり」「黄州に謫居の年（筆者注：一〇八〇～八三年）に時疫があり、この薬を散じて用い大いに有用であった」という趣旨のことが記されている。このように蘇軾はこの薬の効果を身を以て経験し、この推薦文を書いたと思われる。

『傷寒総病論』（一一〇〇年成書）の巻四「時行寒疫論」の記述[20]に「『諸病源候論』に載っているように、……春分以後より秋分節前に至る間に、天に暴寒有れば、皆な時行寒疫なり。……その病は温病、暑病と相似たり。但だ治に殊有るのみ」とある。時行寒疫に関する記述は『宋板傷寒論』傷寒例第八条文、『諸病源候論』時気候第三条文、『外台秘要方』天行発汗第三条文にも見られる。傷寒例を除き、そこには「時行寒疫、一名時行傷寒」と記されている。そして興味深いのは時気病全般に用いられることがない附子が、この時行寒疫には使われているのである。このことは後述するが、まず広義の傷寒病について考えてみよう。

漢代に張仲景が編纂したとされる『傷寒論』は、『難経』五十八難でいうところの広義の傷寒に含まれる五種の疾病のうち、狭義の傷寒に対する治法を記したものであったのだろう。そのことは『太平聖恵方』巻九や『千金方』傷寒発汗などに見られる附子などの辛温薬を多用する傷寒治法の存在からも推測できる。聖散子方もこの範疇に属する方剤といえる。これに対し、宋代に校正医書局が『傷寒論』を再編纂するにあたって参考としたのは、太陽病では発汗に際しても辛温薬をあまり用いない『太平聖恵方』巻八（これが宋板『傷寒卒病論』の序文にいう高継沖が進上したという本であろう）などに見られる傷寒治法であると考えられる。

『素問』熱論篇第三十一の冒頭を見ると、「黄帝問いて曰く、今夫れ熱病は皆傷寒の類なり。……岐伯対えて曰く、……人の寒に傷らるれば、則ち熱を病むと為す。熱は甚しと雖も死なず。其そ寒に両感して病めば必ず死を免れず」とある。多少字句の異同はあるが、同様の文は『諸病源候論』巻七、『宋板傷寒論』傷寒例、『外台秘要方』巻一にも見られる。

ここで論じられている傷寒は熱病の範疇ということになる。つまりこの条文の記述を厳密に表記すれば、「熱病（としての）傷寒（広義）」にさらに「熱病（としての）傷寒（の中の）傷寒（狭義）」や「熱病傷寒熱病（狭義）」「熱病傷寒中風（狭義）」となろう。さらに当然ながら寒邪による病態は発熱だけでなく、下痢したり、吐いたり下したりすることもあるが、必ずしも発熱を伴うものばかりではないのは臨床的事実である。上述したように、張仲景が原『傷寒論』を著した漢・三国時代には寒冷気候が主であり、傷寒病が流行することが多かったと想像できるのに対し、寒冷期が終わり温暖期への移行が始まり、温暖多雨が目立ち始めた唐・宋時代には、疫病にも大きな変化があったことが窺われる。特に宋代以降には温熱病の流行が示唆され、狭義の傷寒から時気病・熱病（広義の傷寒には含まれる）への変化に対応する必要があり、その結果として、より広義の傷寒への対応を目的とした現伝の『宋板傷寒論』が出来上がったと考えられる。

太陽・陽明・少陽の三陽病期の傷寒治法に際しての発汗法として、最も有効なのは附子・烏頭や、『外台秘要方』の引く仲景『傷寒論』や『宋板傷寒論』が「五辛の禁」として禁じた葱白などの辛味の生薬であることをまず認識する必要がある。狭義の傷寒に葱白を用いることは、『医心方』巻一四傷寒の引く『葛氏方』『千金方』や『外台秘要方』の引く『肘後方』にも見られる。

これに対し急速に悪寒が消失し熱化する、あるいは当初より発熱を主とする時気病・温熱病に対しては、当然ながら附子などの使用は制限されることとなる。このことは『太平聖恵方』巻九（傷寒日期）、巻十五（時気病日期）と巻十七（熱病日期）との使用薬物の比較検討で明らかとなる。附子は時気病、熱病では、一部の例外（後述）を除きまったく用いられておらず、傷寒でも陽病初期の発汗剤としてのみ用いられている。柴胡は熱病の第一、三日に使用が多いのに対し、傷寒では四日、六日（陰病期）に多くなり、熱病系の生薬であったことが推測できる。つまり『宋板傷寒論』で少陽病期（三日）に頻用される柴胡は、日期比較から考えれば、元来熱病に対する使用法にのっとっており、『宋板傷寒論』が熱病系統の治法を体現していることの一つの証といえる。

さて時行寒疫（時行傷寒）の治療だが、『太平聖恵方』巻十六は巻十五に続いて時気病を扱っており、その最後第十四門に「治時気瘴疫諸方」二十六道がある。「瘴」は南方用語で、北方の「傷寒」と同意である。[21] つまりここは時行寒疫の治法を述べた箇所であるといえる。この門に乾姜、細辛、桂心、川椒などとともに、二十六処方中の八処方に附子・烏頭・天雄といった通常の時気病では使用が制限されている温熱薬が使われている。ちなみに同書の十二門「治時気令不相染易諸方」十一道中にも二処方に烏頭が使われている。

このように時行寒疫には狭義の傷寒治法と同様に、時気病としては珍しく温熱薬も用いられており、症状にも『傷寒総病論』巻四「時行寒疫論」にも記されているように温熱病と非常にまぎらわしい部分がある。また本書の「傷寒異気を感じ温病壊候并びに瘧証と成る」の項[22]には「以上四種の温病、王叔和の謂う所では同病異名、同脈異経なり。風温と中風の脈同じ、温瘧と傷寒の脈同じ、湿温と中湿の脈同じ、温毒と熱病の脈同じ、ただ証候異なりて用薬に殊有るのみ、誤りて傷寒を発汗する者は、十死に一生無し」とあり、診断治療の難しさが記されている。

本書は蘇軾と交誼のあった当時の代表的な医師である龐安時（字は安常、一〇四二〜一〇九九）の著であるが、ちなみに本書には、宋代の代表的文人である黄庭堅（一〇四五〜一一〇五）の後序とともに、「傷寒論を恵示し、真に古聖賢救人の意を得、あに独だ伝世不朽の資と為すのみならず、蓋し已に義は幽明を貫かん」という蘇軾の手書が載せられている。[23]

さらに『蘇東坡続集』巻八の「聖散子後序」にも蘇軾が杭州流謫のときにも疫病が流行し、聖散子が奏効したことを記す「聖散子の疾を主る功効は一つでない。去年の春に杭州の民が病んだときにもこの薬は非常に効いた」という記述があるが、この処方が効いたことからも同じく寒疫であったと思われる。ここでいう昨春とは一〇九〇年であり、杭州に寒疫が流行した年と考えられている。その前年の春に彼は杭州に赴任したのだが、その年の十一月に彼自身が寒疫に罹患し、そのとき聖散子が有効であった経験が、ここに記されている杭州大疫のときに役立ったのであろう。

蘇軾が遭遇した杭州大疫(一〇八九～一〇九二)のとき、彼はその洪水と旱魃による飢饉と疫病の状況を見て、北宋朝廷に供米の減免、粥薬の提供、医師の派遣願いを奏上し、下賜金を得て病院の建立に賛助した。(24) また政府も医薬恵民局を作り既製処方の提供を行った。そのときの杭州の惨状について彼の「杭州上執政書二種」(25) の記述を見ると、「去年杭州中部は、冬に雷が鳴り大雨のため太湖の水は溢れ、春になってもまた降り続き……稲は水没してしまい、……五、六月になっても、種から芽が出るのは十の内四、五にすぎない状況である。しかもこれに続いて、逆に日照りとなる有様で……元豊以来、民の艱難ひどく、軾は今まで三回も奏上したにもかかわらず、未だ報われず……」とある。

もう一書には「杭州西部の淫雨颶風の災はひどく、……熙寧以来の饑疫の災たるや……譬えれば、衰羸久病の人であっても、平時なればなんとか自分(の状態)を保持することができるのに、このように風寒暑湿の変に遭えば(堪らず死にいたるような状況である)。……八月末には秀州で数千人が風災を訴えた際にも、吏は……風災の訴えなしとし拒閉して(上書を)納めなかった。老幼相騰し、践死する者は十一人であった。(ところが)まさにそのことを按じても……吏の中で災のことを言いたがらない者は蓋し十人の内九人に及ぶことを察して欲しいものである。……四月、杭州中部には麦がなく、七月になって初めて新穀を見るはずなのに、五月以来米価はまた高騰している。……(幸いなことに)去年は恩賜により上供米を三分の一に減らしていただき(何とか持ちこたえることができた)が、……(今年も)若し愚計を用いてくださらなければ、来年には流浮盗賊(が多発すること)を憂い恐れるものである」とある。天災と人災の害がひどいことがよく理解できる。

さらに蘇軾の全集には祈雨や祈晴の祝文が非常に多いのも[26]、当時の気候不順を表す資料として貴重である。また現在も西湖に残る蘇軾堤の工事を申請した文も[27]、灌漑事業により災害を少しでも減らそうとする蘇軾の考えの表れといえる。

このように蘇軾が杭州に赴任していた頃は、冬雷、洪水、多雨と風寒湿邪の侵襲が多かったようで、基本的には狭義の傷寒や時行寒疫が妥当する時期であった。したがって聖散子が有効であり、彼自身は本方剤による害を経験していないようであるが、龐安時が記しているように時行寒疫は温熱病と非常にまぎらわしい部分があり、特に金に圧迫され南宋になってからは暑湿が増え、温熱病や時行病が流行する機会が増えたと考えられ、後世に「病者が之を服して十の内一も生きなかった」と記される事態になったのであろう。

宋金の時代は、運気論でいう「凶風」のもたらす病気と考えられるペストなどの熱性伝染病が流行した時代であり、この時代に「虚風」に対する治法理論が運気論をもとにして生まれた。この運気論により、病理・病因論を中心に中国医学理論はこの時代に大きく変化し、この運気論の枠組みにしたがって『傷寒論』の解釈も変わっていったという見方[28]もできるのである。

このように用薬の観点、あるいは運気論的な見方を含めて、『宋板傷寒論』を分析した結果、実に多くの観点から、本書が狭義の傷寒病に対する治療書ではないことが明確になってきている。その詳細は別に論じる（鼎談などを参照）が、重要なのは傷寒書は本来救急臨床書であり、その時代に流行していた疫病に対応せねばならないという大前提があり、したがってその時代の疾病構造にもとづいて内容を変えていくべきものなのである。

その結果『素問』熱論篇に記述されている「陽病発汗、陰病吐下」の原則は、『宋板傷寒論』では本文中でも陽明病の桂枝湯、陰病の承気湯など一定の治法が温存され、また細字注などの形でも残されてはいるものの、基本的にはダブルスタンダードで記述せざるをえなかったといえる。たとえば第一病日の太陽病のみが発汗を主治とするようになり、第二病日に本来第三病日であった少陽病が移動し、和解という治法が生み出された。さらに第二病日であった陽明病は第三日へ移動し、本来第五、六病日という陰病期に存在した下法が早々と導入された。『素問』流の「陰病吐下」が陽明病期へ移動した結果、陰病期には新たに温裏法が導入されるように変化していったのである。これらの新しい治法は成無己『注解傷寒論』以降に普及する。傷寒・時行寒疫における発汗剤としての附子の役割も、宋代に流行した時気病・熱病にのっとって作られた『宋板傷寒論』では、陽病期での使用が制限されるようになり、陰病の温裏薬としての役割が重視されるように変わっていったといえる。

4. 詩詞に見られる蘇軾自身の疾病

詩詞の中で、蘇軾は三〇代半ば頃よりすでに「老」「病」を詠っている。新法党と旧法党の政争に巻き込まれたことは、大きなストレスを生み「肝気鬱結」を来たし、全身の気の流れの阻滞を引き起こしていたであろうことは十分推測できる。肝気鬱結は五行相克理論をあてはめれば「木乗土」となり胃強脾弱をもたらす。詩詞から窺われる蘇軾の飲酒や喫茶による多飲の習慣は、その基礎にある脾の虚弱による水液代謝の失調から、痰飲・湿邪を生むことになる。直接的な気滞とこのような痰飲を介する気滞とが相まって、全身の不調が起きやすくなっていたうえに、蘇州などの低湿地への赴任、さらに寒湿、湿温などの気候不順が重なれば、種々の疾病を来す可能性は高い。医学や養生への深い関心はその結果であると思われるが、数次の流謫、生を脅かす辺境の地への放逐が、生き残りへの意欲と闘志を促したことが、蘇東坡が養生・健身に執着した理由であるという解釈[29]も一理あるが、龐安時など専門医師との交流を通して培った知識を、自分の文章力を通して、広く江湖に裨益したいと考えたこともその大きな理由であったと考えられる。

元祐五年（一〇九〇）、蘇軾五十五歳のときの詩、『臨江仙（疾癒えて望湖楼に登り項長官に贈る）[30]』に「多病にして休文（＝沈約）のように痩損して、金飾りの付いた帯を腰に垂らすことに堪えられない」とあるのは、五十五歳という年齢から腎虚の可能性もあるが、湿邪が腰部に阻滞した結果とも考えられる。

「病」を詠う詩詞が多い中で、特に目を引くのは眼症状について詠ったものである。巻十、熙寧六年九月作の『九日臻梨遂を尋ね小舟を泛かべ勤師院に至る二首[31]』の第一首に、「白髪長く歳月の侵すを嫌う、病眸兼ねて酒杯の深きを怕る」、第二首に「笙歌叢裡身を抽んでて出で、雲水光中眼を洗いて来る」、また巻十五、元豊元年三月（四十三歳）作の『寒食日に李公択の三絶に答えて次韻す[32]』には「城を巡りて已に塵埃に困《くるし》み眯《くら》む、朴を執り仍お蟣蝨に遭うの縁。布衫を脱ぎ素手を攜えんと欲し、試みに病眼を開き黄連を点ず」とある。清熱薬の黄連を点眼するということは目に炎症があったのであろうし、その原因は塵埃や虫ということであろうが、背景因子として肝鬱による肝火上炎が絡んでいることも考慮すべきかもしれない。

また巻二十『安国寺に春を尋ぬ[33]』には「花を看て老いを嘆き年少を憶う、酒に対し家を思い老翁を愁う。病眼羞じず雲母の乱るるを、鬢糸強いて茶煙の中に理す」とあるが、ここでいう雲母の乱れとは老化による硝子体の混濁であろうか。また『径山に遊ぶ』には「乞水を竜に問えば洗眼に帰す、細字を看んと欲して残年を銷かす（竜井で病眼を水洗し有効）」、『再び径山に遊ぶ』にも「霊水で先ず眼界の花を除く（竜井で病眼を水洗し有効）」とある。眼病は「雲母の乱れ」や「眼花」のようであるが、いずれも肝気鬱結に起因する肝火が眼に波及したものであり、根本はストレスであろう。老化と関連する「腎」とストレスと関連する「肝」は五行相生の母子関係であり、相互に密接に関わる。そういう意味で直接腎と関わるのは耳症状であるが、難聴を詠んだ詞がある。巻十八の『秦太虚戯れに耳聾を見るに次韻す[34]』の「晩年更に似たり杜陵翁、右臂は存すと雖えど耳先ず聵す。……眼花乱れ墜ちて酒は風を生ず……人生の一病今先ず差えたり……今君疑うや我れ特に聾を佯らん」と。ただ難聴は腎虚以外にも、例えば痰飲が耳という清竅をめぐることができずに生ずることもあり、上記の腰酸重にしても湿邪停留が原因とも考えられることから、病因の特定は難しい。ただ気候や飲酒・喫茶の習慣による湿邪の停留はあるにしても、背景としての肝腎両虚は間違いなさそうである。

次に彼が悩まされた疾病に痔がある。聖元二年（一〇九五）の作と考証される『行香子[35]』を見てみよう。「但一回の酔、一回の病、一回の慵」とあり、この考証[36]によると、同年七月に痔疾発症し、八月に癒えたとある。『文集』巻五四にある『程正輔に与える七十一首』の五三に「蘇軾は昔から痔疾に苦しみ、すでに二十一年になる。近頃ひどくなり百薬がすべて効かない。ついに摂食と清潔に努め、酒・肉・塩・酢の食品を断った。凡そ味のある者はすべて断ち、粳米飯もやめ、ただ薄味の麺のみを食した。……多くの日数が経ったが、気力も衰えず、しかも痔も漸く軽快した」とある。この詞は見つけられなかったが、『蘇東坡続集』巻十二「書簡」の中に『程正輔に提刑を与える二十四首』[37]があり、そこにも「苦痔」「苦痔無情」といった記述が見られる。さらにこの中に興味深い記述がある。「温胃薬を承服して旧疾も失去し……また温と平行して気薬を服するのみ、……肉蓯蓉により大便が少しばかり楽になる」。肉蓯蓉は温裏通便薬であるから、温胃薬の服用と併せ考えれば、基本は裏寒状態にあり、さらに気薬の使用から気滞も考えていると判断できる。

このような疾病を背景とし、また龐安時らとの交流により、医薬・養生に深く関わってきた蘇軾は、上記の著書『蘇沈良方』八巻・『拾遺』二巻（蘇軾・沈括撰、宋、一〇七五）以外にも『坡仙集』十六巻（蘇軾、李贄、程明善著）などの医書の著者の一人として知られている。なお医学理論面では、弟・蘇轍が『竜川略志』の中で展開する「三焦有形論[38]」は興味深い。

5. 結語

一．蘇軾の詩文を参照しながら宋代の医学・養生を検証した。

二．宋以前の気候変化および疫病史を参照することで、漢代と唐宋代の救急医学書である『傷寒論』のあり方の違いを窺うことができた。

三．寒冷気候が主であった漢から五胡十六国までは狭義の傷寒に対する治療が必要であった。

四．寒冷期が終わり温暖期に入り始めた唐宋代には、時行・温熱病にも対応できる、つまり広義の傷寒に対する治療が必要であった。

五．それゆえに宋代の校正医書局による医書再編纂事業に際しては、漢代にまとめられた原『傷寒論』の内容に追加上書きする必要性があった。

六．『宋板傷寒論』の書き換えに関しては、多くの証拠を見出すことが可能であるが、その詳細については別に論じる。

七．詩詞を参考して、蘇軾の疾病についても考察した。

【文献摘録および注釈】

（1）岩井祐泉：「『傷寒論攷注』を読む会」資料、二〇〇四年二月七日

（2）『中国科学院図書館館蔵善本医書』一・二．『東坡養生集』（上下）．中医古籍出版社、北京、一九九〇

（3）王雲五主編：『蘇東坡集』一～六．台湾商務印書館、台北、中華民国五六年

（4）魏啓鵬：蘇軾与医学．四川大学学報叢刊　六（蘇軾研究専集）、一九八〇、一三一～一三八頁

（5）小高修司：白居易（楽天）疾病攷．日本医史学雑誌、四九（四）：六一五～六三六、二〇〇三

（6）李遠国著、大平桂一・久代訳『道教と気功』（人文書院、一九九五）を参考にして概観する。

内丹法は漢魏晋代に登場しており、その当時の最も重要な経典は王羲之が書写したことで名高い『黄庭経』である。そして内丹法は隋代に広く知られるようになり、唐代には重金属類を内服する外丹法が全盛期を迎えているが、一方では蘇元朗などの「性命双修」を基礎理論とする内丹法が大きな影響力を持つようになった。そしてこの道教理論は広く医学にも応用されるようになり、隋唐代の代表的医書である『諸病源候論』（巣元方、六一〇）、『備急千金要方』（孫思邈、六五五頃）、『外台秘要方』（王燾、七五三）には気功内煉法に関する記述が見られる（一一三～一一三五頁）。

唐末五代に活躍した鐘離権・呂洞賓の『鐘呂伝道集』に見られる「真仙論」をはじめとする十八論は系統的な内丹

法理論となった。五代の内丹法の特徴は、①道教の天人合一の世界観と宇宙論から演繹された人体生命観の上に構築されていること、②内丹修練の功法が系統的に整備され、築基、還精補脳＝煉精化気（＝後の小周天）、胎息＝煉気化神（後の大周天）、煉神還虚の四段階から成り立つこと、③仏教の学説である「止観」「禅定」からさまざまな要素を大量に採り入れていることにある（一三五～一四五頁）。

宋代になると有毒鉱物薬を用いる外丹法の健康に及ぼす害がようやく明らかになり衰退に向かい、いっそう内丹法が道教煉養法の中心となった。五代の理論を引き継いだのは張伯端である。彼の著した『悟真篇』（一〇六九）は後漢の『周易参同契』（魏伯陽撰）とともに内丹理論の双璧といわれている。内丹修練の過程は四段階に分かれていることは上述した通りだが、詳述すると、初段の「築基」は気功により身体機能を修復補強し、精・気・神の三要素を完全無欠の状態にすることによる、性命双修（身体と心の修行を両方行うこと）である。第二段階の「煉精化気」は先天の元精を修練して、精と気の融合物に変化させることで、主に命功（身体の修行）に重点が置かれる。第三段階は「煉気化神」で、気と神を併せて修練し、気を神に帰着させることで、主に性功（心の修行）の要素が多くなってくる。第四段階の「煉神還虚」はすべて空という認識に達し、心は完全に透明な状態となり、世界の根源に回帰し明心見性（自らの心の本性が明らかになること）が実現する。ここでは純粋な性功を行う。禅宗の理論によって「還虚」の奥義を解釈したように、儒仏道三教は三つに分かれてはいるが、真理は一つに帰着すると考え合体させた（一四五～一四八頁）。

(7) 孟春行夏令、則雨水不時、草木蚤落、国時有恐、行秋令、則其民大疫。
(8) 孟秋行冬令、則陰気大勝、介虫敗穀、戎兵乃来、行春令、則其国乃旱、陽気復還、五穀無実、行夏令、則国多火災、寒熱不節、民多瘧疾。
(9) 中国中医研究院主編：中国疫病史鑑（中医薬防治ＳＡＲＳ研究一）．中医古籍出版社、北京、二〇〇三、一〇二～一一五頁
(10) 林富士：疾病終結者．三民書局、台北、二〇〇三、二四頁
(11) 安田喜憲：気候と文明の盛衰．朝倉書店、東京、一九九〇、二七四～二七六頁
(12) (9) に同じ、三二八頁。
(13) (10) に同じ、二七頁。

(14)王邨編：中原地区歴史旱癧気候研究和預測．気候出版社、北京、一九九二、一四～二八頁
(15)(14)に同じ、五頁
(16)(14)に同じ、一四～一五頁、一七頁
(17)馮漢鏞：唐宋文献散見医方証治集．人民衛生出版社、北京、一九九四、一二一～三二一頁
(18)林語堂著、宋碧雲訳：蘇東坡伝、遠流出版社、台北、中華民国六六年、二七四頁
(19)(14)に同じ、二〇～二一頁
(20)龐安時：傷寒総病論．人民衛生出版社、北京、一九八九、一〇五～一〇六頁
(21)莫枚士：研経言．人民衛生出版社、北京、一九九〇、七～八頁「原瘴」「第其称嶺南之瘴猶如嶺北傷寒」
(22)(14)に同じ、一三五～一三八頁
(23)(14)に同じ、六～九頁
(24)『宋史』巻三百三十八列伝第九十七蘇軾より
既至杭、大旱、饑疫並作、軾請於朝、免本路上供米三之一、復得賜度僧牒、易米以救飢者、明年春、又減価糶常平米、多作饘粥薬剤、遣使挟医分坊治病、活者甚□、軾曰：「杭、水陸之会、疫死比他処常多、」乃衰羨緡得二千、復発□中黄金五十両、以作病坊、稍畜銭糧待之、（「□」二字不明）
(25)(3)に同じ。蘇東坡集第三冊のうち、『後集』九「書」六～九頁
(26)(3)に同じ。蘇東坡集第二冊のうち、第三四巻六「祝文」五四～五六頁
(3)に同じ。蘇東坡集第三冊のうち、『後集』九「祝文」二六～二八頁
(3)に同じ。蘇東坡集第五冊のうち、『続集』十四「祝文」二八～三二頁
(27)(3)に同じ。蘇東坡集第五冊のうち、『奏議集』十五巻七一九～三四頁
「乞開杭州西湖状」と「申三省起請開湖六條状」
(28)石田秀実：元明期における中国伝統環境医学と身体錬金術の関係．九州国際大学教養研究、六（二）：一～二二、一九九九
(29)三浦国雄：『東坡養生集』解説．中国養生叢書第五輯、東坡養生集上、谷口書店、一九九七、一～一五頁
(30)『臨江仙（疾癒登望湖楼贈項長官）』

多病休文都痩損、不堪金帯垂腰。望湖楼上暗香飄。和風春弄袖、明月夜聞簫。
酒醒夢回清漏永、隠床無限更潮。佳人不見董嬌饒。徘徊花上月、空度可憐宵。

(31)『九日尋臻梨遂泛小舟至勤師院二首』
白発長嫌歳月侵、病眸兼怕酒杯深。南屏老宿閑相過、東閣郎君懶重尋。試碾露芽烹白雪、休拈霜蕊嚼黄金。扁舟又截平湖去、欲訪孤山支道林。
湖上青山翠作堆、葱葱鬱鬱気佳哉。笙歌叢裡抽身出、雲水光中洗眼来。白足赤髭迎我笑、拒霜黄菊為誰開。明年桑苧煎茶処、憶著衰翁首重回。
(皎然有『九日与陸羽煎茶』詩、羽自号桑苧翁。余来年九日去此久矣。)

(32)『寒食日答李公択三絶次韻』
来蘇李得名双、只恐全斉笑陋邦。詩似懸河供不辦、故欺張籍隴頭滝。
簿書鼓不知春、佳句相呼頼故人。寒食徳公方上冢、帰来誰主復誰賓。
巡城已困塵埃睫、執朴仍遭蟣蝨縁。欲脱布衫攜素手、試開病眼点黄連。

(33)『安国寺尋春』
臥聞百舌呼春風、起尋花柳村村同。城南古寺修竹合、小房曲檻欹深紅。看花嘆老憶年少、対酒思家愁老翁。病眼不羞雲母乱、鬢糸強理茶煙中。遥知二月王城外、玉仙洪福花如海。薄羅匀霧蓋新妝、快馬争風鳴雑。玉川先生真可憐、一生耽酒終無銭。病過春風九十日、独抱添丁看花発。

(34)『次韻秦太虚見戯耳聾』
君不見詩人借車無可載、留得一銭何足頼。晩年更似杜陵翁、右臂雖存耳先聵。人将蟻動作牛鬥、我学風雷真一噫。聞塵掃尽根性空、不須更枕清流派。大朴初散失渾沌、六鑿相攘更勝敗。眼花乱墜酒生風、口業不停詩有債。君知五蘊皆是賊、人生一病今先差。但恐此心終未了、不見不聞還是礙。今君疑我特佯聾、故作嘲詩窮険怪。須防額痒出三耳、莫放筆端風雨快。

(35)『行香子』
昨夜霜風。先入梧桐。渾無処、回避衰容。問公何事、不語書空。但一回酔一回病、一回慵。
朝来庭下、光陰如箭、似無言、有意傷儂。都将万事、付与千鐘。任酒花白、眼花乱、燭花紅。

(36) 薛瑞生箋証：東坡詞編年箋証、三秦出版社、西安、一九九八、六五二～六五三頁
(37) (3) に同じ。『蘇東坡集』第四冊のうち、『続集』十二「書簡」五～一一頁。
(38) 蘇轍著：『竜川略志』唐宋史料筆記叢刊、第二巻「医術論三焦」・中華書局、北京、一九九七、七～八頁。

彭山有隠者通古医術。与世諸医所用法不同。人莫之知。単驤従之学。尽得其術。遂以医名於世。治平中予与驤遇広都。論古今術同異。驤既言其略。復歎曰。古人論五臓六腑。其説有謬者。而相承不察。今欲以告人。人誰信者。古説左腎其府膀胱。右腎命門。其府三焦。丈夫以蔵精。女子以繫包。以理主之。三焦当如膀胱。有形質可見。而王叔和言「三焦有臓無形」。不亦大謬乎。蓋三焦有形如膀胱。故可以蔵有所繫。若其無形。尚何以蔵繫哉。且其所以謂之三焦者。何也。三焦分布人体中。有上中下之異。方人心湛寂。慾念不起。則精気散在三焦。栄華百骸。及其慾念一起心火熾然。翕撮三焦精気。入命門之府。輸瀉而去。故号此府為三焦耳。世承叔和之謬而不悟。可為長太息也。予甚異其説。後為斉州従事。有一挙子徐遁者。石守道之壻也。少嘗学医於衛州。聞高敏之遺説。療病有精思。予為道驤之言。遁喜曰。斉嘗大饑。群匄相臠割而食。有一人皮肉尽而骨脈全者。遁以学医。故往観其五臓。見右腎下有脂膜如手大者。正与膀胱相対。有二白脈自其中出。夾脊而上。貫脳。意此即導引家所謂夾脊雙関者。而不悟脂膜如手大者之為三焦也。単君之言。与所見懸合。可以正古人之謬矣。

2. 隋唐代以前の用薬法について考える

1. 発汗祛風薬として用いられた辛甘薬と苦酸薬

漢代に書かれた張仲景の原『傷寒論』と、宋代に林億らによる校訂を経た『宋板傷寒論』にいかなる相異があるのかを検証するために、傷寒の初期に用いられる発汗祛風薬についてまず考えてみたい。

古代より、『素問』陰陽応象大論篇の「気味辛甘発散は陽為り、酸苦湧泄は陰為り」や至真要大論篇第七十四の「辛甘発散は陽為り、酸苦湧泄は陰為り、鹹味湧泄は陰為り、淡味滲泄は陽為り」などから、辛甘薬が発散薬の基本であると考えられている。ところが『神農本草経』の「風」に関する記載のある八十八種のすべての生薬を性味により分類してみると、その結果は辛薬三十二種、甘薬十八種、苦薬三十五種、酸薬二種、鹹薬一種となった（次頁表1参照）。発汗祛風薬として辛甘薬が多いのは当然として、なぜ一般に清熱・吐下薬として汎用される苦薬が多いのか疑問として残った。

そこで古代の五行学説の基本書である『礼記』（鄭玄注、後漢）月令を見ると、「夏の日、其の味は苦、其の臭いは焦。火の苦とする所以は、南方が長養を主るなり。苦は之を長養する所以である。五味は須らく苦が以て之を養う」とあり、また『元命苞』（『春秋元命苞』の略、春秋緯書の一つ）には「苦は勤苦にして乃ち能く養うなり」とあるように、古代には苦味を五味を養う気と考えていたことがわかった。また「春の日、其の味は酸……」という条文があり、その解釈は『説文』によると「春・木・酸の対応は、草木が芽生えて生い茂る様を

表1　『神農本草経』の「風」の記載のある生薬の味と性による分類

	大熱	温	微温	平	微寒	寒	合計
辛	1	21	2	4	1	3	32
苦	0	7	2	14	4	8	35
甘	0	4	2	8	2	2	18
鹹	0	0	0	0	1	0	1
酸	0	1	0	0	1	0	2
合計	1	33	6	26	9	13	88

＊「中風」関連：麻黄，厚朴，枳実（大風），馬先蒿，白薇（暴中風），大戟，沢蘭。
＊「風（寒）湿痹」関連：天門冬，朮，菊華，石竜芮，石竜蒭，王不留行，独活，奄閭子，茵蔯蒿，茜根，秦艽，萆解，秦皮，茵芋，竹葉など。
＊その他：青葙（風瘙身痒），白芨（賊風鬼撃），白鮮（頭風黄疸），松脂（疥瘙風気），木蘭（悪風癩疾），松蘿（頭風），代赭（治鬼注賊風蠱毒）。

形容しており、特に酸は鑽（穿《うが》つ）の意味」とあり、現代中医学的な酸味＝収斂の意味合いはなく、むしろ発散・透過性を形容した表現であることがわかった。

このように春の酸味によって発生した草木が夏の苦味で成熟する過程を意味していることになり、酸苦は「芽生え」「成熟」の意味であり、発散・透過・清熱解毒の薬能をもつことは十分に考えられる。

2．辛甘派と苦酢派の理論対立

現代では酸苦薬に清熱解毒の薬能はあるものの、なぜ発汗祛風薬としては用いられなくなったのかを探ってみると、そこに『宋板傷寒論』の隠された編集意図が見えてくる。

『千金要方』巻第十・傷寒方下には「阮河南曰く」として、

「凡そ除熱解毒には苦酢の物に過ぎたるは無し。故に苦参、青葙、艾、梔子、葶藶、苦酒、烏梅の属を多用するなり、……夫れ熱盛んなるには苦酢の物にあらざれば解せざるなり、……又曰く：今、諸（人）が辛甘、姜、桂、人参の属を多用して療するが、此れは皆貴価にして得難く、常に之を求めて比行し、転た以て時を失す。而るに苦参、青葙、葶藶、艾の属は、尽く所在有り、除熱解毒に最良で、貴価薬に向かいても勝つ也」

とあるように、わざわざ探し求めなくても簡単に採取できる酸苦系の薬物を清熱解毒に用いると主張する阮河南は、酸苦(苦酢)薬を解表・清熱解毒に多用するグループ(以下「苦酢派」と称する)の代表であった。『抱朴子』(西晋、二六五〜三一六)に、名医として阮河南はしばしば引用されている。『千金要方』巻第一には医師が習業すべき著書に続いて、張仲景らの名前が出ており、阮河南はその三番目に名前があげられているほどの名医であり、三国時代の魏の医師であったと考えられる。

一方の現代に通じる発汗祛風薬として辛温薬を用いるグループ(以下「辛甘派」と称する)の主張については、『宋板傷寒論』の校訂者である林億らが書いたといわれる『宋板傷寒論』の「後序」に記述が見られる。

「夫れ傷寒を治するの法、……ただ大青、知母等の諸冷物を投じるを曰うは、極めて仲景の本意と相反す。……仲景の意は奈何、病が陽に発する者を治するは、桂枝、生姜、大棗の類を以てし、陰に発する者は、乾姜、甘草、附子の類を以てす。すべて温熱薬を用いると謂うに非ざるは、蓋し『素問』辛甘発散の説を取る。且つ風と寒は辛甘に非ざれば発散する能わざるなり。(後略)」

と、このように苦酢派の治法を排斥し、辛甘薬でなければ発散治療はできないとしている。

『宋板傷寒論』の「後序」で唱われている「辛甘発散は陽為り」は、あくまでも運気七篇の影響を受けた、隋・唐代の高貴薬を主として用いる方法であって、宋代においては必ずしも全員が賛成していたわけではなく、この人参や桂枝を多用する流派は歴史的に見ると、むしろきわめて特殊な流派であったと考えたほうがよいようである。例えば『傷寒総病論』(龐安時、宋)は、『素問』の「辛甘発散為陽」と「酸苦湧泄為陰」を引用して、「桂枝・甘草・細辛・姜・棗・附子之類」と「苦参・大青・葶藶・苦酒・艾之類」をあて、陽気と陰気の復活を図っている。また『珍珠嚢補遺薬性賦』用薬法には「苦味のものは直行し、泄薬辛味のものは横行する散薬」という記述がある。

だが結局、皇帝の命により刊行された『宋板傷寒論』の影響力は大きく、苦酢派は歴史の中で埋没していき、人参・桂・生姜などの高貴薬を主体とする辛甘派に取って代わられていった。つまり「後序」からも明らかなように、宋改の主役であった林億らの宋臣たちも、この辛甘派に属しており、当然その観点から更改を行ったことになる。そして宋代以降は『宋板傷寒論』を始めとする、現代にいたる中国医学の基礎となっている諸本の校訂本をわれわれは日常目にすることになり、いつしか辛甘派の考えが歴史の中で常識になっていったといえよう。さらにその流れに合わせるように、個々の生薬の薬能も変化していき、いくつかの生薬の発汗解表薬としての認識も消えていったと考えられる。具体的な生薬の例については次節に述べる。

ちなみに『神農本草経』全般の薬能を見ると、補法的用法より、駆邪・理気・活血・袪寒湿などの標治的用法が多いことに気づく（不老長寿的なものは除き）。これは、医療対象者が王侯貴族に限定されていた漢代頃には、病因の多くを外感病や気滞・食滞・外傷などの実邪が占めており、瀉法的薬能が重要であったと考えられる。一方、時代が下がるにつれて庶民も医療の恩恵にあずかるようになり、相対的に虚弱人口が増え、治療に補法的概念の導入が必要となり、多くの経験をもとにして補法的効能が発見・追加採用されてきた。一方で、古代苦酢派が重視していた苦酢薬の薬能にも大きな変化が現れ、本草書が書き改められていったのであろう。こういった流れは『名医別録』頃からその傾向が現れ、宋改でその方向が決められ、金の李東垣の補脾胃論で確立され、李時珍の『本草綱目』（一五九八）を経て現代中薬学へつながっている。

3．附子をはじめとする辛温薬の使用制限

隋・唐代以前の傷寒治療において、その基本方針は『素問』熱論篇にもとづいた「陽病発汗、陰病吐下」である。つまり太陽病・陽明病・少陽病はすべて発汗法、太陰病で吐法（これは『諸病源候論』以降）、少陰病と厥

陰病で下法を用いるのが原則である。特にこの陽病期の発汗に際し、最も重要なのが附子などの辛温薬である。例えば『太平聖恵方』（詔医官使尚薬奉御王懐隠ら編、太平興国七年、九八二。御制序文、書成、淳化三年、九九二）巻九「治傷寒一日」に見られる桂枝湯は、『宋板傷寒論』とは異なり、その薬味構成に附子が使われている。[4]ちなみに『宋板傷寒論』の条文中には、詳細に検討すると、桂枝湯による発汗過多が述べられている箇所が散見される。この桂枝湯は『宋板傷寒論』の桂枝湯であるとは考えにくく、この附子を含む『太平聖恵方』巻九の桂枝湯と考えるほうが納得しうる。それは、宋臣たちが『傷寒論』を時代に合わせ改変していく作業において、完全に転換しえなかった（隠しきれなかった）原『傷寒論』の名残りの部分であるといえる。附子の『神農本草経』の効能には[5]「風寒を治す」と明記されており、その強力な発汗作用は周知である。

　また、川芎も辛温祛風薬の仲間であり、[6]『千金方』の「芎藭湯」[7]は川芎を主薬とする麻黄湯加味方であるともいえる処方内容である。

　ここで『太平聖恵方』の巻九（傷寒）、巻十五（時気病）、巻十七（熱病）の各日期における生薬の使用頻度の比較を468頁表2に示した。[8]『太平聖恵方』巻九では傷寒陽病初期における附子・麻黄・桂心の多用が特徴的である。傷寒における発汗法には附子を使用する一方で、時気病・熱病ではまったく使用していないことに注目すべきである。

　狭義の傷寒[9]に対して陽病期に使用頻度が多かった附子は、温病系の疫病に対してはその強力な発汗作用のために使用が制限されることになったことが考えられる。汗は津液であり、過剰な発汗は陰液灼耗を引き起こす。そもそも漢方治療の対象は、漢代においては王侯貴族が主であったのに対し、宋代にはかなり一般庶民にまで広がっていたと考えてよいであろう。それは蘇軾の残した詩文によっても明らかである（454頁参照）。

　王侯貴族たちが治療対象であった漢代に著されたといえる『神農本草経』（森立之の復元本を再善本とするとの評価は、日中の学者で一致している）に記載されている薬能は、祛邪や気血の流れの改善を目的としたものがほとんどであり、いわゆる補益的作用の記述はほとんどない（「久服……」という神仙的記述は評価しない）。つまり補益は薬治ではなく、食事の摂取によるのが原則であり、治療としてはいわゆる標治が主体であったといえる。

それに対し宋代には度重なる飢饉もあり、一般庶民を含め補益的治療が必要となる場合が多く、それに伴って発汗祛風や止痛・祛寒作用が主であった附子が、温陽（温裏）薬へと主たる薬効が変化していった。そうして『素問』熱論篇以来の「陽病発汗、陰病吐下」の原則は、「太陽病のみ発汗祛風、少陽病が繰り上がって和解法の登場、陰病に在った下法が陽明病へと早まり、そして陰病には補法が新たに登場」という図式が完成されていくことになった。

陰陽両虚の虚弱な体質の人々が、温病を主とする疫病に罹患した場合に、その対処にあたって新たな『傷寒論』に求められたことは、陽病期における過剰な発汗や下法の禁止であったと考えられる。

その対策として考えられたのが、過剰発汗を引き起こす大きな原因である辛温薬の使用制限であろう。附子とともに、川芎・当帰などもその対象となった。『神農本草経』によれば、芎藭の薬効に「中風を治す」と明記されており、また現代においても風寒邪による頭痛を治す処方として川芎茶調散がよく知られているにもかかわらず、『宋板傷寒論』においては川芎は完全に使われなくなった。そして附子が陰病における温陽薬として変化していったように、当帰も『宋板傷寒論』では厥陰病に使用されるように主体が移った。また、呉茱萸も同じで、『神農本草経』の用法[10]には「風邪を逐う」を始めとする標治的用法が列記されているが、後代において「肝経の温経薬」的用法が主体となってしまっている。

このように過剰な発汗を恐れる傾向は辛温薬の制限へと向かい、その流れの中に「五辛の禁」も行われた。禅寺の山門入り口に見られる「葷酒山門に入るを許さず」も辛温系の野草が温陽強精につながるという論理であり、似通った論理ともいえよう。韮・葱・蒜などの食菜はまさに辛温薬であり、貴重な発汗祛風薬であるにもかかわらず、『宋板傷寒論』ではその作用は無視され、用例も温裏剤として唯一白通湯に見られるのみである。

表2．『太平聖恵方』に見る傷寒・時気病・熱病各日期の生薬使用回数の比較

『太平聖恵方』巻九には日期系の傷寒論が提示されており、巻十以降の傷寒付随症候各論へと続いている。傷寒日期（巻九）・時病日期（巻十五）・熱病日期（巻十七）のそれぞれの日期における代表的な生薬の使用頻度を示す。

	附子	麻黄	桂心	大黄	黄芩	犀角	石膏	柴胡
巻九1条（傷寒一日）治傷寒一日諸方［二十四道］	8	13	11	1	1	0	4	3
巻十五2条（時気一日）治時気一日諸方［六道］	0	5	1	0	2	0	4	0
巻十七2条（熱病一日）治熱病一日諸方［一十道］	0	5	1	1	5	0	5	5
巻九2条（傷寒二日）治傷寒二日諸方［十四道］	7	7	6	0	3	0	3	1
巻十五3条（時気二日）治時気二日諸方［五道］	0	3	2	1	2	1	1	1
巻十七3条（熱病二日）治熱病二日諸方［七道］	0	6	3	2	2	0	3	1
巻九3条（傷寒三日）治傷寒三日諸方［十一道］	3	8	5	0	2	0	4	0
巻十五4条（時気三日）治時気三日諸方［六道］	0	3	4	2	2	1	2	1
巻十七4条（熱病三日）治熱病三日諸方［七道］	0	4	2	2	3	0	3	5
巻九4条（傷寒四日）治傷寒四日諸方［二十一道］	2	4	4	5	5	2	5	5
巻十五5条（時気四日）治時気四日諸方［六道］	0	1	1	1	0	1	0	1
巻十七5条（熱病四日）治熱病四日諸方［七道］	0	2	2	2	2	0	2	1

	附子	麻黄	桂心	大黄	黄芩	犀角	石膏	柴胡
巻九5条（傷寒五日）治傷寒五日諸方［十七道］	0	2	2	11	9	4	1	2
巻十五6条（時気五日）治時気五日諸方［六道］	0	0	0	3	4	1	1	2
巻十七6条（熱病五日）治熱病五日諸方［六道］	0	0	0	4	5	1	3	1
巻九6条（傷寒六日）治傷寒六日諸方［十四道］	1	0	5	5	9	0	3	8
巻十五7条（時気六日）治時気六日諸方［五道］	0	0	0	3	3	0	0	2
巻十七7条（熱病六日）治熱病六日諸方［四道］	0	0	0	2	0	0	2	1
巻九7条（傷寒七日）治傷寒七日諸方［五道］	0	1	1	2	1	0	2	2
巻十五8条（時気七日）治時気七日諸方［四道］	0	1	1	2	3	0	0	0
巻十七8条（熱病七日）治熱病七日諸方［五道］	0	0	2	1	2	0	2	1
巻九8条（傷寒八日）治傷寒八日諸方［五道］	2	0	2	2	2	2	0	3
巻十五9条（時気八日）治時気八九日諸方［五道］	0	2	1	2	3	0	0	1
巻九9条（傷寒九日）治傷寒九日已上諸方［七道］	0	1	1	4	4	1	2	3
巻九10条（傷寒発汗）治傷寒発汗通用経効諸方［十四道］	10	10	9	2	0	0	0	0

4. 麻黄の用法について

宋板『傷寒卒病論集』では太陽病傷寒の病に麻黄湯が用いられており、麻黄は傷寒に用いるとの認識が一般的である。『神農本草経』の記述は、「麻黄、一名竜沙、味苦温、生川谷、治中風傷寒頭痛、温瘧、発表出汗、去的邪熱気、止瘀逆上気、除寒熱、破癥堅積聚」と、中風を治すが先に記述されており、しかも傷寒のみならず温瘧、つまり温病系の瘧病＝広義の傷寒にも適応があり、発汗による祛風邪が明記されている。古代医学書において麻黄がどのように用いられてきたか、『肘後方』(葛洪撰、梁、二六五〜三一六、現存『肘後備急方』〔『附広肘後方』楊用道撰、金〕)と『医心方』(丹波康頼、九八四)を例に取り検討してみた。

『肘後方』の治傷寒時気温病方第十三に見られる薬方変化

「始得一日方：真丹(附子)得汗便差、厚覆取汗差」

さらに、

「小蒜、烏梅＋塩、……、真丹塗身：面向火坐、乾艾、烏梅＋豉＋苦酒」

などによる発汗治法。

「又傷寒有数種、人不能判別、令一薬蓋治之者、若初覚頭痛、肉熱、脈洪起、一二日便作葱豉湯、……不汗復更作、加葛根＋升麻、……必得汗。若不汗、更加麻黄、又用葱湯研米二合水一升煮之……分服取汗也」

『医心方』治傷寒日期の用薬変化

治傷寒一二日方：『葛氏方』葱豆豉湯、又方：葛根、納豆支、又方：搗生葛根汁

『千金方』始得一二日方：真丹(附子)

治傷寒三日方：『新録方』身体痛者方：葱白、豆豉、梔子、桂心、生姜
治傷寒六七日方：『千金方』白獣湯（＝白虎湯）
治傷寒八九日方：『録験方』柴胡湯（＝柴胡加芒硝湯：ただし桑螵蛸あり）
治傷寒汗出後不除方：桂心、芍薬、生姜、甘草、大棗、麻黄、杏仁（つまり『医心方』で麻黄剤の適用は発汗後）

このように『肘後方』においては附子の出汗作用をまず用い、ついで苦酢派が用いた苦酸薬であり、葱豉湯であり、葛根や升麻といった馴染みの生薬が登場し、麻黄は最後である。それがいかなる理由によるかは不明であるが、考えられることは選者の葛洪が苦酢派に属していたこと、そして順番が後の麻黄は後代に辛温派が優勢になって付記されたという可能性も視野に入れる必要があろう。もちろん北方系植物の麻黄が当時どのような流通状況にあったかについても配慮すべきである。

宋改とは無縁な『医心方』においては、麻黄の用法が「汗出でて後」症状が未だ解せざる状況においてであることは、まったく意外としか言いようがなく、今後さらなる検討を要する課題である。

5．失われた祛風清熱薬としての苦酸薬

阮河南などの苦酢派が用いた祛風清熱薬には、苦参、青葙、艾、梔子、葶藶、苦酒、烏梅などがあり、後述する呉茱萸・山茱萸もその仲間であろう。以下順次、艾葉、白薇そして両茱萸について、古典にみられる実際の用例をみていこう。

1. 艾葉

艾葉は『名医別録』に初載され、そこには「味苦、微温」と記されているが、現代中薬学では「味辛苦、性温」とあり、薬効は温に合わせて「散寒湿止痛」と「温経止血」、さらに一般に「暖子宮」として知られているが、『肘後方』（葛洪、西晋）「傷寒及時気温病及頭痛壮熱脈大、始めて得て一日を治す方」には、艾葉の単味処方による発汗治法が記されており、また黄連と同煎する処方もみられる。さらに『外台秘要方』には『崔氏方』を引用して「阮河南、天行（病）七八日を療す、熱盛んにして解せずは、艾湯方」として、苦酒・葶藶子・生艾汁、生艾無ければ熟艾を煎じて「大熱有るを療するに宜し」と、苦酢派の重鎮・阮河南の面目躍如の処方がみられる。明らかに現代中薬学の用法とは異なる記述である。

(1) 発汗解表

『肘後方』傷寒及時気温病及頭痛壮熱脈大を治す、始めて得て一日の方。

乾艾三斤を取り水一斗を以て一升を煮取り滓を去り頓服し汗を取る。

又方、黄連二両熟艾如鴨卵大を水二斗を以て煮取りて一升を頓服す。

*『重修政和経史証類備用本草』巻九にも同処方の引用あり。

(2) 清熱解毒

『崔氏方』云「阮河南、天行（病）七八日を療す、熱盛んにして解せずは、艾湯方」（『外台』天行病発汗等方）

処方構成：苦酒三升、葶藶子二合、生艾汁、一升を取る。生艾無ければ熟艾。艾根を搗き汁を取る（も良し）。右三味煎じ一升を得て、頓服して愈ゆ。若し牛黄有れば、一刀圭を納て尤も良し。此れ療内に大熱有るを療するに宜しきなり。

2．白薇

【小髙修司・岡田研吉：白薇攷，漢方の臨床，五二（二）：二九五，二〇〇五】を一部変更・転載。

現代では「虚熱を清する」といった滋陰・清虚熱薬に分類されている白薇に、『神農本草経』には「暴中風を主る」という衝撃的な薬効が記されている。森立之によればここでいう中風は、『傷寒論』でいう傷寒・中風の中風でなく、『金匱要略』でいう中風、つまり現代の卒中に類するものであるという。[11] 虚熱を清するといった薬効をもつ宋代以降から現代につながる白薇と、古代本草書にみられる白薇とは、別の生薬ではないかと疑わせるに十分な記述である。そこで「古代の白薇とは何か？」をふまえて、白薇という魅力的な生薬について考えてみた。

（1）古代本草書における記述[12]

『神農本草経』の記述は、上記の「暴中風を主る」に続いて「身熱肢満し、忽忽として人を知らず、狂惑し、気は邪し、寒熱あり、酸疼し、温瘧洗洗として発作が時に有るを治す」と、現代中薬学の白薇からは想像もつかない薬効が列記されている。森立之の『本草経攷注』によれば、「忽とは忘のこと」（『説文』による）であるし、「忽忽」と重言すれば恍忽の意味にもなり、ともに迷乱の意味という。また「寒熱」ならびに「温瘧洗洗，発作有時」は、ともに寒熱両方面への使用が可能であることを意味している。この段落のもつ意味は、白薇の性が本草書の通りの苦平（寒ともいう）なのかを含め検討すべき課題である。

『名医別録』の記述内容に関しては、排尿通淋の項（次頁）で詳述する。

（2）発汗祛風作用について

『素問』熱論篇由来の、日期系傷寒論を代表する『太平聖恵方』巻九では、白薇は傷寒二日陽明病の「発汗白薇散」として用いられている。[13] 本書以外にも『外台秘要方』（王燾、七五三頃）の巻一に『小品方』を引用して「詔書発汗白薇散、傷寒二日解せざるを療す方」[14]や宋代の龐安時の『傷寒総病論』巻四・時気寒疫論に「詔書発汗白薇散、時気二三日解せざるを治す」[15]などの発汗用例がみられる。

さらに『脈経』（王叔和、二八〇頃）平三関病候并治宜第三にも白薇の発汗作用はみられる。本篇の出典は不明であり、『千金要方』にも手がかりになる記述はないが、（三部九候）脈・証・治（湯液・針・灸）の併治が連係した型式の条文は、『宋板傷寒論』六経や『金匱要略』の類似記載型式である。例えば、『宋板傷寒論』の弁太陽病脈証并治（病・脈・証の併治）と類似である。つまり白薇は『宋板傷寒論』が使用を否定した生薬であるが、『脈経』においては立派に生きているといえる。

前節に述べたように、祛風作用の生薬に意外に苦薬が多く含まれていた。森立之は「中風」を『傷寒論』の傷寒・中風と『金匱要略』の卒中風に区別しているが、彼が『金匱要略』系の中風薬としてあげたのは女萎（甘平）、馬先蒿（苦平）、大戟（苦寒）と「暴中風」の白薇（苦平）である。明らかにこの中には苦薬が多いが、このことも併せて考慮すべきであろう。

ここでひとまず視点を変え、さらなる検討を加えるため、白薇の排尿に関する薬効を検討する。

（3）排尿通淋作用について

『神農本草経』に排尿に関する作用の記述はないが、『名医別録』の「中が傷られ、淋露し、水気下るを療す」から、白薇は排尿に対する調節作用を有していると考えられる。後年『本草綱目』（李時珍、一五九八）には「熱淋、遺尿を治す」と明記されるにいたり、淋証（腎炎・尿路感染）に使用するのと同時に、小便不禁にも使用できるのが特徴である。一般に淋証に用いるときには扁蓄・瞿麦・木通・滑石・竹葉などの清熱利尿薬が配合されるが、『本草経攷注』によれば瞿麦の基原植物の項に、[16]『本草経集注』の陶弘景注および『本草図経』（蘇頌、嘉祐七、一〇六二）の説を引用し、「唐撫子又は石竹と呼ばれているもの一類二種」と「葉が広くて毛が有り、花は晩くて甚しく赤いもので、俗に仙翁花とよばれているもの」の二種類あると記している。実はこの後者は白薇のことなのである。[17]この基原植物の混乱が、『神農本草経集注』に記されている『名医別録』の排尿関連の新たな薬効誕生のきっかけとなった可能性は否定できない。ちなみに現代薬理学的研究によると、白薇には退熱作用と抗炎症作用があることが知られており、泌尿器系の消炎効果（＝通淋）はありそうであるが、利尿効果についてはいかがであろうか。

（４）附子と白薇――発汗と止汗

前節で論及したように、傷寒において「陽病発汗」の主薬は附子類であった（465頁参照）。『素問』以前の出土医籍である『武威漢代医簡』[18]や「居延漢簡医学資料」[19]にもその用例はみられる。一般原則として、『太平聖恵方』巻九の、治傷寒一日処方は、この両出土医籍に含まれている四味［烏頭（附子）、朮、桂、細辛］が構成生薬として多く含まれており、桔梗散はその典型例である。本処方と『宋板傷寒論』厥陰病の烏梅丸も上記した出土医書と同じく四味で構成されており（比較表参照）[20]、さらに「出汗」の表記や附子の重量換算の方法により[21]、烏梅丸は漢代の古経方であると考えられる。

この発汗作用をもつ附子に対し止汗作用の附子として知られているのが、『宋板傷寒論』弁太陽病脈証并治上第五20条の桂枝加附子湯[22]である。本方は過剰発汗後の補陽止汗法だが、国宝『医心方』に記載され、唐代の『傷寒論』としての一次資料である『医門方』の「大法春夏宜発汗」に原典と思われる形で記載[23]されている。しかし、そこでの本処方は発汗後の重発汗法としてであり、このことは『宋板傷寒論』太陽病篇の桂枝加附子湯が止汗剤なのか、本来は発汗剤であったと考えるべきなのか、再考を要する問題である。

『本草経攷注』によれば天雄の『日華子本草』（八世紀初め）の引用として「発汗、陰汗を止める」とあるが、発汗の陰陽論的解釈は「陰に陽を加えると発汗する」であり、亡陽症による発汗に対する止汗が「陰汗を止める」ということになる。さらに烏頭の項に『薬性論』（六二七?-）の引用で「男子、腎気衰弱して陰汗するを治す」とあり、腎虚による自汗を「陰汗」と表記している。陽盛発汗ではなく、亡陽や腎虚による自汗を陰汗と称し、天雄・烏頭の補陽作用で止汗するという論理である。

『神農本草経』の附子の項には「汗」に関する記述はないが、附子類が発汗作用と同時に止汗作用も主っていることは明白である。西洋医学的には正反対の現象であっても、漢方医学的には、同一の薬物が異なる作用を担っている点に、陰陽論の特徴がある。このように同一の薬物が自己矛盾する作用を発揮している現象を説明するために、提壷掲蓋や枢機不利という病態・病機理論が発達してきたといえる。

問題の白薇にも附子類と同じく、上記の発汗作用のみでなく止汗作用があることが知られている。『金匱要略』血痺虚労病脈証并治第六の桂枝加竜骨牡蛎湯条文小字注記にみられる、『小品方』引用の「二加竜骨湯」である。(24)ここには「虚羸で浮熱があり汗出でる者は、桂を除き、白薇と附子各三分を加える」と明記されている。附子と同類の止汗作用をもつ白薇ということができる。

附子類(25)と白薇の『神農本草経』における薬効を比較すると、症候にかなりの類似点がみられるが、最も異なる点は附子が寒邪に対応しているのに対し、白薇がむしろ温熱邪に対応する薬効が多いことであろう。附子の辛熱に対し白薇が苦平であるところが納得できる点といえる。

次に基原植物の記述を通して、さらなる検討を加える。

（5）白薇の基原植物について

白薇はカモメヅル属フナバラソウ *Cynanchum atratum* Bungeまたは同属の*C. vercicolor* Bungeの根を生薬原料としている。『中華本草』（上海科学技術出版社、全十冊、一九九九）によれば「その根は細長の条状根が多数族生したもの」とあり、根は二十センチメートル以上に達し、直径は二～三ミリメートルとある。

『神農本草経集注』には「根状は牛膝に似て短小」とある。そこで牛膝の項を見ると「根は円柱形で、直径は五～十ミリメートル」とあり、実際の牛膝の薬材を見ても現在市販されている白薇とは形状太さがまったく異なっている。このことから白薇は古代と現在の薬材が異なっていることが示唆される。

そこでさらに別の古代における記述を検討すると、白薇の異名として「春草」（『爾雅』）「芒草」（『爾雅』郭璞注）「薇草」「骨美」（『名医別録』）がある。ところがこの芒草（『山海経』）や春草（『爾雅』）の異名をもつ生薬が他にもある。それは「莽草」である。本品は『神農本草経』下品に収載されており、狭葉茴香 *Illicium lanceolatum*

A.C.Smithのが薬材として用いられている。そこで古代本草書には記載がない「莽草根」を調べると、産地は陝西、江蘇、安徽、浙江、江西、福建などで、形状は円柱形で不規則に湾曲しており、直径は二～三センチメートルとある。薬効は祛風除湿・散瘀止痛であり、現代薬理では消炎鎮痛・中枢神経興奮などの作用、味は苦・辛、性は温、気香、有毒とある。性が温の点を除き、かなり古代白薇を思わせる所見といえる。

ほかに古代で白薇の異名の一つ、「薇草」を異名とする生薬を探すと、「杜衡」*Asarum forbessi* Maximがあり、『神農本草経』上品に収載されている細辛と同属であり、薬材として根や根茎、全草が用いられており、根茎は円柱形で、長さ一センチメートル、直径二～三ミリメートル、細辛に似ているとある。太さが古代白薇に合わない。味も辛、性は温であり、根にも酷烈な気があり、効能は祛風散寒・消痰行水・活血止痛などである。

白薇を基原植物の一種とみなした瞿麦は、瞿麦 *Dianthus supervus* L.ナデシコ属カワラナデシコあるいは同属の石竹 *D.chinensis* L.同属セキチクであるが、現在その地上部分が薬材として用いられている。だが『名医別録』の記述には「立秋に実を採り陰干する」とあり、本来は名前（麦に似ていることから命名）の如く薬材は実のみであったかもしれない。その根は貧弱であり、とても白薇のような薬材として使えるようなものではない。

また白前 *Cynanchum stauntonii*もしばしば市場で白薇と混同されているという。[26] 白前は白薇と同属ではあるが、薬効に関しては『名医別録』中品に初載されたときから瀉肺降気などを主治とするもので、白薇との接点はない。薬材である根茎は、現在本草書に記載されているものでは両者に類似点が多く、市場でしばしば混同されるという指摘も納得しうるが、すでに述べたように古代本草書にある白薇の根の形状が「牛膝に類似する」という指摘からすれば、現在の白薇も白前もともに相当しない。

このようにみていくと、古代白薇として最も可能性が高いのは、味は苦・辛、性が温ではあるが、『神農本草経』に地上部分のみが収載され、その根が薬材として立派であるにもかかわらず、なぜか無視されてきている「莽草根」であることが示唆される。

(6)考察

『神農本草経』の祛風作用を有する生薬に辛薬と並んで苦薬が多いのはなぜであろうか。『傷寒卒病論集』や『黄帝内経』は宋代に改訂され、出版されている。そして以後、中国医学は宋代に改定された知識を基礎として現代にいたっている。漢代と宋代の気候の変化(寒冷期から温暖期へ)に伴い、疫病である傷寒も寒疫(狭義の傷寒)から温疫(広義の傷寒)へと変わり、それに伴い臨床的な救急医学書である『傷寒卒病論集』も、当然内容を変える必要に迫られていた(443頁参照)。

しかし『神農本草経』は歴代の官製本草書に連綿と引き続いて記述されてきており、それを改変することは不可能であり、当然ながら古代の内容が遺残している可能性が高い。そこで祛風薬という、傷寒の初期の治法に必要とされる発汗薬に、後代一般化する辛温薬とともに苦薬が多くもられることについては、漢代に張仲景がまとめた原『傷寒論』以前に論及する必要がある。

そこで必要になる知識が前述の苦酢派と辛温派の対立である。今回取り上げた古代の白薇(苦平)も苦酢派が頻用した生薬と考えられる。宋改の主役であった林億らの宋臣たちはこの辛甘派に属しており、当然その観点から更改を行ったと考えられるが、温疫が流行した宋代には辛温薬による過剰な発汗を嫌い、原『傷寒論』とも異なる新たな『傷寒論』を作り上げた。その校訂本をわれわれは日常目にしており、いつしか辛甘派の考えが常識になっているといえよう。

つまり苦酸発散法という歴史に埋没した治法の名残を留めているのが、『神農本草経』にみられる白薇であり、それは基原植物からしても、現代用いられている白薇とは別の生薬であったとみる必要があり、もし古代の白薇の用法を使いたければ、莽草根が最適であるといえる。

3．山茱萸と呉茱萸

(1) 山茱萸の薬能と基原の変化

現代の中薬学では、山茱萸と呉茱萸の薬能はまったく別のものとされることが多い。試みに『中華本草』を見れば、呉茱萸の薬能は「散寒し止痛、疏肝して気を下す、温中し湿を燥す」と、古代本草書の代表の『神農本草経』と『名医別録』[27][28]の記述と大きな差がない。ただ「風邪を逐い、腠理を開く」という祛風に関する記述のみ忘れ去られている。一方、山茱萸のそれは「肝腎を補益し、固脱を収斂する」とあり、古代本草書の『神農本草経』には現代と同じ薬能の記述はなく、『名医別録』には「耳聾、強陰、益精を主治する」といった類似証候の記載が見られる。後者の記述が含まれている『神農本草経集注』(陶弘景、五〇〇頃)が著されたころには、現代に通じる薬能が認識され始めていたと考えてよいであろう。両書の間にまとめられたといわれる本草書に『呉普本草』(呉普：華佗の高足、三世紀前半成書)がある。本書は佚書であるが、『太平御覧』『証類本草』(唐慎微、宋)『斉民要術』など十数種の書籍に引用されており、それらをもとに輯校本が作られている。山茱萸もそこに引用されているが、残念ながら薬能の記述はない。ただ「二月に杏の如き花(が咲き)、四月には酸棗の如き赤い実(が成り)、五月に実を採る」という興味深い記載があり、明らかに未熟果実を用いている。

これは『神農本草経集注』の中の『名医別録』の記述「九月十月に実を採り陰干しする」や、陶(弘景)云うとして「大樹、子初めて熟し未だ乾かさず、赤色で胡頽子(筆者注：グミ属ナワシログミ)の如し。亦た噉うべし。すでに乾けば、皮甚だ薄し、当に核を合わせ以て爾り有りと為す」と比較すると、ここでは種と果肉と皮を一緒に用いると書かれていることがわかる。『呉普本草』から約三百年後の記述である。

さらに四百年ほど経過した頃に著された『雷公炮炙論』(雷学、九〇〇年代)には、「山茱萸は須らく内核を去り用ゆ。修事する毎に核を去り、一斤から(核を去って)四両の肉皮を取る。弱火で之を熱し方に用いると、元気を壮んにし、精を秘す。核は滑精させる(から除くのだ)」と、すでに現在と同じく果肉のみを用いるとしていることがわかる。このように時間経過とともに、山茱萸の補剤としての薬能が重要視され、それに伴って基原も未熟果実→成熟果実の種も合用→種抜き果肉（皮付き）へと変化してきたことが読み取れる。

古代本草書の薬能を応用するためには、果肉のみの山萸肉でなく、種ありの完熟果実を打砕（国内流通商品なし）して用いるほうがよいことになる。

（2）山茱萸と呉茱萸の類似性

宋以前の医籍の処方にはたんに「茱萸」とのみ書かれている。また古代の本草書、例えば『神農本草経』『名医別録』の記述を検討すれば、その類似性に驚くばかりであり、その区別が曖昧であったことも首肯できるのである。「寒熱」「温中」「寒」「湿」「痹」「三虫」「風邪」「寒熱」「温中下気」「五蔵」は両茱萸に共通して見られる用語であり、「小便」は「洩」と同意、「疝」も「痛」と同意とみなせる。つまり両者はほとんど同じ薬能をもつ生薬と考えられていたといっても過言ではなかろう。

そもそも古代においては諸本で両茱萸の区別は明記されておらず、それを当時の本草知識にもとづいて、区別し明記したのは林億らの宋臣たちである。これは『備急千金要方』（孫思邈、六五五頃）の序文に続く「新校備急千金要方例」に宋臣たちが「古文の記載は簡素をむねとしており、門冬も天と麦が隠れており、椒も秦と蜀が判別されておらず……また古書ではただ朮と言い、近代の医家が蒼朮としているのを、今白の字を加えて白朮とした」というように書かれていることから明らかである。例えば本来の『千金要方』は「茱萸、門冬、椒、荊、朮」であったが、北宋初期の宋臣（高保衡・孫奇・林億）の校勘作業によって「山茱萸・呉茱萸、天門冬・麦門冬、秦椒・蜀椒、杜荊・蔓荊子、白朮」に改められた。すなわち、このように記載されている書籍があれば、それは北宋以降に手が加えられている条文と考えられるのである。

特に注目したいのは、上記した呉茱萸の『神農本草経』の記述「逐風邪、開腠理」であり、これは山茱萸の『名医別録』の記述「風邪、寒熱、出汗」と意味として重なると理解できる。両茱萸ともに古代においては祛風発汗に適応があったことになる。たとえば『肘後方』（葛洪、西晋、二六五〜三一六）の治傷寒時気温病方に「已に六七日にして熱極り、心下煩悶し、鬼を見た如く狂言し、起ちて走らんと欲す」と、あたかも『宋板傷寒論』陽明病胃家実の病態を思わせる症状の記述があり、これに対し「乾茱萸三升」のみを煎じ、「汗を得て治癒せしむ」という処方があげられている。しかも、この条文の末に「この方が失われるのを恐れる。必ず用いるべき也。これを秘す」と重要処方であると記されている。ここでいう「乾茱萸」が山茱萸か呉茱萸かは不明であるが、すでに忘れられて久しい「乾茱萸一味発汗湯」といえるであろう。

『千金要方』の発汗法の記述を見ると、「発汗散四（方十一首）」に青散、赤散、華佗赤散が有り、防風、麻黄、附子（あるいは烏頭）、細辛などとともに呉茱萸が使われている。呉茱萸や山茱萸の傷寒・中風などに対する用法は、『本草図経』（蘇頌、嘉祐七年［一〇六二］）、『医心方』など種々の書籍に見られ、『太平聖恵方』巻九には「治傷寒一日候諸方」以下の傷寒暦日法にも見られる。

このように、古代においては山茱萸、呉茱萸は発汗解表薬としての認識があったのに、それが歴史の中で埋没していったのはなぜであろうか？　呉茱萸は『神農本草経』では味辛となっているが、実際嘗めたり煎じたりしたときに最も感じる味は苦である。山茱萸は本草書の通り味酸であるから、両茱萸はまさに前述の苦酢グループが解表・清熱などに用いた生薬であったと考えられ、このグループが歴史の中で消滅していくとともに、両茱萸の発汗解表薬としての用法も意識的に消されていったと考えられる。

【文献摘録および注釈】

（1）『千金要方』巻第十・傷寒方下・傷寒雑治第一

論（阮河南）曰：凡除熱解毒、無過苦酢之物、故多用苦参、青葙、艾、梔子、葶藶、苦酒、烏梅之属、是其要也。夫熱盛、非苦酢之物不解也。熱在身中、既不時治、治之、又不用苦酢之薬、此如救火不以水也。必不可得脱免也。又曰：今諸療多用辛甘、姜、桂、人参之属、此皆貴価難得、常有比行求之、転以失時。而苦参、青葙、葶藶、艾之属、所在尽有、除熱解毒最良、勝於向貴価薬也。前後数参並用之。得病内熱者、不必按薬次也。便以青葙、苦参、艾、苦酒療之、但稍与促其間、無不解也。

(2)『千金要方』巻第一・序例、大医習業第一

凡欲為大医、必須諳『素問』、『甲乙』、『黄帝針経』、明堂流注、十二経脈、三部九候、五蔵六腑、表里孔穴、本草薬対、張仲景、王叔和、阮河南、范東陽、張苗、靳邵等諸部経方。

(3)宋板『傷寒卒病論集』後序

夫治傷寒之法、歴観諸家方書、得仲景之多者、惟孫思邈。猶曰見大医療傷寒、惟大青知母等諸冷物投之、極与仲景本意相反。又曰尋方之大意、不過三種、一則桂枝、二則麻黄、三則青竜、凡療傷寒不出之也。嗚呼！是未知法之深者也。奈何仲景之意、治病発於陽者、以桂枝、生姜、大棗之類、発於陰者、以乾姜、甘草、附子之類、非謂全用温熱薬、蓋取『素問』辛甘発散之説。且風与寒、非辛甘不能発散之也。而又中風自汗用桂枝、傷寒無汗用麻黄、中風見寒脈、傷寒見風脈用青竜、若不知此、欲治傷寒者、是見得其門矣。(後略)

(4)『太平聖恵方』巻九傷寒一日第一条文

治傷寒一日。太陽受病。頭痛。項強。壮熱。悪寒。宜服桂枝湯方

桂枝〔半両〕附子〔半両炮裂去皮〕乾姜〔半両炮裂剉〕甘草〔半両炙微赤剉〕麻黄〔二両去根節〕

右件薬。擣篩為散。毎服四銭。以水一中盞。入葱白二茎。煎至六分。去滓。不計時候稍熱服如人行五里。以稀葱粥投之。衣蓋取汗。如未汗一依前法再服

(5)附子の『神農本草経』の記述

味辛温。生山谷。治風寒欬逆邪気。温中。金瘡。破癥堅積聚。血瘕。寒湿踒躄。拘攣膝痛。不能行歩

(6)芎窮の『神農本草経』の記述

味辛温。生川谷。治中風入脳頭痛。寒痹筋攣緩急。金創。婦人血閉無子。

(7)森立之『傷寒論攷注』、太陽病麻黄湯条五より

『外台秘要方』又巻十四・卒中風方八ウ「『千金』芎窮湯、主卒中風、四肢不仁、善笑不息。方 芎窮六分 杏人二十枚、去両人尖皮、碎 黄芩 当帰炙 石膏碎、綿裹 麻黄去節 桂心 秦艽炙 甘草炙 乾姜各四分 右十味、切以水九升煮取三升、分為三服、忌海藻、菘菜、生葱。」

(8)牧角和宏：太平聖恵方巻十七（熱病Ⅰ）全文および解説、福岡医師漢方研究会会報二五（二）：四六、二〇〇四

（9）『難経』五十八難を補字

五十八難曰。傷寒有幾。其脈有変不。然。（広義の）傷寒有五。有中風。有（狭義の）傷寒。有湿温。有熱病。有温病。其所苦各不同。

（10）呉茱萸の『神農本草経』の記述

一名。味辛温。生川谷。温中下気止痛。欬逆寒熱。除湿血痹。逐風邪。開湊理。根。殺三虫

（11）森立之：『遊相医話』より引用

中風の称、傷寒論と金匱と同名異病なることは勿論ながら、素問の風論に拠れば痱は単に風と称すべし、夫れを中風と云うは古昔の俗呼にて、暍を中暍と云うに同じ、すでに神農本草に中風と云えるにも亦仲景と同じく、外感と痱病との両般なれば、今の金匱の中風の称も古来の俗称なること疑うべきにあらず。

本草白字麻黄・芎窮・石膏・雲母・牡丹・沢蘭・厚朴・葱実・烏頭の條に所云の中風は皆傷寒論の中風なり、女萎、馬先蒿、大戟の條に云う中風は金匱の中風にして痱症を云う。白薇の條に暴中風と云えるはすなわち卒中風を指すなり。

（按）「本草白字の『麻黄・芎窮・石膏・雲母・牡丹・沢蘭・厚朴・葱実・烏頭』が中風を主っている」のは、いかなる傷寒論であろうか？　それは『太平聖恵方』巻九の傷寒日期系『傷寒論』（『素問』熱論篇と一致）なのである。それゆえに森立之は「仲景『傷寒論』は、『宋板傷寒論』六経ではなく華佗傷寒論である」と、言い切っているのである。

（12）白薇の古代本草書の記述

『神農本草経』：「味苦、平。生川谷。主暴中風、身熱肢満、忽忽不知人、狂惑邪気、寒熱酸疼、温瘧洗洗、発作有時」

『名医別録』：「鹹、大寒、無毒。生平原川谷。一名薇草。療傷中、淋露。下水気、利陰気、益精、久服利人」

陶弘景：「方家用多療驚邪風狂、疰病」

（13）『太平聖恵方』巻九治傷寒二日候諸方

治傷寒二日。不解。宜服発汗白薇散方

白薇［半両］麻黄［一両半去根節］貝母［三分挽令微黄］杏仁［三分湯浸去皮尖双人麸炒微黄］

右件薬。擣細羅為散。毎服。不計時候。以温酒服二銭。衣盖出汗愈

(14)『外台秘要方』巻一

巻第一『小品』詔書発汗白薇散、療傷寒二日不解方。白薇二両、麻黄七分、去節、杏仁去皮尖、熬、貝母各三分。右四味擣散、酒服方寸匕、自覆臥、汗出則愈。『古今録験』『千金』同。

(15)『傷寒総病論』(宋・龐安常)

巻四・時気寒疫論

原文：詔書発汗白薇散、治時気二三日不解。白薇二分、杏仁三分、貝母三分、麻黄七分。細末、酒調下方寸匕、相次二三服、温覆汗出愈、湯調亦得。

(16)『本草経攷注』瞿麦

黒字云：「立秋採実、陰乾。蘘草、牡丹為之使。悪桑螵蛸。」陶云：「一茎生細葉、花紅紫赤可愛、合子、葉刈取之、子頗似麦、故名瞿麦。此類乃有両種：一種微大、花辺有叉椏、未知何者是。今市人皆用小者。按『経』云：採実、中子至細、燥熟便脱尽。今市人惟合茎葉用、而実正空殻、無復子爾」雷公云：「凡使、只用蕊殻、不用茎葉」『図経』云：「苗高一尺以来、葉尖小、青色、根紫黒色、形如細蔓菁。花紅紫赤色、亦似映山紅。二月至五月開、七月結実作穂、子頗似麦、故以名之。立秋後、合子葉收採、陰乾」

『本草和名』訓「奈天之古」。『新撰字鏡』、『万葉集』同。『和名抄』又訓「度古奈都」。「度古奈都」見『古今集・躬恒歌』及『貫之歌』。新井氏曰：「其花自春至秋常如夏、故名」

立之案：陶及『図経』所説似映山紅者、今俗呼「唐撫子」、又呼「石竹」者是也。陶云一種微大、花辺有叉椏者、今俗呼「撫子」者是也。蓋為一類二種。『秘伝花鏡』「剪秋羅」是也。今薬用宜拠陶説、用唐樵子也、不必用野生也。

(17)『本草経攷注』白薇

黒字云：「三月三日採根、陰乾。悪黄耆、大黄、大戟、乾姜、乾漆、山茱萸、大棗」陶云：「根状似牛膝而短小爾」『図経』云：「茎葉倶青、頗類柳葉。六、七月開紅花、八月結実、根黄白色、類牛膝而短小。今云八月採」『本草和名』訓「美奈之古久佐」、又「久呂女久佐」、又「阿末奈」。

立之案：「美奈之古」、亦対「奈天之古」之名。瞿麦柔細、嫋嫋可愛、故名「撫子」。白薇相似、而大葉肥茎有毛、故名「孤子」、今俗名仙翁、亦対「撫子」之名。至究命義、則古今一串。又名「久呂女久佐」者、仙翁嫩芽、黒色不与凡草同、

其色紫黒、亦合『図経』所云「六、七月開紅花」、及『証類』所図、亦与仙翁合。皇国先輩皆以「夫奈波良」当之、未妥。

(18)『武威漢代医簡』治傷寒遂風方付子三分、蜀椒三分、沢瀉五分、烏喙三分、細辛五分、朮五分、凡五物皆冶合方寸匕、酒飲日三飲、合方寸匕酒飲日三飲。

(19)「居延漢簡医学資料」傷寒四物

烏喙十分　細辛六分　朮十分　桂四分

以温湯飲一刀刲日三夜再行解不出汗

(20)『太平聖恵方』桔梗散を含めた比較列記

武威：治傷寒遂風方　付子、蜀椒、沢瀉、烏喙、細辛、朮、　酒飲

居延：傷寒四物　烏喙　細辛、朮、　桂

聖恵：桔梗散方　桔梗、川烏頭、細辛、白朮、麻黄、桂心、防風、乾姜、呉茱萸、温酒調下

宋板：烏梅丸方　附子、蜀椒、　漬烏梅、細辛、　桂枝、人参、黄蘗、乾姜、黄連、当帰、苦酒

(21)附子を枚や箇で数えるのは、『宋板傷寒論』六経や『金匱要略』の特徴であり、ともに俗言表記である。対照的に、附子を分や両などの重量換算で計るのは、漢代の出土文書である「居延漢簡医学資料」や『武威漢代医簡』の特徴である。

また『宋板傷寒論』においては、「出汗」の表記は痙湿暍と厥陰病に一回ずつしか記載されておらず、その表記が見られる烏梅丸において、附子は六両と重量換算されている。

(22)『宋板傷寒論』弁太陽病脈証并治上第五20条

太陽病、発汗、遂漏不止、其人悪風、小便難、四肢微急、難以屈伸者、桂枝加附子湯主之。方七

〔桂枝加附子湯方〕

桂枝三両、去皮。芍薬三両。甘草三両、炙。生姜三両、切。大棗十二枚、擘。附子一枚、炮、去皮、破八片。

右六味、以水七升、煮取三升、去滓、温服一升。本云桂枝湯今加附子、将息如前法。

(23)『医門方』大法春夏宜発汗

凡発汗後、汗遂漏不止、其人悪風、小便難、四肢微急、難以屈伸、桂枝加附子湯主之

桂枝三両、芍薬三両、甘草二両、炙、生姜三両、大棗十二枚、擘、切。以水七升、微火煮取三小升、去滓、分温三

服。服湯已須臾、啜一升熱粥、以助薬力。温覆令汗、汗不出、又服如前。不汗者、小従其間半日許乃覚噼。明晨候之、病証故在者、復服此湯。或至有不肯汗出、服三両剤乃解。桂枝加附子湯者、湯中加附子一枚是也。

(24)『金匱要略』血痺虚労病脈証并治第六

夫失精家少腹弦急、陰頭寒、目眩、[一作目眶痛]。髪落、脈極虚芤遅、為清穀、亡血、失精。脈得諸芤動微緊、男子失精、女子夢交、桂枝竜骨湯主之。

[桂枝加竜骨牡蛎湯方][『小品』云：虚羸浮熱汗出者、除桂、加白薇、附子各三分、故曰二加竜骨湯]

桂枝　芍薬　生姜各三両　甘草二両　大棗十二枚　竜骨　牡蛎　各三両

右七味、以水七升、煮取三升、分温三服。

(25)『神農本草経』附子類の記述

天雄、一名白幕、味辛温、生山谷、治大風、寒湿痺、歴節痛、拘攣緩急、破積聚、邪気金瘡、強筋骨、軽身健行、

烏頭、一名奚毒、一名即子、一名烏喙、味辛温、生山谷、治中風悪風洗洗、出汗、除寒湿痺、欬逆上気、破積聚寒熱、其汁煎之、名射罔、殺禽獣。

附子、味辛温、生山谷、治風寒欬逆邪気、温中、金瘡、破癥堅積聚、血瘕寒湿、踒躄拘攣、膝痛不能行歩。

(26)謝宗万：生薬の真偽と選品（十四）白薇と白前．東洋医学

「落の大才なり……」。『杜氏新書』に曰く「武　字は文業、位は清河の太守に止む。意を医術に精にして、『薬方』一部を撰す」というように有名人であったことがわかる。

(27)山茱萸

『神農本草経』

一名蜀棗、味酸平。生山谷。治心下邪気、寒熱、温中、逐寒湿痺、去三虫、久服軽身。

『名医別録』

九月、十月採実、陰乾。蓼実為之使。悪桔梗、防風、防已。陶云：大樹、子初熟未乾、赤色如胡蘈子、亦可噉、既乾、皮甚薄、当以合核為用爾。生漢中山谷、及琅邪宛句、東海承県。陶云：出近道諸山中。微温、無毒。腸胃風邪、寒熱、出汗。温中下気、強陰、益精、安五蔵、止小便利。頭風、風気去来、鼻塞目黄、耳聾面皰、通九竅。疝瘕。明目、強力、長年。

（28）呉茱萸

『神農本草経』

一名藙。味辛温。生川谷。温中下気、止痛、欬逆、寒熱。除湿血痹、逐風邪、開湊理、根殺三虫。

『名医別録』

九月九日採、陰乾。蓼実為之使、悪丹参、消石、白悪、畏紫石英。生上谷及冤句。大熱、有小毒。去痰冷、腹内絞痛。諸冷実不消、中悪、心腹痛、逆気。利五蔵。根白皮、殺蟯虫、治喉痹、欬逆、止洩注、食不消、女子経産余血、療白癬。陶云：其根南行、東行者為勝。道家去三尸方亦用之。

3. 八味丸と六味丸の方意を歴史的に考える

【小髙修司・岡田研吉：八味丸と六味丸の方意を歴史的に考える（上）．漢方の臨床、五二（五）：七七七、二〇〇五】、【同（下）．漢方の臨床、五二（六）：九三三、二〇〇五】を一部変更・転載。

【要旨】 八味丸と六味丸について、原典、ならびに構成生薬の古代本草書における記述を検討した結果、両方剤ともに現在のような補腎薬としての認識はなかった。基礎に宿食を化することによる胃腸への作用があり、八味丸は祛風湿除痹・活血作用を主とし、六味丸は補気血作用を主とした。宋代までは「腎気が弱い」とは血気の不足を意味していたにもかかわらず、金元以降その意味を取り違えたことが、補腎薬という現代にいたる誤った認識を生むもとであった。方意が変化する過程で、生薬の薬効の認識も変化していき、さらに薬材自体も例えば山茱萸のように、古代の未熟果実から完熟果肉へと変化していった例もみられる。

1. 緒言

八味地黄丸（以下、八味丸と記す）は腎の（陰と）陽を補う方剤、六味地黄丸（以下、六味丸と記す）は腎陰を補う方剤と一般に考えられている。厳密には地黄の種類が異なるものの、八味丸は六味丸に桂皮と附子という温陽薬を加えた方剤という認識もある。しかし、そうであろうか？

本論の目的は両方剤の原典での認識を含め、両者の方意の違いを歴史的に考察することにあり、処方の出典の時代順に、まず八味丸を、ついで六味丸の方意を検討した。両方剤の方意を考察する過程で、地黄、山茱萸を始めとする各構成生薬について検討を加え、さらに八味丸条文中に見られる「消渇」「脚気」などについても考証した。

2．古代における「腎虚」の意味について

まず古代において、「腎虚（腎気弱、腎怯）」という言葉がいかなる意味をもっていたかについて検証する。『諸病源候論』（巣元方、六一〇、宮内庁書陵部所蔵、宋板）巻二十七髪毛諸病侯十三門白髪侯（一三四頁）に「血気虚とは則ち腎気弱、腎気弱とは則ち骨髄枯竭す、枯竭故に髪変じて白也」とある。これに関連して、老化の過程の説として代表的な『素問』（明・顧従徳本、四庫善本叢書所収本）上古天真論篇を見ると、

「（女子）七歳にして腎気盛し、歯更り髪長ず。……五七にして陽明の脈衰え、面篇始めて焦れ、髪始めて堕つ。六七にして三陽の脈上に衰え、面皆な焦れ、髪始めて白し。丈夫（男子）八歳にして腎気実し、髪長じ歯更る。……五八にして腎気衰え、髪墮ち歯槁る。六八にして陽気上に衰竭し、面焦れ、髪鬢頒白たり」

とある。これは同じく『素問』血気形志篇第二十四の、

「夫れ人の常数は、太陽は常に多血少気、少陽は常に少血多気、陽明は常に多気多血、少陰は常に少血多気、厥陰は常に多血少気、太陰は常に多気少血。此れは天の常数」

を参照すれば明らかなように、いずれも多気多血の陽明脈の衰えを腎気虚としており、明らかに気血の虚を指している。古代における腎気不足の解釈が実は気血不足のことであったことをしっかりと認識する必要がある。

3. 八味丸について

原典の検討に入る前に、まず八味丸の構成生薬について検討する。

1. 構成生薬の検討

(1) 桂枝と附子

後述(注[12]に記す)する『外台秘要方』(王燾、七五三頃、静嘉堂文庫所蔵、宋板)巻十八に見られる「張仲景八味丸方」(三四九~三五〇頁)には、宋板『金匱要略』の「桂枝　附子[炮各一両]」とは異なり、「附子[二両　炮]……桂心[三両]」となっており「桂心」が使われている。また宋改を経ない書籍として貴重な『肘後卒急方』(葛洪撰、晋、三一〇頃。後に『補闕肘後百一方』：陶弘景増補、梁。さらに金、楊用道附方し『附広肘後方』)巻四治虚損羸瘦不堪労動方第三十三に張仲景八味腎気丸(人民衛生出版社版、一二八~一二九頁)の引用[1]があり、ここには「……桂……各二両、附子……一両」となっており「桂」が使われている。

桂類植物の基原、薬名について調べると[2]、後漢までは「桂」の薬名が一般的であり、以後唐代までは「桂心」の薬名が一般に用いられ、北宋政府により校訂・初刊行された張仲景の三部作は、記載を統一する必要から桂心の意味として「桂枝去皮」に(一部の疎漏を除き)統一されたとまとめられている。ちなみに「桂枝とは小枝全体ではなく、『日本薬局方』が規定する樹皮の*Cinnamomi Cortex* に該当」し、基原植物は「*C.cassia*ないし*C.obtusifolium*」である。

古代中国において、「桂」と称される生薬はいく種類かが存在しており、『神農本草経』には「菌桂」「牡桂」が、『名医別録』には「桂」が載っている[3](岡西為人『重輯新修本草』巻之十二より)。

箘桂は森立之『本草経攷注』によれば今の桂枝と考えられるが、その薬効は辛温の作用もあって、全身の気血の運行を改善し、他薬を宣導し行き渡らせることにあると考えられる。一方、牡桂はいまの肉桂に相当（森立之）し、肺気の流れを改善することで、やはり全身の気の循環をよくすると思われる。

一方、附子は『太平聖恵方』（王懐隠、九九二）巻九の桂枝湯に見られるように[4]、漢代の『素問』熱論篇系統では太陽病のみならず、三陽病期すべてに発汗薬として関わっている。そして『神農本草経』の記述に見られるように、「風寒を治し」「肺気を改善し」「癥堅積聚血瘕を破り」「寒湿を去る」といった薬能をもっている[5]。

(2) 地黄

『神農本草経』や『名医別録』で記載されている乾地黄について、まず検討する[6]。

『神農本草経』には「血痹を逐う」といった瀉法的用法が主であるのに対し、『名医別録』には「五労七傷を主る」「五蔵の内傷不足を補う」といった補法的薬効が記されている。より詳しくみると、『神農本草経』にある「傷中」とは、『本草経攷注』の森立之案語によれば「筋脈が萎弱して将に絶せんとするを謂い、血気不足の証であ」り、そして「血痹を逐う」とは『名医別録』の「悪血を破る」や『薬性論』の「能く瘀血を消す」といった記述と相同であるという。

『名医別録』の「大小腸を利して胃中の宿食を去る」という記述には留意したい。『脈経』巻六の「小腸に宿食有れば、常に暮れに発熱する」「大腸に宿食有れば寒慄発熱し、時に瘧状の如く有り」や、『素問』のいう「陽明（胃脈）は十二経脈の長なり」、さらに『宋板傷寒論』陽明病篇の「大いに下した後、六七日大便せず、煩して解せず、腹満痛する者は、此れ燥屎有るなり。しかる所以は本に宿食有る故なり」、また『諸病源候論』時気七日侯に「もし其の人、胃内に燥糞有りて、煩するは……」などを考え併せれば、ここでいう「胃」が全消化器を指すことは明らかであり、宿食を除くことで全胃腸の健全化をはかるという非常に重要な働きもあることがわかる。

まとめると、地黄は宿食を除くという消化器の健全化を介して、「積聚」を去り、「寒熱を除き」、補血と活血という血に作用するという働きをもっていることになる。これは『神農本草経』の「石蜜」の項に「心肚痛み、血刺腹痛し、赤白痢するを止めるには、生の地黄を搗いた汁を蜜と混ぜ服用する」という記述からも理解できる。

また先に血痹を逐うとしながら、さらに後段で「痹を除く」と繰り返すことを、張志聡は「さらに皮肉筋骨の痹を除くことで、則ち折跌絶筋もまた療すべきことをいう」と説明し、地黄の痹証に対する作用が強調されている。

そして「生が尤も良い」ということについて、森立之はこの用語が乾姜の条文にも見られ、両者ともに簡単に入手できなかったためであると説明し、それに関しては『千金要方』傷寒雑治論に「今、諸療で辛甘姜桂人参の属を多用するが、此れらは皆な価が貴く常に有ることが得難い」と書かれていることをよく考慮するべきであると記している。このことは古代における、祛風清熱治療に際しての辛甘派と酸苦派の争いが背景にあるのだが、稿を改めることとし、ここでは詳記を割愛する（463頁参照）。

このように乾地黄の古代本草書には、金元以降現代に通じる意味での「腎」に関わる薬効は記されていない。ちなみに『神農本草経』中に「腎」という言葉を記してある生薬は三種類のみである。それは玄参「補腎気」、黒芝「益腎気」、石南（楠）草「養腎気」であるが、これらについても当然、腎＝補気血的作用のことを指していると考えるべきであろう。

（3）山茱萸

『呉普本草』（華佗の高足、呉普、一三六?～二五〇?）に「二月の華は杏の如く、四月の実は酸棗の如く赤く、五月に実を採る」[7]と記述されているが、『証類本草』（唐慎微、一一一六）に書かれている山茱萸の歴代の記述を見ると、『呉普本草』より約二〇〇年経過した「黒字」（＝『名医別録』）では、すでに現代と同じく「九月、十月に実を採り、陰乾す」とあり、さらに陶隠居（弘景、四五二～五三六）いうとして「皮甚だ薄く、当に核を合わせ以て爾りと為す」、つまり果実の皮は薄いので、種も一緒に用いると書かれている。採実時期から考えても、『呉普本草』までは未熟果実を使っていたことが示唆され、陶弘景の時代は核を含む完熟果実が用いられていたと考えられる。後記するように薬能でも『神農本草経』と『神農本草経集注』では、大幅な補法の導入など大きな相異が見られるように、『神農本草経』や『呉普本草』までと、『神農本草経集注』の時代との間には薬学上の大きな変化があったことが示唆される。

さらに四〇〇年ほど経過した『雷公炮炙論』（雷斆、九〇〇年代）[8]の記載を見ると、「山茱萸須らく内核を去り用いる。……元気を壮んにし、精を秘す。その核はよく精を滑す」という記述があり、ここではなぜ種を除き肉と皮を用いるようになったかの理由が明記されており、「山萸肉」を薬材とする記述に変化していることが読み取れる。歴史的には『呉普本草』（三世紀、未熟果実）、『神農本草経集注』（六世紀、完熟果実で種も合用）そして『炮炙論』（十世紀、山萸肉のみ使用）と、時間経過に伴い薬材が変化したことになる。

次に薬能がいかに変化していったかを見ると、『神農本草経』には「心下の邪気、寒熱を治し、中を温め、寒湿痺を逐う」とあり、『名医別録』は「腸胃の風邪、寒熱、汗出るを（除く）」、さらに『薬性論』（六二七？-）には「能く汗を発す」、『日華子本草』（八世紀初め）には「一切の風を除き、一切の気を逐う」というように外感風邪・寒湿痹を除くといった作用が強調されていることがわかる。じつは、これは呉茱萸の『神農本草経』などの薬効と近似しており、古代においては山茱萸と呉茱萸の区別が曖昧であり、成書にもたんに「茱萸」とのみ書かれることが多かった事実を考え合わせる必要があろう。（479頁参照）。

『名医別録』には上記の薬効以外に、「陰を強くし、精を益す」という補法の薬効が記されており、さらに『薬性論』には「脳骨痛を治し、月水不定をとめ、腎気を補い、陽道を興し、陰茎を堅長にし、精髄を添え、耳鳴を療し、面上瘡を除き、老人の尿不節を止める」、また『日華子本草』には「腰膝を暖め、水蔵を助け、酒皻を治す」という後代の補腎薬を思わせる薬効が列記されている。

古代の薬量に関して興味深い記述があるので、注釈[9]を参照されたい。

以上のように、乾地黄の活血化瘀・除痹、宿食や心腹邪気を去る働き、山茱萸、桂（心）、附子と三種の生薬には一般に考えられている薬効以外に祛風・通血脈・祛寒湿といった作用があることが明らかとなった。

(4) 山薬・牡丹皮・茯苓・沢瀉

各生薬で方意と関連する事項を記す。茯苓・沢瀉・山薬はともに甘く、脾胃との関連が考えられる。

茯苓は『神農本草経』に「胸脇の逆気、寒熱煩満欬逆を治し口焦舌乾を止め、小便を利す」、『名医別録』に「消渇を止める」、沢瀉は『神農本草経』に「風寒湿痹を治す」、『名医別録』に「邪湿を除く」とあり、八味丸の方意に大きく関わる記述である。

山薬は『神農本草経』に「傷中を治し、虚羸を補う。寒熱邪気を除き、補中し、気力を益し、肌肉を長ず」、『名医別録』に「虚労羸痩を補い、五蔵を充たす」「煩熱を除く。気を下し、腰痛を止め、陰を強くす」とあり、補脾胃による補法的薬効がある。

牡丹(皮)は『神農本草経』に「寒熱、邪気を治し」「五蔵を安んじる」「癥堅瘀血が腸胃に留まり舎すのを除く」、『名医別録』に「時気、腰痛を除く」とあり、活血・祛邪・除痹といった薬効で、乾地黄・山茱萸・附子と似た部分が多い。

以上、八味丸構成生薬の薬効を総合的に考えると、宿食を除き胃腸全般の働きを活性化し、気血を生み、活血駆瘀血し、さらに祛風湿により痹証にも対応するといった、幅広い方意が読み取れる。

2. 処方名の検討

次に、八味丸の原典である『金匱要略』の各条文を検証する。

まず、『金匱要略』の最善本である元・鄧珍本の記述を見る。崔氏八味丸および八味腎気丸、さらに腎気丸など、同一の方剤を意味しているものは全部で五条文あり、[10]そのうち生薬の構成について書かれているのは二カ所である。両条文の処方内容は生薬の並び順など細かい差異はあるものの、薬味・量には差がない。具体的な生薬の記述のない三条文が小字注で「方は脚気中を見よ」として参照を指示している、「中風歴節病脈証并治第五」の第十九条文を見ると、

崔氏八味丸　脚気上入し、少腹不仁を治す。

乾地黄［八両］　山茱萸　署蕷［各四両］　沢瀉　茯苓　牡丹皮［各三両］　桂枝　附子［炮各一両］

右八味の末を煉蜜で梧子大の丸とし、十五丸を酒で下し、日に再服する。

とある。ここで用いられているのは乾地黄であり、また山茱萸と記載されていること、さらに丸薬を酒で服用していることに留意したい。

ここで「八味丸」という処方名について考えてみたい。馬王堆帛書（一九七三年出土、紀元前一六八年造営、医書は秦漢以前の成書）の『五十二病方』、『武威漢代医簡』（一九七二年出土、後漢早期の資料）などの出土資料をはじめ、『小品方』までの七〇〇年間にわたる、両漢・南北朝時代の医方中における生薬量詞は、諸書に引用されている張仲景遺文を含め、四物湯のようにすべて「物」である。また、『本草図経』（または『嘉祐図経本草』、蘇頌、一〇五八～一〇六二）に多数引用されている『傷寒卒病論集』の条文は、宋臣たちによる宋改を経ていない点において貴重であるが、その中でも圧倒的に量詞として「物」が用いられている。「味」で生薬を数えるのは隋唐時代以降のことであり、これについては森立之も『千金要方』（孫思邈、六五五頃）、『外台秘要方』の量詞について注目し、陽明病大承気湯の『傷寒論攷注』案語で、両書はともに宋改を経たものであり、ともに「右×味」と記しているのは、宋板『傷寒卒病論集』と同じく宋改の結果であろうと述べている。(11)

漢代の習慣に則れば「八物丸」であり、その点で「腎気丸」の方がまだ正しいと思われるのに、「八味丸」という名が使われているのは、これが漢代の処方名ではなく、宋臣たちの操作の結果であることが示唆される。一方、「崔氏」については『旧唐書』志・医方門や『新唐書』志に書名があり、崔氏が唐代の人物であったと推測されることにもこの考えの妥当性がある。つまり、『金匱要略』中風篇の「崔氏八味丸」の条文は、後人が宋代以降に『外台秘要方』脚気門脚気不随方五首が引用する「崔氏方」中の「張仲景八味丸方」から転入させた可能性が高いといえる。

3．方意の検討

では次に、諸条文から八味丸の方意について検討する。

（1）脚気

上記の『金匱要略』中風歴節病脈証并治第五の第十九条文「崔氏八味丸　脚気上入し、少腹不仁を治す」は、これだけでは文意がわかりにくいが、前記の『外台秘要方』巻十八に見られる条文を見ると理解が及ぶ。そこには「もし脚気が少腹に上入し、少腹不仁するは、すなわち張仲景八味丸方を服す」とあり、構成生薬が列記されている。[12] そこに記される各生薬の記載順や量に『金匱要略』とは差異があり、附子（二両）桂（三両）と温裏薬が『宋板傷寒論』より多い。山茱萸は八味の最後に書かれているが、その量は四両と同じである。ところでこの条文にある「小腹不仁」の用語の一般的な解釈には問題が多く、注釈を参照されたい。[13]

さて『外台秘要方』巻十八、十九はともに脚気についての篇であるが、そこには二百四十七首の処方が記載されており、その中に上記の八味丸も含まれているが、本方を含めて山茱萸が用いられているのは十首、呉茱萸は二十首、生茱萸一首である。山茱萸と呉茱萸が同時に用いられている処方はなく、処方目的にも差はない。山茱萸と呉茱萸の薬効を近似したものと認識していたことが窺える。これらの処方のうち補肝腎を併せ治療する目的の処方は「補腎治肝方」「石斛秦艽散方（五労七傷による腎気不足で風湿を受けたとき）」の二首（いずれも山茱萸を用いる）に留まり、他は外邪による脚気に対するものである。

そもそも脚気とは、『素問攷注』の森約之の頭注に、『捧心方』巻六脚気篇を引用して「黄帝の時は名づけて厥と為し、両漢の間には名づけて緩風と為し、宋斉の後には之を脚気と謂った」とある。また『諸病源候論』風湿候には「風気と湿気がともに人を傷つけ、脚痹弱となって脚気になる」、傷寒病後脚気候には「此の風毒湿気が腎経に滞るために、腎は腰脚を主るので……気上って脚弱まりて脚気となる」[14] とある。また『医心方』巻八には〈蘇敬〉論を引いて「夫れ脚気の病たるは、本《も》と腎虚に因る」と書かれているように、脚気とは腎虚を背景因子として、腎経に風寒湿邪が進入することで起こる病態と考えられており、『外台秘要方』条文のように「脚気が少腹に上入」と合致するのである。ここでいう腎虚は前述のように気血虚であり、乾地黄などの適応証候の「気血虚」が妥当であることになる。このように当時の認識からすれば腎虚 ＝ 気血虚を指し、そのほうが現代の腎虚との概念よりも風毒湿気の侵入と関連付けやすい。腎の経絡との関連もいわれているが、直接的な病因は風寒湿邪にあり、乾地黄の薬能である「血痹」「除痹」、山茱萸の「寒湿痹を逐う」（『神農本草経』）、また沢瀉の「風寒湿痹を治す」（『神農本草経』）、「邪湿を除く」（『名医別録』）、桂や附子の相同の薬効も関わっている。まさに「脚気」に対する治法は八味丸の方意そのものといえ、現代の補腎陽薬としての用法を本来のものと考えるべきではないことが明らかである。

（2）虚労、その他

さらに、『金匱要略』に見られる上記以外の八味丸関連の条文を見ると、「虚労にて腰痛み、少腹拘急し、小便利せず（血痹篇）」「短気で微飲有り（痰飲篇）」「男子で消渇（消渇篇）」「婦人……煩熱して臥するを得ず……転胞と名づく（婦人雑篇）」と多彩な症状が記述されている。各証候について検討する。

始めの血痹篇の証候に関しては、『諸病源候論』虚労裏急候に「虚労は則ち腎気不足で、衝脈が傷つき……労傷内損の故に腹裏が拘急する。……寸（脈）微、関（脈）実、尺（脈）弦緊の者は少腹腰背下の拘急痛に苦しむ」と『金匱要略』の該当条文と類似の証候が記されており、腎気不足が背景にあることが説明されている。繰り返すが腎気不足 ＝ 血気虚であり、この『金匱要略』の条文自体が血痹虚労篇のもので、血虚を背景として乾地黄などの適応証候の「血痹を逐う」が妥当であることになる。

（3）短気

次に「短気で微飲有り」を考える。『諸病源候論』歴節風候に「歴節風の状は、短気（＝息切れ）して自汗が出て、歴節の疼痛忍ぶ可からずして屈伸を得ざるをいう。飲酒に由り腠理が開き汗が出て風に当った所致である。また血気虚有りて風邪を受けて之を得る者は……風冷が筋を打ち屈伸ができなくなり歴節風となったのである」と飲酒による飲邪が溜まっている状態に風邪が侵襲し、背景に血気虚がある病態を説明しており、ここでも八味丸（腎気丸）の方意に対応している。

（4）消渇

次に「消渇」であるが、消渇の定義は『金匱要略』消渇小便利淋病脈証并治第十三の第二条文、腎気丸の条文の前の第一条文に書かれているが、この条文の前半部分は実は『傷寒論』厥陰病篇の提綱条文である。[15] これだけではわかりにくいので諸文献を併せ検討する。

古称として「癉病」「消癉」「脾癉」なども用いられていたが、「消渇」がより一般的である。たんに「消」あるいは「渇」という場合もある。例えば『淮南子』（淮南王劉安撰、紀元前一四九〜一二二）説山訓に「嫁した女子で消を病む者は、夫の死後復処し難きなり」に、消渇関連用語としては最古と思われる用例がある。

消渇の病は「渇して多飲」はよいとして、「乏尿」なのか「多尿」を指すのか歴史的にも混乱がみられる。この『金匱要略』の条文で「小便反って多し」と書かれていることは、本来は乏尿と考えていたといえるし、本条の次の条文「脈浮、小便不利、微熱、消渇する者は小便を利し、発汗するに宜し、五苓散之を主る」は乏尿を明記している。また『外台秘要方』の巻第十一冒頭には、『諸病源候論』を引いて「夫れ消渇は渇して不小便是なり」と書かれている。ところが現伝の『諸病源候論』（東洋医学善本叢書六）には、この条文は「夫れ消渇は渇止まずして、小便多是なり」と逆に書かれている。

歴史的には乏尿の認識のほうが古いように思われるが、これは現代医学でいう糖尿病性腎症にいたった状態で、かなり病気が進行してはじめて浮腫などで認識されるにいたった結果とも考えられる。疾病に対する認識が進むにつれ、比較的早期の多尿期に糖尿病が認識されるようになり、それに伴い病状の記述も変わってきたと考えられるのではないだろうか。

古典では「不渇」の病態の認識も記されており、さらに混迷を深めているが、この記述の詳細については注釈[16]を参照されたい。

上記のように歴史的には乏尿説、多尿説の混乱がみられるが、いずれにしろ、その原因としては、下焦に虚冷が存在するとの説明が多い。

まず『外台秘要方』巻十一後段の「近効祠部李郎中消渇方二首」を見ると、「消渇は、元来その発動は此れすなわち腎虚の致す所である。……若し腰腎の気盛んなれば精気を上蒸し、気は則ち骨髄に下入する。……腰腎すでに虚冷なれば、上に蒸すること能わず、穀気はことごとく下りて小便をなすものなり、……是は張仲景の八味地黄丸を服すに宜し」と、下焦には熱でなく虚冷が背景にあると説いている。下焦の虚冷をいう場合も、一般にはたんなる下焦の虚寒のみをいうのではなく、上熱下寒で説明することが多い。つまり肺と胃には熱があり、腎は冷えていると説くのである。これを山田業広のように竜雷の火で説明する場合もある[17]。

一般に竜雷の火（もしくは竜火、雷火）を、腎陰虚を背景とする虚火上炎を指していう場合をしばしば見受けるが、これは本意からすれば誤りである。そもそも竜本体は陽の存在であり、これが池底深く潜んでいる状態が易でいう「潜竜」（卦で表せば「復」）である。この竜が池底の寒さ（命門火衰を意味する）に堪えられず陽気を求めて天に昇る状態、つまり「昇竜」であり、卦では「剝」となる。つまりこの状態は人体でいえば、命門火衰を背景にして虚陽が上浮したものといえ、戴陽や格陽と呼ばれる病態もその仲間である。ちなみにこの復から剝への流れは本来からいえば逆であり、命門火衰のようにあってはならない状態といえる。剝から復への流れが「一陽来復」となり慶事である。

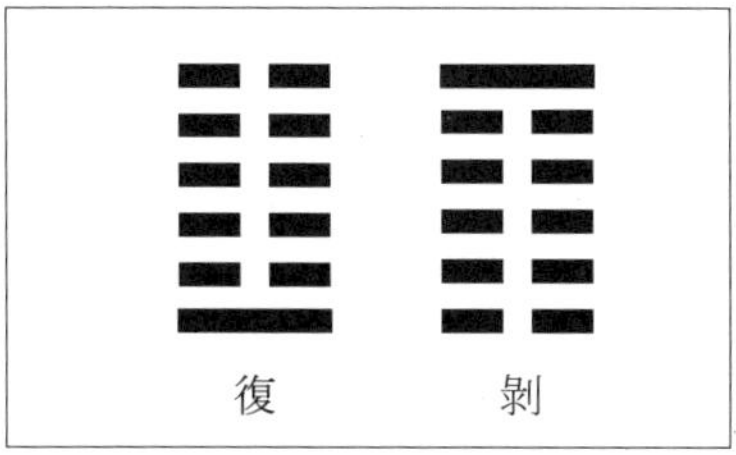

八卦図　「復」と「剝」

いずれにしろこの下焦の冷えにより起きる消渇病に対して八味丸を用いるという論理になる。この上熱下寒説は『素問』気厥論篇第三十七の「心の寒が肺に移り、肺消となる。肺消とは、飲一溲二であり、死不治である」条文で説明することが適当であると考えるが、詳しくは注釈[18]を参照されたい。

このように下焦には虚寒があるとの理論にもとづいて八味丸が用いられるが、これは茯苓の「消渇を止める」作用とともに、附子と桂の温陽作用によるもので問題がないといえる。

ところが古代に流行した五石散などの鉱物薬服用により、上中焦のみならず下焦にも虚熱が生じていると考える場合がある。詳細は注釈[19]に記した。

次に厥陰病の提綱証の消渇条文については、個々の字句の検証を含め詳細を注釈[20]にて記述した。結論としては、この厥陰提綱条文は、根本の病位が脾土にあることを説いているといえるのだが、このことは『宋板傷寒論』の理論では説明が難しく、『素問』熱論篇系統の医学理論に則って作られた原『傷寒論』の理論の遺残と考えると理解しやすい。つまり『素問』熱論篇では傷寒六日厥陰病が胃の毒熱証を意味していると捉えると、この提綱条文が理解できる。それが「陰病吐下」が繰り上がり、『宋板傷寒論』では陽明病胃家実と結び付けられてしまい、厥陰病との関連がわかりにくくなってしまっているのである。

ここで主薬の乾地黄の「宿食を去り、大小腸を利する」という薬能を思い出して欲しい。この「宿食」こそがまさに胃の毒熱状態なのである。つまり消渇を始めとするこの条文にあげられている厥陰病症候は宿食を除くことで対処でき、まさに八味丸の方意の適応であるといえる。

（5）転胞

終わりに、「婦人……煩熱して臥するを得ず。……此れ転胞と名す。溺を得ざるなり……但だ小便を利して癒ゆ」について考えてみる。

この「転胞」もしくは「胞転」とは、『諸病源候論』巻第四十婦人雑病四凡五十門一百一胞転候[21]によれば「小腹急痛し、小便を得ず」を主症状とする。そして張（仲景）いうとして「元来肥満の婦人が、反って痩せて、頭も空虚な感じがし、前屈できなくなった状態をも胞転と云う」と書いている。

森立之の『金匱要略攷注』案語によれば、この証は「腎水がますます冷え、肺には飲が滞って煩熱を呈し、上実下虚、上熱下寒になっているのである。したがって小便を利することで上下の気の流れがうまくいけば治る」ということで、附子や桂による温陽、茯苓沢瀉の利水作用が奏効すると考えられる。

また「酒服」によって、酒の温陽とともに発散作用が併せ出ることにも注目すれば、いっそう八味丸は本症状への対応薬として問題ない。

4．剤型の検討

ここで湯液と丸散薬の違いについて考えてみる。『金匱玉函経』にも相同の記述が見られるが、古鈔本『千金要方』（真本『千金要方』松本幸彦模刻本、天保壬辰三年、一八三二）巻一診候第四に「張仲景曰く」を引いて、先ず湯を以て五蔵六府間を洗除し、諸脈を開通し、陰陽を理道し、邪気を破散し、枯朽を潤沢にし、人の皮膚を悦し、人の気力を益す。水は能く万物を浄化する、故に湯を用いるなり。若し四肢の病が久しく、風冷が発動すれば、次には当に散を用いる。散は能く邪を逐い、風気と湿痹が表裏を移走し、居に常処無ければ、散は当に之を平ぐ。次に丸を用いるが、丸薬とは、能く風冷を逐い、積聚を破り、諸の堅癥を消し、飲食を進め、営衛を調える。能く参合して之を行す者は、上工と謂うべし。医は意なり。

と、記されている。このように丸薬は塊を砕き、飲食を進ませ、営衛を調和することに主眼が置かれており、この点でも丸薬であることは八味丸の方意に合っている。

4．六味丸について

1．出典および方意の検討

六味丸は、『小児薬証直訣』（銭乙、一一一九）巻下に「地黄丸」として記載されたのが始まりといわれている。前述のように八味丸の古代における方意は、宿食を去ることで胃腸を健全化し、活血・祛風湿を主としているが、八味丸から桂附を除いた形である六味丸を創った宋代の銭乙が、千年近く前の八味丸の方意を理解していたかどうか不明である。したがって彼の六味丸創方の真意を改めて考える必要がある。

そもそも『小児薬証直訣』は銭乙の自著ではなく、弟子が民間に散在していた銭乙の医方、医論を収集して編纂したものである。それゆえに弟子の認識が低ければ、必ずしも師の真意を体現したものであるとはいえず、誤解している恐れもなきにしもあらずである。まず本書の記述を見ると、

　地黄丸：腎怯にして失音し、顖《しん》開いて合さず、神不足にして、目の中の白睛多く、面色晄白などを治する方。

熟地黄［八銭］　山萸肉　乾山薬［各四銭］　沢瀉　牡丹皮　白茯苓去皮「各三銭」

上を末と為し、錬り蜜で梧子大の如き丸とし、空心に温水で三丸を下す。

とある。現代中医学の知識から症状を分析すると、「神不足」は神＝心より心血虚を、「目中白睛多し」は相対的な黒目の縮小であり、黒目＝肝（腎）より主として肝血虚を意味し、「面色晄白」は気血両虚を表現しており、現在考えられている腎陰虚の方剤とみなすより、気血両虚の方剤とみなすほうがよく、特に心肝との関連が考えられる。そこで改めて同書の「腎虚」の項を見ると、

　児もと虚怯、胎気成らざるにより則ち神足らず。目の中の白睛多く、其の顱《どくろ》すなわち解す（顖開くなり）。面色晄白。これ皆養い難く、したがって長（寿命）は八八の数を越えず。……腎水は陰なり。腎虚すれば

明を畏れる、皆補腎するが宜し、地黄丸これを主る。
と、地黄丸の項に記されていた内容がそのまま書かれており、冒頭に記した『諸病源候論』の記述と同じく、宋代でも現代の気血両虚が腎虚の定義であったことがわかる。

2．構成生薬の検討

次に、構成生薬の検討を通じて、六味丸の方意を考えてみる。

(1) 熟地黄

八味丸の乾地黄に対し、六味丸で用いられているのは熟地黄である。同じ宋代に刊行された『本草衍義』(寇宗奭撰、一一九五)には製法が記されているが、そこには具体的な薬能についての記述はなく、「生(つまり鮮地黄)と生乾(乾地黄)は常に大寒であることに配慮しなければならないので、後世に熟の物を改めて用いた」と、裏寒を恐れるので熟地黄を作ったと説明されているだけである。

酒で蒸すことにより作られた熟地黄は、生来の甘味(甘は脾胃に入る)が強くなっており、いっそう脾胃を補う力が強くなっているといえる。前述の乾地黄にみられた宿食を去るなど脾胃への働きを介する補気血の薬効を考慮すれば、いっそう脾胃への介入による補気作用が強化されたと考えられる。ところが『湯液本草』(王好古撰、元、一二九八年初稿成る)の熟地黄の項には、「李東垣云う、能く腎中の元気を補う」と記されており、すでに金元代には補腎的薬能の考えが普遍化してきたことが窺われる。しかし腎に入る五味は鹹味であるべきで、甘みは脾胃と関連する以上、熟地黄になって強化されたのは、李東垣らが考えていたような補腎作用ではなく、補脾胃を介する補気・補血作用と考えるべきであろう。

(2) 山萸肉

漢代の原『傷寒卒病論集』の頃には未熟果実であったものが、宋代には完熟果実の果肉・果皮のみが薬材として通用されるにいたったことは既述した。八味丸の方意とは異なり、六味丸が用いた山萸肉には「元気を壮んにし、精を秘す」(『湯液本草』)のように補剤としての面が重視されているといえよう。上記のように、『湯液本草』は元代の著作であり、先天の本としての腎の働きが強調されており、さらに精が漏れるのを防ぐために核(=滑精作用)は使わないという論理が生まれてきたといえる。

ちなみに山茱萸の現代薬理学的研究(国家中医薬管理局編集『中華本草』五:七三八～七四二)によると、免疫機能増強作用・抗炎症作用・血小板凝集抑制作用・心筋収縮増強などの心機能亢進作用、さらに抗菌作用などが記されており、これらは現代中医学でいう補肝腎作用、さらには宋代の補気血作用としてよりも、むしろ『神農本草経』などの古代の薬能によく合致しており、山茱萸はむしろ本来の薬能にもとづいて用いることの妥当性が示唆される。その際、種付きの完熟果実の市場品の流通について、山萸肉とは違う用法を意図するものとして考慮されるべきであろう。

以上の構成生薬の宋代における薬効を見れば、六味丸では実に構成生薬六種のうち四種が甘く、脾胃との関連が大いに示唆されるところであり、その方意は脾胃を介する補気血が基礎にあり、銭乙もそう考えていたとみなせる。だが少なくとも李東垣などの金元時代には、すでに『外台秘要方』に記されたような気血虚=腎虚という考えが忘れ去られ、現代風の補腎薬として認識されるようになっていたと考えられる。

5．結語

一・古代における「腎気弱」は血気虚を意味していたが、金代以降の『脾胃論』(李東垣、一二四九)を魁とする臓腑概念の確立過程の中で、腎に対する概念も変化し、それ以前の医学書に見られた「腎」という言葉の意味を誤解したことが、現代にいたる八味丸と六味丸の方意の認識変化の大きな原因であると考えられる。

二・八味丸は『金匱要略』に掲載された時点では、宿食を消すなど脾胃への関わりの中で、活血薬・祛風湿薬としての働きを考えられていた。これは構成生薬の古代における薬効の検討によって明らかとなった。

三．それらの薬効をもとに『金匱要略』中の五条文に見られる証候を解釈すると、たんに補腎陽薬とみなすよりも解釈に妥当性が得られる。

四．六味丸の宋代の原典、『小児薬証直訣』での方意の基本は、補気血であり現代的意味での補腎薬ではなかった。

五．治療対象が王侯貴族であった漢代に比し、宋代のように一般大衆も対象となることで、虚証に対する治療の必要性が増した。その目的のために薬能にも変化が現われ、さらに薬材自体も変化していった。例えば山茱萸は祛邪作用が強い未熟果実から、祛風活血などの薬効が強い完熟果実へ、そしてさらに現代風の補肝腎の目的のために種を抜いた山萸肉へと変化していった。

六．乾地黄の宿食を去る働き、活血（駆瘀血）作用、さらに祛風湿による痹を除く薬効も徐々に忘れ去られていった。

七．古代における丸薬の治療上の特色にも論及した。

【文献摘録および注釈】

（1）『肘後百一方』巻四治虚損羸痩不堪労動方第三十三

又有建中腎瀝湯法諸丸方

乾地黄四両茯苓薯蕷桂牡丹山茱萸各二両附子沢瀉一両擣蜜丸如梧子服七丸日三加至十丸此是張仲景八味腎気丸方療虚労不足大傷飲水腰痛小腹急小便不利又云長服即去附子加五味子治大風冷

（2）真柳誠：中国十一世紀以前の桂類薬物と薬名．薬史学雑誌、三〇：九六～一一五、一九九五

（3）桂の本草書中の記述

①箘（菌）桂

『神農本草経』：味辛温、生山谷。養精神、和顔色、為諸薬先娉通使、久服軽身不老、面生光華媚好、常如童子。

『名医別録』：無毒。治百病、宣導百薬、無所畏。桂下。堅骨節、通血脈、理疎不足。

②牡桂
『神農本草経』：味辛温、生山谷。治上気、欬逆、結気、喉痹吐吸、利関節、補中益気、久服通神、軽身不老。

『名医別録』：無毒。心痛、脅風、脅痛。温筋通脈、止煩出汗。
③桂（『名医別録』）
味甘辛、大熱、有小毒。温中、利肝肺気、心腹寒熱、冷疾霍乱、転筋、頭痛腰痛、出汗止煩止唾欬嗽。鼻齆、能堕胎、堅骨節、通血脈、理疎不足、宣導百薬、無所畏。久服神仙不老。

（4）『太平聖恵方』巻九
治傷寒一日。太陽受病。頭痛。項強。壮熱。悪寒。宜服桂枝湯方
桂枝［半両］附子［半両炮裂去皮］乾姜［半両炮裂剉］甘草［半両炙微赤剉］麻黄［二両去根節］
右件薬。擣篩為散。毎服四銭。以水一中盞。入葱白二茎。煎至六分。去滓。不計時候稍熱服如人行五里。以稀葱粥投之。衣蓋取汗。如未汗一依前法再服

（5）附子の本草書中の記述
『神農本草経』：味辛、温。生山谷。治風寒欬逆邪気。破癥堅積聚血瘕。寒湿踒躄、拘攣膝痛、不能行歩。

『名医別録』：甘、大熱、有大毒。生犍為山谷及広漢。心腹冷痛、霍乱転筋、下痢赤白。心腹冷痛、又堕胎。脚疼冷弱、腰脊風寒、堅肌骨強陰。

（6）『地黄』の古代本草書中の記述
『神農本草経』：一名地髄、味甘寒、生川沢。治折跌絶筋、傷中、逐血痹、塡骨髄、長肌肉。作湯除寒熱、積聚、除痹、生者尤良、久服軽身不老。

『名医別録』：苦、無毒。生地黄、大寒。乾地黄、飽力断絶。生地黄、墮墜踠折。主男子、主五労七傷、女子傷中、胞漏下血、補五蔵内傷不足。破悪血、溺血、利大小腸、去胃中宿食。生地黄産後血上薄心、悶絶傷身、胎動下血。胎不落、瘀血、為（当作「留」）血、衄鼻、吐血、皆擣飲之。

（7）呉普：『呉普本草』・人民衛生出版社、北京、一九八七、六三頁
（8）雷公炮炙薬性賦・大方出版社、中華民国台北、一九六七、八九頁
（9）『世補斎医書全集』（清）を著した陸九芝の母方の叔父にあたる王縄林（名丙、号朴荘）の「考正古方権量説」（唐

笠山著：『呉医彙講』巻九引用）によると、「『千金要方』の頃の薬量を現代（清代）風に換算すると合わない点がある。たとえば蜀椒、呉茱萸、地膚子、蛇床子などは、昔は陰干しのせいで多少水分が残っていたのに対し、現代では日干しするから乾燥が強い。これが原因である」。確かに古代の医学書を参照する場合は、こういった度量衡の換算にも留意すべきであろう。

（10）元鄧珍本『金匱要略』の八味丸関連条文

①金5（中風）－19

崔氏八味丸　治脚気上入。少腹不仁

乾地黄［八両］山茱萸　署蕷［各四両］沢瀉　茯苓　牡丹皮［各三両］　桂枝　附子［炮各一両］

右八味末之煉蜜和丸梧子大酒下十五丸日再服

②金6（血痹）－17

虚労腰痛。少腹拘急。小便不利者。八味腎気丸主之［方見脚気中］

③金12（痰飲）－17

夫短気。有微飲。当従小便去之。苓桂朮甘湯主之［方見上］腎気丸亦主之［方見脚気中］

④金13（消渇）－3

男子消渇。小便反多。以飲一斗。小便一斗。腎気丸主之［方見脚気中］

⑤金22（婦人雑）－19

問曰。婦人病飲食如故。煩熱不得臥。而反倚息者。何也

師曰。此名転胞。不得溺也。以胞系了戻。故致此病。但利小便則愈。宜腎気丸主之

腎気丸方

乾地黄［八両］薯蕷［四両］山茱萸［四両］沢瀉　茯苓［三両］　牡丹皮［三両］桂枝　附子［炮各一両］

右八味末之煉蜜和丸梧子大酒下十五丸加至二十五丸日再服

（11）郭秀梅、岡田研吉：生薬量詞としての「物」から「味」への変遷：漢方の臨床、四六、六二一～七一一、一九九九

（12）『外台秘要方』巻十八脚気門脚気不随方伍首、崔氏方の中

又若脚気上入少腹少腹不仁即服張仲景八味丸方

乾地黄［八両］　沢瀉［四両］　附子［二両炮］　署蕷［四両］　茯苓［三両］　桂心［三両］　牡丹皮［三両］　山茱萸［四両］
右八味擣篩蜜和為丸如梧子酒服二十丸漸加至三十丸

(13)「小腹不仁」は、一般に下腹部を腹診したときの軟弱無力の状態で腎虚の兆候とされているが、多少疑義がある。「不仁」とは本来上古の俗称であり、『甲乙経』にいたって「麻木」ともいわれるようになったもの。『金匱要略攷注』（森立之）中風節病脈証并治第五：夫風之為病、当半身不遂、或但臂不遂者、此為痹、脈微而数、中風使然、寸口脈浮而緊、緊則為寒、浮則為虚、寒虚相搏、邪在皮膚、……邪在於絡、肌膚不仁。

「肌膚不仁」案：不仁者、上古之俗呼、『本草』白字所云：死肌是也。後世謂之麻木、麻木字見『甲乙』巻九第二篇中為最古。今俗名「比登波達奈良奴」（人肌ならぬ）、又「於保恵奴」（覚えぬ）。』で、痺れ・知覚麻痺を意味する言葉である。宋以前医籍の中でこの「小腹不仁」（同意の「臍下不仁」）以外はすべてこの原義で使われており、その点からして「小腹不仁」という用語には問題がある。さらに『諸病源候論』虚労諸病上凡三十九門虚労候に「腎労は俛仰（起き伏し）し難く、小便利せず色赤黄にして余瀝有り、茎内痛み、陰湿のために嚢に瘡を生じ、小腹満急する」、また虚労失精候には「腎気虚損し精を蔵すること能わず、故に精漏失し、小腹絃急を病む」、また労淋候には「労淋とは労のために腎気を傷り……小腹痛み小便利せざるを謂う」というように、腎の虚損を思わせる証候がそろって小腹に実邪が充満している病態をあげており、不仁を思わせる病態をあげているものはみられない。

(14)傷寒病後脚気候：此謂風毒湿気滞於腎経、腎主腰脚。今腎既湿故脚弱而満、其人小腸有余熱即小便不利、則気上脚弱而気上故為脚気也。

(15)弁厥陰病脈証治第十二：厥陰之為病、消渇、気上撞心、心中疼熱、飢而不欲食、食則吐蚘、下之利不止

(16)『外台秘要方』の巻十一の「消中消渇腎消方八首」の項冒頭に、『諸病源候論』を引いて「内消病は渇せずして小便多き是なり」と「不渇」の病態の存在をあげている。またこの後ろには『古今録験方』を引いて「消渇の病を論じるに三有り。一は、渇して飲水多くして小便数で、脂なく麩片に似て甜き者は、皆消渇の病なり。二は、喫食多くして渇に堪えられず、小便少しく油有りて数の者、此は消中の病是なり。三は、渇するも飲水多く能わず、ただ腿が腫れ脚先は痩小し、陰痿弱にして、数小便の者、此は腎消の病是なり」といずれも多尿の病証をあげ、さらに具体的な症状の記述が見られる。また別の項にある「瘡」の多発を指摘するものを含め、現代の糖尿病を思わせる詳細

な記録が見られる。『医心方』巻第十二、治消渇方第一も『小品方』を引いて「消利の病は不渇、小便自利であり、消渇の疾は渇して小便利せず、また渇の病は飲めば小便する」と、乏尿を含めた三種の異なった病をあげている。（『小品方』云「少時服五石諸丸散者、積経年歳、人転虚耗。石熱結于腎中、使人下焦虚熱。小便数利、則作消利、消利之病、不渇而小便自利也。亦作消渇、消渇之疾、但渇不利也。又作渇利、渇利之病、随飲小便也。又作強中病。強中病者、茎長興終不痿弱、液自出、亦作臃疽之病。凡如此等、宜服猪腎斉尼湯、制其腎中石勢、将餌鴨通丸、便差也」）

(17) 山田業広：『金匱要略集注』山田業広漢方原典集成第二冊、オリエント出版社、大阪、一九九八、二九三～二九五頁

(18)『素問攷注』では『素問紹識』を引き、「肺蔵が寒邪を受け、脾陽もまた敗れ、飲は胃に入るも、復た精微を消化できず、而して水府に直輸する。上では則ち相火が金を鑠き、下では則ち膀胱に寒が滑す。風水竭きて力は衝決す。是で以て飲一にして溲二となるなり。是れは上熱下寒（状態）である。中焦には湿が滞る。『金匱要略』の男子消渇。一斗を飲み、溺また一斗。腎気丸之を主る（が適応する）。温腎して滋水の所以である」と説明している。

(19)『諸病源候論』では乏尿の理由を次のように説明している。五石散などの熱性の鉱物薬の長期の服用により下焦に虚熱が生じているのに、加齢により血気が減少しているため鉱物薬の勢いを制することができず、結果として腎は乾燥してしまい、引水するにもかかわらず乏尿となるのだと。この記載を含め『諸病源候論』は消渇を鉱物薬服用、房室過度による腎虚と結び付けて論じることが多い。これは『小品方』でも同じである。そこでは熱性薬服用により下焦に虚熱が生じ、そのために乏尿になると説かれている。温陽薬の長期服用により下焦に生じるのは、過剰の温薬による腎の陰液の灼耗状態であり、それに伴う虚熱（陰虚陽亢）である。一方で不摂生な性生活により生じるのは、一般に考えられている腎陽の損傷のみならず陰陽両面に及ぶ腎虚である。現代的な解釈による八味丸は、六味丸の方意を含み腎陰も補え、この点に関しても八味丸で対応できるといえる。だがその場合でも温陽薬の割合が過剰にならないよう留意すべきであろうし、虚熱の程度が強ければ、それに対応するために知母・黄柏などの配合を考慮すべきである。

下焦に熱が生じるもう一つの原因として、湿熱がある。その際に問題となるのは、多飲である。われわれの臨床においても、下焦に湿邪をもち、しかもそれが鬱久化熱により湿熱となっている患者は多い。ただ、この化熱状態は程度として軽い場合が多く、その点でも八味丸の茯苓・沢瀉である程度は対応が可能である。

(20) この問題を検討するのに『素問』陰陽類論篇第七十九「一陰一陽代絶、此れ陰気心に至る、上下常無く、出入知らず、喉咽乾燥し、病は土脾に在り」の引用が有意義である。

一陰とは厥陰肝のことであり、一陽とは少陽胆のことであり、これは少陽と厥陰合病の説である。邪が胃腸内に存在している病態は陽明病（胃）と太陰病（脾）であるから、少陽胆と厥陰肝の二病はともに邪が腸胃の外にあり、少陽は水分に厥陰は血分に存在していることになる。ゆえに脈は代絶脈となるというのが『素問攷注』森立之の考え方である。少陽水分や厥陰血分の代絶脈の詳細は、この注釈の終わりに付記するので参照されたい。

続いて森立之の案語を参照しながら、この条文を考えてみる。

「陰気心に至る」とは、水飲が膈上（胸中）に聚結することであり、太陽病中篇96条の「胸脇苦満」や、この厥陰提綱証の「気上って心を撞き、心中疼熱する」が相当する。

「上下無常とは、上吐下瀉を謂う」として、小柴胡湯証の「心煩して喜く嘔す」とともに、本条の「飢えて食を欲せず、食すれば則ち蚘を吐く、之を下せば利止まず」が例示できる。

「出入不知」とは、吐出して食入るも、ともに自ずからは知覚せざるをいい、少陽証としては「嘿嘿として飲食を欲せず」（太陽病中96条）、厥陰証としては、厥陰病338条の烏梅丸の条文「食を得て嘔す」が妥当する。「一陽の少陽と一陰の厥陰は、胃腸の外にあり、邪が気血に存在している状態」と、森立之は冒頭で定義しているが、「陰気至心」で、せっかく胸中と心の病態として論が進められているのにもかかわらず、「上下無常」と「出入不知」は、ともに胃腸症状である。この、胸中・心と、胃腸症状のせめぎ合いが、合病であり併病の本質ともいえる。

「喉咽乾燥」の説明に、少陽病の「口苦咽乾」や「或渇」、さらにここで問題になっている厥陰病の「消渇」をあげる。「病は土脾に在り」とあるが、「脾は能く肝血胆水を分配し、以て全身四末に達するを主る。今肝胆が邪を受け、水血通利せざれば、皆脾に因り之を失職する。脈が代結と為る所以は、水気が心に在るからである」ということから、脾臓は、肝血と胆水を分配して、四肢末端にいたらせ全身にめぐらす機能を主っている。もし、脾の機能が損なわれると、肝胆が邪を受け、水・血の運行が、正常に行われなくなる。それゆえに水気が心に停滞して、脈の結代を引き起こす。

【少陽水分と厥陰血分についての追記】

少陽水分の代絶脈は、太陽病中98条の脈遅浮弱

太陽病中100条の陽脈濇、陰脈弦
厥陰血分の代絶脈は、厥陰病333条の傷寒脈遅
厥陰病338条の脈微而厥
厥陰病349条の脈促
厥陰病350条の脈滑而厥
厥陰病351条の脈細欲絶
厥陰病354条の脈乍緊
厥陰病362条の寸脈反浮数・尺中自濇

按：多くの脈証が「代絶脈」として規定されている。このうち、100条の陽脈濇・陰脈弦、338条の脈微而厥、350条の脈滑而厥、362条の寸脈反浮数。尺中自濇などは、そぐわない脈証が同時に出現しており、「代絶脈の徴」としても妥当である。また、351条は「欲絶」と唱っており、まさに代絶脈である。

これらの脈証に反して、単脈定義条文の「354条脈乍緊・349条脈促」などは、手足の厥冷や厥逆としての病証と一致する意味での代絶脈である。

333条の「傷寒脈遅六七日……」は、出身が傷寒日期系の条文であり、本来は傷寒六七日は胃毒熱の裏熱実証を程しているはずであり、この病期における遅脈なので、代結脈の徴なである。注意を要する点は、この場合の代絶脈には、有名な炙甘草湯の「傷寒脈結代……」条が含まれていないことである。さらに、『難経』四難における「一陽一陰」の脈証「脈来浮而濇」とも比較検討してみると、98条の脈遅浮弱と100条の陽脈濇とは類似性を有していた。

(21)『諸病源候論』巻第四十婦人雑病四凡五十門一百一胞候：胞転之病、由胞為熱所迫、或忍小便、倶令水気還迫於胞、辟不得充張、外水応入不得入、内溲応出不得出、内外壅不通、故為胞転。其状小腹急痛、不得小便、甚者至死。張(仲景)云、婦人本肥盛、豆（＝頭）挙自（＝身）満、全（＝今反）羸瘦、頭挙空減（＝中空感）、胞系了戻（＝屈曲）、亦胞転。

4．桂枝と桂枝湯を考える
――「陽盛陰虚で禁忌の桂枝」とは

【小髙修司・岡田研吉・加藤久幸：『傷寒卒病論』方を『神農本草経』系効能（薬効）で検討することの可否について．和漢薬，六〇〇：一〇四〜一一三，二〇〇三】より抜粋。

1．桂枝と桂枝湯について

『局方発揮』（朱丹渓、金）に「官桂は大辛熱（なので）、性急の者や、形痩の者、本（来）怒火が有る者、夏月に坐褥する者、時に火令有るは、姜桂は皆な禁薬である」と明確に「官桂や乾生姜は熱証に禁忌」と論じている。この考え方は歴代の医家に継承され、現代中医学を代表する『高等中医院校教学参考叢書』の『中薬学』にも見られる。そこには桂枝の「使用注意」として、「本品は辛温であり熱を助け、易すく陰を傷つけ動血す。凡そ温熱病および陰虚陽盛、血熱妄行などの諸証には均しく用を忌む」とある。そしてそれは現代の桂枝湯の薬能分析における、「桂枝の辛温と芍薬の酸微寒は、一陽・一陰をなし、寒熱・営衛・気血などの陰陽の調和を図っている」という立場につながっている。

では、現代中医学で常識的なこの理論の可否について検討してみよう。

宋板『傷寒卒病論集』傷寒例第三の21条に、次のような文がある。

「夫れ陽盛陰虚（に対し）、之を汗すれば則ち死し、之を下せば則ち愈ゆ。陽虚陰盛（に対し）、之を汗すれば則ち愈え、之を下せば則ち死せん。夫れ是の如し、則ち神丹（丸は）安んぞ以て誤発（汗）す可く、甘遂（丹は）何ぞ以て妄攻す可き。虚盛の治は、相背くこと千里にして、吉凶の機は、応じること影に響く若し、豈に容易ならん哉！ 況んや桂枝は下咽し、陽盛んなればすなわち斃る。承気は胃に入り、陰盛んなれば以て亡びん」

この条文は、有名な『難経』五十八難曰の「傷寒に五有り、中風有り、傷寒有り、湿温有り、熱病有り、温病有り。其の苦しむ所は各れ同じからず」の後段の「陽虚にして陰盛んなるは、汗出でて愈え、之を下せばすなわち死せん。陽盛んにして陰虚すは、汗出だして死し、之を下せば愈えん」と、前後の入れ換えはあるが近似文である。

はじめに上記条文中の「桂枝下咽」と「承気入胃」について検討する。

今本『神農本草経』の「牡桂」を見ると、「味辛温、生山谷。上気、欬逆、結気、喉痹吐吸を治し、関節を利し、補中益気す」とあり、この文中の「喉痹吐吸」の意味するところを『本草経攷注』立之案では、「喉痹吐吸とは、蓋し咽喉閉塞し吐吸を妨礙するを謂う」とあり、つまり牡桂は「咽喉が塞がり吐吸が苦しい状態を治する作用」を有する。張錫純は『本経』の「吐吸」を「喘」と解釈して、桂枝が麻黄に勝る定喘作用を有するとしている。「桂枝は咽喉部位に作用する」という認識は明らかである。

一方で『宋板傷寒論』傷寒例21条の上記条文では、「桂枝下咽」として「承気入胃」と対を成して記述している。この場合は「(承気湯が胃に作用するのと同様に)桂枝湯は咽喉を下って作用する」と解釈される。つまり『本経』と『医学衷中参西録』の桂枝に対する認識は「咽喉部位の呼吸不全を治す桂枝」であるが、傷寒例21条は「咽喉を下って死にいたらしめる桂枝湯」を論じている。ここに「咽」を共通項とはするものの、桂枝湯と桂枝単味の作用の違いがみてとれる。

ところで今まで「咽」を咽喉として解釈してきたが、改めて「咽」について検討してみる。

『素問』霊蘭秘典論篇第八の条文「三焦は決瀆の官。水道出るか」に対する『素問攷注』の森立之案語には、「『難経』『甲乙』は五蔵を配するに、三焦無し。『後漢』馬融伝注に『喉咽とは量腸の府なり』。三焦無きも、『喉咽』とは上焦を謂うなり。蓋し腸中の虚実は此において知るべし。故に『量腸』と曰うなり」とある。『後漢書』（范曄、三九八〜四四六）には六府に関する記述として、三焦を欠き、その代りに喉咽が「量腸之府」として記載されている。この上焦に属する「喉咽」は、腸中の虚・実を測るので、「量腸」と称せられている、と解釈できよう。「腸中の虚・実」とは、具体的には屎と尿の分化であり、「小腸の実熱」として、『宋板傷寒論』の陽明病胃家実証や、森立之の「淡飲を主病理と考える『宋板傷寒論』」の基本病態生理を構成している。

そして「三焦」が、後漢代の概念表記では「咽喉」と表現されている。後述する『太素』の楊上善注においても、咽喉と遺溺・尿の所見は経絡的に結び付いている。三焦は津液の通路であり、咽喉は腸の機能と経絡的に関連していると考えれば、三焦の津液不足に伴う「咽乾」である。「桂枝下咽」という見慣れない表現をしたのは、その裏に津液の通路としての三焦の意味があり、さらに桂枝湯による傷陰作用を強調せんとする二重の意味があることによるといえる。

次に『霊枢』脹論篇第三十五の条文「胃とは大倉なり。咽喉小腸は伝送なり。胃の五竅とは、閭里門戸なり」の『霊枢講義』（渋谷抽斎）の注釈を見てみる。「楊上善曰く、咽胃大腸小腸膀胱等の竅は皆な胃に属す、故に是を蔵府の閭里門戸とする。張介賓曰く、閭里門とは隣里なり。『周礼』では五家を比と為し、五比を閭と為す。蓋し二十五家を閭と為すなり。『風俗通』に曰く、五家を軌と為し、十軌を里と為す。蓋し五十家を里と為すなり」を引用したうえで、渋谷抽斎の注は、「胃の五竅を閭と為す。里門戸とは胃に五竅有るを云うに非ず、正に以て胃脘より上、下は小腸大腸に至るは皆な胃に属す。故に閭里門戸と曰うは、咽門・賁門・幽門・闌門・魄門の如く、皆な胃気の行る所なり。故に総て胃の五竅に属すとす」とある。つまり、胃の五竅は咽門・賁門・幽門・闌門・魄門であるが、西洋医学の解剖学では、胃はMagenのみであるが、しかし機能解剖学を主とする伝統医学においては、咽喉から大腸までの消化管すべてが胃に属し、「胃気」が主る所とする。胃気が消化管全体を調整する関門がいわゆる「胃の五竅」である。すなわち、「胃の五竅」とは、「胃に直接的に開いている五つの穴」ではなく、「胃が機能的に主っている所の五カ所の調整弁」である。隋代の楊上善は、「咽・胃・大腸・小腸・膀胱等の竅は、皆な胃に属する」と解説している。そして胃の五竅の第一調節弁が咽喉であり、当然のこととして、咽喉の状態は大・小腸までの全消化管の生体病理を反映しており、かつ連動し調和しているのである。それゆえの「胃気を推測するための咽喉」であり、「大・小腸の状態を推量する咽喉（量腸）」なのである。

したがって「下咽」という字句は、たんに咽喉を通過するという意味に解するより、消化管に入ると解すべきであろう。「桂枝下咽、陽盛即斃、承気入胃、陰盛以亡」は対句としての面白味はあっても、桂枝湯と承気湯はいずれも消化器に入るという意味では同じであると解すべきであろう。

2．承気（湯）之戒について

『脈経』（王叔和著）の序文冒頭に、「仲景は審を明らかにし、亦た形証を候う、一毫の疑有れば、則ち考校し以て験を求む。故に傷寒に承気の戒有り、嘔噦下焦の間に発して、遺文の遠旨代って能く用いること寡く、旧経を秘して奥を述べん」とある。この「傷寒有承気之戒」は、まさに前述の傷寒例二一条の条文のことであろう。

そこでまず、「承気（湯）之戒」を記す日本の古文献を提示しよう。『万安方』（梶原性全、一三一三～二七）全六二巻に、仲景あるいは張仲景『傷寒論』との記述はおよそ五十五カ所ある。その中で『傷寒論』に関する内容は、二十八カ所存在しており、その中に「承気湯之戒」の条文が存在している。巻六第六「傷寒時行疫癘論」に、「仲景云う：表解して内消せざれば大満に非ざるも、猶お寒熱を生じ病除かざるなり。表已に解して内消せずは、大満大実堅にして燥屎有り、乃ち之を下す可し。四五日能わざれば禍と為すと雖ども、若し宜しく下さずして便ち之の内を攻めれば、虚熱入り、協熱遂利し、煩燥し諸に変じ、勝数すべからず。軽き者は困篤し、重き者は必ず死せん。古人が傷寒に承気湯の戒有るという所以なり」とある。『万安方』の特色を明らかにするために、『宋板傷寒論』傷寒例第三20条（ただし、行の順番を入れ換え。以下『宋』と表記）と、『万安方』「巻六傷寒時行疫癘論」（以下『万』と表記）と、敦煌古医籍本『傷寒論』（以下『敦』と表記）の条文比較を行う。

『敦』：仲景曰『陰陽大論』云：凡傷寒之病、多従風寒始也。表中風寒、必裏不消化也。未有温覆而当不消者也。

『万』：仲景　　　　　　　云：＊＊＊＊＊＊＊＊＊＊＊＊＊＊＊＊＊＊＊＊＊＊＊＊＊＊＊＊＊＊＊＊＊＊＊。


『敦』：＊＊＊＊＊＊＊＊＊＊＊＊＊。

『万』：表解而内不消、非大満猶生寒熱、則病不除也。


『敦』：若病　不宜下、而強攻之者、内虚熱入、則為協熱遂利、煩躁諸変、不可勝数也。則軽者困篤、重者必死。

『宋』：若　不宜下、而便攻之、内虚㷊入、協㷊遂利、煩躁諸変、不可勝数、軽者困篤、重者必死矣。

『万』：若　不宜下、而便攻之　内虚熱入、協熱遂利、煩燥諸変、不可勝数、軽者困篤、重者必死矣。


『敦』：若表以解、而内不消者、　自非大満大実、腹鞕者、必内有　燥屎也。

自可徐下之、雖経四五日、不能為害也。

『宋』：　　　　　　　大満大実　堅　有燥屎、自可除　下之、雖　四五日、不能為禍也。

『万』：　表已解、而内不消、　大満大実、堅　有燥屎、乃可　下之。雖　四五日、不能為禍也。


『敦』：＊＊＊＊＊＊＊＊＊＊＊＊。

『宋』：＊＊＊＊＊＊＊＊＊＊＊＊。

『万』：古人所以傷寒有承気湯之戒。


『万安方』は『宋板傷寒論』のみならず、それ以外の多くの『傷寒論』を参考にして編纂されている。この「巻六傷寒時行疫癘論」で表記されている箇所は、『宋板傷寒論』傷寒例20条と一部が近似しているものの、傷寒例では「承気湯之戒」は表記されていない。傷寒例の場合は次の21条で「承気之戒」を詳記しているといえる。『宋板傷寒論』の傷寒例21条は、陽盛陰虚と陽虚陰盛における汗法と下法の適否をもって、承気湯之戒としている。陰陽論体系における病理戒律であるのに対し、『万安方』では、虚熱による協熱利と承気湯之戒が、連動した病理として解説されている。此の見解は、『宋板傷寒論』には存在しない記述である。

『万安方』の「仲景云」は、敦煌古医籍に因れば「仲景曰『陰陽大論』云」である。それゆえに「古人所以傷寒有承気湯之戒」は、仲景自身の言であり、ここでいうところの「古人」とは、仲景が『宋板傷寒論』序文において参照したと記している『陰陽大論』を指しているのである。

『宋板傷寒論』の影響を強く受けているとはいえ、『万安方』を含めて「承気湯之戒」は仲景の原『傷寒論』由来の論理体系なのか、王叔和の加筆なのかを注意深く検討する必要がある。そこで『脈経』（王叔和）の序文冒頭をより詳しくみると、上記したように「原『傷寒論』には、承気（湯）之戒が存在しており、これこそが『旧経』の奥義である」と張仲景の名前を掲げて記述している。つまりこの『脈経』序文の「承気之戒」を具体的に記述しているのが「傷寒例21条」条文とみなせよう。「陽盛陰虚では、桂枝（湯で）之を（発）汗させれば死し、承気（湯で）之を下せば愈ゆ。陽虚陰盛では、桂枝（湯で）之を（発）汗させれば愈え、承気（湯で）之を下せば死す」の大原則が具現化されている『傷寒論』は、王叔和の言うところの「仲景『傷寒論』」であり、少なくとも晋代まで遡る来源が証明されることになる。『脈経』で晋代まで溯り、『難経』五十八難で後漢まで溯れば、原著『仲景傷寒論』の記述といってよいであろう。

そうであるとすれば、次に問題になるのは、傷寒例21条でいう桂枝湯は何を指すかである。

3．「傷寒例21条」にいう桂枝（湯）とは何か

周知の『宋板傷寒論』太陽病の桂枝湯はもちろん、『宋板傷寒論』の元になったと推測される『太平聖恵方』巻八太陽病に見られる桂枝湯は、過激な発汗作用をもつ生薬も含まず穏和な処方である。周知の処方であるので、ここでは後者の一部を記すに留める。『太平聖恵方』巻八、弁太陽病形証には、

傷寒一日太陽受病。若脈静者未伝。諸臓煩躁。欲吐。脈急数者。乃伝別臓也。宜桂枝湯。桂枝湯方：桂枝［一両］赤芍薬［一両］甘草［半両炙微赤剉］、右件薬搗篩為散毎服四銭以水一中盞入生姜半分棗三枚煎至五分去滓不計時候熱服」（傷寒一日太陽　病を受ける。若し脈静の者は未だ伝わらず。諸臓煩躁し、吐せんと欲し、脈急数なる者は、乃ち別臓に伝わるなり。桂枝湯に宜し。

桂枝湯方　桂枝［一両］　赤芍薬［一両］　甘草［半両炙し微赤とし剉く］

右の件の薬を搗き篩い散と為し、毎服四銭に生姜半分棗三枚を入れ水一中盞を以て煎じ、五分に至れば滓を去り、時候を許らず熱服す。

とある。ちなみに巻八では、桂枝湯及その加味法以外の処方は桂枝でなく桂心を使っている。例えば、

葛根湯方：葛根［二両剉く］麻黄［二両根節を去る］、赤芍薬［一両］　桂心［一両］　甘草［半両炙し微赤とし剉く］などがあげられる。

さて問題は、次に記す『太平聖恵方』巻九である。『太平聖恵方』巻九、治傷寒一日候方には、「第2条　傷寒一日を治す。太陽病を受け、頭痛、項強、壮熱、悪寒する者は桂枝湯方を服すに宜し：桂枝・附子・乾姜・甘草・麻黄入葱白。稀い葱粥を以て之を投じ、衣を蓋いて汗を取る。未だ汗せざれば一依に前法の如く再服せよ」とあり、これは附子や麻黄、葱白を使った強力な発汗薬である。傷寒七日の再経太陽病の冒頭でも桂枝湯の発汗法は用いられているが、処方内容（桂枝・赤芍薬・甘草・麻黄・芎藭・柴胡・厚朴・入生姜・棗）はまっ

たく異なっている。一方「傷寒五日を治す。発熱、悪寒、肢節煩疼し、微かに嘔吐し、心下痞結し、外証未だ解せざるは、柴胡桂枝湯方（を用いる）」のように、柴胡桂枝湯には傷寒六日共々発汗法としての記載はない。

このことは、次のようにまとめられる。『太平聖恵方』巻八・九における一般的な表記は「桂心」であるが、桂枝湯の場合に限って「桂枝」と記載されている。宋改に際し、とりあえず桂枝湯および加味方のみを配慮し「桂枝」に改めたとの可能性が考えられる。参考のために、巻九の治傷寒発汗通用経効諸方をみると、発汗諸方は「桂心」のみを用いており、「桂枝」「桂枝湯」の記載はない。以下、真柳[1]によると、

仲景医書が北宋政府により校訂・初刊行されたとき、仲景の三書で記載を統一する必要性から、桂類薬の名称は桂心の意味として「桂枝去皮」に一部の疎漏を除き統一された。同時に方名も桂心……湯などは桂枝……湯などに改められ、配薬名と方名の矛盾が解消された。したがって仲景医書のあらゆる版本に記載される「桂枝」は、『薬典』が規定する小枝全体の*Cinnamomi Ramulus*ではなく、『局方』が規定する樹皮の*Cinnamomi Cortex*に該当する。

漢末に仲景が整理した医方書に桂枝（支）湯の方名があった可能性は否定できない。しかし六世紀までに桂枝という薬名の用例はなく、唐代前後の仲景医方は多くに桂心や桂が配剤されていた。この理由で、桂枝湯などに桂枝ではなく桂心が配剤され、方名と配薬名の語彙に矛盾が生じていた。それで桂心……湯という名称の処方もあった。一方、桂類植物の小枝全体が、薬物として十一世紀以前に使用された痕跡もなかった。したがって仲景の時代で桂枝の薬名が使用された可能性、および小枝全体が薬物として配剤された可能性はきわめて低いことが示唆された。

以上、概観してきたように、『太平聖恵方』巻九の傷寒一日の桂枝湯は、桂枝・附子・乾姜・甘草・麻黄・葱白という処方構成であり、同巻八や『宋板傷寒論』の桂枝湯とは明らかに異なり、発汗作用が強力であることがわかる。であれば「陽盛陰虚、汗之則死」が問題となる桂枝湯は巻九のものである可能性が高い。そして

その発汗作用を強力にした生薬は附子・葱白・麻黄であり、桂枝ではないであろう。それにもかかわらず後代においては「桂枝（湯）」の名前のみが伝わったため、生薬桂枝の薬効が強調され「陰虚陽盛に桂枝は禁忌」説が生まれたものと考えられる。

4．結語

一．現代にいたる桂枝の注意事項である「陰虚陽盛」は、本来『太平聖恵方』巻九の桂枝湯のそれであった。

二．桂枝湯の名で呼ばれる処方は、元来は桂心湯などであった可能性が高く、宋代での改変が示唆される。

三．『脈経』序文や『万安方』巻六第六に見られる「承気之戒」は張仲景自身の理論であり、『宋板傷寒論』傷寒例21条の「陽盛陰虚、汗之則死、下之則愈。陽虚陰盛、汗之則愈、下之則死」につながる。

四．傷寒例21条の条文「桂枝下咽、陽盛即斃、承気入胃、陰盛以亡」の「咽」とは消化器を指し、桂枝湯と承気湯はともに消化器に入るという意味では同じである。ただ「桂枝下咽」という見慣れない表現をしたのは、「咽」の裏には三焦の意味があり、さらに桂枝湯による傷陰作用を強調せんとする二重の意味があったと考えるべきであろう。

五．この桂枝湯とは、『太平聖恵方』巻九傷寒一日の桂枝湯を指す。これは附子・麻黄・葱白を含む、『宋板傷寒論』の桂枝湯よりも過激な発汗処方といえる。

【文献】

（1）真柳誠：中国十一世紀以前の桂類薬物と薬名――林億らは仲景医書の桂類薬名を桂枝に統一した．薬史学雑誌、三十：（二）九六～一一五、一九九五

5．五苓散考

【小髙修司・岡田研吉・郭秀梅・牧角和宏：五苓散攷．漢方の臨床、五〇（三）：三九九、二〇〇三】を一部変更・転載。

1．緒言

一般に、五苓散は利水剤と考えられている。また名義の由来についても、茯苓を主薬とする五味からなるものとして考えられることが多いようである。本論の目的は、『金匱要略』に見られる猪苓散との関連を含めて、五苓散の方意や名義の由来についてあらためて考えることにある。

『諸病源候論』、『外台秘要方』、『金匱玉函経』、『千金要方』巻五、『千金翼方』巻九・十、『脈経』巻七・八、『太平聖恵方』巻八・九・十、敦煌文書などには、張仲景をはじめとする古代の傷寒諸派による古伝『傷寒論』が多数引用されている。これらを通して、宋板『傷寒卒病論集』の歴史的変遷をふまえながら、同書はいかなる書籍なのかについても併せて考えてみたい。

2. 五苓散＝五味猪苓散の略称、原名は猪苓散の説

五苓散の名義については古来より諸説がある。緒言で述べたように、茯苓を主薬として五味で構成されているからというのが一般的であろう。ところが、『宋板傷寒論』太陽中篇巻三の条文に、

「太陽の病、発汗して後、大いに汗出で、胃中乾き、煩躁して眠りを得られず、飲水を得んと欲する者には、少少と飲ませ、胃気を和せば則ち愈えん。若し脈が浮で小便利せず微熱ありて消渇する者には五苓散　之を主る。方三十四。[すなわち猪苓散が是である]」

とある。ここで［　］で表記した部分は細字注記で、五苓散＝猪苓散であることが明記されている。ちなみに、日本・中国で現在最も流布している『傷寒論』版本である成無己本（『注解傷寒論』）系統本は、このような細字注記がすべて削除された版本である。

一方、『金匱要略』嘔吐噦下利病脈証治第十七には、

「嘔吐して病が膈上に在り、（嘔吐）後に水を（飲まんと）思う者は解（＝解）す（ので）急ぎ之（以下の処方）を与えよ。水を思う者には猪苓散が之を主る。猪苓散方。猪苓　茯苓　白朮［各等分］。右三味を杵で散と為し、方寸匕を日に三服飲ます」

と、五苓散から沢瀉と桂枝を除いた三味の猪苓散が見られる。

ただし『金匱要略』の猪苓散に関する記載はここ以外に、百合狐惑陰陽毒病証治第三の「肛門に蝕ある者は雄黄之を熏ず」の条文に、細字注記として、

「脈経に云う。病人あるいは呼吸に従い其の咽に上り、あるいは下焦より肛陰を蝕む。蝕が上るのを惑と為し、蝕下るを孤と為す。狐惑病は猪苓散が之を主る」

が見られる。

さて、話を五苓散条文に戻すと、森立之『傷寒論攷注』（一八六六）の本条文の案語に「五苓散原名猪苓散考」という記述が見られる。以下は、元来『枳園叢攷』（森立之、一八六五）中に収載されていたものを再録したものである。

それによると、

（1）「此の注文は宋臣の語に非ずして、恐らく是れは張仲景師自身による注であろう」と記し、さらに『千金要方』に「華佗曰」として見られる条文「病を得て熱無く、但だ狂言煩躁して安んぜず、精彩たる言語が人と相い主当せざる者は、火を以て之に迫ること勿《な》く、但だ猪苓散一方寸匕を以て之を服さん」を引用する。

（2）『諸病源候論』の時気候にもこの文があり、同じく猪苓散と表記されている。

（3）『外台秘要方』巻一・傷寒門にもまた華佗を引用し、その本文は『千金要方』とまったく同じだが、ただ猪苓散を五苓散と作り、注に「五苓散は仲景が云う猪苓散是なり」と記す。

（4）『外台秘要方』巻二には『千金翼方』五苓散注を引用して、「『論』に曰く、猪苓散なり」「此の二注文は恐らく是れ王燾の自注」と記す。

（5）また巻三・天行門を引用し、「『諸病源候論』には猪苓散と作る」と記す。

（6）『傷寒総病論』可水篇中にもまたこの文が載っており、猪苓散と作る。

（7）同書の時行寒疫論中にもまたこの文が載っており、「治法に云う。可水証（篇）中に在り。並びに五苓散を以て猪苓散と為すなり」と記す。

以上のように諸書を引用したうえで、結論として「蓋し五苓散の旧名は猪苓散にして、『金匱要略』の雑病門中には又三味猪苓散が有る。故に此方を以て五味猪苓散と為し、後に遂に略称として五苓散といわれるようになった」と述べている。歴史上このように省略することは珍しくなく、例えば『千金翼方』巻十三に五精酒というのは五味黄精酒の省略である、などと他書に見られる例をいくつか引用している。

そして友人である山田子勤（業広）の意見を引く。それによると、

「三味猪苓散方というのは『千金』『外台』には並んで記載があると雖も、仲景書中には此の條の外には所見がない。三味猪苓散は五苓散から二味抜いたものではなく、おそらく仲景方には元来三味と五味の両方の猪苓散があり、一は則ち太陽中篇の五味の者、一は則ち嘔吐篇中の三味の者、而して其の五味の者を五苓散と名付けた。『千金翼方』に三味猪苓散を五苓散と記しているのは、後の時代にものが解らなくなった輩が、五苓散は原名猪苓散とある記述により、猪苓散を妄に五苓散と改めた結果であろう」

と記している意見は卓見であろう。続く、

「且つ五苓散はすなわち発汗利水薬であり、三味猪苓散証は是れ吐後に水を思うは解せんとするを欲する兆である。故に但だ利水補土を以て主と為し、沢瀉桂枝を不用とする所以也」

という記述を含めて両処方の検討を後に行いたい。

なお森立之や山田業広の意見は、『傷寒論疏義』(喜多村直寛)においても以下のように述べられている。

五苓散案：五苓散は五味にして以て猪苓を主と為す、故に五苓と曰う。所謂去水は則ち豕零を君と為す者なり。案ずるに本条の旧注に云う：すなわち猪苓散は是。『類証本草』引く蘇頌『図経』に云う：仲景猪苓散は此れすなわち五苓散なり。(『金匱要略』嘔吐噦篇に猪苓散、茯苓、猪苓、朮三味有り、此とは別か)。又『外台』注：五苓散は仲景が云う猪苓散。『千金翼』五味の者是なり。(『太平聖恵方』は亦た猪苓散と名づく)。

さらに、

且つ本方は猪苓を以て冠とし衆薬の上、乃ち五苓散は則ち五味猪苓散と知る、互に証すべきなり。前の輩があるいは五苓の中、茯苓を主と為すと謂うは、未だ何に据るかを知らざるか。

と、五苓散が茯苓を主薬とする説に真っ向から反対している。

続いて、森立之は『傷寒論攷注』の中で、視点を変えて猪苓について考察する。

『本草図経』猪苓下に云う：張仲景は消渇脈浮、小便不利、微熱ある者を治す、猪苓散は其の汗を発し、病飲水を欲す云云、亦た猪苓散を与う。此れはすなわち五苓散なり。猪苓、朮、茯苓各三分、沢瀉五分、桂三分云云。水道を利す諸《もろ》の湯剤、此の駃の若きは無く、今の人皆之を用いる。

さらに、猪苓の各本草書の記載を引用する。

『本草経』：味甘平、水道を利す（白字）。味苦無毒（黒字）。『薬性論』臣、微熱、傷寒温疫大熱発汗を解す、腫脹満腹急痛を主る。

『唐本余』に云う：「邪気を去る」

『嘉祐』司馬彪注『荘子』を引いて云う：「豕零藁、云云。渇を治す」

結論として、案語に次のようにいっている。


此方は猪苓を以て君と為すは、猪苓散と名づく所以なり。蓋し猪苓の物たるは、草に非ず菌に非ず、自から是れ一種。赤箭葰蓉と頗る同じで、其の類にして利水の力茯苓より峻で、畢竟水を一所に聚合するの功を専らとするなり。故に『本草』の諸家の所説は皆な利水の外を出でざるなり。茯苓は其の塊が最大で、猪苓は其の塊大ならず、故に茯苓は其の利水の力は緩やかにして其の利水の功は優れり。猪苓は其の利水の力は急であるが、其の利水の功は劣れり。乃ち猪苓の功は溝渠小水を決するに在り、茯苓の功は江河大水を決するに在り。猶半夏と虎掌の功のみ。凡そ一物同類にして自から大小二種有るは、皆な其の小の者が味細密にして其の功重厚で、其の大の者は味淡泊にして其の功は軽薄である。此の理は刀圭家の秘訣にして究むべからざるなり。

3. 吐法とは何か

しかし前節の解説では、なぜ猪苓散が吐剤であり、『金匱要略』嘔吐篇中にあるのか説明がつかない。確かに嘔吐するときには発汗を伴い、前述のように猪苓散は発汗剤との認識があるが、吐剤とする理由がこれのみにあると考えるのは牽強付会の譏りを免れないであろう。

扁鵲や華佗、あるいは『素問』熱論篇や『太平聖恵方』巻九においては、病や毒が胸隔にある場合には吐法を用いている。このような比較的単純な外感実邪に対する吐法以外に、具体的な病理産物としての痰飲に対する吐法も記載されている。

例えば『諸病源候論』を見ると、

巻七傷寒で吐を取る候：傷寒大法、四日　病　胸膈に在るは当に之を吐して愈えん。病を得て二三日、便ち心胸煩悶有るは、此れ毒気已に入れりと為す。痰実有る者は便ち吐を取るに宜し。

傷寒四日の候：傷寒四日、太陰　病を受ける。太陰は脾の経なり。三陰の首と為す。是れ三日以前迄は陽が病を受け、陰に伝わりて太陰　病を受けるを知る。其の脈は喉薊を絡す故に病を得て四日にして、腹満し嗌乾するは、其の病　胸膈に在るなり。故に吐して愈ゆべし。

後代の解説ではあるが、『医学正伝』（虞摶、明）に適切簡明なまとめがある。

痰飲・方法：脈浮は当に吐す。痰が膈上に在るは必ず吐を用いん。膠固稠濁なるは必ず吐を用い、痰が経絡中に在れば、吐に非ざるは可ならず。吐の中には就く発散之義有り。

このように傷寒四日にいたって、寒邪が胸膈に入ると考える日期系『傷寒論』に対し、『宋板傷寒論』はどうみているかについては、さらに『諸病源候論』の温熱病や時気病の記載を併せてみる必要がある。

傷寒は「傷寒大法、四日病　胸膈に在るは当に之を吐して愈えん」、時気病は「病を得て四日毒　胸膈に在るは、故に吐を取るに宜し」、温病は「温病熱発して四日、病　胸膈に在るは当に之を吐して癒えん」といずれも四日病日と吐法の関連を述べたうえで、

温病吐を取る候：有得病一二日……亦之を吐す。

傷寒吐を取る候：有得病二三日……便ち吐を取るに宜し。

時気吐を取る候：有得病二三日……或有五六日以上……復た吐を取るに宜しき所以なり。

この記載から、太陽病（一日）に吐法を配当している『宋板傷寒論』は、温病系の病態概念を論じていると考えてよいであろう。

「吐」と「嘔」を有する条文が六経（日数）のいずれに分布しているかを、各版本で比較してみた（表1、2）。

表1．「吐」を有する条文の、六経（日数）におけるのべ分布回数

	太陽病 傷寒1日	陽明病 2日	少陽病 3日	太陰病 4日	少陰病 5日	厥陰病 6日	厥利	吐噦	霍乱	陰陽易差
『宋板傷寒論』	29	4	4	1	12	9	0	8		1
『金匱玉函経』	29	4	4	1	12	1		8	7	2
『太平聖恵方』巻八	2	1	4	1	7	2	0	4	6	
『太平聖恵方』巻九	0	0	0	24	3	2	0	1	1（12）	

（　）内は処方名中の分布回数。

表2．「嘔」を有する条文の、六経（日数）におけるのべ分布回数

	太陽病 傷寒1日	陽明病 2日	少陽病 3日	太陰病 4日	少陰病 5日	厥陰病 6日	厥利	吐噦	霍乱	陰陽易差
『宋板傷寒論』	28	7	1	0	6	2			2	
『金匱玉函経』								2	1	
『太平聖恵方』巻八	5	2	1	0	4	2				
『太平聖恵方』巻九	0	0	1	2	3	4	1	9	0	0

ちなみに山田正珍『傷寒論集成』によると、

所謂吐とは、為す有りて自ら口内に之を唾棄するの名。……所謂嘔とは、物有りて腹内より翻出するの名。……嘔吐は是れ病証にして、吐とは則ち病証に非ざるなり。

とある。ところが、

後世の医家は学ばず術無く、妄りに物出でるに声無きを吐と謂い、声と物が並びて出るを嘔と謂う。……然るに仲景氏に至りてすでに論中にて、概して混用せんか。「腹満して吐、嘔吐して下利」の如しは是なり。

と、すでに張仲景著とされる書物でも「腹満而吐、嘔吐而下利」のように混用されている。

さらに山田業広『傷寒論札記』によると、

王履『溯回集』に東垣を引いて、「嘔を以て声と物が兼出すると為し、吐を以て物出でるに声無きと為す」、爾る後に諸家率いて其の説に従うは甚しき謬りたるか。

という状況であるという。嘔とは声とともに物が出る場合、吐とは物は出るが声がない場合という説明だが、

確かに『中医大詞典』などを見ても一般的にはこう解釈されている。

ところで、『素問』熱論篇には三種類の熱証変化が記載されている。一般的には三陰三陽の伝変が有名であるが、第二の熱化型式は、胃中の水穀の精微の上昇と濁陰の下行によって、発汗解表が図られる病理形態である。この胃中の津液が、営衛の気に変化しつつ外感病に対応する理論の重要治法が、下法と対を成す吐法であり、上焦と下焦に対応している。中焦の病態はむしろ桂枝湯の発汗法が主っているのが特徴である。このような発汗法に先立つ第一治法としての吐法の存在は、現代では忘れ去られた観がある。

「体表に位置する営衛という解剖学的な部位に、胃気が至って発汗する」という『霊枢』五味篇第五十六の病態生理と、傷寒日期系『傷寒論』の「傷寒四日の太陰病における吐法」を、太陽病で合体させたのが、『宋板傷寒論』六経の本質である。吐法は発汗解肌法として位置付けられており、吐法による誤治の結果は、発汗による胃の陽虚である。

興味深い論説が、伊藤鳳山『金匱文解』にある。

馨案：大抵の吐薬は散で服せば則ち吐（として働き）、煎で服せば則ち発表（薬として働く）。一物瓜蒂湯、是は皮水発表の剤なり。黄疸病篇附方に云う：一物瓜蒂湯諸黄を治す。又云う：『千金』麻黄醇酒湯　黄疸を治す。二方列載、則ち瓜蒂湯と麻黄醇酒湯の効は略ぼ同じ、其の発表の剤と為すを見るべし。

ほとんどの吐薬は、散で服用すれば吐剤になり、煎じて服用すれば発表剤になるという。吐薬である瓜蒂も煎じて用いれば、発表薬である麻黄を単味で薬酒にしたときと同じく、ともに黄疸を治す発表剤であるという。猪苓散（五苓散）吐剤説の一根拠たりうるであろうか？

ここで胸部の吐法と腹部の吐法について検討する必要がある。つまり『宋板傷寒論』太陰病に吐法を認めた場合、邪の存在部位が、胸中か腹中かの問題が提起される。三焦論的には上焦と中焦の違いであり、発汗・吐・下法においては膈上か膈下かの問題であり、三部九候診においては関における上下の問題である。ちなみに関脈については『傷寒論攷注』森立之案語に、「寸関は相依りて上部と為し、尺陰を下部と為す。関は中位に在ると言うと雖も実は上部に属す。故に関上と云うなり」とある。

そもそも、『素問』熱論篇においては、三陽病は表に属しており、傷寒四日の太陰病において、胸部もしくは膈上に邪が浸入する。一方、『宋板傷寒論』六経における「所謂太陰病」は、胸隔というよりはむしろ、（陽明病を胃とすれば）腸の病態を論じており、提綱証においては「陽明胃家実」と対を成す、「脾家実」の病態である。

すなわち、『宋板傷寒論』六経の太陰病は、嘔吐を欲するといえども、膈下の腹部の病態を主に論じており、胸膈上を適応範囲とする日期系『傷寒論』とは病位が異なっているのである。この点において『素問』熱論篇と『宋板傷寒論』六経は病理が異なることが明らかとなったといえる。『宋板傷寒論』六経における胸隔の病態は、むしろ少陽病の胸脇苦満において論じられており、これは病態の前方移動に必然的に伴う、治法の前方移動である。また『宋板傷寒論』六経における少陽病の吐法は、三禁湯の和法に変化している点にも注意が必要である。

4．「傷寒例」条文の諸本との比較検討

ここで、宋板『傷寒卒病論集』のみを見ていては埒が明かないので、もっと広く諸本を加えて考えてみよう。宋板『傷寒卒病論集』（現伝は趙開美本『宋板傷寒論』、明）は漢方古典として重要視すべきであるにもかかわらず、実際はほとんど読まれておらず、従来多くの『傷寒論』研究は『注解傷寒論』およびその後発本を対象としており、内容的には三陰三陽篇の研究がほとんどである。診断法を論じた「弁脈法第一」「平脈法第二」に続いて傷寒の病態総論を記す「傷寒例第三」、さらに発汗吐下の適応と禁忌を論じた「可不可篇」は、今日研究対象とされることが少ない。

「傷寒例第三」は傷寒の病態総論であり、臨床各論（「三陰三陽篇」「可不可篇」）と対を成す重要部分である。

『宋板傷寒論』では、傷寒例11条で傷寒総論が終わり、傷寒例12条からは両感の病の条文となっている。一方で、『太平聖恵方』巻八、『外台秘要方』『千金要方』を見ると傷寒例11条と同様の記載のある条文の後ろに、『宋板傷寒論』には記載のない傷寒総論が論じられていることがわかる（表3）。『太平聖恵方』巻八叙論11条は、『千金要方』1－4a条、傷寒例21条と対応しているが、『外台秘要方』に対応条文がないことから、別系統かもしれない。

表3．『宋板傷寒論』傷寒例11条から12条に対応する、『太平聖恵方』巻八、『外台秘要方』、『千金要方』の条文の対応表

『宋板傷寒論』傷寒例	『太平聖恵方』巻八、叙論	『外台秘要方』傷寒諸論	『千金要方』巻九
11	4	2	
	5	13	1－1
	6	5a	1－3a
	7	6・5b	1－3b
	8	7	1－3c
	9	8	1－3d
	9	9	1－5a
	10	10	1－5b
21	11		1－4a
	12	14・15a	1－4c
	13	15b	1－4d
12			

傷寒例11条から傷寒例12条の間に『太平聖恵方』巻八、『外台秘要方』、『千金要方』が揃い踏みで論じている内容は、発汗法（神丹丸や薫蒸法）・吐法などの、『宋板傷寒論』が忌避したい過激な攻法の適応と禁忌についてである。「傷寒例第三」においても「三陰三陽篇」同様の改変が行われていることが牧角により指摘されている。[1]

『宋板傷寒論』では神丹丸のように非難決議文のみが採用されて、どのように用いるのかについては不明である「幻の処方」の使用適応や、五苓散（猪苓散）が元来は吐剤としても用いられていたことなど、『宋板傷寒論』

を読むだけではどうしても知りえない情報がここに集約されているようである。

傷寒例には、本来時気病・天行病の解説であった条文が採用される一方で、他の諸本では傷寒の総論として滔々と論じられている部分が削除されており、「隋唐時代までの常識を覆す新しい傷寒論を打ち立てる」という『宋板傷寒論』の編集方針が如実に現れているといえよう。

この中で、五苓散と猪苓散を論じた条文箇所を以下に記する。

『太平聖恵方』巻八　叙論7条

若得傷寒病無熱。但狂言煩燥。不安精釆。言語与人不相主当
勿以火導。但以五苓散三二銭服之
可　与新汲水一升。或一升半。可至二升。強飲之　　指刺喉中吐之。　随手便愈
若不便吐者。此病皆多不善。勿以余薬吐也
又此病。不急以猪苓散及吐解之者。其斃連爾可先以発表。之薬尤佳
病者過日不已則不是熱。不可下之
下之者。熱毒承虚入胃。亦令胃爛斑出也

『千金要方』巻九　1―3b条

得病無熱。但狂言煩躁。不安精釆。言語不与人相主当者
勿以火迫之。但以猪苓散一方寸匕　服之
当逼与新汲水一升。若二升。強飲之令以指刺喉中吐之。病随手愈
若不能吐者。勿強与水。水停則結心下也
当更以余薬吐之。皆令相主。不爾更致危矣

若此病輩。不時以猪苓散吐解之者。其死殆速耳
亦可先以去毒物及法針之尤佳
夫飲膈実者。此皆難治。此三死一生也
病者過日不以時下。則熱不得泄。亦胃爛斑出

『外台秘要方』傷寒諸論

6条　若得病無熱。但狂言煩躁。不安精采。言語与人不相主当者
　勿以火迫之。但以五苓散一方寸匕水和服之
［五苓散仲景云猪苓散是也在第二巻傷寒中風部中千金翼方五味者是也］
当以新汲井水強飲一升許。若一升半可至二升益佳
令以指刺喉中。吐之。病随手愈
不即吐者。此病輩多不善。勿強与水。水停即結心下也
当更以余薬吐之。皆令相主。当者不爾必危
若病不急。以猪苓散吐解之者。其死殆速耳
亦可先以去毒物及法針之尤佳
5a条　病者過日不以時下。之熱不得泄。亦胃爛斑出矣

これらの条文は傷寒における吐法と五苓散の使用方法を論じた条文であるが、『千金要方』『外台秘要方』では「(若）得病無熱」と、何の病であるかをぼかした表現をしているが、『太平聖恵方』巻八では「若得傷寒病無熱」と「傷寒」であることを明記している。そもそも傷寒を論じた篇における記述（傷寒論）であるから、吐法も傷寒の治法の一つであることが明確にされている。しかものどに指を突っ込んでもきっちり吐かせることが強調

され、速やかに回復させるうえで必要なこととみなされている。

5. 吐法の猪苓散から治水逆の五苓散へ

『素問』熱論篇系の傷寒日期系『傷寒論』においては、三陽病は表証であり、三陰病になってはじめて裏（臓腑）に病態が進行する。それゆえに至極当然のことながら、「能食・不能食」や「嘔吐」などの胃腸症状は、本質的に三陰病の症候である。

『宋板傷寒論』六経の基本病理構造は、太陽病の第3条の「傷寒の定義」、

　太陽病、あるいは已に発熱、あるいは未だ発熱せず、必ず悪寒し、体痛み嘔逆す。脈は陰陽倶に緊なるは、名づけて傷寒と為す。

で、「嘔逆・脈陰陽倶緊」を論じており、表証と裏証を同時に有し、脈証も陰陽倶緊として表裏同病を示している。

引き続く第四条も、

　傷寒、一日太陽之を受け、脈が静の若きは、不伝と為す。頗る吐せんと欲し、若し躁煩して脈が数急なるは、伝と為すなり。

と、「欲吐の伝」を規定している。すなわち、病のごく初期から臓腑に入って嘔吐や下痢が起こるのが『宋板傷寒論』六経の基本病理であり、それは四日以降の太陰病において臓腑にはじめて入る、『素問』熱論篇や傷寒日期系『傷寒論』との最大の違いである。

ちなみに「欬喘」も傷寒四日以降の「陰に属する臓腑の症状」であり、『素問』熱論篇や傷寒日期系『傷寒論』では、表証を主とする三陽病には出現しない。すなわち、古典的ないわゆる寒邪による傷寒日期系『傷寒論』の傷寒ではなく、太陽病のごく初期から裏証を呈する、表裏同病の特殊な病態（コレラ・疫痢・赤痢などの熱毒性の

下痢を主要症状とする急性外感病）を論じているのが、『宋板傷寒論』六経の病理変化の特質である。

古典的『傷寒論』である傷寒日期系（＝『素問』熱論篇系）の吐法に属する猪苓散は、『宋板傷寒論』六経では水逆を治する五苓散として用いられているのである。なぜならば、傷寒日期系の四日（太陰病）に適応される吐法の出番は、陽明病胃家実で病理が終始する『宋板傷寒論』六経にはないからである。

「陽病発汗、陰病吐下」を原則とする傷寒日期系の治法において、本来三陰病にあった条文群が、『宋板傷寒論』六経においては三陽病へと移動したことは、狭義の傷寒病から中風病や時気病を主体とする編集方針への転換による。熱化時期が早まったことによる当然の戦略的新編纂であり、猪苓散（五苓散）の場合も、吐法から治水逆という正反対の変化がみられたことになる。このように傷寒日期系から『宋板傷寒論』六経への、病理観の戦略的な変化によって、個々の処方も治法や主治が強制的に変更されている。

『太平聖恵方』巻九　6—10条：

傷寒六日　治傷寒六日発熱　煩悶渇欲飲水得水而吐　其脈浮数小便不利者　宜服猪苓湯方

『太平聖恵方』巻十　1—6条（中風）：

治傷寒中風発熱六七日不解而煩　渇欲飲水　而吐　逆　猪苓散方

『金匱要略』　13条（消渇小便利淋病）：

渇欲飲水水入則吐者名曰水逆　五苓散主之

『太平聖恵方』巻九、十、『金匱要略』の猪苓湯および五苓散の関連条文を比較してみると、「渇欲飲水、得水而吐」→「吐逆」→「吐者名曰水逆」というように、『傷寒論』『金匱要略』に特有な「水逆」という症候名が逐次完成していく過程が明らかに読み取れる。

6. 脈浮である理由

前にあげた『太平聖恵方』巻八の傷寒叙論七条をもう一度見ると、

又た此の病、急ぎ猪苓散を以て之を吐解せざれば、其の斃は連爾たり。先ず以て発表薬を可とするが尤も佳し。

と、五苓散や猪苓散で吐解しない者は死んでしまうので、確実に吐法を成功させるために、吐法に先立って発表つまり発汗法をせよと書かれている。ここで想起すべきは、

『宋板傷寒論』71条：太陽の病、発汗後大いに汗出でて胃中乾き、煩躁して眠りを得ず、飲水を得んと欲するは、少少と之を飲まして、胃気を和せば則ち愈ゆ。若し脈浮、小便利せず、微熱消渇するは、五苓散之を主る。方三十四

『宋板傷寒論』可不可篇102条：太陽の病、発汗後大いに汗出でて胃中乾き、煩躁して眠りを得ず、飲水を得んと欲するは、少少と之を飲まして、胃気を和せば則ち愈ゆ。若し脈浮、小便利せず、微熱消渇するは、五苓散に属す。方十五

後半部分のみの記載が以下の諸本に見られる。

『金匱玉函経』可不可篇79条：可汗篇41条：脈浮、小便利せず、微熱消渇するは、五苓散を与えよ。小便利して発汗す。

『宋板傷寒論』可不可篇79条：脈浮、小便利せず、微熱消渇するは、五苓散を与えよ。小便利して発汗す。

『脈経』巻七2－46条：脈浮、小便利せず、微熱消渇するは、五苓散を与えよ。小便利して発汗す。

このように『宋板傷寒論』三陰三陽篇では消去されてしまっているが、『宋板傷寒論』可不可篇には発汗の記載が残されている。このことはとりもなおさず「旧態を重視した可不可篇」と「新しい流儀を主張する三陰三陽篇」という林億の方針の表れでもあろう。『脈経』、『金匱玉函経』可不可篇にも同文が残されており、元来は「利小便」に続き「発汗」の記載があったと考えられよう。

『注解傷寒論』可不可篇ではこの条文は削除されており、この病理論は以後湮没した。

『宋板傷寒論』72条：発汗已。脈浮数、煩渇するは五苓散之を主る。

『宋板傷寒論』223条：若し脈浮発熱、渇して飲水を欲し、小便利せざるは猪苓湯之を主る。

このように『宋板傷寒論』三陰三陽篇の五苓散や猪苓湯は、利尿法なのに脈浮である理由は、「まず発汗法、次いで吐法」を意味している浮脈なのである。発汗法も吐法も利尿法も、ともに解肌法なのである。これは『宋板傷寒論』71条後半部分の諸本との比較条文に「発汗」と明記されていることからも明らかである。

利尿剤（一種の下法薬）として五苓散が認識されるようになったのは、じつに元代以降のことで、宋代およびそれ以前には「発汗・吐法」や「痞・結胸」を治す方剤であった。

五苓散を下法薬とする説としては、『此事難知』（王好古、元）太陽証・太陽頭痛に、

五苓散は下薬と為す。乃ち太陽裏の下薬なり。太陽高ければ則ち汗を発し、下なれば則ち引きて之を竭渇するは、邪が太陽本に入るなり。当に下の使にして膀胱より出さしむるなり。

とある。これは吐剤とする説とは治法的に対立する、下薬の説といえる。吐剤としての三味猪苓散（五苓散も）の作用ベクトルは上衝の発汗薬である。利尿剤（下薬）は下気の剤であるが、五苓散はたんに利尿剤と認識するのではなく、提壷掲蓋法と認識すべきであろう。

発汗薬としての認識は『備急千金要方』巻第九・傷寒方上発汗散第四　方十一首第二に、

五苓散は夫れ時行熱病但だ狂言煩躁し安んぜず、精彩言語人と相主当せざる者の方

猪苓　白朮　茯苓［各十八銖］　桂心［十二銖］　沢瀉［三十銖］

右五味治下篩水、方寸匕を日に三（回）服し、多く水を飲み汗出ればすなわち愈ゆ。

牧角によると、五苓散を時期病・天行狂語に用いる用法は、現伝『傷寒論』『金匱要略』には見られないが、『外台秘要方』では巻三「天行狂語方三首」中に、『千金要方』からの引用として水導散（白芷、甘遂）の次に記載されており、条文末の参考事項として、「張仲景論」と紹介されているという。

又五苓散天行熱病を主り但だ狂言煩躁して安んぜず、精彩言語人と相主当せざる方

猪苓　白朮　沢瀉　茯苓　桂心

右五味擣き篩いて散と為し水で服す。方寸匕を日に三服し、煖水多く汗出れば愈ゆ。

大酢生葱桃李雀肉等を忌む。

［張仲景論深師同出第九巻中］

7．五苓散は「痞・結胸」を治する処方

次に、五苓散が「痞・結胸」の処方であるという点について見ていく。『千金翼方』巻九・十に、

124条（太陽陥胸23）：本と之を下すを以てが故に心下痞ぐ。之を与え瀉心するも其の痞解せず、其の人渇して口燥煩し、小便せざるは五苓散之を主る。一いは方に云う、之を忍べば一日にして愈ゆ［上方を用いる］。

225条（陽明73）：陽明の病、寸口（脈）緩、関上（脈）小浮、尺中（脈）弱。其の人発熱して汗出でて復た悪寒し、嘔かず但だ心下痞がる。此れ医之を下すと為すなり。若し下さず、其の人復た悪寒せずして渇するは、陽明に転属と為す。小便数の者は、大便すなわち堅く、十日更衣せざるも苦むところ無きなり。渇して飲水を欲する者は但だ之を与えよ。当に法を以て渇を救わん。五苓散に宜し。［方は療痞門を見よ］（『宋板傷寒論』244条では文頭は「太陽病」。）

112条（宜水3）：嘔して膈上を吐く者は、必ず袁餅を思う。その者には急ぎ五苓散を与え、之を飲ませよ。

水も亦た得るなり。

とあり、『千金翼方』を通して五苓散が「痞・結胸」の処方であり、膈の病態を改善する方剤であることが明確になった。

以上に述べてきたように、五苓散の方意は『傷寒論』の変遷とともに変化してきた。『注解傷寒論』三陰三陽篇に論じられていることがすべてではない。『傷寒論』を用いるにしても、『注解傷寒論』ではなく、現伝中最善本である『宋板傷寒論』をわれわれは用いるべきである。『宋板傷寒論』には細字による条文注記、可不可篇条文などに、歴史的変遷を探る糸口が示されており、諸本との比較校合を行うことによって処方意図をより明確にすることも可能となる。

五苓散を水逆を治する方剤、あるいは利尿の処方として用いるには、原典の価値をしっかりと認識したうえでなければならない。さらにいえば、臨床経験から原典の正否を云々することは避けなければならない。それは例えばシェイクスピアを原文でなく、小中学生向けの翻訳本で良しとする恐れと軌を一にするものであろう。

8．結語

一．五苓散は五味猪苓散の略称である。

二．『金匱要略』嘔吐篇中の（三味）猪苓散と、『傷寒論』の五味猪苓散（＝五苓散）は起源を異にする方剤と考えられる。

三．『宋板傷寒論』の五苓散や猪苓湯は、利尿法なのに脈浮であるが、この浮脈は「まず発汗法、次いで吐法」を意味している。

四．『宋板傷寒論』編集者が過激な発汗法（神丹丸など）や吐法などを忌避した結果として、五苓散（猪苓散）

が元来は吐剤であったことも曖昧なものとなってしまった。

五．そこには隋唐時代までの常識を覆す新しい傷寒論を打ち立てる、という『宋板傷寒論』の編集方針が如実に表れている。

六．その隠された意図は傷寒例の条文比較から炙り出すことができる。

つまり古典的『傷寒論』である傷寒日期系（＝『素問』熱論篇系）の吐法に属する猪苓散は、『宋板傷寒論』六経では水逆を治する五苓散として用いられるようになっている。

七．宋代およびそれ以前は「発汗・吐法」や「痞・結胸」を治す方剤であった五苓散が、利尿剤（下薬）として認識されるようになったのは、実に元代以降のことである。

八．総括的に歴史的な用法をまとめると、五苓散（猪苓散）は発汗・吐さらに下（利尿）剤のすべての役割を有する方剤といえる。

【文献】

（1）牧角和宏：「傷寒例第三」について――『宋板傷寒論』（林億）の傷寒概念は傷寒例・三陰三陽篇ともに共通している．福岡医師漢方研究会会報二三（一二）：二一～六四、二〇〇二

6.「留飲・宿食＋風寒邪」の自験から考えたこと
――緊脈から宋板『傷寒卒病論集』の基本病理を考える

【小髙修司：「留飲宿食＋風寒邪」の自験から考えたこと――宋板『傷寒卒病論集』の基本病理は何か、漢方研究、四〇〇：一三二～一三四、二〇〇五】を一部変更・転載。

飽食の時代、多くの患者が宿食・留飲を有する。先頃、筆者はたまたま裏寒の宿食状態で風寒邪に罹患し、腹部の脹満に苦しむ経験をした。その際の脈状であった緊脈のもつ意味を考え、宋板『傷寒卒病論集』にも思いを馳せた。

1．病状の経過と考察

日常飲酒の機会が多いが、温服を心掛けていた。また十月初旬より大便不爽状態であった。二〇〇四年十月二十六日、十九時半頃、夕食で珍しく牛肉（すきやき）を摂食。食後パイナップルと混合した豆乳を飲み、さらに柿の生食と、その日は冷飲食が明らかに多かったといえる。連日の飲酒のためこの日は禁酒。食後に過食と考え宿食に対処するため「五通丸」（『外台秘要方』所載。『古今録験』にいう、「寒気痞積、聚結不通、繞臍痛、腹中痞満、胸逼満を療す」）を三カプセル服用した。ちなみに処方内容は附子、大黄、芒硝、葶藶子、半夏、杏仁、厚朴、椒目を等量である。二十三時に入眠を試みたが、その頃より心窩部の痞塞感が強まり、体熱感も感じた。右寸脈は明らかな浮脈であり、感冒罹患と考え「風寒膏」（自製）を両列缺穴と大椎穴、さらに鳩尾と中脘穴にも塗布した。しばらくして頸囲と上半身に発汗があり、体熱感は減少し、浮脈も消失した。

しかし、その後も心下の痞塞感が持続するため浅眠状態で経過し、風寒邪によると考えてたびたび風寒膏を塗布した。夜半（多分二時か三時頃）に腹部の脹満感は心下より腹部全体に移動し苦しむ。このときは、右寸関脈は浮取・中取・沈取すべてキンキンの緊脈であった。特に便意はなし。結局朝方まで腹部脹満は持続し、熟睡不能で緊脈も持続していた。朝に排便した後、だいぶ腹脹は軽快し、緊脈も消失した。

考察：今回の自験では浮脈が消失した後にも緊脈のみが持続した。宿食と考え「五通丸」を服用はしたが、量的に不十分で効果が出なかったと考えられる。ちなみに夜間は（厳密には陽気が始まる鶏鳴時まで）太陽がなく月があることから、陰気が強く支配している。陽気不足が症状を増悪させることになるし、また表裏の寒邪が発病の誘因となりうる。

2. 宿食について

『諸病源候論』（巣元方、六一〇）巻八、傷寒宿食不消候に「これは下した後の六七日大便が出ず煩熱が解せず、腹満して痛むを謂う。これは胃内に乾糞が有る為に宿食を挟む故である。あるいは先に宿食が有るため寒癖となる。また傷寒を感じ熱気と相搏つが故に宿食は消えない」という条文がある。前半部分の「胃」が全消化器を指すことは古典でしばしばみられることであり、またここは『宋板傷寒論』の239条の「病人が大便せざること五六日で、繞臍痛み、煩躁し、発作が時に有るのは、燥屎が有るが故に大便が出ないからである」との関連を考えさせる。後半部分は今回の自験と病態がよく似ている。宿食が残る理由を『諸病源候論』巻二十一、宿食不消候は次のようにいう。「宿食不消は蔵気が虚弱のために、寒気が脾胃の間に在ると、穀が化せないのだ。宿穀が未だ消えない状態で、新穀がまた入れば、脾気はすでに弱っている故に之を磨す（消化する）ことができず、宿を経ても（数日経っても）消えないのだ。人をして腹脹り気急となり噫気すれば酢臭がして、時に復た煎寒壮熱することもある。あるいは瘧の状のごとく頭痛むこともある。寸口脈は浮大で按じると反って渋であり、尺脈は亦た微にして渋であるのは宿食が消えないからである」と詳述している。

3．宿食の脈について

宿食の脈について『脈経』には、弁三部九候脈証第一に「脈弦で寸口を上るのは宿食であり、降れば頭痛む」、また平雑病脈第二には「浮にして滑なるは宿食」、さらに平腹満寒疝宿食脈証第十一には「問いて曰く、人病みて宿食有るは何を以て之を別けん。師曰く寸口脈は浮大にして、之を按じれば反って渋、尺中亦た微にして渋、故に宿食有るを知る」、この記述は『諸病源候論』と一致している。また同篇に「寸口脈が緊にして頭痛むのは、風寒かあるいは腹中に宿食があって化せないからである」という記述があり、自験の脈状と一致している。ちなみに『宋板傷寒論』弁脈法第一に「脈浮にして緊を名づけて弦と曰う。弦とは状は弓弦の如くで、之を按じて移らず。脈緊なるは転索常無きが如し」とあるのを考え併せれば、今回自験での緊脈は宿食によるもので、風寒膏により消失した当初の浮脈は風寒によると考えてよいであろう。

『脈経』の条文とも類似しているが『宋板傷寒論』弁可下病脈証并治第二十一の「師曰く、寸口脈は浮にして大、之を按じて反て濇、尺中亦た微にして濇、故に宿食有るを知る。当に之を下す。大承気湯に宜し」を見れば、宿食の基本治法は瀉下にあり、自験で翌朝に排便して症状が緩解したことも首肯できる。

4．傷寒の浮緊脈について

弁太陽病脈証并治上第五の条文「太陽の病、あるいは已に発熱し、あるいは未だ発熱せざるも、必ず悪寒し、体痛み嘔逆し、脈は陰陽倶に緊なるは名づけて傷寒と為す」とある。弁脈篇に明らかなように「陽脈は寸口脈を、陰脈は尺中脈」を指しており、『宋板傷寒論』では傷寒の脈は寸尺ともに緊脈である。ところが『難経』五十八難では「傷寒の脈、陰陽倶に盛んにして緊濇」とある。問題はこの濇脈（＝渋脈）である。徐霊胎の『難経経釈』によれば「緊は寒を、濇は血気が寒により凝り利せない」ことを表すという。風寒邪が侵襲し寒凝となり、脈が渋になることは十分考えられる病理である。しかも同じく『難経』四難の「浮にして短濇なるは肺なり」を併せ考えると、渋脈が現れるのは肺の傷寒といえる。

また『図註八十一難経評林捷径統宗』のように「渋脈が無汗を主る」という説もあるが、『脈経』では巻七病不可発汗証第一の「中風汗出でて反って躁煩す。渋（脈）は則ち血厥無く、且つ寒、陽微にして発汗して躁し眠りを得ず」のように、渋脈は基本的に発汗との関連が強い。とすれば傷寒が（麻黄湯や大青竜湯のように）無汗で緊渋脈はおかしいことになる。だが『難経』の研究家には『傷寒論』の理論的基礎を『難経』と結び付ける場合が往々にしてみられ、中国においては清代の『難経正義』が有名である。著者の葉霖は初感の傷寒の病因と病態を、風寒の邪が毛竅から侵入して外束証となり、皮膚において「営気が抑遏し、経脈に束す」としており、「頭項強痛し、発熱し身疼み、腰痛み骨節疼痛し、悪風悪寒して喘す」などの諸形証は、「寒が膚表を傷った」ことによる症候であるとし、渋脈に疑義は表していない。

さらに興味深いのは、この葉霖の論述の冒頭に「華元化曰く、傷寒は一日は皮に在り、二日は膚に在り、三日は肌に在り、四日は胸に在り、五日は腹に在り、六日は胃に入る」とあり、五十八難の「傷寒脈緊渋」は『素問』熱論篇以来の華佗系の傷寒日期にもとづく病態変化を前提にして論じられている点である。

では渋脈の存在がどういう基礎病態を表しているかを考えてみよう。『脈経』巻一遅疾短長雑脈法第十三にいうように「脈渋なるは血少なく気多し」、つまり渋脈は基本的に血の不足と気滞状態を意味しており、巻二平三関病侯并治宜第三の「寸口脈が渋なるは胃気不足」や平霍乱転筋脈証第四の「傷寒で其の脈が微渋なるは本と是れ霍乱」から考えれば、基本的に消化器の病態（血虚気滞）を背景にしているといえる。

さらに『素問』調経論篇第六十二に「陰盛んにして内寒を生じるは奈何。岐伯曰く厥気上逆し、寒気胸中に積して瀉せず。瀉せざれば則ち温気去り、寒は独り留りて、則ち血は凝泣す。凝なれば則ち脈通ぜず、其の脈盛大にして以て濇、故に中寒える」とあることは、消化器の裏寒状態が（血虚に重なることで、気滞血凝となり）渋脈を生むといえる。

森立之によれば、「太陽病とは、邪が皮毛より入る病態の総称であり、気分肌肉に在る邪を中風、血分筋骨に在る邪を傷寒」（活字本『傷寒論攷注』上、学苑出版社、二六三頁）という。「太陽中風、脈浮緊」の大青竜湯、「太陽病、脈浮緊」の麻黄湯、「傷寒脈浮緊」の麻黄湯が太陽病には見られるが、弁脈篇11条の「脈浮にして緊、之を按じて反って芤、これは本虚である」から考えて、外邪は強固であっても素体には虚が隠れていると判断すべきであろう。

であるならば、前述した『宋板傷寒論』弁可下篇の「宿食の脈は寸口が緊（浮大）であり、按じれば渋」との論を考え併せると、ここでは傷寒による緊脈は虚を背景とする（裏寒の）宿食が根本にあると考えられる。つまり宋板『傷寒卒病論集』は宿食・留飲を基礎にもつ者の傷寒病に関する論述といえないだろうか。実はすでに王冰をはじめ、さまざまな古人がこの論を為しており、以下その意見を参照して、悪寒・発熱、さらにこれに対する発汗法がいかなる場合に用いられると考えられていたのか検討しよう。

『素問』水熱穴論篇第六十一の「帝曰く、人が寒に傷られて伝（傳）（山田業広が『素問次注集疏』で記しているように「転（轉）」と解すべきであろう）じて熱と為るは何ぞや。岐伯曰く、夫れ寒盛んなれば則ち熱を生ずるなり」という条文に対し、王冰は注して「寒気が外に凝じ、陽気が内に鬱し、腠理は堅緻にして、元府は閉封す。緻なれば則ち気は宣通せず、封なれば則ち湿気が内結し、中外が相い薄す。寒盛んなれば熱生ず、故に人は寒に傷られ、転じて熱と為る。之を汗すれば愈ゆ。則ち外凝内鬱の理を知る可し、斯くは乃ち新病数日の者なり」と記す。「寒極まれば熱に化す」という『素問』の論理は中国古典における陰陽論の常套句であるが、それを王冰は「寒邪外束により、気が通ぜず、湿気が内鬱するが故に熱を生じる」という病理学的な解釈を行い、さらに発汗法によってのみこの状態を治癒させられると明晰に断じている。広義の気＝狭義の気＋狭義の津液＝広義の津液であるとの解釈は正しく、気滞があれば、そこに津液の停滞も伴い、湿気が内在し、それゆえに発汗治法が必要となるのである。

5. 宋板『傷寒卒病論集』の特殊性

原『傷寒論』によれば、発汗法で対処されるべき三陽病期（太陽病・陽明病・少陽病）に対して、『宋板傷寒論』では発汗法だけでなく、吐・下法が頻繁に用いられている。その理由を次に考えてみよう。

『千金翼方』（孫思邈、六五五頃）巻第九傷寒方上・傷寒例第一を見ると、その中に王叔和曰くとして「此れは傷寒の次第についてである。（発）病三日以内に発汗するのは……。人が自ら生冷過多（の食品）を飲食するにいたり、腹臓に（宿食・留飲が）消えず、転動がやや難しく、頭痛み身温まり、其の脈が実大の者は、便ち之を吐下すべし、発汗するべからず」とある。つまり『素問』熱論篇では三陽病期は発汗で治療するという原則であるが、平素から飲食生冷が過度の場合は、腹臓内の「宿食・留飲」が消化されずに滞留しているので、発汗法は禁忌であり、吐下法が正治法である。逆の言い方をすれば、『宋板傷寒論』三陰三陽篇において、発汗法で対処されるべき三陽病期においてすら発汗だけではなく、吐・下法が頻繁に用いられている理由は、腹臓内に平素から停留している「留飲・宿食」の病理産物があるためである。ついでにいえば「陽明病胃家実（裏熱実証)」は、宿飲の熱化証なのである。有形の病理産物の宿食・留飲が、無形の熱邪と結び付く前は『太平聖恵方』巻八などで表記されている「胃（胸）中寒」、つまり胃内にあるのは寒の性状を帯びた留飲・宿食ということができる。つまり『宋板傷寒論』の基本病理は宿食・痰飲にあるといえるのである。

7．柴胡と前胡

――大小前胡湯の存在

【小髙修司：茈胡（柴胡）攷．漢方の臨床、四二（七）：八〇二、一九九五】を一部変更・転載。

＊本章および次章の「2．前胡による柴胡剤の代替運用」は、森立之研究会で岡田・牧角の資料を知る以前の一九九五年に発表したものであり、考証・結論においては今から考えると誤りがあると思われるが、ここには原文のまま収録した。

1．茈胡（柴胡）考

本論の目的は、『傷寒卒病論集』（『傷寒論』と『金匱要略』）がまとめられた当時の柴胡（＝茈胡）の基原植物について推論することにある。そしてこの研究の直接の契機は、北里研究所東洋医学総合研究所（当時）の真柳誠先生の「本草と古方の世界」と題する、東京臨床中医学研究会の定例会における特別講演にある。事前に配布された「茈胡は浜防風か?·」という資料に接したときの驚きが端緒である。

種々の文献に接し、中国でも日本でも、古代の柴胡は現在のセリ科の北柴胡（＝竹葉柴胡）*Bupleurum chinense* DC. などを基原とするものとは異なっているという考えが一般的であることを知り、おのが不明を恥じることとなった。

岡西[1]がいうように、「古代に用いられた生薬の基原植物を同定することは不可能であり、それぞれの時代にどのような植物が多く用いられたかを推測しうるだけ」ではあろうが、現代日本においては、大・小柴胡湯を始めとする柴胡剤と称される方剤群が頻用されており、その主薬である柴胡が、その方剤が作られた『傷寒卒病論集』の時代には、現在用いられているものとはまったく別の生薬であったかもしれない、というテーマには尽きせぬ魅力を感じ、検討を進めることとした。

『重修政和経史証類備用本草（晦明軒本政和本草）』（一二四九）[2]によれば、『神農本草経集注』（陶弘景、紀元五〇〇頃）に見られる『神農本草経』（一～二世紀）や『名医別録』（三～四世紀）の頃、柴胡は「茈胡」と記されていた。したがって原『傷寒論』の成立は後漢末（二〇〇頃）[3]とすると、用いられていたのは「茈胡」であろうし、事実『本草綱目』（一五七八）[4]に「古本張仲景傷寒論、尚作茈字也」と記されている。

「茈」には三種の音があり、『中国語辞典』[7]によれば、以下の通りである。

（A）ｚｉ：紫草または紫色、

（B）ｃｈａｉ：（読みは柴と同じであり）茈胡＝ほたる草＝露草

（C）ｃｉ：くろくわい（烏芋）

1．植物形態学から見た「茈胡」の検討

（1）『神農本草経』以前の文献に見られる「茈」と「茈胡」の検証

①周から戦国時代の前の文献とされる、『山海経』の中の最古の『西山経』には「労山多茈草」とある。[8]

②『礼記』「月令」（前漢末？）、『上林賦』（漢代）には茈＝茈姜とある。[2]

③馬王堆三号漢墓より出土した古医書の中の『五十二病方』(5)（紀元前三世紀末）に「癰首、取茈半斗、細捻、而以……」（頭部の瘍を病む人には、「茈」を半斗取り細断して……）の記載が見られる。

④同じく漢代の古墓からの出土文献である『万物』（紀元前二世紀初）には、百十種の薬物が記載されており、その中に「茈」が見られる。(6)

⑤また動植物の分類や本草書の薬物分類の基礎を作ったといわれ、戦国時代に著された中国最古の詞典である(6)『爾雅』には「藐」とは「茈草」のことで、その根は紫であると書かれている。(2)

⑥『武威漢代医簡』（一九七二年発掘。紀元五八〜八八年に在位した前漢・明帝と章帝の間の墓の随葬品）(6)に、「治久咳、上気、喉中如百虫鳴状、三十歳以上方、茈胡・桔梗・蜀椒各二分、桂・烏喙・姜各一分、凡六物治和合、丸以白密、大如桜桃、昼夜含三丸、消咽其汁、甚良」（長く咳が続き、上気してのどの中でたくさんの虫が鳴いているような音を立てる状態が三十年以上も続いている人を治療する処方。「茈胡」・桔梗・蜀椒各二分、桂・烏喙・姜各一分の計六種の薬物を粉にして一緒に混ぜ合わせ、白蜜で桜桃大の丸薬とし、昼夜三回、三丸ずつを口に含んで、少しずつその汁を飲め。大変効果が有る）（赤堀昭訳、東方学報、第五十冊、七十六頁、一九七八）(8)。

⑦『説文解字』（後漢中期）には「茈」＝「茈艸（紫草）」とある。

一般に「茈」は「茈胡」のことと解釈されている。『爾雅』に見られる根が紫色であるという記載について、久保ら(8)は現在柴胡と証されている植物群には、根が紫のものはないので、紫草根との混乱であるとし、さらに先に述べた『五十二病方』に見られる「茈」はその薬効から考えて、紫草を指すものと推測している。

古代に「茈」の名を付けられた植物は、清熱解毒・止血涼血の作用を持ち、瘍・腫を治することができるものと考えられる。紫草根以外にも上記の作用をもち、該当する植物があるので後述する。ただここで留意すべきことは、清熱解毒的作用を主とする「茈」と呼ばれた植物と、『武威漢代医簡』や『神農本草経』以後に見られる「茈胡」とが、必ずしも同じ植物であると考えるべきではないことである。その理由は後ろの「3．効能面からの検討」の項で述べる。

（2）『神農本草経』以後、唐代までの本草書に見る「茈胡」

『名医別録』には「葉名芸蒿、辛香可食。二月、八月采根、暴乾」とあり、産地として現在の河南省のある地域の川谷や、山東省のある地方があげられている。『神農本草経集注』の編者である陶弘景は、『博物志』に見られる記載「芸蒿、葉似邪蒿、春秋有蒻、長四、五寸、香美可食」を引用している。文献[4]では「蒻」とは植物を水耕栽培にしたとき見られる、白く細い根のことをいうと注釈しているが、ここは葉のことを述べている場所であるので、文献[7]の蒲の芽という説から考えて、「芸蒿の嫩芽（若葉）」と解釈すべきと考える。

「芸蒿」・「邪蒿」などの蒿類については、岡西の詳細な考察がある。[1]それによれば「蒿とは秋に草丈が高く延びたもので、主としてヨモギ属の総称であり、その中で最もありふれた青蒿がたんに「蒿」とも称されるようになり、さらにヨモギ属に限らず、草形の似た柴胡などにも蒿名が付されるようになった」。そして「蒿類は古くから雑草とされていたものであるが、その幼苗はしばしば食用に供された」という。

そして「蒿類……、狭義の医薬として常用されたものは意外に少なく、宋代の本草に収められた九種のうち、……、終始頻用されたのは艾葉、茵蔯蒿、および青蒿の三種にすぎない」と述べているが、注意すべき点はこの三種の生薬を見てもわかるように、基本的に蒿類は全草を使用するとはいっても、地上部が主であり根茎部の役割は少ない。ただ前に述べたように、古文献の中でも、根に言及しているのは『爾雅』のみであり、当時「茈」の素材が根であったかどうかは疑問が残る。

蒿類の代表とされる青蒿には清熱・解暑。治温病・骨蒸労熱・瘧疾寒熱・痢疾などの作用があり、『五十二病方』の「癰首……」（頭部の瘍を病む人には……）の記載に見られる清熱解毒的薬効もあり、一方では現在の北柴胡や銀柴胡の使用目標との関連性も窺われ、時代変遷の中における「茈胡」の基原植物の変化と薬効の推移との相関性が示唆され、興味深い。

また「茈胡」の項に、[2]「『図経』曰く」として記載されている「二月生苗、甚香。茎青紫、……七月開黄花」の部分は蒿類にも合致する。ただ『図経』の記載は薬材として根茎部を強調しており、「根赤色、似前胡而強、芦頭有赤毛如鼠尾、独暗長者好、二月八月採根、暴乾」を含めた地上部の特色も併せ、その記述は現在の北柴胡に合致すると考えてよいようである。[9][10][11]『新修本草』（＝『唐本草』）はその一部が欠けているとはいえ、仁和寺に現存しており、『図経』（佚）と同じく後代の本草書に引用され、その内容を窺える。それによれば、当時「茈胡」は糸を木に代えて柴胡とも呼ばれるようになっているが、種々の本草書を検索したが柴胡と記載した本はなかったという。その他、根が紫色の説を採用していることや、「傷寒大、小茈胡湯、最為痰気之要」の記述や、唐代の『千金要方』の「苗汁治耳聾、灌耳中」、もう少し後代の『四声本草』の「主痰満、胸脇中痞」[10]をみると、唐代には一部ではすでに現在の北柴胡などを使用していた可能性があるものの、まだ「茈胡」として使用された植物に混乱があったと推測される。

2.「茈胡」の諸説のまとめ

（1）**紫草根説**：既述。『新修本草（＝唐本草）』の記載の根＝紫色により、またその清熱解毒作用も一致。紫色は五色には含まれていないが、古代より高貴な色として尊重されてきた。中国史上、紫との関係をはじめて記されたのは斉の桓公である。「斉の桓公、紫を服するを好みて、一国尽く紫を服す」（『韓非子』）によれば、春秋時代に紫根染めがかなり普及していたこと、つまり紫草根が市場にかなり出回っていたことが推測される。紫草根の『神農本草経』の記載を見ると、「苦、寒。主心腹邪気、五疸、補中益気、利九竅、通水道」とあり、清熱解毒的薬効が見られない。『名医別録』になって「療腹腫脹満痛。以合膏、療小児瘡及面*」と『五十二病方』の適応に近い薬効が見られる。

「根が紫」という記載から紫草根を考えてきたが、紫色を古く中国では深紅色を指したこともあるともいわれるが、一般に紫は紫奪朱といい、紫と黒の中間の色を指したという指摘を考慮すると、必ずしも紫草根にこだわる必要はないのかもしれない。

(2) 蒿類説：既述。草の形や一般に清熱解毒作用をもつことによる。『世界有用植物事典』[20]によると、古くは蒿（艾葉）の代わりに母子草を用いたとあることから、民間で胃腸疾患や喘息に用いられ、一般に春の七草の一つゴギョウとして知られるこの薬草について考えてみる。

キク科の母子草は中薬名を鼠曲草あるいは仏耳草 *Gnaphalium affine* D. Don といい、若芽を食用とし、花は淡黄色の小さい頭花（四～六月）で、葉の両面に密毛がある。『別録』に初載されており、晦明軒本『政和本草』には「味甘、平。調中益気、止泄除痰、厭時気、去熱嗽。食之甜美」とある。

主題とは離れてしまうが、鼠曲草には興味深い薬効があるので、参考のため掲示する。朱丹渓は「治寒痰嗽宜用仏耳草（鼠曲草）、熱痰嗽宜用灯篭草」という。ところが『本草綱目』ではさらに深く「鼠曲草『別録』云、治寒熱止咳、東垣云治寒嗽、言其標也：『日華子』云治熱嗽、言其本也。大抵痏嗽多是火鬱於内而寒覆於外也」と述べている。この状態を呈している患者はかなり多いと思われるが、鼠曲草は日本市場に流通がなく用いることができないのは誠に残念である。

(3) 委陵菜属説：主として日本で見られる説である。[17][19]

委陵菜 *Potentilla chinensis* Ser. はバラ科に属し、『救荒本草』[11]にはじめて記載され、翻白菜・紅柴胡・柴胡（台湾）などの異名がある。[9][10][11][17][18] ただし、紅柴胡は狭葉柴胡の別名でもあるので注意が必要。日本では河原柴胡と称され、和名として「あまあかな、はまあかな、うらしろは、のかんとう、のせり、かくもんし」などがある。[17]

茎は直立して三十～六十センチメートル、主根は発達し暗棕色あるいは紅棕色。花は深い黄色（六～八月）。根の薬効は味苦・平。解熱・通経・止胸脇痛。全草は清熱解毒・消炎止血であり、新鮮品は搗き崩して瘍などに貼る。

同属植物である翻白草 *P. discolor* Bge. も『救荒本草』に記載され、鶏腿児・茯苓草などの異名がある。花は黄色（五～八月）。茎は十五～三十センチメートル。薬効は味甘く微苦・平。清熱解毒・止血消腫。

また同属で唯一、『神農本草経』に記載されている蛇含 *P.kleiniana* Wight et Am. の全草の薬効は味苦辛、涼。「主驚癇、寒熱邪気、除熱、金瘡、疽痔、鼠瘻悪瘡、頭瘍」。『別録』には「療心腹邪気、腹痛、湿痹」の記載があり、いずれも部分的に「茈胡」の記載に類似した点が見られる。

この属は薬効面からは「茈」や「茈胡」と類似している。

（4）露草（＝鴨跖草）属説：文献[7]に「茈胡＝露草」とあるのによる。

ツユクサ科の露草は中薬名を鴨跖草 *Commmelina communis* L. といい、温暖でやや湿った場所に生える一年草である。古くはツキクサといった。茎長は十～五十センチメートルで、葉は平行脈で、若芽が食用となる。花は青紫色（六～八月）。

『本草拾遺』（唐）に初載されている。「味甘淡、微寒。利水清熱、涼血、解毒」の作用がある。

（5）防風説：茈胡 ＝ 防風」説は森立之（『本草経攷注』[12][21]）の卓見である。

ただ防風は和名を「はますがな、はまにがな、はまおほね、はまおぼえ、はまたかかな」などといい[17]、種類が多く、一般に中国ではセリ科の関防風 *Saposhnikovia divaricata* (Turez.) Schischk.（和名なし）[20]が主として用いられ、そのほか川防風（短裂藁本）*Ligusticum brachylobum* Franch. や、イブキボウフウ属の雲防風（竹葉邪蒿：*Seseli mairei* Franch.[11]、竹葉防風：*S.mairei* Wolff[9][20] や松葉防風 *S.yunnanense* Fr. が用いられる。なお邪蒿 *S.seseloides* (Fisch. et Mey. ex Turez.) Hiroe (*Libanolis seseloides* Turez.) は日本で古来、真防風、伊吹防風、筆防風、江戸防風あるいは山人参と称されてきたもの[17]のようで同属植物である。

古来日本で防風として用いられてきたものは享保年間に渡来した、先にあげた中国産のもの（漢種防風）以外に、この真防風および浜防風（後述）、さらに白川防風 *Peucedbnum terebintaceum* Fisch. var deltoideum Makino (＝石防風、山防風、芹防風、山人参：根は黄白色で、質堅く薬用に適さず）と五島防風 *P.japonicum* thumb.（＝防葵、牡丹人参、牡丹防風、木防風、瀬戸防風、薩摩防風）である。[17]

小泉[17]が薬用に適さずとした石防風であるが、一般に石防風と呼ばれているものは（＝珊瑚菜）*Peucedanum*

terebinthaceum (Fisch.) Fisch. ex Turcz. であり、森は『本草経攷注』[12]の防風の項では「防風＝茈胡」としているのに、茈胡の項では「茈胡＝浜防風」と記している。その混同の理由として、この石防風と、浜防風＝北沙参＝珊瑚菜 *Glehnia littoralis* F. Schmidt ex Miq. との珊瑚菜という共通の名前が考えられるかもしれない。

『本草綱目』の防風の項の記載に、「其花は茴香の如く、其気は芸蒿の如し」「葉牡蒿に似る」「茎葉は倶に青緑色、茎深くして葉は淡く、青蒿に似て短小」「又石防風有り、河中府に出る、根は蒿の如し」と防風と蒿類の類似点が列記され、さらに李時珍曰くとして「石防風、山石之間に生じ、二月嫩苗を採り菜を作る、辛甘にして香、珊瑚菜と呼ぶ」とある。

また現在の柴胡（北柴胡を主とする）の薬材の特徴である「蘆頭に赤毛有り鼠尾の如し」が防風の仲間にも共通してみられることは、薬材の混同の可能性を示唆する。

森は唐以前においては「茈胡」は現在の防風であり、防風は茴香の根であると述べている。[12]『呉普本草』（三世紀）に防風の異名として茴芸・茴草がある。茴香根の薬効は温腎和中・行気止痛である。防風の『神農本草経』の記載は「主大風頭眩痛、悪風、風邪、目盲無所見、風行周身、骨節疼痹、煩満」であり、確かに類似点はみとめられるようである。考察は割愛する。

浜防風は春に若芽を生食（八百屋防風という）したり、花が柴胡と同じくセリ科の特色である複散形花序ではあるが、色は白く（五～七月）、葉の形も平行脈ではなく、質厚く光沢あり、海浜砂地に生える。ただ日本では古来より防風の代用品として用いられてきたようで、先に森が誤認したように、「茈胡」の基原植物として述べられることがある。

ただ形態から見ても、浜防風以外のセリ科に属する防風群のほうが「茈胡」に相当するように思われる。なお浜防風は中国では北沙参の原植物であり、肺や胃の陰液を補い祛痰止咳を目的に用いられることが多く、沙参といえば古来より用いられてきた桔梗科の南沙参よりも優品であると認識され頻用されている。[16]

（6）前胡説：防風の項でも取り上げたカワラボウフウ属 *Peucedanum* L. には、「茈胡」とその根茎の類似性を指摘（『図経』）された前胡の主植物である、白花前胡 *P. praeruptorum* Dunも属している。前胡の主たる産地は長江以南である。日本で前胡として用いられてきたものはノダケ（和名「たにせり、うたな、うまぜり、のぜり、やまぜり、こまぜり、みつばぜり、みつばくさ」など。[17] 中薬名：紫花前胡。日本当帰と同じセリ科シシウド属 *Angelica decursiva*）で、現在中国では前胡の原植物として認められている。

白花前胡は春に苗を出し、斜蒿に似て、味ははなはだしく香美で、また芸蒿にも似ている（『図経本草』）。前胡の薬効は『神農本草経集注』などで「茈胡」との類似点が目立つ。この点の検討は次節に述べる。

「茈胡」に比し、前胡は薬剤としての根が軟らかいといわれているが、剛前胡 *Ferula borealis* Kuan. または *Peucedanum rigidum* Bge.（異名：沙前胡、賽防風、仮防風、野茴香など）というセリ科硬阿魏の根は、花黄色（五～八月）黄河以北に産する。その作用は解表・清熱・祛痰・鎮咳・消腫であり、瘰癧を砕く作用もあり[9]、茈胡・前胡との類似が多い。

なお、先に防風の代用品として日本で用いられ、牡丹防風として防風の項で取り上げた、中薬名・浜海前胡 *P.japonicum* Thunb.は、清熱利湿・消腫散結・堅骨益髄などの薬効がある。日本の松村任三は、「これは『神農本草経』上品に取り上げられている防葵であると記し、以後多くの文献に引用されてきたが、この説は誤りである」[18] としながら、では防葵は何かということを述べていない。現代生薬辞典の中で唯一防葵を記載していたのは『中華薬海』であり、それによれば菊花植物であり（学名の記載なし）「降逆止咳、清熱通淋、益気塡精、除邪鎮驚、行気散結」を薬効としてあげている。

そもそも防葵が徐々に用いられなくなった背景には、防葵が大戟の仲間で有毒の狼毒の陳久根と鑑別しがたく、しばしば狼毒により致命的結果を招いたことがあげられている。しかしそのような曖昧な理由で『神農本草経』で上薬であった植物が不明になるものであろうか。ここにも「茈胡」であったかもしれないと思わせる生薬がある。

3．効能からの検討

歴代本草書の柴胡の記載を見てみる。

『神農本草経』：「味苦、平」「主心腹、去腸胃中結気、飲食積聚、寒熱邪気、推陳致新」

『名医別録』：「微寒、無毒」「除傷寒心下煩熱、諸痰熱結実、胸中邪逆、五臓間游気、大腸停積水脹及湿痺拘攣、亦可作浴湯」

『薬性論』：「治熱労骨節煩疼、熱気肩背疼痛、労乏羸痩、下気消食、宣暢気血、主時疾内外熱不解、単煮服之良」

『千金要方』：「苗汁治耳聾、灌耳中」

『四声本草』：「主痰満、胸脇中痞」

『日華子本草』：「味甘」「補五労七傷、除煩止驚、益気力、消痰止嗽、潤心肺、添精髄、健忘」

『神農本草経』の薬効の分析は、柴胡の三焦膜網を疏利する力から説明するもの（冉雪峰『大同薬物学』）、肝胆木鬱横逆として説明するもの（『本草経百種録』『本草正義』）、柴胡の胆気を昇達する作用や和解少陽作用や半表半裏をめぐる働きから説明するもの（『本草経解』[10]）などが代表であろう。

しかし『諸病源候論』以後の書籍に見られる、心下堅・疝・痃・瘧・癖・脚気・霍乱・嘔噎そして上気（気の上逆）による胸痹・咳嗽など各種の症状は、その程度の差はあっても、基本的には脾胃の失調や肺気の失調に起因する、痰飲などの積聚によるものである。[23]「茈胡」はこれらの臓腑の失調に起因する種々の痰飲・積聚状態に対し有用であると認識されていたことがわかる。

ここで形態学から見て「茈胡」に近似しているとしてあげた、各生薬の薬効をまとめてみる。

紫草根：『神農本草経』「苦、寒。主心腹邪気、五疸、補中益気、利九竅、通水道」

『名医別録』「療腹腫脹満痛。以合膏、療小児瘡及面皶」

蒿類の代表として青蒿：「清熱、解暑。治温病、骨蒸労熱、瘧疾寒熱、痢疾など」

鼠曲草（仏耳草）：『別録』「味甘、平。調中益気、止泄除痰、厭時気、去熱嗽」

委陵菜（翻白菜、河原柴胡）：「根：味苦、平。解熱、通経、止胸脇痛。全草：清熱解毒、消炎止血」

蛇含：『神農本草経』「味苦辛、涼。主驚癇、寒熱邪気、除熱、金瘡、疽痔、鼠瘻悪瘡、頭瘍」

　『別録』「療心腹邪気、腹痛、湿癭」

露草（鴨跖草）：『本草拾遺』「味甘淡、微寒。利水清熱、涼血、解毒」

防風：『神農本草経』「主大風頭眩痛、悪風、風邪、目盲無所見、風行周身、骨節疼痺、煩満」

剛前胡（硬阿魏）：「解表、清熱、祛痰、鎮咳、消腫であり、瘰癧を砕く」

牡丹防風（浜海前胡）＝防葵：「清熱利湿、消腫散結、堅骨益髄」

防葵：『中華薬海』「降逆止咳、清熱通淋、益気填精、除邪鎮驚、行気散結」

前胡：『名医別録』「味苦、微寒、無毒。主療痰満、胸脇中痞、心腹結気、風頭痛、去痰実、下気。治傷寒寒熱、推陳致新、明目、益精」

　『薬性論』「能去熱実、及時気内外倶熱、単煮服之」


「茈胡」の記載に類似している植物として、紫草根の『神農本草経』の記載、鼠曲草、防風、剛前胡、前胡があり、「茈」に見られるような明らかな清熱解毒作用を主とするものは、紫根の『名医別録』の記載、青蒿、委陵菜、蛇含、露草、牡丹防風がある。防葵と紫草根は両方の薬効を含んでいる。

『神農本草経』の紫根の記載が「茈」より「茈胡」に類似していることは、五十二病方時代の「茈」が必ずしも紫根とは限らないことの傍証になるかもしれない。

前胡は『図経』で「茈胡」との根茎の類似を指摘されているが、薬効においても柴胡との類似が見られる。そこで現存最古の救急医学書の集大成である『備急千金要方』[26]（唐、六五〇～五八頃）、そして晋以後唐にいたるまでの大量の医学資料（引用文献六十九家、二千八百二条）を分類編集し整理した『外台秘要方』[22]（唐、七五二）

と、宋代に存在していた医学文献を病因・病理・症候などにより分類編纂した、宋王朝の組織的編纂方書である『太平聖恵方』[23]（宋、九九二）を参考にして、柴胡と前胡さらに類似生薬の一つとして防風を取り上げ、晋から唐代あるいは宋にいたる間にどのように各生薬が用いられてきたかを見てみる。

宋代に王叔和により大幅に改定を受け、現在流布している宋板『傷寒卒病論集』とは別に、『千金翼方』巻九（傷寒方上：『傷寒論』に相当。処方数百一）と巻十（傷寒方下：『金匱要略』に相当。処方数百三十五）には、通称「唐本傷寒論」と呼ばれる『傷寒卒病論集』があり、また『太平聖恵方』巻八（処方数五十）には通称「高継沖本傷寒論」と呼ばれる、ともにより傷寒論の原初の内容を正確に伝えているといわれている版本がある。各伝本中にそれぞれの生薬が用いられて

表1．各伝本中にそれぞれの生薬が用いられている回数

	柴胡	前胡	防風
「唐本傷寒論」（巻九）	3	1	4
（巻十）	5	3	0
「高継沖本傷寒論」	15	0	1
『宋板傷寒論』	53	0	0
『宋板金匱要略』	9	0	5

表2．『太平聖恵方』巻九「治傷寒歴日諸方」の中で、前胡が用いられている回数

	処方総数	柴胡	前胡	防風
治傷寒一日諸方	24	3	2	1
二日	14	1	1	0
三日	11	0	1	0
四日	21	7	2	1
五日	7	3	2	0
六日	14	8	1	1
七日	5	2	1	0
八日	5	3	0	0
九日以上	7	3	2	0
総　計	132	30（22.7%）	12（9.0%）	3

表3．『外台秘要方』で各症候に対してそれぞれの生薬が用いられた回数

		処方数	柴胡	前胡	防風
巻一	傷寒上	117	6	4	3
二	下	161	5	0	1
三	天行（時気病）	137	8	4	0
四	温病および黄疸	127	4	0	1
五	瘧病	112	3	1	0
六	霍乱および嘔吐	184	4	1	0
七	心痛、心腹痛及寒疝	198	7（6）	4（5）	1
八	痰飲、胃反噎など	203	6	9	5
九	咳嗽	139	1	3	3
十	肺痿肺気上気咳嗽	131	7	1	3
十一	癖及痃気積聚、胸痹奔豚	130	6	10	3
十二	水病	127	0	0	2
	総　計	1766	57（56） （3％）	37（38） （2％）	22 （1.2％）

いる数（柴胡などを含む処方数）を調べた（前頁表1）。

『名医別録』には前胡の薬効として「治傷寒寒熱」があげられているにもかかわらず、「高継沖本」と『宋板傷寒論』には前胡の使用がないことが目立つ。

古代においては張仲景以外の傷寒流派が存在していたという指摘[27]を参考にして、現存している先にあげた三版本とまったく異なる系統の『素問』熱論篇系といわれる『太平聖恵方』巻九の「治傷寒歴日諸方」の中で、傷寒病に対して前胡がどのように用いられていたかを確認した（前頁表2）。この結果および表3の『外台秘要方』巻一・二の「傷寒上、下」から見るところ、晋以後唐宋時代に前胡は柴胡ほどでないにしても、傷寒病に対し

7．柴胡と前胡

表4．『太平聖恵方』で各症候に対してそれぞれの生薬が用いられた回数

	処方数	柴胡	前胡	防風
巻四十二　上気、胸痹	134	5	25	0
四十三　心痛、腹痛、胸脇痛	158	4	8	0
四十四　腰痛、陰腫痛	202	0	0	34
四十五　脚気	184	11	19	53
四十六　咳嗽	156	4	12	0
四十七　霍乱、嘔、三焦	190	2	7	1
四十八　積聚、疝、癥瘕	143	2	8	0
四十九　痃、癖、	165	7	5	0
五十　膈気、噎	115	7	19	0
五十一　痰・飲	128	2	33	10
五十二　瘧	171	9	0	0
総　計	1746	51 (2.9%)	136 (7.8%)	98 (5.6%)

て用いられていたことがわかる。

次に、『神農本草経』や『名医別録』に見られる「茈胡」の症状と関連すると思われる症候に対して、各生薬がいかに用いられてきたかを、『外台秘要方』（表3）と『太平聖恵方』（表4）から見てみる。

『太平聖恵方』の巻二「分三品薬及相畏悪」を見ると、草薬上部の柴胡と、草薬中部の前胡は「半夏為使、悪梍莢、畏藜芦」は共通している。さらに柴胡の用法としてあげられているのは、脾臓用薬、傷寒、時気、労熱、労復、痰飲、宿食、積聚癥瘕であり、前胡は時気、労熱、痰飲で、この巻に防風の用例は見られなかった。

『外台秘要方』の全処方は約六千五百で、そのうち柴胡を含む処方は約百（一・五％）[8]とすれば、ここにあげた『神農本草経』『名医別録』などに則っ

た使われ方が頻度としては多いことになる。つまり唐およびそれ以前は、柴胡・前胡・防風は当時を代表する本草書の用法に則って用いられていたといえる。

宋代においては、漢およびそれ以前よりは、各生薬ともにより現代に近い使用法で用いられてきたことがわかる。例えば柴胡は気を挙げ、前胡は気を降ろすこと、前胡が肺に作用することなどが『外台秘要方』と比べると明確になってきた。一方で前胡は柴胡とともに、依然として種々の痰飲積聚の疾患に用いられている。

一方、当時これらの生薬がどの臓器に主として作用すると考えられていたかを明らかにするために『太平聖恵方』の巻三・四・五・六・七の臓器別のさまざまな用法をまとめてみた（表5）。中風を始めとする種々の風病に対しての処方で防風はほとんどの処方に用いられており、そのため防風の使用は多くなっている。しかし肝に対して柴胡の使用が少なく、前胡の方が多いことは意外であり、肺と脾に対し両者ともに用いられていることは、痰飲を捌く目的からして妥当性がある。

表5．『太平聖恵方』巻三・四・五・六・七における臓器別の生薬使用回数

	処方総数	柴胡	前胡	防風
肝	105	3	14	41
心	114	6	1	35
脾	139	9	16	10
肺	129	10	15	18
腎	148	1	6	19
計	635	29（4.5%）	52（8.2%）	123（19.4%）

このように柴胡と前胡と防風を比較してみると、防風は風病に用いるということは確定されていたようで、薬効面からは「茈胡」との混同は考えにくい。ただその原植物や薬材の形態からは柴胡との類似点がみとめられるので、時代変遷の中で徐々に取捨選択され、現在の北柴胡を主とするグループのものが主流になる過程で、「茈胡」と誤認されてきた可能性は否定できない。

それに対し、前胡は薬効面からも類似性がみとめられ、実際の使用例からもそれは首肯できる。ここで漢の全国制覇に伴い交通網がどの程度整備されていたか、商業流通がどの程度発達していたかの検討が必要である。後代の隋による大運河建造前の南北交通が、実際にどの程度可能であったものか。黄河文化圏を主産地とする北柴胡グループの薬材が江南文化圏で頻用された可能性があるのかどうか。その程度如何では、『傷寒卒病論集』がまとめられたと考えられる江南文化圏に主産地が一致する前胡のほうが、「茈胡」として妥当性があるのではないだろうか。

4．考察

『神農本草経』は、秦漢以前数千年に及ぶ用薬経験をまとめたものであり、[6][14]『名医別録』は漢魏以来の名医の用薬経験のまとめであることに注目する必要がある。[14]『隋書経籍志』[15]には『……本草経』と名付けられているものを含め、多数の本草書が記載されていることからも、いくつかの『神農本草経』と類似の書籍名の本草書が存在していたことが示唆される。そしてこれらを、陶弘景が各地の名医たちの経験をも参照し、その本草の知識を加えて取捨選択し、『神農本草経集注』としてまとめたのではないだろうか。事実『武威漢代医簡』によれば、三十数種の薬方中に百種の薬物が記載され、そのうち六十九種は『神農本草経』に見られるもので、十一種は『名医別録』に見られ、二十種はいずれにも見られないものであるという。[6]

そしてこれらの集積作業中には、植物分類や同定が不十分であった時代背景を考えれば、「茈胡」の如くその植物あるいは薬材の形態の部分的類似にもとづく、幾多の混同があったであろうことが示唆される。その中には沙参の如く、古代においては現在の南沙参が主であったものが、後代北沙参が新たに登場し、現在ではむしろ沙参といえば北沙参を指すほどになっているような例も見られる。[16]また冒頭に述べた真柳氏の講演会で述べられた如く、古代にいう「桂枝は桂皮（肉桂）」「枳実は枳殻」「朮は蒼朮」「芍薬は赤芍」のように、同一種属の中での同定が進んだものもある。

そして柴胡・前胡などの主治を時代順に並べてみると、その内容が大きく異なることに気付く。他の生薬に関してもこういった傾向があることはしばしば感ずることではある。例えば、現在補血作用が強調されることが多い当帰には、「咳逆上気を治す」作用が『神農本草経』に書かれており、実際その作用がみとめられる。[13] このように現在の生薬学の教科書では、比較的に単純明快に薬効をまとめており、その主たる部分は李時珍によることが多いと思われる。たとえば柴胡にしても『本草綱目』の歴代の記載の中で、李時珍自身の意見としてあげられている「陽気下陥を治し、肝胆三焦包絡の相火を平ぎ、および頭痛眩暈し、目昏み赤痛し障翳となり、耳は聾で鳴り、諸瘧、および肥気寒熱、婦人の熱が血室に入り、経不調わず、小児の痘疹余熱や、五疳羸熱を治す」が現代中薬学の柴胡の記載に合致する。ただ閑却されがちな薬効の中にも有用なものがあることを忘れてはならないであろう。

世界の四大文明がすべて大河の流域に発生したことからも、漢の全国統一以前の主たる文化圏は黄河流域が主で、それとは別に長江流域にもあったと考えられる。『隋書経籍志』など歴代の経籍志には本草書の類書が多く見られることから、『神農本草経』および『名医別録』のように、それぞれ各地方における医師や本草家(?)の長年に渡る経験をまとめた書籍があったと考えられる。もちろん文化の主流は黄河文化圏にあったであろうが、漢の全国統一を機に全国の文化交流がある程度なされたと推測できる。それは『神農本草経集注』の著者の陶弘景が江蘇省(長江文化圏)の出身と考えられていることからも示唆される。

前漢の武帝の度重なる全国巡行に伴い、道路網は整備され発達した。馳道と呼ばれた皇帝の専用道路に沿って、両側に一般道が作られ、人民の交通や運輸を促し、経済が発展した。その中に河南省開封から河川沿いに長江に達する道と、山東省から長江に達する二つの南方線があった。一方運河の開鑿も各地で行われていた。[24]

このような時代背景を考えれば、黄河文化圏に産する北柴胡グループの薬材が、張仲景が主として活躍したと考えられる江南文化圏にも輸送されていた可能性は否定できない。ただ物産品である生薬(薬材)が、それなりの量の確保という保証のもとに使われるようになるためには、さらに時代の経過が必要であったろう。それには隋の煬帝によって行われ、南北交通を大幅に可能とした大運河の開鑿事業が大きな役割を果たした。そして唐と宋という全国統一国家の中で、地方物産品である薬材が全国へと広まっていったと考えられる。

このような文化史的背景のもとに『傷寒卒病論集』の中の茈胡を考えてみる。張仲景の生地は河南省であり、長沙の太守であったことなどから、本書は主として江南文化圏の知識にもとづいて書かれたと考えてよいであろう。

現在の柴胡の基原植物である北柴胡など *Bupleurum* 属はいずれも中国の黄河文化圏（もしくは以北）を主産地としており、『傷寒卒病論集』中の「茈胡」の基原植物としては相応しくない。それに対し長江以南を主産地とする前胡は、『神農本草経集注』の中では薬材としての「茈胡」との類似性を指摘され、また薬効面でも共通する記載が多く見られており、さらに唐代の『外台秘要方』や宋代の『太平聖恵方』などには、傷寒病を含めた多くの症候に共通して用いられているにもかかわらず、『傷寒卒病論集』の中ではまったく用いられていない。当時の流通の発達程度を考えれば、基本的な薬材は地元で確保できるものであったであろう。

そしてもう一つの疑問は、『傷寒論』序文に、張仲景が参考にした文献として、『素問』『霊枢』『難経』などとともにあげられている本草書は、『薬録』であって、『神農本草経』ではない。『薬録』の内容については現在まったく不明である。ここで歴代の医籍について概観してみる。『漢書芸文志』は、後漢の班固が秦から前漢の間の史書を撰じたものだが、『黄帝内経』などの医経は収録されているのに本草書は記録されていない。そのため清代に『漢書芸文志拾補』がその欠損を補うため撰じられているが、その中に『薬録』とほぼ同時代に著されたと考えられている『桐君（採）薬録』『雷公薬対』『子儀本草経』『倉公対詔』は採録されているが、名前に同一性が見られる『桐君（採）薬録』が『薬録』であるかどうかは不明である。また『後漢芸文志』以下各時代の史書にもなく、梁から隋まで五朝の史書をまとめた『隋書経籍志』にも見られない。[25]

張仲景が古代においてすでに失われていた『薬録』を参考文献にあげ、より一般的であったと思われる『神農本草経』などをあげていないのはなぜだろうか。陶弘景が江南文化圏にいて『神農本草経集注』を著している以上、流布していなかったとは思えない。たとえ該書が江南文化圏を中心に流布していた本草書であったとしても、さほど時代的な隔たりのない後漢、五代や隋の芸文志に記載が見られないのはなぜだろうか。

いずれにしろ、以上の観点より『傷寒卒病論集』中の茈胡は前胡であったと考えるほうが妥当と思われる。

著者は、柴胡関連方剤の一部を前胡に替えて治療しており、その結果は次章に報告する。

5. 小結

一．『五十二病方』中の「茈」は紫草根であることが最も考えられるが、薔類・委陵菜の仲間・露草（鴨跖草）・牡丹防風（浜海前胡）・防葵など、古来より「茈胡」類似生薬としてあげられてきた薬材も、清熱・消腫の作用をもち、その可能性を否定できない。

二．『武威漢代医簡』の「茈胡」は薬効から考えて、また黄河文化圏に属することからも、北柴胡であると思われる。

三．『神農本草経集注』時代以前の「茈胡」は、各地方ごとに植物が異なっていたのではないだろうか。可能性のある植物としては紫草根・薔類・鼠曲草・委陵菜（河原柴胡）属・防風グループ（セリ科の関防風、イブキボウフウ属、カワラボウフウ属を含めて）・防葵・前胡、そして北柴胡の仲間も考えられる。

四．『傷寒卒病論集』の「茈胡」は、前胡であると思われる。

2. 柴胡剤の前胡による代替運用（臨床検討）

先に前章の中で、古代において「茈胡（あるいは茈）」と記された植物についての考察を行い、『傷寒卒病論集』に使われている柴胡は、張仲景の時代には前胡であった可能性があるとの推論を述べた。

ここでは柴胡と前胡の二生薬に焦点を絞り、より詳細に文献考察を行い、併せていわゆる柴胡剤の柴胡を前胡に変えて臨床検討を行い、推論の妥当性について検討した。

いわゆる柴胡剤の柴胡を前胡に替えて使用する際の目標として、①柴胡のもつ陰液損傷作用を嫌うとき、②柴胡のもつ気の昇提作用を嫌うとき、③前胡の現代中薬学の薬効である清肺熱作用を併せて期待するときのうち、いずれかの条件が満たされる場合とした。

一九九五年五月頃より柴胡剤の一部を前胡で代替使用することを行ってきた。元来、柴胡剤を使用することはさほど多くなく、四逆散加減を疏肝解鬱を目的に使用することが比較的多いが、大・小柴胡湯を用いるのは『傷寒卒病論集』の使用法に則る場合に限局することが多く、その頻度は比較的少なかった。今回の統計でも全処方数に対し平均五・三％であり、本来の柴胡を用いた処方を加えても一割には達していない。

対象患者数は延べ六十三人であり、延べ処方箋数は表6の如く八十四枚であった。対象疾患別にその使用頻度を見ると、主に皮膚を含めた肺系疾患（多い順に、アトピー性皮膚炎・喘息・多汗症・アレルギー性鼻炎・肺がん・風邪を引きやすい・蕁麻疹・尋常性挫瘡、乾癬）に対して六十三・四％、それ以外の疾患（肝硬変・高血圧・易疲労・乳がん・痛風・子宮内膜症・慢性胃腸炎・シェーグレン症候群など）に対して三十六・六％であった。男女比は約七対三で男が多かった。

以下に症例を例示し、実際の使用法について記す。

表6．柴胡剤の前胡代替処方数

	4月	5月	6月	7月	8月	合計
四逆散加減	3	4	16	9	18	50
小柴胡湯加減	2	5	7	0	6	20
大柴胡湯加減	0	1	2	5	6	14
合計処方数	5	10	25	14	30	84
各月の全処方数	305	320	304	319	323	1571
柴胡剤の処方割合	1.6%	3.1%	8.2%	4.4%	9.3%	5.3%

【症例1】K．A．二十四歳、男、No.九三－〇二七七

初診 一九九三年六月五日：

主訴：喘鳴・息切れ・咳・痰・鼻炎症状・感冒にかかりやすい

既往歴・家族歴：特記すべきものなし

現病歴：高卒後、山形より上京。以後息切れが始まり、翌年現職である板前の修業に入った一年間が、特に息切れが増悪し咳・痰・喘鳴も出現した。近医で喘息と診断され、吸入や内服薬による治療を受けていたが軽快しないため、当院受診。暖冷房の時期、雨の前、梅雨時に悪化する。

当初、痰湿阻肺・気陰両虚の弁証のもとに治療を行い、以後ときどき悪化するもののほぼ安定した状態で経過してきた。本年五月より出世してカウンターに出るようになってから、心労が強くなって疲れやすくなり、痰も絡むことが多くなってきた。

一九九五年五月二十六日：

脈診：

	寸	関	尺
左	細滑	沈滑細	沈滑細
右	細滑	滑細	細滑

舌診：舌質やや紅嫩暗、苔白根厚、前辺少

舌裏の静脈の怒脹あり

弁証：木火刑金（肝火灼肺）・痰濁内蘊（結胸）

治法：祛痰開胸・清肝解鬱

方剤：小陥胸湯合小柴胡湯（前胡代替）加減

処方：栝楼実6g、半夏9g、黄連3g、前胡12g、白芍12g、枳殻9g、蒼朮12g、黄芩6g、人参6g、生姜3g、大棗6g、甘草3g 一日三回七日分

牽皁散4.5ｇ　一日二回七日分

＊牽皁散：自家製剤。（生）（炒）牽牛子（各）0.75ｇ、皁角刺1.5ｇ、（酥炒）皁莢1.5ｇ、（炒）来菔子3ｇ　の割合の混合粗末。

一九九五年六月二日：

調子良いとのこと。

脈診：　寸　関　尺
左　滑細　滑細弦　滑細弦
右　滑細　滑細弦　滑（尺長）やや頻脈

舌診：舌質やや紅嫩暗・苔白根厚・前辺少。舌裏の静脈の怒脹有り

弁証：木火刑金（肝火灼肺）・痰濁内蘊・気陰両虚

治法：祛痰清肺・疏肝解鬱・補気滋陰

処方：前胡12ｇ、黄芩6ｇ、人参6ｇ、半夏6ｇ、生姜3ｇ、大棗6ｇ、葶藶子9ｇ、天門冬9ｇ、天花粉6ｇ、北沙参9ｇ、蒼朮9ｇ、甘草5ｇ　一日三回七日分

牽皁散4ｇ　一日二回七日分

以後、ほぼ同処方にて安定している。

【症例2】M・H・十九歳、男、No.九五－一〇七〇

初診　一九九五 年七月十日：

主訴：全身の皮疹と痒み

既往歴：小児喘息（小学校から中学校まで）。アレルギー性鼻炎（小学校時代）、六年生のとき鼻甲介切除術

家族歴：妹にアレルギー性鼻炎

現病歴：生後三～四カ月で顔面に発疹。近医でアトピー性皮膚炎の診断。幼稚園のころよりステロイド軟膏使用し、現在までほぼ毎日一回使用。最近増悪傾向にあるため、皮膚科医の紹介で当院受診。

現症：ウーロン茶の冷飲多い。大便は毎日あるが、やや軟便ですっきり出ない。ふくらはぎがつることがある。皮膚のかさつきがある。

脈診：

	寸	関	尺
左	滑細濡	滑濡	滑細濡
右	滑細濡	滑細濡	滑細濡

舌診：舌質淡暗、苔白、根帯黄膩
舌裏の静脈の怒脹あり

弁証：湿毒内蘊・気滞血瘀・衛気不通・気血両虚

治法：清熱祛湿止痒・活血理気・衛気疏通

処方：牡蛎30ｇ、天花粉９ｇ、半夏９ｇ、枳実６ｇ、蒼朮・白朮（各）12ｇ、山帰来15ｇ、前胡９ｇ、白芍９ｇ、白鮮皮15ｇ、地膚子15ｇ、決明子９ｇ、鶏血藤15ｇ、甘草５ｇ　一日三回八日分
青蛤碧玉油（自家製軟膏）一本

一九九五年七月十八日：
毎日正常便。脈・舌診ほぼ同じ。

処方：前回処方、白芍、地膚子、決明子を各12ｇへ変更。　十四日分

一九九五年八月一日：

少し皮疹よい。前額部の発疹はまだ改善せず。

脈診：

	寸	関	尺
左	滑	滑有力	滑細

右　滑細　滑　滑細弦（尺長）

舌診：舌質やや紅暗、苔白。舌裏の静脈の怒脹あり

弁証：暑湿傷陰・陰虚内熱・肌膚湿蘊・肝熱上亢・衛気不通

治法：滋陰清熱・祛湿清肝・衛気疏通

処方：青蒿９g、白薇９g、土鼈甲12g、牡蛎20g、白鮮皮15g、地膚子15g、杭菊花６g、山帰来15g、鶏血藤12g、決明子12g、天花粉９g、半夏６g、枳実６g、白朮９g、甘草５g　一日三回十四日分

青蛤碧玉油一本

一九九五年八月十五日：

アトピーは全体的によくなり、四肢関節部のみ残る。かさつきも減少。寝つきが悪い。

脈診：

	寸	関	尺
左	滑濡大	滑濡大	細滑
右	滑濡	滑濡	滑（尺長）

舌診：舌質嫩、苔白帯黄薄膩。舌裏の静脈の怒脹あり

弁証：衛気不通・気陰両虚・暑湿内蘊

処方：半夏９g、枳実６g、天花粉９g、蒼朮・白朮（各）９g、白鮮皮12g、地膚子９g、山帰来９g、党参12g、北沙参９g、滑石18g、製首烏12g、甘草３g　一日三回十六日分

青蛤碧玉油１本

一九九五年九月一日：

ほぼ完治。

3．柴胡と前胡の古代本草書にみる比較

柴胡と前胡に関する、『神農本草経』と『名医別録』中の条文は、[28]

茈胡：『神農本草経』「味苦、平」「主心腹、去腸胃中結気、飲食積聚、寒熱邪気、推陳致新」
　『名医別録』「微寒、無毒」「除傷寒心下煩熱、諸痰熱結実、胸中邪逆、五臓間游気、大腸停積水腸及湿瘻拘攣、亦可作浴湯」

前胡：『名医別録』「味苦、微寒、無毒」「主療痰満、胸脇中痞、心腹結気、風頭痛、去痰実、下気。治傷寒寒熱、推陳致新、明目、益精」

（1）両生薬に共通（類似）する記載

茈胡	前胡
主心腹、去腸胃中結気　胸中邪逆 去飲食積聚　主療心腹結気	胸脇中痞　主療痰満
去寒熱邪気、除傷寒心下煩熱	治傷寒寒熱
除痰熱結実	去痰実

（2）茈胡にあって前胡にない記載

五臓間游気、大腸停積水腸及湿瘻拘攣、亦可作浴湯

（3）前胡にあって茈胡にない記載

風頭痛、下気、明目、益精

ということになるが、重要な部分はかなり重なっていることがわかる。特に興味深いのは、小柴胡湯の腹診の

特徴所見として考えられている「胸脇苦満」に関連すると思われる、「胸脇中痞」という記載が前胡に見られるが、茈胡にはないことである。

4．唐宋文献に見る柴胡と前胡の使用頻度の比較

『備急千金要方』[29]『千金翼方』[29]『外台秘要方』[30]『太平聖恵方』[31]という唐宋時代を代表する総合医書の中で、柴胡と前胡がどのように用いられてきているかを見てみる。

『千金翼方』中の巻九、十は傷寒上・下として傷寒病について記載が見られ、古本傷寒論の趣を残すものとして「唐本傷寒論」と称されている。『備急千金要方』の巻九も傷寒方上として傷寒病の記載が、また巻十は傷寒方下として雑病の記載が見られる。また『太平聖恵方』には「高継冲本傷寒論」と称される巻八の他に、『素問』熱論篇の系統を引く別派傷寒派と考えられるグループの記載が、巻九および十～十四に見られる。古代においては張仲景を代表とするグループ以外にもさまざまな傷寒方を用いたグループが存在していたことは、唐宋以前の傷寒病における生薬の用い方を知るうえで興味深いものがある。

1．大・小前胡湯

その一例として、大・小前胡湯を取り上げてみる。

大前胡湯

（1）『外台秘要方』巻一。『古今集験』より引用。

療傷寒八九日不解、心腹堅満、身体疼痛、内外有熱、煩嘔不安方。

胡洽云、出張仲景。

前胡半斤　半夏半升、洗生姜五両　枳実八片、炙芍薬四両　黄芩三両　乾棗十二枚、擘
右七味、切、以水一斗、煮取三升、分四服、日三夜一服。

（2）『備急千金要方』巻十七。
治気極傷熱、喘息衝胸、常欲自恚、心腹満痛、内外有熱、煩嘔不安
前胡八両　半夏　麻黄　芍薬各四両　枳実四枚　生姜五両　黄芩三両　大棗十二枚
上八味、㕮咀、以水九升、煮取三升、去滓、分温三服。

小前胡湯

『外台秘要方』巻一。『古今集験』に同じ。
療傷寒六七日不解、寒熱往来、胸脇苦満、黙黙不欲飲食、心煩喜嘔、寒疝腹痛方。胡洽云、出張仲景。
前胡八両　半夏半升、洗生姜五両　黄芩　人参　甘草炙、各三両　乾棗十二枚、擘
右七味、切、以水一斗、煮取三升、分四服。

両者ともに現在伝えられている『傷寒論』の大小柴胡湯に近似していることがわかる。この処方の存在を知ったときに、茈胡＝前胡説の励みとなった。

2. 各医書中の柴胡と前胡の用いられ方

次に、各医書中の傷寒方に柴胡と前胡がどのように用いられているかを再調査した（次頁表7・8・9）。各伝本により、柴胡の使用頻度にも差がある。張仲景派と考えられている『宋板傷寒論』、『千金翼方』巻九・十、『太平聖恵方』巻八には前胡がまったく用いられていないのに対し、『素問』熱論篇などの系統の他の傷寒派には前胡が柴胡の約半数強の割合で用いられてきたことがわかる。

7．柴胡と前胡

表7．『千金翼方』『千金要方』の柴胡と前胡の使用回数

	全処方数	柴胡含有方数	前胡含有方数
『千金要方』巻九	101	3	1
十	135	5	3
合　計	236	8（3.4%）	4（1.7%）
『千金翼方』巻九	62	7	0
十	47	0	0
合　計	109	7（6.4%）	0

表8．『太平聖恵方』各巻の柴胡と前胡の使用回数

	全処方数	柴胡含有方数	前胡含有方数
巻八	50	15（30%）	0％
巻九	132	30（22.7%）	12（9.0%）
巻十	166	28	10
巻十一	161	22	14
巻十二	120	15	20
巻十三	158	16	13
巻十四	162	27	5
合計	767	108（14.1%）	62（8.1%）

表9．宋板『傷寒雜病論』[32]の柴胡と前胡の使用回数

	全処方数	柴胡含有方数	前胡含有方数
『宋板傷寒論』	238	53（22.3%）	0
『宋板金匱要略』	256	9（3.5%）	0
合計	494	62（12.6%）	0

5. 考察

大・小柴胡湯、四逆散などの柴胡を含む方剤（いわゆる柴胡剤）の主薬である柴胡を前胡に替えて、延べ六十三人（八十四枚の処方）に使用してみたが、それぞれ効果を認め、しかもまったく問題は起こらなかった。むしろ柴胡の欠点ともいえる陰液の損傷作用や、ときには邪魔になる気の昇提作用などは前胡にはなく（前胡は気を降下させるといわれている）、臨床的には使いやすい面が多々あった。

今回の検討には、現代の前胡の主たる作用である清肺熱を尊重し、主に皮膚を含めた肺系疾患（特にアトピー性皮膚炎、約四十三％）に対する使用が多かったが、それ以外にも種々の疾患に対して、臓腑相関や経絡などで何らかの形で肝と関連をもつもの（たとえば相克関係で脾）に対し、いわゆる柴胡剤を用いてきた。

これは『太平聖恵方』巻三～七の臓器別使用法（562頁参照）に見られる如く、前胡が肺のみでなく、肝や脾（腎にも多少）の疾患にも適応が可能との報告を支持するものであり、まさに『傷寒卒病論集』の柴胡剤の全面的な前胡代替の可能性を示唆するものである。ただし、現在の北柴胡の存在を否定することは無意味であり、先に使用目標として掲げた、柴胡の傷陰作用、気の昇提作用を嫌う場合や、肺系疾患への使用といった場合には、今回試みた如く前胡を柴胡に替えて用いることを考慮するとよいと思われる。

張仲景の時代に柴胡と呼ばれていた生薬が前胡であったかもしれないと想像しながら、いわゆる柴胡剤に前胡を代替使用していくことは浪漫を感じさせるものがあり、しかもあながち無謀なことではないことを証明しえたと思われる。今後、柴胡を使いがたい症例に対し、前胡の代替を進めていくことで、より『傷寒卒病論集』中の処方の適応が広がるものと思われる。

6．結語

前胡によるいわゆる柴胡剤の代替使用のほぼ満足する結果をふまえ、歴史的に張仲景派とは別に存在していたと考えられている傷寒グループ（非張仲景派）で、しばしば柴胡と同様の考えのもとに用いられてきた前胡が、張仲景派ではまったく用いられなかった理由の一つとして、張仲景派の主たる活躍の場が揚子江流域であり、前胡の主産地とは重なっているが、当時の流通状況から黄河流域を主産地とする北柴胡の入手がさほど容易であったとは考えられない点を考慮すると、茈胡＝前胡説もあながち荒唐無稽のものとはいえないと思われる。


一．八十四処方でいわゆる柴胡剤の柴胡を前胡に替えて用い、ほぼ満足する結果を得た。

二．実際の使用症例（喘息とアトピー性皮膚炎）を例示した。

三．古代本草書においては、柴胡と前胡の主治事項に類似点が多いことを述べた。

四．唐宋時代の総合医書中の傷寒条文に見られる、柴胡と前胡の使用頻度をまとめ、張仲景派と非張仲景派で前胡の使い方に大きな差があることを述べた。

五．前胡と柴胡の特色を把握することで、いわゆる前胡代替を含めて、柴胡剤の使用頻度を増加させることができると思われる。


【文献】

（1）岡西為人：蒿類考（一）．和漢薬、二一九：四～六、一九七一
蒿類考（二）．和漢薬、二二〇：五～十、一九七一
蒿類考（三）．和漢薬、二二一：六～七、一九七一

(2) 唐慎微撰、尚志鈞校点：証類本草——重修政和経史証類備用本草．華夏出版社、北京、一九九三

(3) 石田秀実：中国医学思想史．東大出版会、東京、一九九二

(4) 陳貴廷主編：本草綱目通釈（上・下）．学苑出版社、北京、一九九二

(5) 馬継興：馬王堆古医書考釈．湖南科学技術出版社、湖南省、一九九二

(6) 陳新謙編著：中華薬史紀年．中国医薬科技出版社、北京、一九九四

(7) 鐘ケ江信光：中国語辞典．大学書林、東京、一九八〇

(8) 久保道徳ほか：柴胡（その一）．和漢薬、三二〇：一～三、一九七九
以下号数のみ記す。柴胡（その二）～（その十）まで、三二一～三二九、一九七九

(9) 江蘇新医学院編：中薬大辞典（上・下・付）．上海人民出版社、上海、一九七七

(10) 冉先徳主編：中華薬海（上・下）、ハルピン出版社、ハルピン、一九九三

(11) 中国医学科学院薬物研究所等編：中薬志．一～五、人民衛生出版社、北京、一九九三～一九九四

(12) 森立之撰：本草経攷注（上、中、下）．新文堂出版公司、台湾、中華民国七六年

(13) 小高修司：生薬の実践的使用を目指して（三）当帰．和漢薬、四八五：一～三、一九九三

(14) 李経偉ほか：中国古代医学史略．河北科学技術出版社、石家荘市、一九九〇

(15) 久保田晴光：漢薬研究綱要．皇漢医学叢書（第十四冊）、上海中医学院出版部、上海、一九九三

(16) 小高修司：沙参考．漢方の臨床、四十一、一五九～一六四、一九九三

(17) 小泉栄次郎：増訂　和漢薬考（前・後）．朝香屋書店、東京、一九二七

(18) 江蘇省植物研究所ほか編著：新華本草綱要（第一、二、三冊）．上海科学技術出版社、上海、一九八八

(19) 伊予専安：中国薬物学大綱．皇漢医学叢書（第十四冊）、上海中医学院出版部、上海、一九九三

(20) 堀田満ほか編：世界有用植物事典．平凡社、東京、一九九三

(21) 小曽戸洋：森立之の柴胡基原考．和漢薬、四〇〇：一〇八～一〇九、一九八六

(22) 三浦寛三：色の和名抄．創文社、東京、一九八四

(23) 謝観ほか編著：中国医学大詞典．中国中医薬出版社、北京、一九九四

(24) 田川純三：紀行　漢の武帝（新潮選書）、新潮社、東京、一九九〇

(25) 李茂如ほか編著：歴代史志書目著録医籍匯考．人民衛生出版社、北京、一九九四

(26) 孫思邈撰、劉厚生他点校：千金方．一三七～一六一、華夏出版社、北京、一九九三

(27) 岡田研吉：「傷寒論」異聞 陽明病胃中寒の説（六）．漢方の臨床、四十二（四）：五二一～六二一、一九九五

(28) 唐慎微撰、尚志鈞校点：証類本草——重修政和経史証類備用本草、華夏出版社、北京、一九九三

(29) 孫思邈撰、劉厚生ほか点校：千金方．一三七～一六一、華夏出版社、北京、一九九三

(30) 王燾撰、高文鋳校注：外台秘要方．一～四〇、華夏出版社、北京、一九九三

(31) 王懐隠編：太平聖恵方（二）．六二五～一二〇三、新文豊出版公司、中華民国六七年

(32) 日本漢方協会学術部編：傷寒雑病論．東洋学術出版社、一九八七

【付記】新輯資料によるデータ

『医心方』中に柴胡関連の薬物は四種類見られる。前胡・柴胡・紫胡・茈胡である。それぞれの生薬が用いられている篇名、および（引用書籍名）をあげることで、使用目標が明らかにできるかと考える。

1、前胡／治頭風方：治風頭眩（『集験方』）、治客熱方：治胸中客熱（『録験方』）、治肝病方：治肝実熱（『千金要方』）、治奔豚方：治気上下痞塞不能休息（『千金要方』）、治癖食方（『拯要方』）、治上熱下冷不食方：治膈上冷膈下熱、宿食癖飲積聚、寒在胸中（『僧深方』）、治瘰疽方（『千金要方』）、治服食除熱解発方：解寒食散発（『小品方』）、治妊婦悪阻病方（『産経』）。

2、柴胡／治頭風方（『拯要方』）、治積聚方（『小品方』）、治寒疝方（『范王方』）、治一切病温白丸方（『新録方』）、治霍乱嘔吐不止方（『范王方』）、治気腫方：治風熱相搏結、気痛左右走身中（『小品方』）。

3、紫胡／治小腸病方：病小腸熱（『千金要方』）、治三焦病方：治下焦熱（『千金要方』）、治咳嗽方：治忽暴気嗽奔喘（『集験方』）、治髄病方：主肝熱（『刪繁方』）、治癖食方（『広利方』）、治大便難方（『華佗方』）、治伝屍病方（『華佗方』）。

4、茈胡／治眼腫痛方：治酒後熱毒腫痛方（『治眼方』）、治心病方：治心上虚熱（『録験方』）、治脾病方：治脾

実熱（『千金要方』）、治積聚方：主五蔵寒熱、腹大空鳴而噫食（『范王方』）、治七疝方（『范王方』）、治傷寒八、九日腹痛方（『録験方』）。

こうして比べてみると、柴胡がやや温に傾いているように思われるが、前胡・紫胡・茈胡は基本的に清熱や宿食積聚を除くことに主眼があるといえる。また原典別にまとめると、『集験方』に使われているのは前胡と紫胡、『録験方』は前胡と茈胡、『千金要方』は前胡と柴胡と茈胡、『拯要方』は前胡と柴胡、『小品方』は前胡と柴胡、『范王方』は柴胡と茈胡、『新録方』は柴胡のみ、『刪繁方』『広利方』『華佗方』は紫胡のみ、そして『産経』は前胡のみ、『治眼方』は茈胡のみの使用である。各原典は『千金要方』（孫思邈、六五五頃）と『小品方』（陳延之、六朝時代）を除いては佚書であり、内容に関しては不明であるが、これらが『千金要方』のような当時諸本の知識を蒐集した本であるならば、こういった二〜三種の生薬がともに使用されていても同定にはいたらないが、もしそうでないならそれぞれの生薬は別の基原植物ということになる。

8．敦煌古医籍に見る「肝」の治法について

――『輔行訣臓腑用薬法要』と宋板『傷寒卒病論集』の比較

【小髙修司：敦煌古医籍に見る「肝」の治法について――『輔行訣臓腑用薬法要』と宋板『傷寒卒病論集』の比較、漢方の臨床、四三(四)：六二一、一九九六】を一部変更・転載。

敦煌古医籍のうち医術に関するものとして、外科学の専門書である『劉涓子鬼遺方』と並んで、内科学の専門書である『輔行訣臓腑用薬法要』がある。(1)(2) 本書は二十世紀初頭に敦煌千仏洞より盗掘された古文書中に含まれていたが、幸いなことに一時中華民国時代に河北省の中医師の家に帰属した。その当時の書写本が二種現存しており、原本は文化大革命時期に毀損された。敦煌出土医薬文書については詳細な報告があり、(11) また『輔行訣臓腑用薬法要』に関しても、総説が発表されている。(12)(13)(14)

本書は梁代の『神農本草経集注』(五〇〇頃)の著者として知られている陶弘景の撰によると原文に記されており、専門家による考証の結果、確実視されている。

また本書は「玄武湯」が「真武湯」に改められていないなど、宋代の大幅な改変を経ていない貴重な資料といえる。内容的には五行学説を重視しており、五臓の病証に対する用薬法に独特の知見がある。古代の佚書である『湯液経法』『桐君薬録』の内容を窺うことができ、医史学や張仲景学説の研究には欠かせない資料である。それは後述する「陶云：経方有救諸労損病方」の段の巻頭に、「これらの方の方意は深妙であり、俗浅の識る所ではない。臓気は互乗し、虚実は雑錯、薬味は寒熱併行、補瀉相参している。漢晋以後の名医である張機（仲景）、華元化、呉普……など当代の名賢は皆『湯液経法』(1)（または「湯液経の法に則り疾苦を救い福をなしている」(2)

とあり、また外感天行の段の巻頭に「昔、南陽の張機が此の諸方に依り撰じて『傷寒論』の一部と為した」と記していることから知ることができる。

その内容は、弁五臓病証（各臓ごとに大小補瀉の四湯）、五臓瀉方（五法）、天行病経方（大小陰陽旦湯四方と大小四神湯八方）などである。この中から「肝」の病証を中心とした六処方を取り上げ、宋板『傷寒卒病論集』との比較検討を行いながら、柴胡を含めた種々の生薬の古代の使用目標について考えることを目的とする。

1.『輔行訣臓腑用薬法要』中にみられる「肝」関連方剤の検討

1. 小瀉肝湯・大瀉肝湯

『輔行訣臓腑用薬法要』

(1) 小瀉肝湯：

治肝実、両脇下痛、痛引少腹迫急、当有乾嘔者方。枳実　芍薬　生姜各三両

(2) 大瀉肝湯：

治頭痛、目赤、多恚怒、脇下支満而痛、痛連少腹迫急無奈方。

枳実　芍薬　甘草（炙）、各三両　黄芩　大黄　生姜、各一両

この大小瀉肝湯の処方から想起される、宋板『傷寒卒病論集』の処方は大柴胡湯である。その条文は、

『宋板傷寒論』

太陽病、過経十余日、反二、三下之。後四、五日、柴胡証仍在者、先与小柴胡。嘔不止、心下急、鬱鬱微煩

者、為未解也、与大柴胡湯下之則愈。方五十三。◇大柴胡湯方　柴胡半斤　黄芩三両　芍薬三両　半夏半升洗　生姜五両切　枳実四枚炙　大棗十二枚擘、右七味、以水一斗二升、煮取六升、去滓再煎、温服一升、日三服。一方、加大黄二両。若不加、恐不為大柴胡湯。
傷寒十余日、熱結在裏、復往来寒熱者、与大柴胡湯。

『金匱要略』

按之心下痛満者、此為実也、当下之、宜大柴胡湯。

両者を比較して適応症状の差異もさることながら、何よりも際立つ点は、宋板『傷寒卒病論集』で主薬である柴胡が敦煌本には含まれておらず、枳実と芍薬が主薬であることである。この点に関しては、のちほど「考察」の項で検討する。

2．小補肝湯・大補肝湯

次いで大小補肝湯を見てみる。

⑴ 小補肝湯：

治心中恐疑、時多悪夢、気上衝心、越汗出、頭目眩暈者方。

桂枝　乾姜　五味子　各三両　大棗十二枚

心中悸者、加桂枝一両半、衝気盛者、加五味子一両半、頭苦眩者、加白朮一両半、乾嘔者、去大棗、加生姜一両半、中満者、去棗：心中如飢者、還用棗：咳逆頭苦痛者、加再診量半：四肢冷、小便難者、加附子一枚、炮。

⑵ 大補肝湯：

治肝気虚、其人恐惧不安、気自少腹上衝咽、呹声不止、頭目苦眩、不能坐起、汗出、心悸、乾嘔不能食、脈弱而結者方。

桂枝　乾姜　五味子　各三両　旋覆花　代赭石（一方　牡丹皮）竹葉　各一両　大棗十二枚

はじめに、小補肝湯について考える。この構成生薬に相当する宋板『傷寒卒病論集』中の処方はない。ただし五味子を除き、乾姜を生姜に替えれば桂枝湯に近似し（芍薬なし）、大棗を除いたときは強いていえば小青竜湯に近似する。しかし小青竜湯関連の方剤の条文には、小補肝湯の方意に類似する条文はない。

宋板『傷寒卒病論集』中で、「心中恐」「悪夢」「衝心」「汗出」、および「眩」または「暈」の語句を含む条文の検索を行った。その結果「心中恐」「悪夢」を含む条文はなく、「汗出」については桂枝湯を始め該当条文が多すぎたため、ここでは除外する。

①「衝心」を含む条文：

『宋板傷寒論』

焼針令其汗、針処被寒、核起而赤者、必発奔豚。気従少腹上衝心者、灸其核上各一壮、与桂枝加桂湯、更加桂二両也。方六十一。◇桂枝加桂湯方　桂枝五両去皮　芍薬三両　生姜三両切　甘草二両炙　大棗十二枚擘、右五味、以水七升、煮取三升、去滓、温服一升。本云桂枝湯、今加桂満五両。所以加桂者、以能泄奔豚気也。

『金匱要略』

消渇、厥陰之為病、消渇、気上衝心、心中疼熱、飢而不欲食、食即吐蛔、下之利不止。

②「眩」または「暈」を含む条文、および関連のありそうな条文：

『宋板傷寒論』

傷寒、若吐、若下後、心下逆満、気上衝胸、起則頭眩、脈沈緊、発汗則動経、身為振振揺者、茯苓桂枝白朮甘草湯主之。

太陽病発汗、汗出不解、其人仍発熱、心下悸、頭眩、身動、振振欲僻地者、真武湯主之。

在下未多、経候不均、令陰掣痛、少腹悪寒、或引腰背、下根気街、気衝急痛、膝脛疼煩、奄忽眩冒、状如厥癲、或有憂惨、悲傷多嗔、此皆帯下、非有鬼神。

③さらに症状から想起される「奔豚」を含む条文：

『金匱要略』奔豚篇

師曰、奔豚病、従少腹起、上衝咽喉、発作欲死、復還止、皆従驚発得之。

奔豚気上衝胸、腹痛、往来寒熱、奔豚湯主之。

発汗後、焼針令其汗、針処被寒、核起而赤者、必発奔豚、気従少腹上至心、灸其核上各一壮、与桂枝加桂湯主之。

発汗後、臍下悸者、欲作奔豚、茯苓桂枝甘草大棗湯主之。

以上の結果から、桂枝加桂湯と苓桂朮甘湯が大小補肝湯の方意に近似しているが、前者の方がより近いといえる。この小補肝湯の症状は現代中医学でいう肝気虚（肝陽虚）で虚陽の上浮状態に相当するとも考えられるが、『金匱要略』の奔豚気病、特に奔豚湯の病態に類似しているとも考えられる。大補肝湯は「気自少腹上衝咽」から桂枝加桂湯に類似しているといえる。大・小補肝湯の構成生薬から考えれば桂枝加桂湯との類似を検討すべきであろう。

ここで注目すべきは桂枝加桂湯の臣薬であり、現代では補肝血・補肝陰の代表薬である芍薬を用いていないことと、五味子を使っていることである。まず小補肝湯に付加されている加減条文の「衝気盛者」として増量されている、五味子について考えてみる。

『輔行訣臓腑用薬法要』の著者である陶弘景の時代に合う本草書を見ると、『神農本草経』では、「味酸温、主益気、咳逆上気、労傷羸痩、補不足、強陰、益男子精。生山谷」であり、上薬に分類されている。また『名医別録』では、「養五臓、除熱、生陰中肌」である。

全体に補益的用法が目立つが、咳逆上気は気の上衝によるものと考えられ、小補肝湯条文の「気上衝心」や「頭目眩暈」と基本的には同様の病理によるものと考えられる。ただここでは「衝気盛者」というように、気の上逆を肺気に限定しておらず、陶弘景の独特の知見と思われる、これは現代の中薬学教科書が述べる五味子の薬効である「上には肺気を収斂して咳喘を止め、下には腎水を補い下焦を固渋する。内には益気生津して心を安寧にし煩渇を止め、外にはよく収斂して止汗する」にも十分生かされているとはいえない。いずれにしても、小補肝湯の中で五味子が大きな意味をもっていることがわかる。

参考のために、他の臓に対して五味子がどのように使われているかを見ると、肝とともに肺には大小補肺湯に多量(三両)に、脾と腎は大補脾湯と大補腎湯に少量(一両)ずつ、瀉脾湯と瀉腎湯に多量(三両)に用いている。このように肝と肺に対しては補法を主な目的として用い、脾と腎にはどちらかというと瀉法を目的に用いていることは興味深い。本草書の主治項目からは、これらの用法の違いを理解することは難しい。

一方、宋板『傷寒卒病論集』の中で五味子がどのように使われているかを見てみると、小柴胡湯の加減条文中で「若咳者、去人参大棗生姜、加五味子半升、乾姜二両」、真武湯の加減条文中に「若咳者、加五味子半升、細辛一両、乾姜一両」、四逆散の加減条文中に「咳者、加五味子、乾姜各五分、并主下利」のように、いずれも咳に対して乾姜とともに用いられている。これは大・小補肝湯と同じであるが、その使用目標は限られたものとなっている。

一方『金匱要略』の中で五味子を含む処方を見てみると、

「咳而上気、喉中水鶏声、射干麻黄湯主之」

「咳而脈浮者、厚朴麻黄湯主之」

「咳而上気、煩躁而喘、脈浮者、心下有水、小青竜加石膏湯主之」

「咳逆倚息、不得臥、小青竜湯主之」

といった『宋板傷寒論』に類似の用法以外に、

「気従少腹上衝胸咽、……、時復冒者、与茯苓桂枝五味甘草湯」

「衝気即低、而反更咳、胸満者、用茯苓甘草五味乾姜細辛湯」
「咳満即止、而更復渇、衝気復発者、……、茯苓甘草乾姜五味細辛半夏湯方」
「若面熱如酔状、此為胃熱上衝熏其面、加大黄以利之。茯苓甘草乾姜五味細辛半夏杏仁大　黄湯方」

のように咳喘に限局せず、気の上衝の病態にある程度対応する用法が見られる。また一般に止汗を目的とする際、五味子は現代でも頻用されている。しかし小補肝湯のように上衝・出汗・眩暈と幅広く対応した使われ方はあまり見られず、今後再検討を要する問題である。

五味子の歴史的な使用法の変遷に対する一般的解釈では、[10]「張仲景はさきに述べた如くその斂肺作用により咳喘を治療することに用い、孫思邈は益気生津や補腎壮陽を主目的とし、金元時代にはじめて斂汗・渋腸止瀉・固腎渋精を目的に用いられ、明代に南北五味子、生熟の区別がいわれ、清代に鎮静安神や元気の収斂作用が取り上げられた」という。

また『証類本草』によれば、本草書として「奔豚、反胃、心腹気脹」など気の上衝・鬱滞に関する明らかな記載が見られるのは『日華子諸家本草』(『大明本草』ともいう、十世紀初め)からとしている。

これらの時代の認識が明らかに誤りであることは、前述のようにすでに古代における陶弘景の用薬法を見れば明白であろう。

気の上衝という桂枝加桂湯に類似した方意にもかかわらず、桂枝湯の臣薬でもある芍薬が大小補肝湯に含まれていない理由を考えてみよう。

芍薬の本草書の記載は、

『神農本草経』：「味苦平、主邪気腹痛、除血痹、破堅積、寒熱、疝瘕、止痛、利小便、益気、生川谷及邱陵」（中薬）

『名医別録』：「通順血脈、緩中、散悪血、逐賊血、去水気、利膀胱大小腸、消瘍腫、時行寒熱、中悪、腹痛」

宋板『傷寒卒病論集』の芍薬甘草湯の方意は両本草書の記載に合致しているといえる。また桂枝去芍薬湯の「太陽病、下之後、脈促、胸満者」の方意を考えることも参考になる。このように芍薬の用法は瀉法に傾いており、当時の認識としては補法的な薬効はないといえる。ただ後述する養生補肝湯には芍薬が含まれている。ただこの処方は「筋極」に対するものであり、芒硝なども含み寒熱錯雑・補瀉混合の処方であるのでたんに処方名から芍薬を補肝薬と考えることはできない。

芍薬が現代のような肝血・陰を補うことを目的とする用いられ方をするのは『本草備要』(一六九四)など、清代からのようである。

「越汗出」の意味であるが、越には「治める」という意味もあるが(「越治也」『広雅』)、前後の文章からこの意は採れない。「度をこす」という僭越と類似の意味を採り、大量の発汗があると解釈するほうがよさそうである。(3)

次に、大補肝湯について考えてみる。この処方構成も意外の感がある。旋覆花の一般的用法は宋板『傷寒卒病論集』で用いられている旋覆代赭湯に代表される。

傷寒発汗、若吐、若下、解後、心下痞鞕、噫気不除者、旋復代赭湯主之。方二十三。◇旋覆代赭湯方　旋覆花三両　人参二両　生姜五両　代赭石一両　甘草三両炙　生姜半升洗　大棗十二枚擘、右七味、以水一斗、煮取六升、去滓、再煎取三升。温服一升、日三服。

現代においても旋覆花は気を降ろすことで痰飲を捌き、嘔噫を除くことを目的に、しばしば代赭石と組み合わせて用いられている。ただ『金匱要略』の「肝着」の病(気血が滞り嗌阻となり着して去らなくなると、胸季肋部の痛みが生じ胸上を揉まれたり叩かれることを好む)に対し「旋覆花湯」を用いている。

肝着、其人常欲蹈其胸上、先未苦時、但欲飲熱、旋復花湯主之。◇旋復花湯方　旋復花　三両　葱　十四茎　新絳　少々

旋覆花の本草書の記載は、

『神農本草経』：「味鹹温、主結気、脇下満、驚悸、除水、去五蔵間寒熱、補中、下気。生川谷」（下薬）
『名医別録』：「消胸上痰結、唾如膠漆、心胸痰水、膀胱溜飲、風気湿痺、皮間死肉、目中眵曠、利大腸、通血脈、益色沢」

と、むしろ意外の感があるが、旋覆代赭湯や旋覆花湯さらに大補肝湯の適応にも合致している。旋覆花も今後適応の再検討をすべき生薬といえる。肝以外の臓にも広く用いられているが、その特徴は、五味子と似たようなことがいえる。肝と脾に対しては瀉法三両に対し補法一両の用量であり、心と肺に対しては補法のみに（二あるいは三両）用いられている。

次に「竹葉」について検討する。宋板『傷寒卒病論集』中の竹葉の使用例は、

傷寒解後、虚羸少気、気逆欲吐、竹葉石膏湯主之。方六。◇竹葉石膏湯方　竹葉二把　石膏一斤　半夏半升洗　麦門冬一升去心　人参二両　甘草二両炙　粳米半升、右七味、以水一斗、煮取六升、去滓。内粳米、煮米熟、湯成去米、温服一升、日三服。

本草書の記載は、

『神農本草経』：「味苦平。主咳逆上気、溢筋、急悪瘍、殺小虫」（中薬）
『名医別録』：「除煩熱風痙、喉痹嘔吐」

旋覆花・竹葉ともに、宋板『傷寒卒病論集』で用いられている処方の適応症状として、気逆による吐、噫気を含んでおり、大補肝湯の症状とも相関する。

竹葉は、現代では一般に清心除煩や散熱を目標として用いられており、古代の使用法は意外の感があるが、『神農本草経』『名医別録』をみても、むしろ現代が逆気の主治を忘れがちであるといえる。

それにしても大小補肝湯の主治症状である「恐れ、不安」といった肝気虚の症状に対しては、どの生薬が対応していると考えるべきなのだろうか。

まず、主薬と考えられる桂枝からみてみよう。『神農本草経』には牡桂と菌桂の二種の「桂」が記載されており、『証類本草』によれば、陶弘景は「両者は大同小異である。現在は三種の物が流通しているが、たんに桂と称されている。特に広州産の物が良い」とし、さらに牡桂と菌桂とは別に「桂」の項を設けて薬効を説明している。

『神農本草経』：

牡桂：味辛温。主上気咳逆、結気、喉痹、吐吸、利関節、補中益気、久服通神、軽身不老。生山谷。（上薬）

菌桂：味辛温。主百病、養精神、和顔色、為諸薬先聘通使、久服軽身不老、面生光華、媚好常如童子。生山谷。（上薬）

『名医別録』：

桂：味甘辛大熱、有小毒。主温中、利肝肺気、心腹寒熱、冷疾、霍乱転筋、頭痛腰痛、出汗、止煩止唾、欬嗽鼻齆、能堕胎、堅骨節、通血脈、理疏不足、宣導百薬、無所畏。久服神仙不老。

『名医別録』の始めに肝気を利する作用が記されていることからも、陶弘景は桂を肝気虚に対する主薬と考えていたと理解してよいと思われる。

近代の名医である秦伯未は肝の治法に詳しいが、その中の肝寒（つまり肝陽虚、肝気虚に虚寒が加わった状態）に対する治法である「温肝」に用いる生薬として、肉桂を第一薬にあげている。「附子や乾姜は元陽を助け、真陽を固めるだけで、陰に対しては逆に退けてしまうが、肉桂は血分に入り血脈を通し、生気を助長させ、営衛中の風寒を散じ、陰盛失血を治す」(6)と述べている。彼の考えも陶弘景の理論を引くものといえよう。また『神農本草経』の大棗の項に、「味甘平、主心腹邪気、安中養脾、助十二経、平胃気通九竅、補少気少津液、身中不足、大驚、四肢重、和百薬、久服軽身」（上薬）とあることからも、大棗も補肝気症状に対応していると考えられる。

さらに現代は重鎮降逆・清肝火として用いられ、ここでは気を降ろす役割と考えてきた代赭石が、『神農本草経』でどう用いられているか見てみると、「味苦寒、主鬼注、賊風蠱毒、殺精物悪鬼、腹中毒邪気、女子赤

能性もあながち否定できない。いずれにしてもこの処方の用薬の妙には感動させられる。

の影響を深く受けていたと述べており、恐れや不安といった症状がこの代赭石の薬効と関連付けられていた可

沃漏下、生山谷」（下薬）という神仙流の薬効が記されている。逸文からの考察で大塚[4]は張仲景が神仙流の医学

3．瀉肝湯

『輔行訣臓腑用薬法要』には、大小の各臓の補・瀉湯に続いて「陶曰、又有瀉方五首、以救諸病誤治、致生変乱者也」として、吐法を誤用した場合に対応する瀉肝湯を筆頭に、誤用清下（↓瀉心湯）、誤用冷寒（↓瀉脾湯）、誤用火法（↓瀉肺湯）、誤用汗法（↓瀉腎湯）が記載されている。その中の瀉肝湯を見てみる。

瀉肝湯：

救誤用吐法、其人神気素虚、有痰噫発動、嘔吐不止、驚煩不寧方。

枳実　芍薬　代赭石　旋覆花　竹葉　各三両　一方有生姜

処方構成からみれば、小瀉肝湯合大補肝湯去小補肝湯ともいえる。

「其人神気素虚」の神気とは何か。一般の五臓配当による心――神ではないことは、他の四瀉湯が、瀉心湯（陽気素実）、瀉脾湯（陰気素実）、瀉肺湯（血素燥）、瀉腎湯（陽気素虚）であることからも明らかである。この神気と関連するかと思われる『素問』の条文は「因於寒、欲如運枢。起居如驚、神気乃浮」（生気通天論篇）、つまり「起居に節度がないと寒邪に（陽気が）傷られ、神元の気が浮散してしまう」（森立之）という意味で、神気とは人体の根本である腎精から生じた気と考えることができよう。瀉腎湯が陽気素虚を取り上げているので、肝腎同源という点から、神気素虚を瀉肝湯にもってきたのではないだろうか。瀉肝湯という名前ではあるが、本虚標実というべきものであり、それゆえに用薬も虚実夾雑である。

4. 養生補肝湯

次いで『輔行訣臟腑用薬法要』には、「陶云、経方有救諸労損病方、亦有五首」として、養生補肝湯（治筋極）、調中補心湯（治脈極）、建中補脾湯（治肉極）、寧気補肺湯（治気極）、固元補腎湯（治精極）が記されている。さらに、「これらの方は張機（仲景）、華元化、呉普など当代の名賢による「湯液経（法）」によるもので、その方意は深妙であり、俗浅の識る所ではない。臓気は互乗し、虚実は雑錯、薬味は寒熱併行、補瀉相参している」とある。

養生補肝湯：

治肝虚、筋極、腹中堅澼、大便閟塞方。

蜀椒　一升　桂心　三両　韭葉　一把　芍薬　三両　芒硝　半斤　胡麻油　一升

ここで述べられている「筋極」はいわゆる「六極の病」の一つと考えられる。遠藤[6]によれば、清気を窮極する力を意味する「六極」（食気または食穀により四方上下の外界から導入された精気が、段階的に活性化されることにより、気血↓筋骨↓精髄となり肉体に充填される。）が、その力を失った虚労の病のことを「六極の病」といい、導引の思想に由来するという。通常は六行説に則っているが、五行説にもとづく場合もあるというが、ここの気・脈・筋・肉・精の五極は、遠藤が表記した馬王堆三号漢墓医書や『黄帝内経』『難経』などのいずれとも異なっており興味深い。ただ遠藤は筋極は金と、木は骨と関連付けられるとしており、現代一般的に認められている金＝肺、木＝肝の観点からすると、『輔行訣臓腑用薬法要』の記載はより現代風であり、この医書が作られた年代が遠藤があげている諸書よりも新しいことが示唆され、陶弘景の時代と矛盾はない。

さて、養生補肝湯に用いられている生薬も独特の用薬法であり、まさに「寒熱併行、補瀉相参」で大変興味深いものがある。

蜀椒（『神農本草経』）：味辛温。主邪気咳逆、温中、逐骨節皮膚死肌、寒湿痹痛、下気、久服之頭不白、

韭葉（『名医別録』）：味辛、微酸、温、無毒。帰心、安五臓、除胃中熱、利病人、可久食。軽身増年。生川谷。（下薬）

胡麻（『神農本草経』）：味甘平。主傷中虚羸、補五内益気力、長肌肉塡髄脳、久服軽身不老。生川沢。（上薬）

芒硝の記載は『神農本草経』にはない。陶弘景により『名医別録』にはじめて記載されている芒硝の内容は、『神農本草経』の消石と類似している。

芒消（『名医別録』）：味辛苦、大寒。主五臓積聚、久熱、胃閉、除邪気、破留血、腹中痰実結搏、通血脈、利大小便及月水、破五淋、推陳致新。

消石（『神農本草経』）：味苦寒。主五蔵積熱、胃張、閉瀄、去蓄結飲食、推陳致新、除邪気、錬之如膏。久服軽身。（上薬）

『本草綱目』には、同一物質で精製度が異なるだけであるとされている芒硝と朴消は、益富(8)によれば異物である。

朴消（『神農本草経』）：味苦寒。治百病除寒熱邪気、逐六府積聚結固留癖、能化七十二種石錬餌、服之軽身神仙。（上薬）

益富の「芒消論」をまとめてみると、

消石（『神農本草経』）＝芒消（『名医別録』）＝馬牙消＝$MgSO_4 \cdot 7H_2O$

朴消（『神農本草経』）＝現在一般に用いられている芒硝＝$NaSO_4 \cdot 10H_2O$

となる。ただし、現在日本で馬牙消として市場に流通している品も$NaSO_4$であるので注意すべきである。

次に、各生薬が宋板『傷寒卒病論集』ではどのように用いられているかを見てみる。

まず、蜀椒を『金匱要略』で見る。

陽毒之為病、面赤斑斑如錦文、咽喉痛、唾膿血。五日可治、七日不可治、升麻別甲湯主之。◇升麻別甲湯方　升麻　二両　当帰　一両　蜀椒　一両　甘草　二両　別甲　手指大一片　雄黄　半両

心痛徹背、背痛徹心、烏頭赤石脂丸主之。◇烏頭赤石脂丸方　蜀椒　二分　烏頭（炮）一分　炮附子
一分　乾姜　一分　赤石脂　二分

心胸中大寒痛、嘔不能飲食、腹中寒、上衝皮起、出見有頭足、上下痛而不可蝕近、大建中湯主之。◇大建
中湯方　蜀椒　二合　乾姜　四両　人参　二両

妊娠養胎、白朮散主之。◇白朮散方　白朮　四分　川芎　四分　蜀椒　三分　牡蛎　二分

いずれも『神農本草経』の方意には合致しているが、温熱薬の集合であって、養生補肝湯とは用薬法が異なる。

芒硝は大小承気湯・調胃承気湯・柴胡加芒硝湯・大黄牡丹皮湯・木防已湯去石膏加茯苓芒消湯方に用いられている。腹中の堅嘻積聚を除くとする『神農本草経』や本方の方意と共通する部分（腹満痛——大承気湯、腹大満不痛——小承気湯、腹脹満——調胃承気湯、少腹急結——桃核承気湯）がみとめられる。

宋板『傷寒卒病論集』には使用例がない韮葉・胡麻については、古来薬が食材から発展してきたことや、独特の用薬法があったことから考えれば、張仲景学派とも一線を画する別の優れたグループがあったと思われる。荒木[7]は「『神農本草経』は、不老長生を目的とする神農系の医学を代表する薬物書」であり、「疾病治療を目的とする黄帝系の『傷寒論』の気血水の医術の薬物書としては、不都合な場合さえある書物」であると述べ、神農派の医学と黄帝派の医学はまったく別であるとしている。

確かに、張仲景が宋板『傷寒卒病論集』の序文であげている、参考とした薬物書は『胎臚薬録』であり、これが佚書である以上、荒木の推論を論評することはできないが、『神農本草経』と『胎臚薬録』に、つまり両グループ間に、何らかの関連があったであろうことは、緒言に述べた陶弘景の記述からも窺い知ることができよう。また『傷寒論』グループを黄帝派とする見方にも問題があるが、それ以上に張仲景が不老長生路線とは関わり合っていないとする考えは、仙道的思考を荒唐無稽なものとして排斥しようとする思考にもとづくものと思われるが、実際は張仲景も五石散をはじめとする仙道系薬物をしばしば用いてきた[4]といわれており、この点からも当時の時代背景を考えれば、荒木の指摘にはいくつかの点で疑問がある。

通常肝の治法として思い浮かぶのは、

「肝欲散、急食辛以散之、用辛補之、酸瀉之」（『素問』臓気法時論篇）

「肝苦急、急食甘以緩之」（『素問』臓気法時論篇）

である。この文意に関する考察はかつて発表してあるが[6]、ここでも蜀椒と韮葉の辛味で補い、胡麻の甘味で緩め、芒硝の苦（鹹）味で瀉しており、まさに陶弘景がいう通り、虚実錯雑の病態に対して補瀉同治を行っている。現代薬理風にいえば、辛甘化陽と苦寒化陰の意味も含んでおり、参考とするところが大きい。

2．症例提示

近頃は敦煌方を参考にして治療を行っている。虚実夾雑状態の症例が多いため、瀉肝方、補肝方を併用する（もちろん治療の経過としては、瀉法重点から補法重点に徐々に薬味・量を変えていく）ことが多いが、特に問題はない。以下に、症例を例示する。

【症例】

患者：三〇歳、男性

初診：一九九五年十二月十二日

主訴：過換気、頻拍発作、カゼを引きやすい

既往歴・家族歴：特記すべきものなし

現病歴：一九九四年十二月より、明らかな誘因なく、息苦しさに続き過換気発作と頻拍発作を起こすようになった。種々の検査を行ったが異常なく、心臓神経症といわれ、以後息苦しさを感じたときに服用するよ

うに西洋薬を数種もらっている。漢方薬も柴朴湯、桂枝茯苓丸＋補中益気湯を各三カ月ずつ服用したが無効であった。

現症：緑茶・コーヒーなど温服四〜五杯。やや軟便。小水自利。全身倦怠感。高温の耳鳴。皮膚乾燥。口唇の乾き。よくカゼを引く。血圧一三八／九四mmHg

脈診：

	寸	関	尺
左	沈滑濡	沈滑	沈滑細
右	滑濡、重按細	沈細滑	沈細（やや数）

舌診：舌質やや暗、舌苔白帯黄。舌裏の静脈の怒脹あり。

弁証：気滞血瘀・気陰両虚・膈不通

治法：膈疏通（理気祛湿）・補気養心

方剤：小柴胡湯（前胡代替）加減＋甘麦大棗湯加減

処方：牡蛎30ｇ、栝楼根９ｇ、前胡12ｇ、黄芩９ｇ、枳殻９ｇ、蒼朮12ｇ、半夏９ｇ、黄耆12ｇ、党参12ｇ、大棗６ｇ、小麦15ｇ、（炒）甘草５ｇ　一日三回、九日分

二診：一九九五年十二月二十一日。息切れがまだ続く。

脈診：

	寸	関	尺
左	細濡	沈細滑	沈細
右	細滑	細滑	沈細

舌診　舌質やや暗、舌苔白中黄膩。舌裏の静脈の怒脹あり。

処方：牡蛎20ｇ、葛根15ｇ、栝楼皮６ｇ、半夏９ｇ、黄連３ｇ、前胡９ｇ、黄芩7.5ｇ、枳殻６ｇ、蒼朮９ｇ、（炒）葶藶子12ｇ、大棗６ｇ、黄耆９ｇ、（炒）甘草６ｇ　一日三回、十八日分

三診：一九九六年一月八日。主症状を聞き直したところ、息苦しさに続いて「臍部よりの奔豚症状」が起こり、その後過換気や心拍発作が起こることを確認。

脈診：

	寸	関	尺
左	滑濡	沈滑濡	沈細滑
右	滑濡細	沈細	弱

舌診　舌質暗、舌苔白帯黄。舌裏の静脈の怒脹あり。

弁証：奔豚気病

治法：治奔豚・清心除煩

方剤：桂枝加桂（花椒代替）湯＋甘麦大棗湯＋小柴胡湯加減

処方：桂枝９g、白芍薬９g、花椒９g、大棗９g、柴胡９g、黄芩６g、人参６g、半夏６g、五味子６g、（炒）甘草６g、小麦30g　一日三回、十四日分

四診：一九九六年一月二十二日。ここ二週間奔豚症状なし。息苦しさも減少し、発作予防のための西洋薬の服薬間隔を延長。

脈診：

	寸	関	尺
左	細濡	沈細滑	沈細
右	細緩	沈細	沈細

舌診：舌質暗、舌苔白帯黄。舌裏の静脈の怒脹あり。

方剤：桂枝加桂（花椒代替）湯＋小補肺湯（敦煌方：麦門冬、五味子、旋覆花、細辛）＋甘麦大棗湯加減

処方：桂皮９g、花椒９g、白芍９g、麦門冬９g、旋覆花９g（包）、五味子６g、細辛３g、小麦30g、

大棗9g、(炒)甘草6g　一日三回、十四日分

五診：一九九六年二月五日。西洋薬の服用時間間隔を延長。

方剤：大補肝湯＋生脈飲＋甘麦大棗湯加減

処方：桂枝18g、乾姜9g、五味子9g、旋覆花9g(包)、代赭石6g、大棗15g、人参9g、麦門冬15g、小麦30g、(炒)甘草6g　一日三回、八日分

3.考察

『輔行訣臓腑用薬法要』の肝に関する治法を概観してきたが、日本では肝疾患に頻用されている柴胡剤、特に柴胡の使用がまったく見られないのはどうしてであろうか。

『太平聖恵方』の巻二「分三品薬及相畏悪」を見ると、柴胡の用法としてあげられているのは、脾臓用薬・傷寒・時気・労熱・労復・痰飲・宿食・積聚である。

別に論じたように(560頁参照)、『外台秘要方』の巻一から巻四までの傷寒および天行、温病などの外感病に対する柴胡の使用頻度は、23/542(4.2%)であるのに対して、巻五から巻十一までの雑病に対しては34/1097(3.1%)であり、外感病と内傷病との使用頻度にあまり差はない。しかし『太平聖恵方』では(559および561頁参照)、「高継沖本」といわれる巻八(15/50=30%)や「治傷寒歴日諸方」の巻九(30/132=22.7%)に比して、巻四十二から巻五十二までの雑病に対する使用頻度は(51/1746=2.9%)であり、『太平聖恵方』では外感病に対する使用頻度が大きく上まわっていることがわかる。

また当時、柴胡がどの臓器に主として作用すると考えられていたかを明らかにするために『太平聖恵方』の

巻三、四、五、六、七の臓器別のさまざまな用法をまとめてみたところ、肝（3/105）、心（6/114）、脾（9/139）、肺（10/129）、腎（1/148）となり、肺＞脾＞心＞肝＞腎の割合であった。

唐以前では柴胡は主として「外感病」、臓器別でいえば「肺・脾」を対象として用いられることが多かったといえる。

もちろん、柴胡の古代本草書の記載を見てもわかるように、

『神農本草経』：「味苦、平」「主心腹、去腸胃中結気、飲食積聚、寒熱邪気、推陳致新」

『名医別録』：「微寒、無毒」「除傷寒心下煩熱、諸痰熱結実、胸中邪逆、五臓間游気、大腸停積水腸及湿瘻拘攣、亦可作浴湯」

と必ずしも外感病や肺に限って用いられていたわけでない。

しかし『輔行訣臓腑用薬法要』の中では、臓器別の補瀉の用法、つまり内傷病に対しての使用には、柴胡はまったく用いられていない。

ところがこれらの記述に続いて「外感天行」に関する記載があり、ここには大小の陽旦湯、陰旦湯、青竜湯、白虎湯、朱鳥（朱雀）湯、玄武湯が列記されている。この中の大陰旦湯が宋板『傷寒卒病論集』の小柴胡湯（加芍薬）に相当し、本書の中で唯一、柴胡が用いられているのである。

大陰旦湯。治凡病頭目眩暈、咽中乾、毎喜乾嘔、食不下、心中煩満、胸脇支痛、往来寒熱方。

柴胡八両　人参　黄芩　生姜各三両　甘草（炙）二両　芍薬四両　大棗十二枚　半夏一升

適応症状も小柴胡湯などに類似しており、両者の関連性が示唆される。芍薬を加味した点は大柴胡湯や四逆散との関連も考えられる。

ただ両者の分量は、多少異なっている。小柴胡湯の用量半斤は八両（＝一二五g）であり、大棗とともに両処方は同量であるが、人参、黄芩、生姜、甘草は小柴胡湯が三両であるのに対し、本方は二両と少ない。半夏は半升（＝五五・七g）であるのに対して一升と倍量である（現代換算は柯雪帆と王穀による）。

この大小の陰・陽旦湯と四方神の名を冠した処方は、緒言で既述したが「昔、南陽の張機が此の諸方に依り撰じて『傷寒論』の一部と為した」と陶弘景自身が記しているように、内容的には以下のように『傷寒雑病論』との相関性が強い。

『輔行訣臟腑用薬法要』	宋板『傷寒卒病論集』
小陽旦湯	桂枝湯
大陽旦湯	黄耆建中湯
小陰旦湯	黄芩湯
大陰旦湯	小柴胡湯加芍薬
小青竜湯	麻黄湯
大青竜湯	小青竜湯
小白虎湯	白虎湯
大白虎湯	竹葉石膏湯（易人参為半夏）
小朱鳥（朱雀）湯	黄連阿膠湯
大朱鳥（朱雀）湯	黄連阿膠湯加人参、乾姜
小玄武湯	真武湯
大玄武湯	真武湯＋理中丸

また同じく緒言で述べたように「諸労損病方」の各処方は、「張仲景や呉普（華佗の高足で一代の名医。魏、二世紀中頃〜三世紀中頃）[9]が参考とした『湯液経（法）』の流れを引く」という記載からも張仲景との関連性がみとめられる。

したがって、華佗のように外科を得意とする派、神農派、黄帝派、種々の傷寒派など、さまざまなグループが個別に発生・発展したものであったとしても、秦漢代の全国統一による人や物の交流が進み、結果として各派間には、それが仮に荒木[7]がいうように神農派と黄帝派に二分される状況があったとしても、相互にある程度の知識の交流があったと考えるべきであろう。

しかしながら、今回の『輔行訣臓腑用薬法要』と宋板『傷寒卒病論集』との比較を通して、両者の用薬の理論にはかなりの隔たりが感じられる。もし推論する如く両者が基本的には別のグループであり、多少の相互交流があったとしても、その拠って立つ本草を含めた医学の理論が異なるものであるならば、今まで例えば柴胡についての考察（551および599頁）で用いてきた、各種の傷寒論の方剤の検討などを『神農本草経』『名医別録』などで行う手法には、問題があることになる。

4．結語

一．敦煌古医籍中の内科専門書ともいうべき『輔行訣臓腑用薬法要』の、「肝」の治法に関する条文の検討を行った。

二．各処方の方意・構成生薬について宋板『傷寒卒病論集』との比較検討を、『神農本草経』『名医別録』を参考にして行った。

三．陶弘景撰とされる本書は『神農本草経』系の医学にもとづくもので、宋板『傷寒卒病論集』系の医学とは別の流れの医学と考えられる。ただし、ある程度は相互の交流があったものと思われる。

四．宋板『傷寒卒病論集』系医学で少陽病期に頻用されることから、日本で肝疾患に多用される柴胡は、本書では外感天行病の一処方に使われるのみで、慢性病にはまったく用いられていない。

五．本書では肝疾患に対して、瀉法として白芍・枳実・黄芩を、補法として桂枝・花椒（蜀椒）を用い、旋覆花・

代赭石は比較的多量に用いれば瀉肝に、少量のときは補肝に有効とされている。

【文献】

(1)馬継興主編：敦煌古医籍考釈．江西科学技術出版社、江西、一九八八、一一八～一三七
(2)叢春雨主篇：敦煌中医薬全書．中医古籍出版社、北京、一九九四、九九～一二五
(3)諸橋轍次ほか著：廣漢和辞典（下）．大修館書店、東京、昭和五七年、七七六～七七七
(4)大塚敬節：逸文より観たる張仲景の医学．日本東洋医学雑誌、五（一）：三五～三九、一九五四
(5)遠藤次郎：六極の検討．日本東洋医学雑誌、四二（四）：四二五～四二九、一九九二
(6)小髙修司：肝の治法について（「肝体陰而用陽」をめぐって）．中医臨床、一四（一）：五四～六〇、一九九二
(7)荒木正胤：日本漢方の特質と源流．お茶の水書房、茨城、昭和五八年
(8)益富寿之助：正倉院薬物を中心とする古代石薬の研究．日本地学研究会館、東京、一九五七、三九～四六
(9)呉普著、尚志鈞他輯校：呉普本草．人民衛生出版社、北京、一九八七、四～六
(10)周風梧主編：古今薬方縦横．人民衛生出版社、北京、一九八七、三七四～三八三
(11)小曽戸洋：敦煌文書および西域出土文書中の医薬文献．中国医学古典と日本、塙書房、東京、一九九六、五八七～六三七
(12)杉山広重：敦煌古医籍「輔行訣臓腑用薬法要」（陶弘景）と「傷寒論」「金匱要略」の薬方の対応について．漢方の臨床、三八（三）：三〇～三七、一九九一
(13)猪飼祥夫：敦煌文書「輔行訣臓腑用薬法要」と「傷寒論」．漢方の臨床、三八（三）：三八～五〇、一九九一
(14)杉山広重：「輔行訣臓腑用薬法要」（陶弘景）の用薬表示図について．漢方の臨床、三八（九）：五二～六二、一九九一

そ

た

ち

て

と

な

す

せ

索 引

著者略歴（五十音順）

岡田　研吉（おかだ・けんきち）

1947 年，群馬県生まれ。

1972 年，東邦大学医学部卒業。

ドイツ・リューベック医科大学留学中に，東洋医学を志す。帰国後，名古屋聖霊病院・藤枝市立病院に勤務する傍ら，国立東静病院で漢方療法を学ぶ。1982 年に，北京中医学院（現・北京中医薬大学）に 1 年間留学。

現在，東京・玉川学園で岡田医院を開業し，漢方治療を行う。

『素問次注集疏（上・下）』『傷寒論考注（上・下）』（学苑出版社）を校点・出版。

小髙　修司（こたか・しゅうじ）

1946 年，東京都生まれ。

1971 年，東京医科歯科大学医学部卒業（医学博士）。

東京医科歯科大学，国立がんセンター，東京都立豊島病院にて，頭頸部領域のガン患者の外科治療に専念。その過程で西洋医学のガン治療のあり方に疑問を持ち，診療・研究のかたわら全人的思考法に惹かれ中国医学を学ぶ。

1988 年以降，東京都の東洋医学事業の一環として新設された，東京都立豊島病院の東洋医学専門外来の初代医長に就任。東京都の姉妹都市である北京市より派遣され，来日滞在した 8 人の中医師より各 2 ～ 3 カ月ずつ個人指導を受け，中国医学の診断法および用薬法について学ぶ。1993 年 4 月に，中国医学による専門医療を目的とするクリニックを開院。

現在，中醫クリニック・コタカ院長ならびに東洋医学ガン研究所所長。東京臨床中医学研究会会長。

『老いを防ぐ「腎」ワールドの驚異』（講談社＋α新書），『思いやり（仁）のガン治療』（健康ジャーナル社），『中国医学で病気を治す』（講談社ブルーバックス）など，著書多数。

牧角　和宏（まきずみ・かずひろ）

1957年，福岡県生まれ。

学生時代より，大塚恭男先生・矢数道明先生・安井廣迪先生・平馬直樹先生・小曽戸洋先生に漢方をご指導いただく。

1984年，鹿児島大学医学部卒業。同年，九州大学第一内科入局。

心臓カテーテル，PTCAなどの循環器臨床と併行して，若久原病院（福岡市南区：原敬二郎院長）で約15年間煎じ薬主体の漢方外来を担当。

1991年，唐津赤十字病院内科。医師・副部長（循環器）。

1996年，北陸大学薬学部東洋医薬学教室教授。

1999年，牧角内科クリニック開院，現在にいたる。

現在，日本東洋医学会専門医・指導医。和漢医薬学会評議員。福岡医師漢方研究会会長。福岡市早良区内科医会会長。

『漢方基礎理論－漢方生理学－』（単著）（福岡医師漢方研究会），『保険診療における漢方』（共著）（福岡医師漢方研究会），『老年疾患漢方治験集』（共著）（金剛出版），『青年期漢方治療ケース集』（共著）（誠信書房），他。

＊付録CD-ROMに関する説明は，目次の後ろにあります。

宋以前傷寒論考

2007年6月15日　　第1版　第1刷発行

■著　者　岡田　研吉・牧角　和宏・小高　修司
■編　者　森立之研究会
■発行者　山本　勝曠
■発行所　東洋学術出版社
本社・営業　〒272-0822　市川市宮久保3-1-5
電話047（371）8337　FAX　047（371）8447
e-mail　hanbai@chuui.co.jp
編　集　部　〒272-0021　市川市八幡2-11-5-403
電話047（335）6780　FAX　047（300）0565
e-mail　henshu@chuui.co.jp
ホームページ　http://www.chuui.co.jp

装幀――――――山口方舟
印刷・製本―――モリモト印刷（株）

◎定価はカバー，帯に表示してあります　◎落丁，乱丁本はお取り替えいたします

©2007　Printed in Japan
ISBN978-4-924954-95-3　C3047